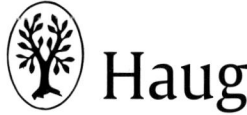

Lehrbuch der Tuina-Therapie

Die traditionelle chinesische Massage

Alexander Meng

5., überarbeitete Auflage

200 Abbildungen
 55 Tabellen

Karl F. Haug Verlag · Stuttgart

Bibliografische Information
der Deutschen Bibliothek

Die Deutsche Bibliothek verzeichnet diese Publika-
tion in der Deutschen Nationalbibliografie; detail-
lierte bibliografische Daten sind im Internet
über http://dnb.ddb.de abrufbar

Anschrift des Verfassers:

Prof. Dr. med. Alexander Meng
Frauenfelderstr. 8
1170 Wien
Österreich

1. Auflage 1981
2. Auflage 1984
3. Auflage 1991
4. Auflage 1999
Die 1. bis 3. Auflage erschien unter dem Titel:
Die traditionelle chinesische Massage.

© 2006 Karl F. Haug Verlag in
MVS Medizinverlage Stuttgart GmbH & Co. KG
Oswald-Hesse-Str. 50, 70469 Stuttgart

Unsere Homepage: www.haug-verlag.de

Printed in Germany

Zeichnungen: Designstudio Cornford, Reinheim
Umschlaggestaltung: Thieme Verlagsgruppe
Zeichnungen: Medicalart, Gudrun und Adrian
    Cornford, Reinheim
Satz: Strassner ComputerSatz, Leimen
Druck: Grafisches Centrum Cuno, Calbe

ISBN 3-8304-7245-5
ISBN 978-3-8304-7245-2

Inhalt

Vorwort zur 5. Auflage

Heute ist die Akupunktur, Tuina und TCM in aller Munde und immer mehr in die universitäre Medizin integriert. Im Jahr 2005 feiern wir das 30-jährige Jubiläum der Tuina-Ausbildung und des Österreichischen Arbeitskreises für Tuina.

Leider ist unser großer Freund und Gönner, Prof. Johannes Bischko, im November 2004 verstorben, im 50. Jubiläumsjahr der Österreichischen Gesellschaft für Akupunktur. Ein weiterer Förderer der Komplementärmedizin, Dr. Ewald Fischer, Geschäftsführer des Haug Verlages, ist auch vor kurzem verstorben. Beiden Persönlichkeiten verdanke ich selbst auch unendlich viel; sie gaben mir ein Forum, in dem ich seit dem Jahr 1972 intensiv mit der Vermittlung der TCM im Westen tätig sein darf.

Das Lehrbuch der Tuina-Therapie haben bestimmt an die zehntausend Leser und Schüler von mir gelesen. Es finden seit 30 Jahren regelmäßig Tuina-Fortbildungen unter meiner Leitung im Kaiserin-Elisabeth-Spital Wien, in der Dr. Vodder-Schule Walchsee/Tirol, im Fortbildungszentrum Hamburg sowie im Fortbildungszentrum Physioaustria in Wien statt.

Die neu bearbeitete 5. Auflage wurde vom Lektorat des Haug Verlages wie immer sehr sorgsam neu gestaltet. Hierfür möchte ich mich ganz besonders bedanken.

Wien, Juni 2005

Prof. Dr. Alexander Chao Lai Meng
alexander@mcng.at
Leiter österr. Arbeitskreis für Tuina
Vizepräsident österr. Gesellschaft für Akupunktur
ehemals Leiter der Schmerz-Akupunktur-TCM-Ambulanz der Neurologischen Abteilung,
Krankenhaus Lainz
A-1130 Wien

Vorwort zur 4. Auflage

Seit dem ersten Fortbildungsseminar im Jahre 1976 in der Wiener Poliklinik (Prof. J. Bischko, Leiter des Ludwig-Boltzmann-Institutes) haben wir enorm viel von den Kursteilnehmern gelernt.

Das Vorgängerwerk zu diesem Buch erschien 1981 in erster Auflage. Seitdem hat sich auf dem Gebiet der Akupunktur und der Tuina-Therapie sehr viel getan. Diese Verfahren wurden für viele Kliniken zum festen Bestandteil ihres therapeutischen Angebotes. Zahlreiche Einrichtungen bieten heutzutage Fortbildungen für die Tuina-Therapie an, beispielsweise das Kaiserin-Elisabeth-Spital in Wien, die Dr.-Vodder-Schule in Walchsee/Tirol, das Neuromedizinische Fortbildungszentrum in Bad Hersfeld und Hamburg. Es nehmen nicht nur Physiotherapeuten und Masseure, sondern auch Ärzte an diesen Fortbildungsveranstaltungen teil. Die Indikationen für diese Therapie haben sich deutlich erweitert.

In dem nun vorliegenden Werk werden für psychosomatische Krankheiten, rheumatische Krankheitsbilder, Schmerzpatienten, für Kinder, Sportler, den Friseur- und Kosmetikberuf spezielle Behandlungstechniken angeboten. Neu aufgenommen in diese 4. Auflage wurden auch Spezialformen wie die Shaolin-Massage, Ohrreflexzonenmassage, Kindermassage, Moxibustion und Schröpfbehandlung sowie die komplette Beschreibung aller Meridianpunkte mit umfangreichem Bildmaterial. Auf die Theorien der TCM, betreffend die Untersuchung und die Differenzialdiagnose, wird ebenfalls sehr ausführlich eingegangen.

Allen meinen Assistenten des Österreichischen Arbeitskreises für Tuina-Therapie, Herrn Helmut Platzer und meinem Sohn Stefan danke ich für die Durchsicht des Manuskriptes. Der Karl F. Haug Verlag und Herr Dr. Ewald Fischer sowie Herr Prof. Johannes Bischko haben seinerzeit die erste, sehr kleine Auflage des Buches ermöglicht. Der Verlag mit Herrn Rolf Lenzen, Herrn von Grumbkow und Frau Schäffner sowie der Grafiker Adrian Cornford haben sich viel Mühe mit dieser völlig neu bearbeiteten und stark erweiterten Auflage gegeben. Dafür gilt ihnen allen mein besonderer Dank.

Januar 1999

Prof. Dr. Alexander Meng
Leiter des Österreichischen Arbeitskreises für Tuina-Therapie
Leiter der Schmerz-Akupunktur-Ambulanz der Neurologischen Abteilung, Krankenhaus Lainz
A-1130 Wien
e-Mail: alexander.meng@akupunktur.at

Vorworte

Aus Meng A: Lehrbuch der chinesischen Massage – Tuina-Therapie. 3. Aufl. Heidelberg: Haug; 1991.

Aus dem Vorwort von Prof. Dr. J. Bischko

(Leiter des Ludwig-Boltzmann-Institutes für Akupunktur und Ehrenpräsident der Österreichischen Gesellschaft für Akupunktur)

Die Tuina-Therapie gewährt einen hochinteressanten Einblick in die älteste Therapieform der Welt. Das Berühren eines Menschen ist wohl der menschlichste Akt in der Medizin; er bedarf auch keiner Hilfsmittel.

Es ist wohl bezeichnend für unsere Zeit, dass die Ärzte diese Methodik im Wesentlichen vernachlässigen; sie lassen sie meist von geschulten Physiotherapeuten durchführen. Dennoch bemerkt man in der Ärzteschaft in zunehmendem Maße eine Rückkehr zu bzw. ein neu erwachtes Interesse an der Massage. Dies ist sicherlich ein Verdienst der chinesischen Massage, die ein weit kompletteres Spektrum bietet als die bei uns übliche Körpermassage. In vielen Belangen geht sie auch noch über die leider zu wenig angewandte Bindegewebsmassage nach Teirich- Leube hinaus.

Unser lieber Freund und Mitarbeiter am Institut, Dr. Alexander Meng, erhielt in der Volksrepublik China eine komplette Ausbildung in der Tuina-Therapie und hat sich bemüht, die gesamte chinesische Literatur daraufhin zu durchforsten.

Es ist sehr bemerkenswert, dass das erste umfangreiche Buch zu diesem Thema sehr viel Gedankengut der klassischen Traditionellen Chinesischen Medizin in sich trägt. Das Werk ist direkt vergleichbar mit den ersten umfassenden Büchern über Akupunktur in Europa (Soulie de Morant, de la Fuye, Chamfrault, Bachmann u.a.). So wird es also sicher noch einige Jahre dauern, bis auch die chinesische Massage nach europäischen Maximen vornehmlich erläuterbar sein wird, es sei denn, irgendwelche Schulen machten auch hier den Fehler, sich allein auf die Klassik zu beziehen, wie das heute noch teilweise in der Akupunktur geschieht, besonders in Europa.

Wollen wir nicht den Fehler machen, uns an einigen, erst ausgefallen wirkenden Krankheitsbildern zu stoßen, ebenso nicht an traditionellen Theorien. Die Symptomatik stimmt genau mit unserer überein. Die Erkrankungen sind hier wie dort qualitativ gleich, wohl aber quantitativ verschieden.

Aus dem Vorwort von Prof. Dr. H. Tilscher

(Vorstand der Abteilung für konservative Orthopädie und Rehabilitation, Orthopädisches Spital, Wien)

Keine andere Form des Einwirkens auf den Körper – sowohl beim Gesunden als auch beim Kranken – wird so häufig verlangt oder verordnet wie die Urform jeden Behandelns: die Massage. Das Behandlungsobjekt ist in der Mehrzahl der Fälle der Bewegungsapparat, der sich auch beim noch Gesunden durch seinen statischen Missbrauch bzw. auch durch seine dynamische Überbelastung häufig im Zustand einer latenten Erkrankung befindet. Durch seine Behandlung, aber auch durch die Behandlung der Haut ist es möglich, Befindensstörungen aller Art, auch Erkrankungen innerer Organe, zu beeinflussen.

Es findet sich nirgends auch nur der geringste Ansatz zum Mystizismus, sondern das Bestreben, eine in Jahrhunderten entwickelte chinesische Empirie des Behandelns nach europäischen bzw. schulmedizinischen Gesichtspunkten in ihrer Indikation, Intensität, Dosierung und in den Techniken zu verfeinern und zu präzisieren. So kommt es, dass man eigentlich wohlbekannte klinische Phänomene beschrieben sieht, wenn man z.B. die muskulotendinären Gefäße studiert, die doch so deutlich an die so genannten pseudoradikulären Phänomene erinnern.

Die so genannten „meist verwendeten Punkte" könnten aus der Dokumentation so genannter Maximalpunkte oder Trigerpunkte, die bei der Schmerzpalpation des Bewegungsapparates gefunden wurden, entnommen sein. Die einzelnen Massagetechniken wie das Schieben, Streichen, Zwicken, Drücken sowie das Reiben, Klopfen und Klatschen, bis hin zur Technik der Vibration, sind bekannte, aber hier wesentlich verfeinert beschriebene Wissensinhalte. Die Berücksichtigung von konstitutionsmäßigen Gegebenheiten und der Reizstärke zeigt einmal mehr, wie nahe sich das Gedankengut chinesischer Medizin und die praxisorientierte Schulmedizin im deutschsprachigen Raum (besonders in Österreich) nahe stehen. Dies besonders dann, wenn der Schulmediziner gelernt hat, den Patienten nicht nur aus der Sicht der Hochtechnologie zu sehen, sondern imstande ist, ihn im Rahmen der in ihrer Wichtigkeit und Bedeutung konstanten klinischen Untersuchung manuell aufzufassen und ihn zu erfassen.

Einführung

Nichtmedikamentöse und nichtinvasive Therapien der Traditionellen Chinesischen Medizin (TCM) – Tuina-Therapie, Schröpfbehandlung, Moxibustion – sind Behandlungstechniken, welche die Intaktheit der Haut nicht verletzen. Im vorliegenden Buch kommen Moxibustion, Schröpfen und einige Spezialmassageformen – Schaolin-, Kinder-, Sportmassage, Ohrreflexzonenmassage – dazu. Außerdem enthält es Anregungen für die spezielle Anwendung für die Friseur- und Kosmetikpraxis. In den Kapiteln Selbstmassage und Akupressur ist ebenfalls viel Neues dazugekommen.

Schwerpunkt bleibt jedoch die Tuina-Therapie.

Die Tuina-Therapie ist so wie die Akupunktur eine Ordnungstherapie. Die Hydrotherapie/Thermotherapie, Bewegungstherapie, Ernährungstherapie, Phytotherapie und die Ordnungstherapie werden als die 5 Säulen der Naturheilkunde postuliert. Die Wirkungsweise der Meridianpunkte wurde bisher neurophysiologisch über die segmentale Organisation des Rückenmarkes (Head'sche Zonen), biochemisch-physikalisch (Neurotransmitter sowie die vermehrte Ausschüttung von Endorphin, Enkephalin etc.), biophysikalisch (Photoemission), ganzheitlich (Grundsystem nach Pischinger), morphologisch-histologisch (spezifische Bindegewebsstruktur nach Pischinger, Kellner und Heine) etc. erklärt.

Für das Funktionieren von Tuina-Akupunktur bedarf es eines intakten Nervensystems. Nur dann kann die „Gate-control-Theorie", die deszendierende Hemmung über Neurotransmitter bzw. Leitungsbahnen funktionieren.

Die chinesische Massage, nach zwei Grundgriffen (Tui = Schieben, Na = Greifen) „Tuina" bezeichnet, ist eine der ältesten Behandlungsformen von Krankheiten. Die Bezeichnung der chinesischen Massage als „Anmo" (An = Drücken, Mo = Streichen) ist im Westen nicht so üblich. Tuina ist ein Bestandteil der Traditionellen Chinesischen Medizin. Somit ist die Tuina-Therapie eine chinesische Form der Heilmassage, welche man durch manuelle oder apparative Anwendung an bestimmten Körperstellen (Akupunkturpunkte, Meridianverläufe) einsetzt. Damit erzielt man den therapeutischen Effekt.

Im Lehrbuch der Inneren Medizin, dem „Neijing" (entstanden ca. 230 v. Chr.), wird die Massage neben der Akupunktur von Ärzten praktiziert. Beide Methoden zählen zu den äußeren Behandlungsformen (ähnlich der physikalischen Medizin = äußere Behandlung, medikamentöse Therapie = innere Behandlung). In der Tang-Dynastie (600 n. Chr.) war die Massage neben der Akupunktur und der Inneren Medizin als Hauptgegenstand im Studienplan zu finden. Sie hat in der Ming-Dynastie (um 1300 n. Chr.) einen neuen Höhepunkt erreicht. Aus der traditionellen Form der Massage wurde die spezielle Form der Kindermassage entwickelt. Diese erweist sich als besonders wirksam bei der Behandlung typischer pädiatrischer Erkrankungen, wie z.B. der kindlichen Dyspepsie. Obwohl die chinesische Massage schon so alt ist (älter noch als die Akupunktur), wird sie in der westlichen Literatur kaum erwähnt, wenn man von den Klassikern wie Hippokrates, Avicenna u.a. absieht. In den letzten Jahren nimmt die Traditionelle Chinesische Medizin (TCM) – insbesondere die Akupunktur – jedoch an Bedeutung zu. In Österreich fand 1986 die Akupunktur die teilweise Anerkennung durch den Obersten Sanitätsrat. Seit 1972 bemüht sich der Autor um die Förderung der TCM – der Akupunktur und der chinesischen Massage (Tuina-Therapie) – im Rahmen des Ludwig-Boltzmann-Instituts für Akupunktur in Wien. Bereits damals fand Dr. med. Dieter Gross (Frankfurt) großes Interesse an diesen beiden Methoden als einer Ergänzung in seinem medizinischen multifaktoriellen Behandlungskonzept. Regelmäßige Fortbildung finden im Kaiserin-Elisabeth-Spital in Wien, in der Dr.-Vodder-Schule in Walchsee/Tirol (Österreich) und im Neuromedizinischen Fortbildungszentrum in Bad Hersfeld statt.

Die Tuina-Therapie ist für Ärzte und alle Therapeuten als eine komplementäre Therapie konzipiert. Wir wollen die TCM in die moderne Medizin integrieren. Der Massage kommt auch heute noch in der Traditionellen Chinesischen Medizin ein sehr hoher Stellenwert zu. Diese Therapieform wird auch bei all jenen Fällen, die für Akupunktur und Moxibustion geeignet sind, mit Erfolg eingesetzt. Ihre Anwendung empfiehlt sich im besonderen Maße bei sensiblen und für Nadelung empfindlichen Patienten sowie bei Kindern.

Die Theorie, Indikation und Arbeitshypothese der Tuina und Akupunktur sind in der TCM identisch. Alle funktionellen und reversiblen Erkrankungen und Störungen können wir mit Tuina oder Akupunktur behandeln. Therapeuten, die Tuina anwenden, müssen natürlich die Anatomie, Physiologie, Pathophysiologie und Theorie der TCM (Meridianlehre, Organlehre, Modalitäten, Grundgriffe, Reizdosierung, Behandlungsplanung etc.) beherrschen.

Bei allen Referenten und Freunden des ÖAT und der Österreichischen Gesellschaft für Akupunktur, der ÖGA (Prof. J. Bischko, Dr. Ch. Herz, Dr. R. Sawires, Dr. H. Wallnöfer, Prof. G. Kubiena, Prof. R. Bucek, S. Thiel, Mag. R. Aisleithner, M. Fassbender, J. Podhorsky, H. Steiger, Th. Marquardt, R. Dittel u.a.) bedanke ich mich für viele wertvolle Anregungen, Diskussionen und Unterstützungen.

Übersicht über die im Westen relevanten Grundtheorien der Chinesischen Medizin

- Qi – Energie, Xue – Blut und Jingye – Körperflüssigkeit
- Yin, Yang
- Funktionskreise als Teil der Entsprechungen der 5-Elemente-Lehre, Konstitutionstypen
- Die 8 Prinzipien, Fülle/Leere, Oberfläche/Tiefe, Kälte/Hitze, Yin/Yang
- Die 4 Untersuchungsmethoden Hören, Fragen, Sehen, Riechen, Schmecken, Tasten
- Die Dreier-Regel der Wiener Schule zur Differenzialdiagnose: Meridian, Organ, Modalität
- Meridianlehre, Meridiansyndrome
- Organlehre
- Syndromelehre, Zuordnung zu Modalitäten, die 16 Fragen
- Die 5-Elemente-Lehre
- Puls- und Zungendiagnose
- Somatotopien, Mikrosysteme und andere

Die Chinesische Medizin ist eine Ganzheitsmedizin

Im Westen existiert nur eine offizielle Schulmedizin (die westliche, moderne Medizin, MM), in China hingegen existieren zwei offizielle Richtungen der Schulmedizin (die moderne, westliche Medizin und die TCM). Die Heilverfahren, Heiltheorien und Heiltechniken anderer Völker müssen in die westliche Medizin integriert werden. Diese Integration bedeutet, dass diese neuen Erkenntnisse dieselben strengen wissenschaftlichen Prüfungen wie die moderne Medizin bestehen müssen. Die neue Medizin muss unabhängig von der Person lern-, lehr- und reproduzierbar sein.

Unterschied zwischen TCM und MM

Typisch für die TCM ist ihre ausgesprochene Indirektheit (Blackbox). Eine Erkrankung wird nicht histologisch, labortechnisch, röntgenologisch etc. diagnostiziert. Nur die Symptome werden genau beobachtet und analysiert. Der Behandlungserfolg sagt uns dann, ob Beurteilung und Behandlung annähernd richtig waren. Die Stärke der MM ist die „Öffnung der Blackbox" und danach die Beobachtung der inneren Strukturen sowie die Verabreichung einer strukturbezogenen Therapie. Die Diagnose durch die „Öffnung der Blackbox" bedeutet einen Eingriff in das biologische System und eine Zerstückelung der körperlichen Ganzheitlichkeit. Dieser entscheidende Unterschied zwischen TCM und MM erklärt gut die Stärke und die Schwäche beider Medizinsysteme.

Die Wiener Schule

Die Wiener Schule meint, dass für die Anwendung der Tuina-Therapie im Westen die oben genannten Theorien der TCM ausreichen. Eine Verpflichtung jedes Therapeuten, der im Westen praktiziert, ist und bleibt die moderne Medizin. Ohne diese ist eine seriöse medizinische Tätigkeit nicht möglich und auch rechtlich-ethisch be- denklich! Die TCM ist oft eine äußerst wertvolle Ergänzung.

Einige Begriffe der TCM

Die Vitalenergie – Qi

Atmung, Energie, Funktion, Information, energetische Partikel
Qigong – Chinesische Atem- und Konzentrationsübung
Jingqi – Vitalenergie im Meridiansystem

Yuanqi – Quellen-Qi

Das Yuanqi wird auch als die Lebensenergie (-kerze) bezeichnet. Es beinhaltet die mit der Vererbung vorprogrammierte Vitalität, das Lebensalter etc. und auch die Funktion des Nebennieren-Hypophysen-Hypothalamus-Systems. Die TCM sieht in der sog. „Feuerniere"(!) den Ort der Bildung und Steuerung von Quellen-Qi. Wir kennen Blase 23, beiderseits in Höhe des 2. Lendenwirbels, das ist auch die Lokalisation der Niere in der Schulmedizin. Die sog. „Wasserniere" ist das gleiche Organ – Niere der TCM wie die „Feuerniere" –, nur hier wird die Funktion des Wasserregulierens wahrgenommen. Die sog. „Feuerniere", auch „Lebenskerze", kennt eine altersbedingte Abschwächung, Abnutzung und auch einen Biorhythmus, bei Frauen in einem 7-Jahre- und bei Männern in einem 8-Jahre-Rhythmus. Kennzeichen dafür sind Zahnung, Geschlechtsreife, Körperentwicklung, Alterung, Haarwuchs, Haarfarbe etc. Der ungesunde, intensive Lebenswandel und auch Krankheiten können den Verschleiß der „Lebenskerze" beschleunigen.

Stärkung durch Qigong, Einnehmen von Ginseng, Stimulation mittels Massage (Tuina, Akupressur) oder Nadelung der Reflexzone B 23 an der Körperoberfläche, in Höhe der Lendenwirbel 2-3, und das richtige Sexualleben spielen in der Gesundheitspflege der TCM eine entscheidende Rolle.

Yingqi – Nährendes Qi

Das Yingqi wird unter der Mitwirkung des Magens und dem Organ Milz (wir sprechen im Westen oft von Milz/Pankreas) aus der Nahrung gewonnen. Die Bedeutung der Ernährung für die Vitalität wird daraus klar ersichtlich. Es entspricht dem nährstoff- und sauerstoffreichen Blut. Es gibt noch eine Form von Qi, das sog. verteidigende Qi, Weiqi, welches entlang, aber außerhalb des Meridians kreist. Das Weiqi kontrolliert die Haut, hat von der Verteilung und Funktion her eine Ähnlichkeit mit dem System des Sympathikus (Gefäßtonus, Schweißdrüsen).

Besonders im Alter ist die Verdauung wichtig. Ein guter Appetit ist ein Zeichen für Gesundheit und Vitalität. Unmäßige Völlerei ist oft ein Zeichen für eine Psychosomatose. Stärkung von nährendem Qi wird erreicht durch richtige Ernährung, Zeitnehmen zum Essen, Qigong und Akupunktur, Akupressur oder Tuina.

Qingqi – Reines Qi, Atmungs-Qi

Mit reinem Qi ist eigentlich der Sauerstoff gemeint, welchen wir durch die Funktion der Lunge aus der Atemluft gewinnen. Durch Ausatmung wird das „unreine Qi" vom Körper entfernt. Der Antrieb für den Blutkreislauf kommt vom „reinen Qi, Sauerstoff". Eine schlechte Luft und schlechte Atemtechnik können Kreislaufstörungen verursachen (z.B. Blutstau).

Stärkung des reinen Qi erreichen wir durch Aufenthalt in Gegenden mit guter Luft, richtige Atemtechnik (Qigong) und reflektorische Behandlung mittels Akupressur, Tuina oder Akupunktur der Zonen für die Atmungshilfsmuskulatur, z.B. B 13, G 21, B 17, Lu 7 etc.

Die Ein- und Ausatmung ist die einzige vegetative Funktion, welche wir willkürlich steuern können. Das bewusste Training, die Rhythmisierung der Ein- und Ausatmung, beruhigt über die vegetative Seite die Psyche. Den Weg, über die Atmung sein seelisches Gleichgewicht wieder zu erreichen, nennt die TCM Qigong. Diese chinesische Form der Atem- und Konzentrationsübung hat ihren Ursprung in Yoga, Daoismus und Konfuzianismus.

Nach dem Vorkommen des Qi spricht die TCM von:

Meridian-Qi

Wir sprechen auch vom Kreislauf der Vitalenergie. Es drückt hier auch die Eigenschaft der Zirkulation aus, ähnlich einem Blut- oder Lymphgefäß und dem Nerv.

Das Meridian-Qi zirkuliert in einem Gefäßsystem, ähnlich Blut-Lymphgefäß-System. Es beginnt in der Lunge und tritt an Lu 1 (2 Querfinger unterhalb des seitlichen Endes des Schlüsselbeines) an die Körperoberfläche (von einigen mm bis einige cm unter der Haut). Im weiteren Verlauf kennen wir noch weitere 10 Punkte, welche

mit der Lunge in enger Beziehung (kutiviszerale und viszerokutane Reflexbeziehungen) stehen. An allen Punkten des Meridians finden wir eine erhöhte Konzentration an Vitalenergie-Qi. Die Übersetzung Meridianpunkt wäre günstiger, der Bedeutung gerechter, als Höhlenzugang (lateinisch nach M. Porkert „Foramina"). An den Meridianpunkten können wir bessere Information über den Kreislaufzustand im Meridian und Funktionszustand des Organs erhalten. Außerdem ist an den Meridianpunkten viel besser ein therapeutischer Reiz an den Meridian und zu dem Organ zu setzen. Die Pulsdiagnose an den Lungenpunkten 7, 8 und 9 ist eigentlich eine Beurteilung der Qualität und Quantität des Meridian-Qi. Das Vitalenergie-Qi kann in und um (außerhalb, auch Verteidigungs-Qi – Weiqi genannt) den Meridian in beiden Richtungen laufen, das Blut hingegen nur in einer Richtung: das venöse Blut zum Herzen und das arterielle Blut weg vom Herzen, weg vom Rumpf.

Organ-Qi

Die Funktion eines Organs. Wenn z.B. bei einem nervösen Magen ein Gefühl des lange Liegenbleibens von Nahrung im Magen besteht, sprechen wir von Schwäche der Magenfunktion oder Leere des Magen-Qi. Allgemein spricht die TCM hier von Schwäche oder Hyperfunktion von Organ-Qi.

Yingqi im Meridian

Hier ist der ernährende Bestandteil im Meridiansystem gemeint. Das entspricht dem Blut und zusätzlich dem stofflichen Teil des Vitalenergie-Qi.

Die Störung des Qi können wir in 5 Aspekten sehen:

1. Antrieb: Kreislaufstörung, Organstörung und Verlangsamung der Vitalfunktion sind Zeichen für eine Antriebsstörung. Die Ursache kann im Alter, in schwerer Krankheit, Verdauungsstörungen oder Atmungsstörungen liegen.
2. „Erwärmen": Richtige Körpertemperatur, z.B. an den Schleimhäuten, den Eingeweiden, den Händen und Füßen sind Zeichen für normale Physiologie des Qi im Sinne eines „Erwärmers".
3. Verteidigung, Abwehren: Die Anfälligkeit gegenüber bioklimatischen Noxen, wie Kälte, Hitze, Feuchtigkeit etc. ist ein Zeichen, dass das körperschützende (das verteidigende) Qi mangelhaft funktioniert. Es scheint, dass die TCM hier den Sympathikus anspricht.
4. Verwandlung: Die Umwandlung von Atemluft, Nahrung, Quellen-Qi in verschiedene nützliche Stoffe und auch Ausscheidungsstoffe im Körper ist eine weitere Funktion des Qi. Die Organe Leber, Niere, Lunge und Milz sind beteiligt.
5. Das Halten von Blut und Flüssigkeit in Gefäßen und Geweben. Pathologie: Leere, Senkung, abnorme Bewegungsrichtung.

Tab. 1: Physiologie des Qi (Modifiziert nach Kubiena G, Meng A: Akupunktur Arbeitsbuch für Fortgeschrittene. Wien: Maudrich; 1996.)

Art	Entstehung	Funktion	Verteilung	Pathologie
Yuanqi: Quellen-Qi	Aus der Substanz „Jing", die in der Niere aufbewahrt wird. Denkmodell der ererbten materiellen Basis der Konstitution	Konstitution, angeborenes Energiepotenzial, ererbte Lebensenergie. Bestimmt Organanfälligkeit und Krankheitsanfälligkeit oder nicht, Lebensdauer, Temperament, Sexualität	Teil von Zhengqi, Zongqi, Weiqi	Mangel: Erbkrankheiten, Krankheitsanfälligkeit generell oder bezogen auf einzelne Organe
Qingqi: reines Qi, Atmungs-Qi	Qi aus der Atemluft	Teil von Zhengqi, Zongqi, Organ-Qi	Siehe Funktion	Schlechte Luft führt zu Schädigung von Herz und Lunge
Yingqi: nährendes Qi aus der Nahrung	Vom Magen vorbereitet, von der Milz aus der Nahrung gefiltert	Produktion von Blut, Produktion und Teil von Zhengqi, Weiqi, Organ-Qi	Zirkuliert in Blutgefäßen, Meridianen	Siehe Zhengqi, Weiqi, Organ-Qi
Weiqi: Abwehr-Qi	Entsteht aus Yingqi, Zhengqi ist an Entstehung beteiligt	Außerhalb der Meridiane	Schutz der Körperoberfläche gegen pathogene Faktoren, Öffnen/Schließen der Poren, Befeuchten von Haut und Haar, Regulation der Körpertemperatur, Wärmen der Muskel und inneren Organe	Abwehrschwäche

Fortsetzung Tab. 1

Art	Entstehung	Funktion	Verteilung	Pathologie
Zongqi: Thorax-Qi	Aus Qingqi und Qi aus der Nahrung (produziert von der Milz)	Lungenfunktion: Atmung, Stimme, Herzfunktion: Kreislauf, Körperwärme, Beweglichkeit der Extremitäten	Wirkt vom Thorax aus	Sprache, Respiration, Zirkulation
Zhengqi: „Wahres Qi"	Kombination aus Yuanqi, Yingqi, Qingqi, d.h. Konstitution, Atemluft, Ernährung spielen eine Rolle	In den Meridianen, die mit den Organen in Verbindung stehen	Zirkulation, Qi-, Blutproduktion, Organfunktion, Leben überhaupt. Bereitstellung von Organ-Qi, Weiqi	Eigentlich jede Pathologie, z.B. Mangel und Stau: Zirkulationsstörungen, Energiemangel, Fehlfunktion von Organen, mangelhafte Blutproduktion, Abwehrkraft
Organ-Qi	Beteiligt alle Arten von Qi, insbesondere Yuanqi, Zhenqi, Weiqi beteiligt	Funktion der Organe	Organe	Stau: Kolik Mangel: Unterfunktion Umkehr der Funktionsrichtung – z.B. Lunge: Husten

Xue – Blut

Der Begriff Xue in der TCM entspricht sowohl vom Substrat als auch von der Physiologie her voll dem Blut der modernen Medizin. Das Xue (Blut) kreist im Meridiansystem (wie im Blutgefäß). Das Blut entsteht aus der Nahrung, und es erfolgt in der Lunge eine Beimengung von Atmungs-Qi (Sauerstoff).

An der Blutbildung und -zirkulation sind alle parenchymatösen Organe beteiligt:

- Herz: als „Motor", es reguliert den Blutkreislauf, ist somit an allem Geschehen im Körper beteiligt. Die TCM bezeichnet deshalb das Herz als den König aller Organe.
- Leber: garantiert den glatten, reibungslosen Blutfluss – die Leber ist das Blutreservoir – das Volumen des zirkulierenden Blutes wird von der Leber reguliert.
- Magen, Milz/Pankreas: Sie bereiten und gewinnen die „Essenz" aus der Nahrung. Die Essenz der Nahrung stellt die materielle Basis für das Qi und Blut dar.
- Milz: hält das Blut in den Blutgefäßen.
- Lunge: In der Lunge geschieht die Mischung von Atmungs-Qi (auch reines Qi genannt), Sauerstoff, und „Essenz" aus der Nahrung. Diese Mischung wird als Yingqi im Meridiansystem kreisen.
- Niere: bewahrt die angeborene Essenz der Niere-Shenjing, die zusammen mit der Essenz aus der Nahrung (siehe Magen und Milz) die materielle Basis für Blut und Qi bildet.

Funktionen des Blutes in der TCM

Befeuchtung, Ernährung, Verbindung (Blutgefäße, Meridiane und innere Verläufe) garantieren die Funktion von Bewegungsapparat und inneren Organen, Gehirn und Sinnesorganen; Blut und Qi sind die Basis geistiger Aktivität. – Cave: zerebrale Mangeldurchblutung!

Pathologie

Blutmangel: z.B. Anämie, Blutleere, durch Blutverlust oder Mangelernährung
Blutstau: z.B. Thrombose, Endometriose
Bluthitze: z.B. hitzende Dermatosen mit roten Effloreszenzen, entzündliche Blutungen. Hier entspricht „Hitze" einer Hyperämisierung.

Yin-Yang-Lehre

Alle dynamischen Prozesse und alle Lebensformen können wir mit den Yin-Yang-Regeln analysieren. Schlaf/Wachzustand, Sympathikus/Parasympathikus, Aktivierung/Hemmung, Kontraktion/Relaxation, Anabol/Katabol, Homöostase, Antikörper/Antigen etc. sind als Yin-Yang-Paare zu sehen. Die moderne Medizin analysiert aber solche Vorgänge einzeln und für sich.

Ausführliches zu Yin und Yang ist im Kapitel 19 „Die 8 Prinzipien" zu finden (s. S. 150 ff.).

1. Gegensätze, Sympathikus und Parasympathikus, Mann und Frau, Sonne und Mond, Licht und Schatten etc.
2. Abhängigkeit, Mann und Frau
3. Ergänzung und Begrenzung, Muskelbeugung und -streckung
4. Umwandlung, Yin steht für Substrat, Yang für die Funktion; starker Substratabbau kann das Bild von Yang vortäuschen.

In der Medizin

- Morphologie, oben/unten, vorn/hinten, oberflächlich/tief
- Physiologie, Substanzverlust (Yin-Verlust), Funktionsstörung (Yang-Störung)
- Pathophysiologie, s. S. 141 und 153
- Diagnose, Yin-Leere (Substanzverlust), Yang-Leere (Insuffizienz)
- Therapie: bei Yin-Leere Substitutionstherapie, bei Yang-Störung Regulationstherapie

Tab. 2: Yin-Yang-Paare

YIN	YANG
Mond	Sonne
negativ	positiv
Frau	Mann
Erde	Himmel
gerade Zahlen	ungerade Zahlen
Norden	Süden
Blut – Xue	Vitalenergie-Qi
materiell	ideell, energetisch
unten	oben
rechts	links

Fortsetzung Tab. 2

YIN	YANG
innen	außen
Wasser	Feuer
Kälte	Hitze
Winter, Herbst	Sommer, Frühling
Nacht	Tag
Schatten, Dunkelheit	Licht, Strahlen
Mangel, Leere	Überschuss, Fülle
Metabolismus	Katabolismus
humorales System	Nervensystem
Hemmung	Aktivierung
Unterfunktion, Hypo-	Überfunktion, Hyper-
chronisch	akut
schwer	leicht
leise	laut
aufsteigend, aszendierend	absteigend, deszendierend
nach innen	nach außen
kondensieren, formen	verdampfen, Qihua-Umwandlung
Substanz, Morphologie	Funktion
Eingeweide – Zangfu	Haut, Körperoberfläche
parenchymatöse Organe – Zang	Hohlorgane – Fu
Einatmung	Ausatmung
Meridiane an der Innenseite der Extremitäten	Meridiane an der Außenseite der Extremitäten

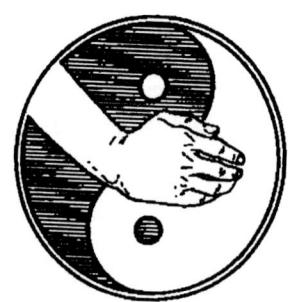

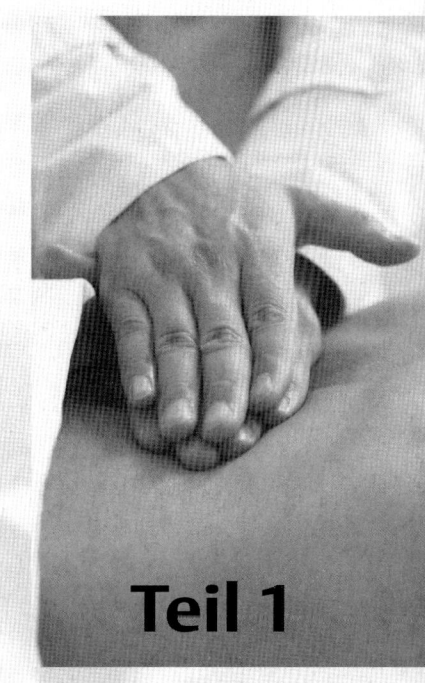

Teil 1

Die Wirkungsweise der Tuina-Therapie

1.1 In der TCM

1. Stellt das Gleichgewicht zwischen Yin und Yang wieder her: Beuger und Strecker, Sympathikus und Parasympathikus, Ruhe und Aktivität etc.
2. Normalisiert die Zirkulation im Meridiansystem: Schmerzen, Durchblutungsstörung, Bewegungseinschränkung etc. können als Folgezustand einer Meridianzirkulationsstörung aufgefasst werden. Ischialgie, Tennisarm, pseudoradikulärer Schmerz etc.
3. Normalisiert die Eingeweidefunktion: Eine Störung der Eingeweide, wie z.B. ein nervöser Magen, kann auf dem Reflexweg eine Verspannung der im selben Segment liegenden Muskulatur auslösen. Die Massage dieser Reflexzone kann in vielen Fällen positiv die Eingeweidefunktion verbessern. Head'sche Zone, segmentale Reflexzone etc.
4. Beseitigung von „Verklebungen", Verspannungen und Verengungen der Weichteile, Muskeln und Sehnenscheiden. Nach einem Weichteiltrauma kommt es zu einer lokalen Gewebsschädigung und zu Blutaustritt ins Gewebe, die Folge einer nicht optimalen, rasch ansprechenden Therapie kann die Verklebung, Verengung von sonst gleitendem Gewebe sein. Querfriktion, Tanbo etc. sind typische Griffe der TCM hierzu.

1.2 In der westlichen Medizin

1. Förderung der Durchblutung: Diese lokale und allgemeine Wirkung wird meist rasch von Therapeuten und Patienten bemerkt.
2. Wirkung auf das vegetative Nervensystem: Die Herz-Kreislauf-, Magen-Darm- und Ausscheidungsfunktionen werden immer positiv beeinflusst. Der Schlaf wird besser, die Psyche stabiler, ausgeglichener und ruhiger, oft verbessern sich auch deutlich Stimmungslage und Leistungsfähigkeit.
3. Normalisierung des Muskeltonus: Sehr deutlich ist zu bemerken, dass ein erhöhter Muskeltonus schon während der Massage nachlässt. Der G 21 in der Mitte des Schulterrandes ist der Wetterfühligkeitspunkt und der psychovegetative Punkt. Der Punkt G 21 ist ganz in der Nähe des 3E 15, weshalb wir wie in der Akupunktur diese Zone auch als die Wetterfühligkeitszone bezeichnen. Die Behandlung mit dem Na- oder An-Griff bringt eine sofortige Erleichterung von Nackenverspannungen. Im Allgemeinen ist ein erhöhter Muskeltonus besser als ein erniedrigter zu behandeln.
4. Deutliche Linderung des Schmerzes: Die schmerzlindernde Wirkung der Fernpunkte ist besonders beim akuten Schmerzzustand imponierend. Aber immer wenn wir hier von Behandlung sprechen, denken Sie an die Indikationen und Kontraindikationen der Tuina-Therapie.
   Durch den Einsatz der Akupressur kann die Mobilisierung des Schlaganfallpa-

tienten rasche Fortschritte bringen, denn z.B. die Linderung der Schmerzen im Schultergelenk bedeutet für den Patienten Verminderung einer Sperre. Die Erfolge der vorbereitenden Griffe für die Schmerzreduktion ist in der Therapie von Störungen des Bewegungsapparates sehr eindrucksvoll zu beobachten.

5. Die Körperabwehr wird gestärkt: Es scheint, dass der Patient während und nach der Tuina-Therapie gegenüber Infekten und auch Saisonkrankheiten gestärkt ist. Ähnliche Beobachtungen machen wir auch in der Akupunktur bei an Heuschnupfen erkrankten Personen.

Indikationen und Kontraindikationen der Tuina-Therapie

2.1 Indikationen der Tuina-Therapie

Die Tuina-Therapie ist wie die Akupunktur nur bei funktionellen reversiblen Störungen, d.h. wenn etwas gestört, aber nicht zerstört ist, indiziert.

Der Therapeut (Arzt, Physiotherapeut, Masseur) muss bei der Anwendung der Tuina-Massage immer in seinem gesetzlichen Rahmen seines Berufsbildes bleiben und immer erst nach erfolgter ärztlicher Untersuchung und Diagnosestellung die Tuina-Massage anwenden.

Besonders wirksam ist die Behandlung von Störungen des Bewegungsapparates mit folgenden Symptomen: Schmerzen, Muskeltonus, Durchblutung, Bewegungseinschränkung.

Krankheitsbilder bei einer Arthrose, Rehabilitation nach einer Operation, nach einer Verletzung, nach einem Schlaganfall, nach Nervenverletzungen mit dem Krankheitsbild einer Nervenlähmung.

Die Anwendung der Tuina-Massage bei Störungen des Bewegungsapparates ist einfach und sehr ähnlich der uns vertrauten klassischen Massage. Deshalb haben wir diese Störung in den Vordergrund der Fortbildung gestellt.

Wir stellen hier zur Überlegung die Frage, wo die Störung lokalisiert ist, mit der Meridianzuordnung dann die Frage, wie stark und wie das Gelenk und seine Weichteile gestört ist, mit der Beantwortung auf die Frage der Modalitätszuordnung.

Die Zuordnung der Symptome zu Meridian, Organ und Modalitäten bezeichnen wir als die Dreier-Regel der Wiener Schule der Akupunktur und Tuina-Therapie.

Vegetative Störungen sind ebenfalls gute Indikationen, auch wenn hier die nähere Differenzierung sowohl von der Schulmedizin als auch von der TCM nicht so einfach – wie oben – zu treffen ist.

Folgende Begriffe finden wir in der Praxis häufig:

psychosomatische Störungen, Neurasthenie, vegetative Dystonie, funktionelle Störungen, Burnout-Syndrom, CFS (chronic fatigue syndrom), nervöser Magen, Spannungskopfschmerzen, Verspannungen der Nacken- oder Lendenmuskulatur, Migräne, Schlafstörungen, Fibromyalgie, larvierte Depression, Konzentrationsstörungen etc.

2.2 Kontraindikationen der Tuina-Therapie

Wie bei der klassischen Massage: Wenn die Diagnose noch unklar ist, keine Massage auch bei Fieber, Entzündungen, bösartigen Tumoren, Blutgerinnungsstörung, fehlender Festigkeit der Haut, der Gefäße und des Knochens.

Bei einer Schwangerschaft und während der Menses ist besonders eine starke Massage des Abdomens, der Lendenregion und der Beine zu vermeiden. Bei extremen körperlichen und psychischen Erschöpfungszuständen kann der Körper nicht so reagieren wie sonst, daher ist die Massage erst nach der Erholung sinnvoll.

2.3 Was muss man bei einer Tuina-Therapie als Behandelnder beachten?

1. Genau die Indikationsstellung, dann auch die Reaktion und Konstitution des Patienten überprüfen.
2. Der Patient muss sich in richtiger und entspannter Lage befinden.
3. Der Behandelnde soll ständig seine eigene Körperhaltung überprüfen, damit er nicht selbst verkrampft und daher rascher ermüdet.
4. Der Behandlungsraum muss angenehm warm und ohne Zugluft sein. Die Fingernägel des Behandelnden müssen kurz und die Hände warm sein (z.B. durch vorheriges Reiben).
5. Bei der Massage nur auf die Arbeit konzentrieren, ständig auf die Reaktion des Patienten achten und genau die richtige Reizstärke und Reizzone anwenden.
6. Der Patient sollte über den Behandlungsverlauf informiert werden, damit er richtig mitarbeitet.
7. Dem Patienten muss man vermitteln, dass er nicht zu Hause die gleichen Punkte selbst massieren darf, da eine Überreizung schädlich für ihn sein kann.
8. Das Akupressurprogramm sollte der Patient mit dem Behandelnden absprechen und nur an behandlungsfreien Tagen durchführen.
9. Der Patient sollte sich im Idealfall 15 Minuten vor und nach der Behandlung ausruhen können.

Indikationen für die Akupunktur und die Tuina-Therapie

(Aus dem Patientenratgeber von Dr. med. Alexander Meng, 1992)

- Rückenschmerzen, Kreuzschmerzen, Ischias
- Gelenk- und Muskelschmerzen, Muskelverspannungen
- Tennisarm, Golfarm, Schulter-Arm-Syndrom, Zervikalsyndrom
- Arthrose, Abnützungserscheinungen an Gelenken wie Schulter-, Knie-, Hüft-, Sprung- und Wirbelsäulengelenken
- Hexenschuss
- Bandscheibenbeschwerden
- Halbseitenlähmung nach Schlaganfall
- Gesichtsnervlähmung (periphere Fazialisparese)
- Neuralgien (Trigeminusneuralgie, Zustand nach Gürtelrose u.a.)
- Lokale, therapieresistente Schmerzen nach Operationen und Verletzungen, wie z.B. Zahnbehandlung, Morbus Sudeck, Phantomschmerzen, Stumpfschmerzen, nach Gipsabnahme, nach Prellungen, Zerrungen, Verstauchungen etc.
- Kopfschmerzen, Migräne
- Kreislaufstörungen
- Schlafstörungen
- Neurasthenie, vegetative Störungen, Befindensstörungen, psychische Störungen (larvierte Depression, Angst, Konzentrationsstörungen etc.)
- Nikotinsucht (spricht gut an), Fresssucht, Übergewicht (nur in Kombination mit anderen Heilverfahren)

- Drogen-, Alkoholsucht (spricht nicht gut an, empfehlenswert nur bei stationären Patienten)
- Nervöser Magen, Gastritis, nervöse Darmbeschwerden, Reizkolon, nervöse Herzbeschwerden
- Essenzielle Hypertonie, Grenzwerthypertonie, Bluthochdruck mit psychosomatischem Aspekt
- Verstopfung, Reizblase, Potenzstörungen, Menstruationsstörungen
- Wechseljahrbeschwerden, klimakterische Beschwerden, Geburtsvorbereitung, Schwangerschaftserbrechen, Schwangerschaftskreuzschmerzen
- Heuschnupfen, allergische Hauterkrankungen
- Asthma bronchiale
- Durchblutungsstörungen der Hände, Beine und Füße
- Stabilisierung und Stärkung der Körperabwehr
- Stabilisierung und Stärkung des Herzkreislaufes
- Steigerung der Leistungs- und Lebenskraft
- Vorbeugung gegen Saisonerkrankungen

Nur für Ärzte zur Information! Indikationen für Akupunktur laut Oberstem Sanitätsrat Österreichs (Bischko, 1987)

Chronische Schmerzzustände, Kopfschmerzen, Schulter-Arm-Syndrom, Zervikalsyndrom, Schleudertrauma, Diskopathien (wenn operatives Vorgehen nicht erforderlich), Spondylopathien, Morbus Scheuermann, Lumbalgie, Lumboischialgien, degenerative Arthrosen, chronische Arthritiden, Weichteilrheumatismus, Tendinitis und Epikondylopathien, Bursitis

Laut Prof. Bischko kommen die oben genannten Indikationen für eine Akupunkturbehandlung nur infrage, wenn

1. keine organpathologischen Veränderungen vorliegen, für die eine Kausaltherapie möglich ist,
2. wenn die Anwendung klassischer Therapieverfahren kontraindiziert sind,
3. wenn die konventionellen Therapien Schädigungen auslösen können,
4. wenn ein übermäßiger Medikamentenverbrauch eingeschränkt werden soll.

Prof. Bischko hat 1987 des Weiteren eine Indikationszusammenstellung nach der Wirksamkeit in drei Gruppen aufgestellt.

Absolute Indikationen

Akute und chronische Pharyngitis, akute Rhinitis, akute Sinusitis, Bronchialasthma (besonders wirksam bei Kindern und bei Patienten ohne zusätzliche Veränderungen), akute Konjunktivitis, Spasmen des Ösophagus und Cardia, Singultus, akute und chronische Gastritis, hyperazide Gastritis, chronisches Zwölffingerdarmgeschwür, Obstipation, Diarrhö, Kopfschmerzen, Migräne, Trigeminusneuralgie, Fazialisparese, Gesichtsnervlähmung (im frühen Stadium, d.h. innerhalb 3–6 Mon.), Parese nach Insult, periphere Neuropathien, Ménière'sche Krankheit, Enuresis nocturna, Interkostalneuralgie, zervikobrachiales Syndrom, Epikondylitis, Ischialgie, Lumbago

Relative Indikationen	Gelegentliche Indikationen
Gingivitis, Schnupfen, akutes Zwölffingerdarmgeschwür (ohne Komplikationen), akute und chronische Kolitis, neurogene Blasenstörung, Osteoarthritis	Akute Bronchitis, Folgezustände nach Kinderlähmung (frühes Stadium, innerhalb von 6 Monaten)

Die Meridianlehre

Meridiane heißen auf chinesisch „Jingluo" = Netzwerk von Kanälen und Kollateralen.

(Westen: Punkt wichtiger, TCM: Meridian wichtiger)

Wir sprechen von 14 Hauptmeridianenn (siehe 3.2); insgesamt haben wir 361 Meridianpunkte.

3.1   Die 12 Hauptmeridiane

Jeder Meridian steht mit einem Organ in enger Beziehung.

Lunge, Dickdarm
Magen, Milz/Pankreas
Herz, Dünndarm
Blase, Niere
KS, 3E (Kreislauf-Sexualität, 3-Erwärmer)
Gallenblase, Leber

3.2   Die 8 Wundermeridiane (Sondermeridiane)

Zwei (LG und KG) von den 8 Wundermeridianen haben eigene Punkte. Diese werden oft zu den 12 Hauptmeridianen gezählt, dann sprechen wir von 14 Meridianen.

Das Lenkergefäß (LG) und das Konzeptionsgefäß (KG) sind geeignet, chronische, therapieresistente Erkrankungen zu behandeln.

Die Namen der 8 Wundermeridiane: Yangqiaomai, Daimai, Yangweimai, Yinqiaomai, Yinweimai, Chongmai, Lenkergefäß (LG), Konzeptionsgefäß (KG).

3.3   Die 12 muskulotendinären Meridiane – MTM

Sie sind wichtig für die Tuina-Massage bei Störungen des Bewegungsapparates. Ferner sind sie auch interessant für die chinesische Physiotherapie, wie z.B. Schattenboxen.

3.4   Die Verbindungen der 12 Hauptmeridiane

6 Paare, Yin-Yang-gekoppelte Meridiane, z.B. Lungen- und Dickdarm-Meridiane

Tab. 3

Yin-Meridian	Yang-Meridian
Speicherung, Umwandlung von Vitalstoffen Zang-Organ innere Erkrankungen	Transportwege, Verarbeitung Hohlorgan-Fu-Organ Bewegungsapparat
tiefe Schichten	oberflächliche Schichten
Beugeseite der Arme und mediale Seite des Beines	Streckseite des Armes, ventrale, laterale und dorsale Seite des Beines

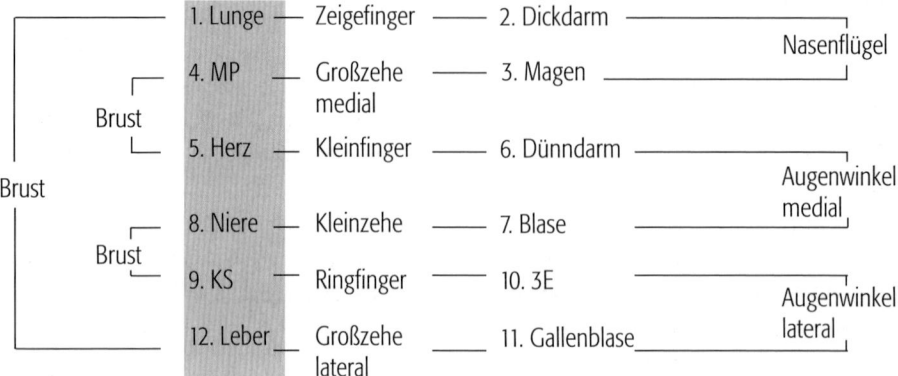

Abb. 1

Tab. 4

Körperansicht/Körperachse/Meridian-endpunkt	Yin OE/UE, homologe o/u-Beziehungen	Yang OE/UE homologe o/u-Beziehungen
ventral, vordere Achse, Daumen/Großzehe	Lu/MP	Di/M
lateral, mittlere Achse, dazwischen, 4. Finger / Zehe (Ausnahme Leber an der Großzehe)	KS/Le	3E/G
dorsal, hintere Achse, Kleinfinger/-zehe	H/N	Dü/B

3.5 Die Bedeutung der Richtungen in der Meridianlehre

Wir unterscheiden 4 Arten von Richtungen:

1. Die Richtung der Nummerierung der Meridianpunkte: Diese erfolgt nach der Reihenfolge der Punkte-Aufzählung in chinesischen Originaltexten. Der erste Punkt des Lungenmeridians ist Lu 1, der letzte Lu 11. Der Blasenmeridian ist schwieriger zu nummerieren, wir zählen nach der Wiener Schule (auch die Schule nach J. Bischko) nach dem Punkt 35 (B 35) mit dem Punkt 1 des äußeren Astes (in Höhe des 1. BWD) weiter als B 36 (Fufen) bis zur Kleinzehe (B 67). Die neue chinesische Literatur zählt von B 35 über der Glutealfalte (B 36, Chenfu) weiter bis zur Kniekehle (B 40, Weizhong) und beginnen dann mit dem 1. Punkt des äußeren Astes (in Höhe des 1. BWD) weiter als B 41 (Fufen). Die Richtung der Nummerierung hat nur Bedeutung für die Auffindung der Punkte.

2. Die Richtung des sog. Energie- und Blutstromes (Yingqi und Weiqi): Nach neueren Erkenntnissen wird der Meridianverlauf als breiter Streifen (einige mm bis cm) in unterschiedlicher Tiefe des Körpers angesehen. Er verläuft nicht geradlinig wie eine Verbindung von Punkt zu Punkt, sondern auch kurvig. In den Abbildungen charakterisieren die Dreiecke solche nicht lineare, tiefe Beziehungen meist zu Organen oder anderen

Meridianen. Der effektivste Ort für die Therapie und Diagnostik mittels Meridian ist der Meridianpunkt, die Verbindungsstrecke von Meridianpunkt zu Meridianpunkt ist etwas weniger effektiv, aber noch immer wirkungsvoller als die Umgebung. Die Lokalisation des Meridianpunktes ist recht genau definiert. Je eindeutiger dieser Punkt (Zone) mit einem Prozess im Körper in Verbindung steht, desto größer ist der Punkt und umso sensibler. Der Verlauf des Meridians kann recht variabel und breit gestreut sein. Die Vorstellung, dass der sog. Energie- und Blutstrom zackenförmig (wie Region G 1–G 20, innerer und äußerer Blasenmeridian, M 38–M 40; und auch die Querverbindungen Lu 7 zu Di 4 etc.) in einem Gefäßsystem kreisen kann, entspricht nicht der Natur, dies würde sonst einen Wirbel in der Strömung bedeuten. Wir neigen heute dazu, über die Region G 1–G 20 zu sagen, dass der Gallenblasenmeridian die ganze seitliche Schädelregion versorgt. Ebenso kennen wir einige wichtige Reflexzonen (G 1–20). Der innere und der äußere Blasenmeridian ergeben zusammen einen breiten „Reflexstreifen", auf dem wir zwei etwas unterschiedliche maximale Reflexzonen (z.B. B 11 und B 36) finden können.

3. Die sog. Flussrichtung der Meridianenergie – Jingqi – bedeutet für die klassische Version der Massage: in Richtung der Nummerierung (z.B. von Di 11 zu Di 15) zu massieren ist Tonisierung–Bu; gegen die Richtung der Nummerierung (z.B. von Di 11 zu Di 4) zu massieren ist Sedierung – Xie. Eine klinische, wissenschaftliche Bestätigung wurde bis jetzt nicht erbracht.

4. Die therapeutisch interessante Richtung: Alle Yin-Meridiane befinden sich an der Beugestelle bzw. medialen Seite des Beines, wo sich die Lymphgefäße und Venen konzentrieren. Daher ist die Massagerichtung zum Herzen sinnvoll und sehr plausibel. Alle Yang-Meridiane befinden sich an der Streckseite. Die Tuina-Therapie ist in erster Linie eine Reflextherapie, daher können wir sowohl zum als auch weg vom Herzen massieren.

3.6 Physiologie der Meridiane

- Transportwege für Qi-Energie und Xue-Blut
- Verbindung der Körperoberfläche mit Körperinnerem
- Verbindung des Körpers mit seiner Umwelt
- Informationsweg
- Abwehrfunktion
- Garantie der Homöostase
- Reflexbeziehung zwischen dem Körperinneren und der Haut und Außenwelt herstellen

Entspricht den 4 Systemen der modernen Medizin (A. Meng, 1981):

- Blutgefäßsystem
- Lymphgefäßsystem
- Peripheres und vegetatives Nervensystem
- Muskelkette (O. Bergsmann/A. Meng, 1987)

Das Grundsystem wird von Pischinger und Kellner als Ort des unspezifischen Regulationssystems angesehen und spielt eine wesentliche Rolle beim Akupunktureffekt.

3.7 Pathologie – Störungen im Meridiansystem

Es handelt sich dabei immer um Zirkulationsstörungen aus verschiedenen Ursachen:

- Trauma, Stau, Schwellung, Schmerzen
- Eindringen von pathogenen Faktoren in die Meridiane behindert ebenfalls die Zirkulation, z.B. Zugluft, Kälte, Feuchtigkeit etc.
- Projektion innerer Leiden, gestauter Emotionen an die Körperoberfläche – Psycho-Soma
- Mangel an Vitalenergie-Qi oder Blut

3.8 Die Bedeutung der Meridiane für die TCM

Diagnostik:
Betroffener Meridian bei Beschwerden im Bewegungsapparat?

Meridianbefunde: Palpation von Schmerzpunkten, von lokaler Gewebsveränderung, Stauung bzw. Schwellung

Therapie:
- Bewegungsapparat: Behandlung über den „betroffenen Meridian" oder einen seiner Partner
- Innere Erkrankungen: Behandlung über den zum erkrankten Organ gehörenden Meridian oder einen seiner Partner
- Chinesische Bewegungstherapie: Taijiquan (Schattenboxen), Qigong (Chinesische Atem- und Konzentrationsübungen) u.a.
- Zuordnung von Arzneien und Nahrungsmitteln zum Meridiansystem, z.B. Honig zu den Meridianen Dickdarm und Lunge

4 Beziehungen der 12 Meridiane

4.1 Drei Energieumläufe nach dem gleichen Schema in der TCM

Vom Thorax zur Hand, von der Hand zum Kopf, vom Kopf zum Fuß, vom Fuß zum Thorax.

Die so genannte Organuhr leitet sich hiervon ab. Der Biorhythmus der Organe und des Meridiansystems wird hier mit dem Tagesrhythmus in Verbindung gebracht. Die Wendepunkte sind Mitternacht und Mittag. Da wissen wir, dass sich der Tonus des Sympathikus und des Parasympathikus in seiner Aktivität ändert. In der angegebenen Zeit ist das Organ therapeutisch optimal anzusprechen. Die Anfälligkeit einer Organfunktion ist in dieser Zeit am größten, z. B. Durchfälle in der Morgenstunde (5–7 Uhr), Asthmaanfall um 3–5 Uhr.

Der Sonnenaufgang, der Mondaufgang, die vier Jahreszeiten haben mit der Pflanzen-, Tierwelt und mit unserem Leben eine enge Wechselwirkung. Im Frühjahr erwacht die Natur, im Sommer wächst alles, im Herbst wird „gesammelt", im Winter zieht sich alles zurück. Etwa in diesem Sinne läuft auch die Organfunktion in einem Tag ab und auch in unserem Leben. Wir bezeichnen das als den Biorhythmus. Die Funktion der Leber wird mit dem Frühling, das Herz mit dem Sommer, die Lunge mit dem Herbst und die Niere mit dem Winter verglichen. Daraus leitet sich die Erklärung ab, dass im Winter leicht die Niere (die Knochen, Gelenke), im Herbst leicht die Lunge erkranken. Eine Erklärung kann der Einfluss vom wechselnden Einstrahlungswinkel der Sonne auf die Erde geben. Warum die Symptome eines Kranken meist in den Abendstunden zunehmen? Die Erklärung der TCM ist, dass das Qi (Vitalenergie) um diese Zeit schwächer als in den Morgenstunden ist. Heute wissen wir, dass die Tätigkeit der Hypophyse den Tagesrhythmus von Körpertemperatur, Blutdruck etc. regelt. Die sog. „Antiken Punkte" zeigen auch einen Tagesrhythmus bezüglich ihrer Qi-Aktivität. Danach sollen je nach der Jahreszeit bestimmte Punkte bevorzugt behandelt werden (s. Tab. 6). Im Kapitel „Antike Punkte" (s. S. 107) werden diese 60 antiken Punkte genau angegeben.

Tab. 5

Zeit	Verlauf des Meridians von -> nach			
	Thorax -> Hand	Hand -> Kopf	Kopf -> Fuß	Fuß -> Thorax
11–19h	Herz 11–13h	Dünndarm 13–15h	Blase 15–17h	Niere 17–19h
19– 3h	KS 19–21h	3E 21–23h	Gallenblase 23–1h	Leber 1–3h
3–11h	Lunge 3–5h	Dickdarm 5–7h	Magen 7–9h	Milz/Pankreas 9–11h

Tab. 6

Antiker Punkt	Chinesisch	Deutsch	bevorzugte Zeit der Anwendung
1. Position	Jing	Brunnenloch	Winter
2. Position	Ying	Bach	Frühling
3. Position	Shu	Strom	Sommer
4. Position	Jing	Fluss	Spätsommer
5. Position	He (Ho)	Meer	Herbst

Das Yingqi (aus Nahrungs-Qi und At-mungs-Qi, beide werden auch einfach als Qi-Xue bezeichnet) zirkuliert im Meridiansystem einmal in 24 Stunden. Das Weiqi (Verteidigungs-Qi) kreist am Tag 25-mal im Yang-Bereich und in der Nacht im Yin-Bereich 25-mal, aber außerhalb des Meridians. Das Lenker- und das Konzeptionsgefäß werden in der Zeit von 3 bis 5 Uhr morgens dazu ein- und ausgeleitet.

Nach Mitternacht beginnen das Qi und das Yang langsam mächtiger zu werden, nach dem Mittag werden das Qi und das Yin langsam schwächer. Das Tageslicht steuert dieses Phänomen.

Aus der Tabelle 5 sehen wir, dass um Mitternacht (23 bis 1 Uhr) im Meridian Gallenblase das Maximum an Qi-Xue ist. Dann folgt der Lebermeridian etc.

Bei Lumboischialgie sind die Organ- und die Meridianzuordnung Blase (15–17 Uhr) und Niere (17–19 Uhr). In dieser Zeit den Patienten zu behandeln, kann daher optimal die Zirkulation des Qi-Xue im Meridian fördern. Welcher Punkt von den 5 antiken Nieren- bzw. Blasenmeridianen hier zu verwenden ist, erfolgt nach einer recht komplizierten Berechnung. Denn hier spielen das genaue Datum, die Uhrzeit etc. eine wichtige Rolle. Auf diese wollen wir hier nicht näher eingehen.

4.2 Meridian-Partnerschaften

4.2.1 Gekoppelte Meridiane – Yang-Yin-, Außen-Innen-Regel

Die gekoppelten Meridiane (z.B. Lunge/Dickdarm) haben in der Physiologie und Pathophysiologie eine enge Beziehung. Im Falle einer Erkrankung der Lunge zieht sie den Dickdarm oft in Mitleidenschaft. Atembeschwerden bei Asthma bronchiale (Lunge) werden oft durch die gleichzeitige Behandlung des Dickdarmes gelindert. Wenn das Organ oder der Meridian Dickdarm eine Störung hat, so sollen auch das mit dem Dickdarm gekoppelte Organ und der gekoppelte Meridian Lunge in die Diagnose und Behandlung einbezogen werden. Daher wird beim Tennisarm nicht nur Di 11, sondern auch Lu 5 verwendet, beim Asthma bronchiale nicht nur Lu 9, B 13 (Zustimmungspunkt der Lunge), sondern

Tab. 7

Yin	Yang
Lunge	Dickdarm
Milz/Pankreas	Magen
Herz	Dünndarm
Niere	Blase
Kreislauf/Sexualität – Perikard	3-Erwärmer
Leber	Gallenblase

auch Di 4 und B 25 (Zustimmungspunkt für den Dickdarm) dazu verwendet werden.

4.2.2 Korrespondierende Meridiane – Oben-Unten-Regel

Eine Regel, die so wichtig ist, dass die korrespondierenden Meridiane sogar einen gemeinsamen Namen tragen!

Korrespondierende Yang-Meridiane versorgen (regulieren) die gleiche Körperansicht. Zum Beispiel sind Fernpunkte des Magenmeridians und des korrespondierenden Dickdarmmeridians geeignet, den Stirnkopfschmerz (vorne am Kopf) zu lindern. Bei einer Ischialgie (hinten am Bein) können wir Punkte des Blasenmeridians und auch des korrespondierenden Dünn-

darmmeridians zur Behandlung verwenden.

In den deutschen Akupunkturgesellschaften wird diese korrespondierende Beziehung auch als die Körperachse bezeichnet. Somit stehen Dickdarm/Magen für die Frontal-Achse; Dünndarm/Blase für die Dorsal-Achse; 3E und Gallenblase für die Sagittal-Achse.

Der Gehalt an Qi und Xue sagt uns, welcher Technik (Tonisierung – Bu, Sedierung – Xie) mehr der Vorzug gegeben werden soll. Xie-Technik wenn Qi und Xue viel ist; Tonisierung (Bu) wenn Qi und Xue wenig ist; viel Qi und viel Xue: hier wird die Technik des Mikroaderlasses (nur vom Arzt) und sedierende Technik gut sein; viel Blut, aber wenig Qi: Mikroaderlass, aber ohne sedierende Technik; viel Qi, aber wenig Blut: sedierende Technik, aber kein Mikroaderlass.

Tab. 8

Meridiane an Extremitäten korrespondierendes Paar, Achse, Ansicht, Anfangs- bzw. Endpunkt	Innen – Yin-Meridiane Beugeseite, Gehalt an Qi und Xue im Meridian	Außen – Yang-Meridiane Streckseite, Gehalt an Qi und Xue im Meridian
vorne, ventral Daumen/Großzehe	Taiyin – Lu/MP wenig Blut, viel Qi	Yangming – Di/M viel Blut, viel Qi
Mitte, lateral, dazwischen Mittel-Ringfinger/4. Zehe	Jueyin – KS/Le viel Blut, wenig Qi	Shaoyang – 3E/G wenig Xue, viel Qi
hinten, dorsal Kleinfinger, Kleinzehe	Shaoyin – H/N wenig Blut, viel Qi	Taiyang – Dü/B viel Blut, wenig Qi

4.2.3 Der Meridianpunkt

In dem illustrierten Werk der Meridianpunkte auf dem bronzenen Modell von Wang Weiyi (1027 n. Chr.) sind bereits 14 Meridiane und 354 Meridianpunkte genau lokalisiert und benannt. Heute kennen wir 361 Namen für die 14 Meridiane. PSC (propagated sensation along channels) ent-

steht nach der Punktreizung oder Erwärmung eines Punktes. Der Meridianpunkt ist eine besondere Zone im Meridianverlauf.

Im Verlauf des Meridians können wir mittels Druck, der Temperaturmessung, der elektrischen Hautwiderstandsmessung, der Palpation etc. seine unterschiedliche Sensibilität feststellen. Die Meridiansensibilität ist für die Befunderhebung und Behandlung wichtig.

Wir verstehen die Anwendung der Meridianpunkte als so genannte Reflexzonen.

Zur Befunderhebung kennen wir eine Reihe von sehr bewährten Spezialpunkten wie Alarmpunkte, Zustimmungspunkte, Quellpunkte etc. Diese stimmen in der Lokalisation sehr oft mit den Trigger-Punkten, den Head'schen Zonen etc. überein.

Die Wirkungsweise der Meridianpunkte

Die Wirkungsweise der Meridianpunkte wurde bisher neurophysiologisch über die segmentale Organisation des Rückenmarks (Head'sche Zonen), biochemisch-physikalisch (Neurotransmitter, so wie die vermehrte Ausschüttung von Endorphin, Enkephalin etc.), biophysikalisch (Photoemission), ganzheitlich (Grundsystem nach Pischinger), morphologisch-histologisch (spezifische Bindegewebsstruktur nach Pischinger, Kellner und Heine) etc. erklärt.

Lehrsatz der Akupunktur (für Tuina von A. Meng erweitert) nach Bischko, De la Fuye:

Die Akupunktur (Tuina) verwendet Einstiche mit Nadeln (Massagegriffe) an genau festgelegten Körperregionen, die spontan oder druckempfindlich sein können, bei funktionellen, reversiblen Erkrankungen oder bei Störungen zu diagnostischen und/oder therapeutischen Zwecken.

Dieser Lehrsatz der Akupunktur (Tuina) zeigt uns die Möglichkeiten, aber auch die Grenzen der Akupunktur-Tuina-Therapie auf.

Das Wichtigste in der Akupunkturtheorie ist die Anwendung der therapeutisch und diagnostisch sehr interessanten Meridianpunkte.

Es gibt insgesamt 361 Meridianpunkte, davon sind 52 Meridianpunkte unilateral (die Punkte des Lenkergefäßes und des Konzeptionsgefäßes) und die restlichen 309 Meridianpunkte sind spiegelbildlich bilaterial vertreten. Die Anzahl und die Lokalisation der Meridianpunkte sind seit Hunderten von Jahren wenig verändert worden. Die Akupunkturpunkte werden als Meridianpunkte bezeichnet, weil sie alle dem Meridiansystem angehören.

Nach meiner Erfahrung und Überzeugung ist der Verlauf des Meridians als viel wichtiger und interessanter für die Praxis zu werten als der Meridianpunkt selbst.

Die Meridianpunkte sind in den vielen Jahren der TCM immer reichhaltiger geworden. Sie sind Reaktionspunkte der Haut, der darunter gelegenen Unterhautgewebe und der Muskulatur, Gefäße und Nerven. Die Meridianpunkte sind linear angeordnet in Form einer Kette – wir sprechen in der TCM von Meridianen. Es ist interessant, dass die meisten Meridianpunkte (71%) Trigger-Punkte sind. Weitere Besonderheiten der Meridianpunkte im Krankheitsfall sind: erhöhte Druckempfindlichkeit, erniedrigter elektrischer Hautwiderstand, veränderte Tastqualität, veränderte Hauttemperatur, veränderte Hautfarbe und anderes mehr.

Wichtiges über die Meridianpunkte

- Die Lokalisation aller besprochenen Meridianpunkte ist für die Praxis wichtig. Die Palpation nach der Empfindlichkeit und Besonderheit der Zone gibt die jeweilige aktuelle Punktlokalisation wieder.

- Die Indikation der Meridianpunkte sagt uns etwas über die therapeutische und diagnostische Einsatzmöglichkeit dieser Zone.
- Mit den angegebenen Massagegriffen ist dieser Meridianpunkt am besten zu therapieren.
- Alle Endpunkte von den 14 Meridianen sind unbedingt in ihrer Lokalisation zu kennen.
- Diese sind wichtige Lokal- bzw. Fernpunkte.
- Die Beherrschung einiger dieser Punkte erleichtert uns das Merken der Meridianverteilung am Körper.
- Bei allen Punkten in den Programmen für den Bewegungsapparat muss man unbedingt wissen, wo sie liegen, wie sie zu behandeln sind und welche Indikationen sie haben.
- Alle Zustimmungspunkte sind in ihrer Lokalisation und Indikation zu kennen, da diese uns auf brauchbare Organzuordnungen hinweisen.
- Alle Alarmpunkte sind in ihrer Lokalisation und Indikation zu kennen, da sie uns brauchbare Organzuordnungen geben.
- Wichtige Steuerungs- bzw. Reaktionspunkte der 14 Hauptmeridiane werden in einem späteren Kapitel (siehe s. S. 105) abgehandelt.

5 Maßeinheiten

Die Entfernung der Punkte voneinander oder von anatomisch gegebenen Anhaltspunkten wird in der Maßeinheit Cun (bei verschiedenen Autoren auch Tsun oder Sun) und Fen angegeben, ebenso die Tiefe des Stiches für den jeweiligen Punkt.

Wir unterscheiden hier drei Formen von Cun als Maßeinheit: Während **das offizielle Cun** eine genormte Länge von 30 mm und das Fen (= 1/10 Cun) eine solche von 3 mm darstellt, wird in der TCM als Maßeinheit **das „persönliche" Cun** verwendet.

Man muss seine Länge also von Fall zu Fall ermitteln! – Dies geschieht, indem man den Patienten ersucht, seine Daumen und Mittelfingerspitzen zusammenzulegen (es entsteht dadurch eine Art Kreis). Der Abstand der oberen Enden der sich nun am Mittelglied des Mittelfingers bildenden Falte ergibt das persönliche Cun des Patienten. 1 Fen = 1/10 Cun.

Auch die Breite des Daumens, gemessen in Nagelbetthöhe, entspricht etwa einem persönlichen Cun.

Nur approximativ ist die Angabe:
4 Querfinger = 3 Cun.

Das regionale Cun entspricht etwa dem persönlichen Cun. Es wird je nach Körperregion festgelegt.

5.1 Das Bezugssystem für die Auffindung der Meridianpunkte

Für die exakte Angabe und Auffindung der Punkte ist die Benutzung der anatomischen Merkmale, insbesondere der Merkmale des Skelettsystems, am verlässlichsten. Etwas ungenauer ist die Verwendung der regionalen und der Körper- Cun-Einheit.

1. Regionale Einheit in Cun, auch Knochenbezugssystem genannt.
   Von Knochenmerkmalen ausgehend werden die Körperregionen in der Cun-Einheit angegeben.
2. Körper-Cun-Einheit.
   Eine Daumenbreite entspricht einem Körper-Cun. Vier Fingerbreit entsprechen 3 Körper-Cun. Die Länge des Mittelgliedes des Mittelfingers entspricht einem Körper-Cun.
3. Eine absolute Cun-Einheit entspricht etwa 3 cm.

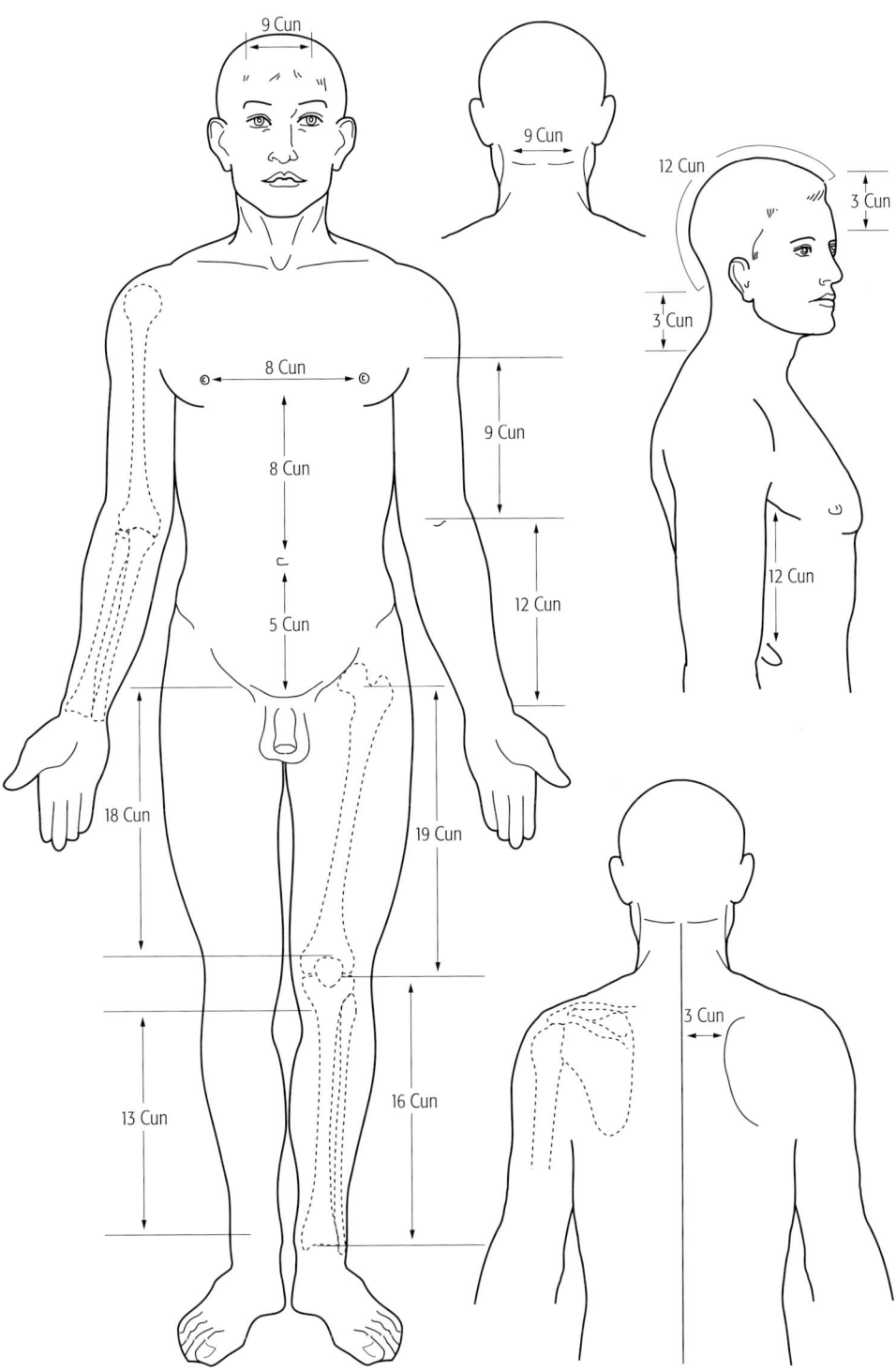

Abb. 2: Regionales Cun (jede Einheit entspricht etwa dem persönlichen Cun)

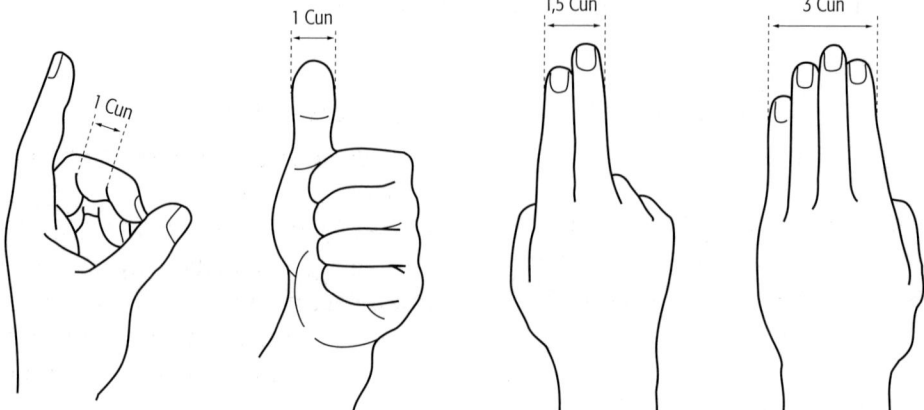

Abb. 3

Die 12 Meridiane und alle ihre Punkte

6.1 Lungenmeridian

Der Lungenmeridian hat 11 Punkte.

Die physiologische Bedeutung des Meridians und des Organs ist am besten mit dem Funktionskreis bzw. der 5-Elemente-Lehre zu beschreiben.

Die Lunge reguliert die Atmung und die Vitalenergie, die „Wasserkanäle", die „Schweißsekretion". Die Lunge ist für die Funktion des Verbreitens und des Herabführens zuständig. An der Nase und der Körperbehaarung sehen wir ihre Funktion.

Lungenmeridian-Syndrom:

Schmerzen in Schulter, Vorderseite des Armes, Fossa supraclavicularis, Halsschmerzen, Druckgefühl in der Brust, organspezifisch: Husten, Asthma, Hämoptysen.

Lu 1: 1 Cun unter der Clavicula, 6 Cun lateral der vorderen Mittellinie, kaudal vom Processus coracoideus; kranial vom Ansatz M. pectoralis
Indikation: Husten, Druck oder Schmerzen in der Brust, Schulter-Arm-Syndrom
Technik: An, Rou, Mo

Lu 2: an der Unterkante der Clavicula
Indikation: wie Lu 1

Lu 3: Außenseite des M. biceps, 3 Cun (4 Querfinger) unterhalb der Achselfalte
Indikation: Asthma, Schmerzen im Schulter-Arm-Bereich

Tab. 9

Element	Metall
Jahreszeit	Herbst
Himmelsrichtung	Westen
Farbe	weiß
Geschmack	scharf, herb
Äußerer pathogener Faktor	Trockenheit
Innerer pathog. Faktor: Emotion	Trauer, Melancholie
Schmerzcharakter	trocken, juckend
Vollorgan	Lunge
Hohlorgan	Dickdarm
Meridiane	Lu/Di
Öffner	Nase
Schicht/Gewebe	Haut, Poren, Körperhaar
Dominiertes System	Respirationstrakt
Komplexe Funktion	Atmung, Qi, Flüssigkeitsverteilung
Moderne Medizin	Funktion der Lunge in TCM und Moderner Medizin gleich

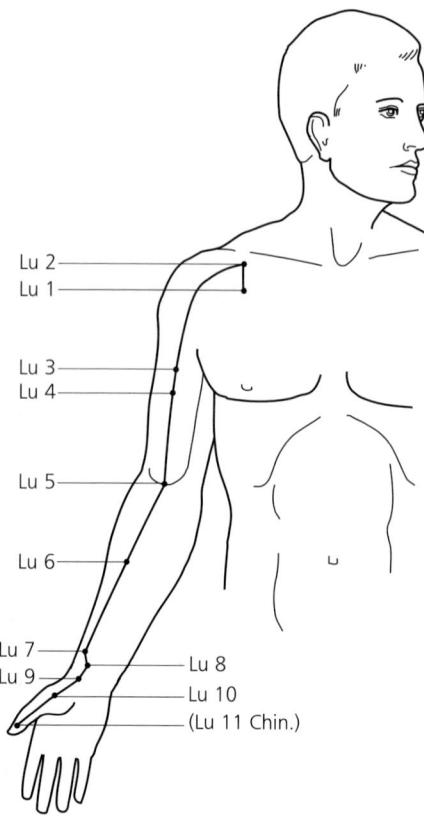

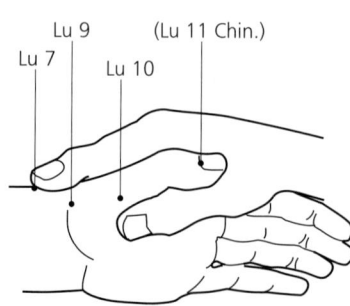

Abb. 4: Der Lungenmeridian

Lu 4: Außenseite des M. biceps, 4 Cun unterhalb der Höhe der Achselfalte
Indikation: wie Lu 3

Lu 5: Ellbeugenfalte, radial der Bizepssehne.
Indikation: Schulter-Arm-Schmerzen, Husten, Druck in der Brust
Technik: An, Rou, Na

Lu 6: 7 Cun oberhalb der Handgelenksquerfurche, auf gleicher Linie wie Lu 5 zu Lu 9
Indikation: Schmerzen im Meridianverlauf, Asthma, Husten, schweißtreibend bei Erkältung

Lu 7: 1,5 Cun proximal der Handgelenksquerfalte, über die Pulstaststelle der A. radialis für Beckenorgane und die Niere
Indikation: Kopfschmerzen, Fazialisparese, Hemiparese
Technik: An, Na

Lu 8: radial der A. radialis, 1 Cun proximal der Handgelenksquerfurche
Indikation: Husten, Halsschmerzen, Asthma, Schmerzen im Handgelenk; ist die Pulstaststelle für die Verdauungsorgane

Lu 9: in der queren Handgelenksfurche
Indikation: lokale Beschwerden von Hand, Unterarm, Schulter und Thorax; ist die Pulstaststelle für die Thoraxorgane, das Herz und die Lunge

Lu 10: Mitte des Daumenballens, an der Grenze von weißer zu roter Haut
Indikation: Brust- und Rückenschmerzen, Kopfschmerzen, Schwindel, Halsschmerzen, Fieber und Aversion gegen Kälte
Technik: An, Rou

Lu 11: 2 mm vom radialen Nagelfalzwinkel des Daumens entfernt
Indikation: Halsschmerzen, Singultus
Technik: Drücken mit dem Fingernagel-Qia

6.2 Dickdarmmeridian

Der Dickdarmmeridian hat insgesamt 20 Punkte.

Der Dickdarm kontrolliert die Weiterleitung des Verdauungsbreies und die Ausscheidung der Verdauungsabfälle.

(Siehe hierzu Tabelle 9 auf S. 45)

Dickdarmmeridian-Syndrom:

Schmerzen entlang des Meridianverlaufes – vorderer äußerer Aspekt von Arm, Schulter; Nackenschmerzen, Zahnschmerzen, Halsschmerzen, wässriger Schnupfen; organspezifisch: Defäkationsstörungen: Diarrhö, Obstipation.

Der Verlauf des Di-Meridians und auch des Lu-Meridians ist am Unterarm dem Verlauf des N. radialis ähnlich.

Di 1: 2 mm vom radialen Nagelfalzwinkel des Zeigefingers entfernt
Indikation: wie Lu 1
Technik: wie Lu 1

Di 2: im Grübchen, das bei Faustschluss mit eingelegtem Daumen distal vom Zeigerfingergrundgelenk entsteht
Indikation: wie Di 3

Di 3: im Grübchen, das bei Faustschluss mit eingelegtem Daumen proximal vom Zeigefingergrundgelenk entsteht
Indikation: Spasmolyse, Beschwerden in Hand, Unterarm, Schulter, Hals; alle Hauterkrankungen

Di 4: in der Mitte der radialen Seite des Metacarpale 2
Indikation: Kopf-, Zahnschmerzen, Fieber, Schmerzen im Hals, Schulter-Arm-Schmerzen, Krämpfe der Finger, Fazialisparese
Technik: Na, An, Rou, Qia

Di 5: an der radialen Seite des Handgelenks
Indikation: Kopfschmerzen, Zahnschmerzen, Schmerzen im Hals, Augenrötung, Schmerzen im Handgelenk. Vorbereitung bei Zervikal- und Schultersyndrom
Technik: Na, An, Rou, Qia

Di 6: an der radialen Seite des Unterarmes, am äußeren Rand des Radius, 3 Cun proximal der Handgelenksquerfurche
Indikation: wie Di 4.

Di 7: auf der Verbindungslinie Di 5 zu Di 11, 5 Cun oberhalb der Handgelenksquerfurche
Indikation: Fazialisparese, Kopfschmerzen, Bauchschmerzen, Pharyngitis, Schmerzen im Schulter-Arm-Bereich

Di 8: auf der Verbindungslinie Di 5 zu Di 11, 4 Cun oberhalb der Handgelenksquerfurche
Indikation: Kopfschmerzen, Bauchschmerzen, Pharyngitis, Schmerzen im Schulter-Arm-Bereich

Di 9: 2 Cun distal von Di 11, am äußeren Rand des M. extensor digitorum communis
Indikation: Schmerzen, Parese, Gefühlsstörungen in Arm, Schulter; Kopfschmerzen, Bauchschmerzen

Di 10: 2 Cun distal vom Di 11
Indikation: Krämpfe im Ellbogengelenk, Hemmung der Bewegung des Ellbogenlenkes, Gefühlsstörung und Schmerzen des Armes
Technik: Na, An, Rou

Di 11: Am lateralen Ende der Ellbogenfalte
Indikation: Fieber, Bluthochdruck, Schmerzen, Lähmung und Bewegungshemmung des Armes, Tennisarm
Technik: Na, An, Rou

Di 12: bei gebeugtem Ellbogen 1 Cun oberhalb von Di 11

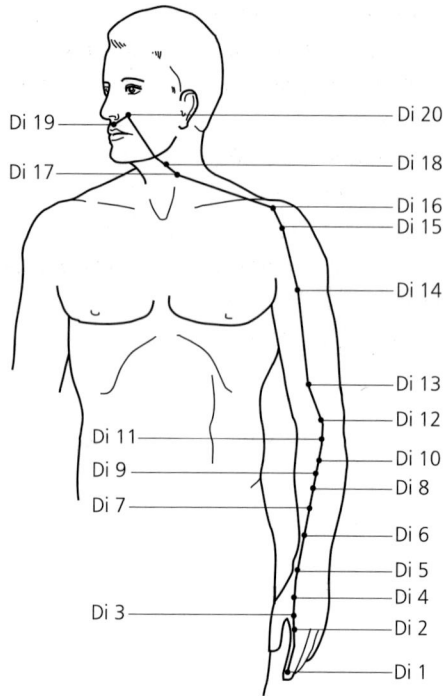

Di 19
Di 17
Di 20
Di 18
Di 16
Di 15
Di 14
Di 13
Di 12
Di 11
Di 10
Di 9
Di 8
Di 7
Di 6
Di 5
Di 4
Di 3
Di 2
Di 1

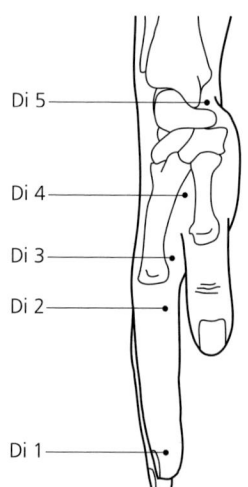

Di 5
Di 4
Di 3
Di 2
Di 1

Abb. 5: Der Dickdarmmeridian

Indikation: Krämpfe im Ellbogengelenk, Hemmung der Bewegung des Ellbogengelenkes, Gefühlsstörung und Schmerzen des Armes

Di 13: 3 Cun oberhalb von Di 11, auf der Verbindungslinie zwischen Di 11 und Di 15.

Indikation: Schmerzen des Armes bei rheumatischen Beschwerden, Husten, Druckgefühl im Oberbauch

Di 14: an der Außenseite des Oberarmes, knapp Oberrand vor dem Ansatz des M. deltoideus

Indikation: Schulter-Arm-Syndrom, Rückenschmerzen

Di 15: bei seitwärts gehobenem Arm in der vorderen der beiden Grübchen unter dem Akromioklavikulargelenk (das hintere Grübchen ist der 3E 14)

Indikation: Schulter-Arm-Syndrom, erschwertes Seitwärtsheben des Armes, Hemiparese

Technik: Gun, An, Rou

Di 16: bei seitwärts gehobenem Arm in einem Grübchen zwischen dem acromialen Ende der Clavicula und der Spina scapulae

Indikation: Zahnschmerzen v.a. im Oberkiefer, Lungenstauungen, Schulter-Arm-Syndrom, Hemiparese

Di 17: Am Hinterrand des M. sternocleidomastoideus, in der Höhe des Unterrandes des Schildknorpels. Das entspricht der Höhe des 6. Halswirbelquerfortsatzes. Cave: A. carotis, Plexus cervicalis!

Indikation: Vorbereitung beim Zervikal- und Schulter-Syndrom

Technik: Kopf zur kranken Seite etwa 45° neigen, mit dem Daumenbauch vor dem Querfortsatz des 6. Halswirbels vorsichtig ventrodorsal drücken, nach 10 bis 60 Sekunden den Druck nachlassen und den Kopf langsam gerade führen. Hier wird auf den Plexus brachialis gedrückt. Nicht auf die Halsarterie drücken.

Di 18: in der Höhe der Prominentia laryngea, zwischen sternalem und klavikularem Anteil des M. sternocleidomastoideus, auf der gleichen Höhe wie der M 9
Indikation: Globusgefühl und lokale Beschwerden

Di 19: In der Nasolabialfalte, in der Höhe des Unterrandes des Nasenflügels. Der Dickdarmmeridian kreuzt hier am Philtrum den LG 26.
Indikation: wie Di 20

Di 20: zwischen der Nasolabialfalte und dem seitlichen Rand des Nasenflügels
Indikation: Rhinitis vasomotorica, Fazialisparese
Technik: Qia, An, Rou

6.3 Magenmeridian

Der Magenmeridian hat insgesamt 45 Punkte.

Der Magen trennt die Nahrung in ihre klaren und trüben Bestandteile. Der klare Teil gelangt zur Milz-Pankreas und der trübe zum Dünndarm.

(Siehe hierzu Tabelle 10 auf S. 55)

Magenmeridian-Syndrom

Schmerzen im Meridianverlauf auf dem Bein anterolateral, Hypochondrium, Schmerzen und Druckgefühl im Hals; Fazialisparese; organspezifisch: Blähungen, Aufstoßen, Rülpsen, Erbrechen.

Der Verlauf des Magenmeridians ist am Bein der Verteilung des M. quadriceps und des M. tibialis anterior ähnlich.

M 1 (Touwei): etwa 1 Querfinger (QF) innerhalb der vorderen Haargrenze, in der Höhe des Stirnwinkels
Indikation: Kopfschmerzen, Vertigo, Augenschmerzen
Technik: Mo, An, Rou
M 2: unterhalb des Arcus zygomaticus
Indikation: Zahnschmerzen, Fazialisparese, Kieferschmerzen
Technik: An, Rou
M 3: 1 Querfinger vor und über dem Unterkieferwinkel
Indikation: Zahnschmerzen, Fazialisparese, Kieferschmerzen
Technik: An, Rou
M 4: in der Mediopupillarlinie am Unterrand der Orbita
Indikation: Augenerkrankungen, Trigeminusneuralgie, Fazialisparese
M 5: Grübchen über dem Foramen infraorbitale

Indikation: Fazialisparese, -spasmus, Konjunktivitis
M 6: auf dem Schnittpunkt der Mediopupillarlinie mit einer Horizontalen durch den Unterrand des Nasenflügels
Indikation: Rhinitis, Sinusitis, Epistaxis, Trigeminusneuralgie, Fazialisparese
M 7: 1 Querfinger neben dem Mundwinkel
Indikation: Fazialisparese
Technik: An, Rou
M 8: am Vorderrand des Masseteransatzes auf der Mandibula, über die Taststelle der A. facialis
Indikation: Trigeminusneuralgie, Fazialisparese, Zahnschmerzen, Trismus
M 9: am Vorderrand des M. sternocleidomastoideus, in Höhe der Prominentia laryngea, in der Tiefe pulsiert die A. carotis
Indikation: Heiserkeit, Dysphagie, Halsschmerzen, Erbrechen
M 10: in Höhe der Mitte des Schildknorpels am Vorderrand des M. sternocleidomastoideus
Indikation: Halsschmerzen, Heiserkeit, Kurzatmigkeit
M 11: am Oberrand der Clavicula, am Übergang vom Schaft zum Köpfchen, zwischen dem klavikulären und sternalen Ansatz des M. sternocleidomastoideus
Indikation: Schmerzen im Sternoklavikulargelenk, Nackenschmerzen
M 12: Am oberen Rand der Clavicula, in der Mitte der Fossa supraclavicularis. Cave: A. subclavia, Plexus brachialis, Terminus!
Indikation: Vorbereitung beim Zervikal- und Schulter-Syndrom
Technik: Mit dem Daumenbauch langsam nach unten über der A. subclavia und Plexus brachialis etwa 10–60 Sekunden lang drücken, dann evtl. noch vorsichtig nach

dorsomedial 10–60 Sekunden lang drücken. Dabei werden Daumen, Zeige- und Mittelfinger etwas taub und nach dem Loslassen läuft ein angenehmer Wärmestrom dem Arm entlang

M 13: unter dem Mittelpunkt der Clavicula

Indikation: Interkostalneuralgie, Asthma, Singultus, Brust- und Rückenschmerzen

M 14: Medioklavikularlinie, 1. ICR (Interkostalraum), Höhe KG 20

Indikation: Singultus, Schmerzen und Völlegefühl im Thorax, Rippenschmerzen, Husten

M 15: Medioklavikularlinie, 2. ICR (Interkostalraum), Höhe KG 19

Indikation: Singultus, Schmerzen und Völlegefühl im Thorax, Rippenschmerzen, Husten

M 16: Medioklavikularlinie, 3. ICR (Interkostalraum), Höhe KG 18

Indikation: Singultus, Schmerzen und Völlegefühl im Thorax, Rippenschmerzen, Durchfälle, Husten

M 17: Medioklavikularlinie, 4. ICR (Interkostalraum). Höhe KG 17

Indikation: Singultus, Schmerzen und Völlegefühl im Thorax, Rippenschmerzen, Husten

M 18: Medianlinie, 5. ICR (Interkostalraum). Höhe KG 16

Indikation: Singultus, Schmerzen und Völlegefühl im Thorax, Rippenschmerzen, Husten

M 19: 2 Cun seitlich der Medianlinie, im 7. ICR bzw. 6 Cun über dem Nabel, Höhe KG 14

Indikation: Völlegefühl im Bauch, Magenschmerzen, Anorexie

M 20: 2 Cun seitlich der Medianlinie, 5 Cun oberhalb des Nabels, neben KG 13

Indikation: Magenschmerzen, Übelkeit, Hypersalivation

M 21: 2 Cun lateral vom KG 12

Indikation: Magenschmerzen, Ulcus duodeni und ventriculi, Anorexie, Kolitis

Technik: An, Rou

M 22: 2 Cun seitlich der Medianlinie, 3 Cun oberhalb des Nabels, neben KG 11

Indikation: Völlegefühl im Bauch, Magenschmerzen, Anorexie, Diarrhö, Ödeme, Meteorismus

M 23: 2 Cun seitlich der Medianlinie, 2 Cun oberhalb des Nabels, neben KG 10

Indikation: Völlegefühl im Bauch, Magenschmerzen, Anorexie, Diarrhö, Ödeme, Meteorismus

M 24: 2 Cun seitlich der Medianlinie, 1 Cun oberhalb des Nabels, neben KG 9

Indikation: Völlegefühl im Bauch, Magenschmerzen, Anorexie, Diarrhö, Obstipation, Ödeme, Meteorismus

M 25: 2 Cun lateral des Nabels

Indikation: Magenschmerzen, Durchfall, Verstopfung, Zyklusstörung

Technik: An, Rou

M 26: 2 Cun seitlich der Medianlinie, 1 Cun unterhalb des Nabels, neben KG 7

Indikation: Völlegefühl im Bauch, Magenschmerzen, Diarrhö, Dysmenorrhö

M 27: 2 Cun seitlich der Medianlinie, 2 Cun unterhalb des Nabels, neben KG 5 und N 14

Indikation: Völlegefühl im Bauch, Diarrhö, Pollutionen, Meteorismus

M 28: 2 Cun seitlich der Medianlinie, 2 Cun unterhalb des Nabels, neben KG 4

Indikation: wie M 27

M 29: 2 Cun seitlich der Medianlinie, 4 Cun unterhalb des Nabels, neben KG 3 und N 12

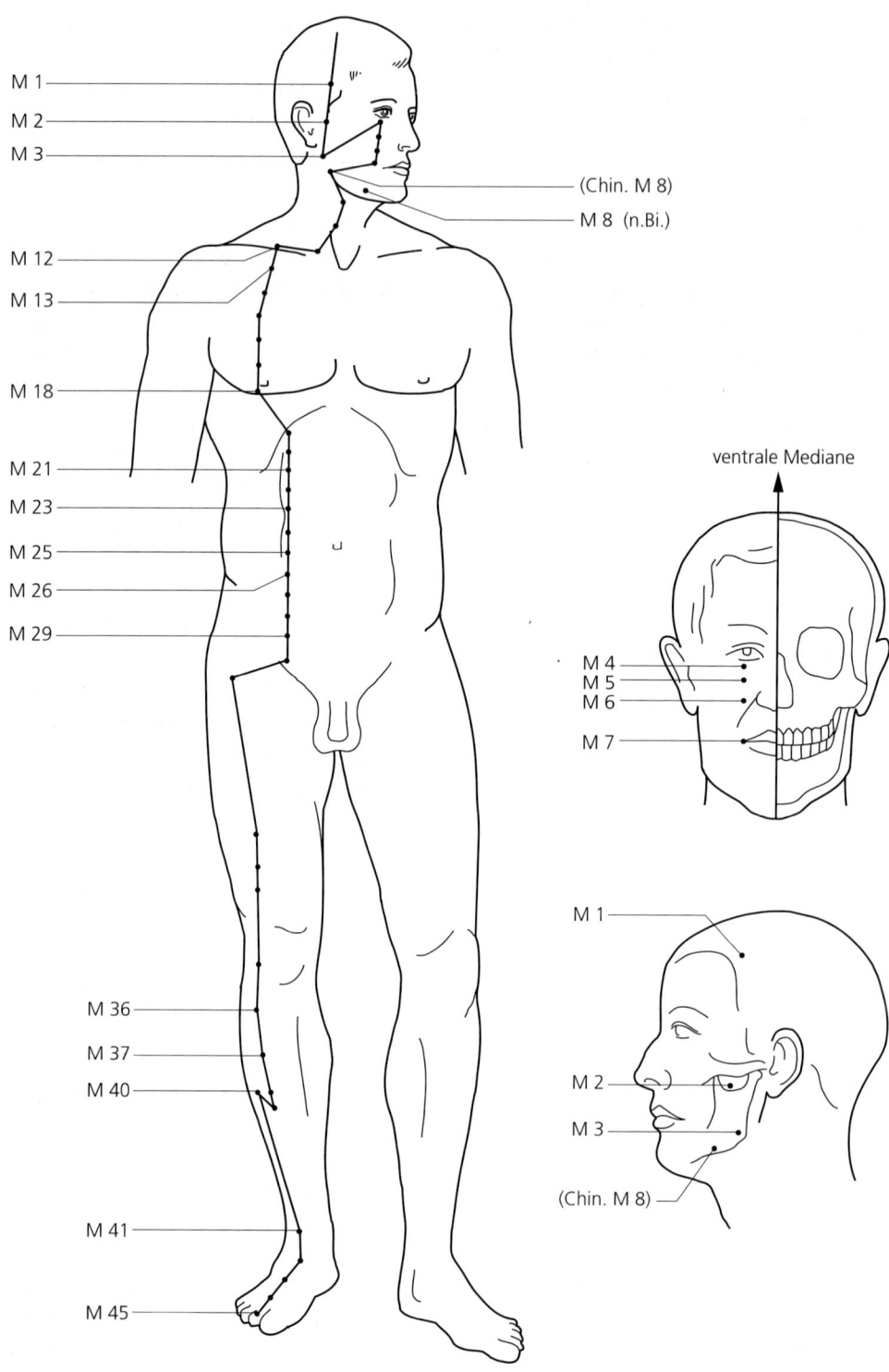

M 1
M 2
M 3

(Chin. M 8)
M 8 (n.Bi.)

M 12
M 13

M 18

M 21
M 23
M 25
M 26
M 29

ventrale Mediane

M 4
M 5
M 6

M 7

M 36
M 37
M 40

M 1

M 2

M 3

(Chin. M 8)

M 41

M 45

Abb. 6:   Der Magenmeridian 1

Indikation: Menstruationsbeschwerden, Störungen im kleinen Becken, Sterilität, Impotenz; Prolaps durch bindegewebige Schwäche

M 30: am oberen Schambeinrand, 2 Cun seitlich der Medianlinie, neben KG 2 und N 11

Indikation: Energiemangelzustand (Mangel an Vitalenergie-Qi), Erkrankungen des äußeren und inneren Genitales

M 31: In der Höhe der Glutealfalte, auf einer Verbindungslinie zwischen Spina iliaca anterior superior und lateralem Oberrand der Patella

Indikation: Durchblutungsstörungen, Spasmen, Kontrakturen, Sensibilitätsstörungen im Bein, Knie, Hemiparese

Technik: An, Rou, Na, Dian (Drücken mit der Fingerkuppe), Gun, Tanbo (Zupfen)

M 32: 6 Cun (8 Querfinger) oberhalb der Obergrenze der Patella, auf dem M. rectus femoris

Indikation: Sensibilitätsstörungen im Bein, Knie, Hemiparese

Technik: An, Rou, Na, Gun

M 33: bei gebeugtem Knie 3 Cun oberhalb des lateralen Patellaoberrandes

Indikation: Knieschmerzen, Lähmungen des Beines, Muskelkater

M 34: Bei gebeugtem Knie, 2 Cun oberhalb des lateralen Patellaoberrandes

Indikation: Gonarthrose (Kältegefühl und Schmerzen), Magenschmerzen, Mastitis

Technik: An, Rou, Na, Gun

M 35: Bei gebeugtem Knie, lateral vom Lig. patellae (die beiden Grübchen am Knie werden auch als die Knieaugen bezeichnet)

Indikation: Gonarthrose, Arthralgie

Technik: An, Rou, Dian

M 36 (Zusanli): 3 Cun unter dem M 35 und 1 Querfinger (QF) lateral der Tibiakan-

te. M. tibialis anterior. Die drei Meilen, Dörfer des Fußes.

Indikation: Blähungen und Bauchschmerzen, Durchfälle, Verstopfungen, Kältegefühl und Schmerzen im Bein, Bluthochdruck, Hemiparese

Technik: An, Rou, Dian

M 37: 1 Querfinger lateral der vorderen Tibiakante, 4 Querfinger unter M 36

Indikation: Schmerzen um den Nabel, Durchfälle, Gefühlsstörungen und Schmerzen im Bein, Hemiparese

Technik: An, Rou, Na, Gun

M 38: 1 Querfinger lateral der Tibiakante, 8 Cun unterhalb M 35

Indikation: Beinschmerzen, Magen-Darm-Beschwerden, Hitzegefühl an der Fußsohle

M 39: 1 Querfinger lateral der Tibiakante, 9 Cun unterhalb M 35

Indikation: Unterleibsschmerzen, Thoraxschmerzen, trockene Lippen, wenig Appetit, Hemiparese, Schmerzen an der Ferse und zwischen den Zehen, Ödeme am Bein

M 40: zwischen höchstem Punkt des Malleolus externus und Kniegelenksspalte

Indikation: Schleimlösend, „Bisolvon-Punkt" bei Asthma bronchiale

Technik: An, Rou, Na, Gun

M 41: In der Mitte der Querfalte des Sprunggelenks

Indikation: Zerrung im Sprunggelenk, Gefühlsstörung der Zehen, Kopfschmerzen (vorne)

Technik: An, Na, Dian, Qia

M 42: auf dem höchsten Punkt des Ristes, A. dorsalis pedis

Indikation: Schmerzen und Ödeme am Fuß und Unterschenkel, Schwellungen am Gesicht, Meteorismus, Kopfschmerzen, Übelkeit, Vertigo, arterielle Hypertonie, Fallfuß

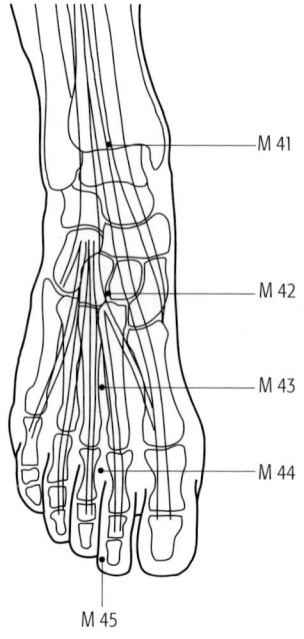

M 41

M 42

M 43

M 44

M 45

M 43: im proximalen Winkel zwischen Os metatarsale II und III

Indikation: Schwellungen am Gesicht und Augenlid, Ödeme, Bauchschmerzen, Schmerzen am Fußrücken

M 44: 0,5 Cun oberhalb der Interdigital-falte, zwischen den Grundgelenken der 2. und 3. Zehe

Indikation: Zahnschmerzen, Gefühlsstö-rung der Zehen, Kopfschmerzen (vorn)

Technik: An, Rou, Dian

M 45: 2 mm proximal und lateral vom Nagelfalzwinkel der 2. Zehe

Indikation: Zahnschmerzen, Gefühlsstö-rung der Zehen, Kopfschmerzen (vorn)

Technik: An, Rou, Dian

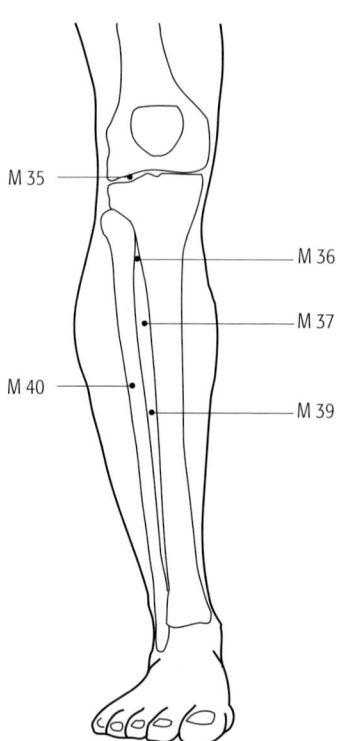

M 35

M 36

M 37

M 40

M 39

Abb. 7: Der Magenmeridian 2

6.4 Milz-Pankreas-Meridian

Der Milz-Pankreas-Meridian hat insgesamt 21 Punkte.

Gemeinsam mit dem Magen nimmt die Milz/Pankreas an der Trennung von Nahrung teil. Sie kontrolliert das Blut, regiert die Muskulatur und das Bindegewebe. Sie hält die Organe an ihrem Platz (sonst Senkung des Organs).

Milz-Pankreas-Meridian-Syndrom

Schwellung und Kältegefühl an der Innenseite von Oberschenkel und Knie; Muskelschwäche v.a. der Beine; Schmerzen im Epigastrium; organspezifisch: Blähungen, breiiger Stuhl, Diarrhö, Schweregefühl, Mattigkeit; Erbrechen.

MP 1: am medialen Nagelfalzwinkel der Großzehe
Indikation: Endpunkt des Meridians, Schmerzen im kleinen Becken, Kopfschmerzen (vorn)
Technik: An, Rou, Dian

MP 2: distal vom Spalt des Großzehengrundgelenkes, am medialen Fußrand
Indikation: Meteorismus, Erbrechen, kalte Füße, Magenschmerzen, Augenflimmern

MP 3: proximal vom Spalt des Großzehengrundgelenkes, am medialen Fußrand
Indikation: Hitzegefühl, Verdauungsstörung, Erbrechen, Völlegefühl im Thorax, Stenokardie, Meteorismus, Diarrhö, Kolitis, Lumbago, Schwäche- und Katergefühl im Kniegelenk

Tab. 10

Element	Erde
Jahreszeit	Übergang
Himmelsrichtung	Mitte
Farbe	gelb
Geschmack	süß
Äußerer pathogener Faktor	Feuchtigkeit
Innerer pathog. Faktor: Emotion	Sorge/Grübeln
Schmerzcharakter	feucht, Schweregefühl
Vollorgan	Milz/Pankreas
Hohlorgan	Magen
Meridiane	M/MP
Öffner	Wange, Lippe
Schicht/Gewebe	Muskeln, Quellungszustand – Körperform; Bindegewebe
Dominiertes System	Verdauung, Flüssigkeitstransformation
Komplexe Funktion	Verdauung, Blut/Qi-Bildung, hält Organe und Blut an ihrem Platz
Moderne Medizin	Verdauungsfunktion, Gleichgewicht der Verdauungsenzyme, Elektrolytstoffwechsel, Zustand der Muskelstoffwechsel, Funktion des vegetativen Nervensystems

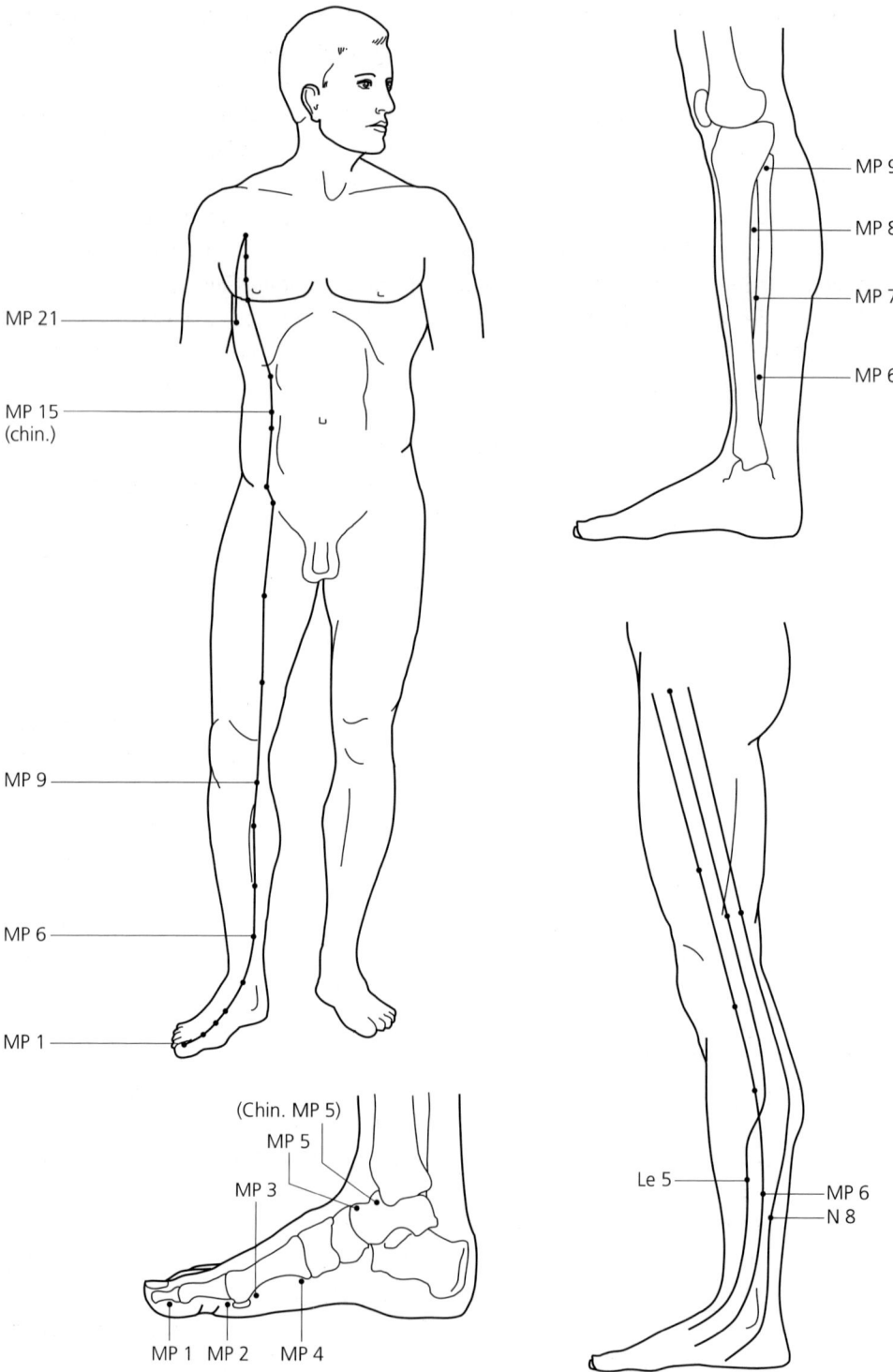

Abb. 8: Der Milz-Pankreas-Meridian

MP 4: im Grübchen über dem Übergang von der Basis zum Schaft des 1. Mittelfußknochens

Indikation: Durchfälle, Bauchschmerzen, Erbrechen, Schmerzen am inneren Fußrand

Technik: An, Rou, Dian

MP 5: distal und ventral vom Innenknöchel, in der Mitte zwischen dem Os naviculare und der Spitze des Innenknöchels

Indikation: Meteorismus, Stuhlverhaltung, Hämorrhoiden, Frösteln, oftmaliges Seufzen, Dyspnoe infolge Melancholie, viel Träumen im Schlaf, Schmerzen in der Leistengegend, am Innenknöchel, Gelenkschmerzen, allgemeine Müdigkeit, weibliche Fertilität

MP 6 (Sanyinjiao, die Kreuzungszone der 3 Yin-Meridiane des Beines): 4 QF oberhalb der Spitze des Malleolus medialis am Hinterrand der Tibia

Indikation: Schlafstörungen, Harninkontinenz oder -verhaltung, Schwäche im Magen-Darm-Trakt, Potenzstörung, Zyklusstörung, Bluthochdruck

Technik: An, Rou

MP 7: 6 Cun oberhalb der größten Zirkumferenz des Innenknöchels, am Hinterrand der Tibia, auf der Linie zwischen MP 9 und der größten Zirkumferenz des Innenknöchels

Indikation: Völlegefühl im Bauch, Parästhesie am Bein, Schwellungsschmerz am Sprunggelenk

MP 8: am Hinterrand der Tibia, 3 Cun unterhalb von MP 9

Indikation: rheumatische Kniebeschwerden, Bauchschmerzen, Dysmenorrhö, Zyklusstörung, Impotentia generandi, Miktionsstörung

MP 9: distal des Condylus medialis der Tibia

Indikation: Schmerzen im Kniegelenk, Miktionsstörungen

Technik: An, Rou, Dian

MP 10 (das Meer des Blutes): 2 Cun über dem Oberrand der Patella, in der Mitte des Bauches des M. vastus medialis

Indikation: Schmerzen im Kniegelenk, Miktionsstörungen, Zyklusstörung

Technik: An, Rou, Dian

MP 11: an der Innenseite des Oberschenkels, auf der Linie zwischen MP 10 und MP 12, 6 Cun über dem MP 10, am lateralen Rand des M. sartorius

Indikation: Schmerzen in der Leistenbeuge, Pruritus beim Skrotalekzem, Miktionsstörung

MP 12: 4 Cun lateral der vorderen Medianlinie, in der Höhe von KG 2, in der Leistenbeuge. Cave: A. femoralis!

Indikation: Vorbereitung bei Ischialgie

Technik: Es wird mit dem Daumenbauch langsam und fest 30 Sekunden lang über die A. femoralis gedrückt, dann langsam den Druck nachlassen. Ein angenehmes Wärmegefühl breitet sich im Bein aus. Bei Patienten mit Gefäßproblemen aufpassen, d.h. diesen Punkt nicht drücken!

MP 13: am Unterleib, 4 Cun unter dem Nabel, 0,7 Cun über dem MP 12, 4 Cun seitlich der Medianlinie

Indikation: Stauung im kleinen Becken, Gefühl des „Knotens im Unterbauch", Erbrechen, Bauch- oder Herzschmerzen

MP 14: am Unterbauch, 1,3 Cun unterhalb vom MP 15, 4 Cun seitlich der Medianlinie

Indikation: Schmerzen um den Nabel, Durchfälle infolge „Kältesymptomatik", Schmerzen in der Flankenregion

MP 15: 4 Cun seitlich des Nabels (2 Cun seitlich ist der M 25)

Indikation: Durchfälle mit Kältesymptomatik, Verstopfungen, Schmerzen im kleinen Becken

Technik: Mo, Rou, Na

MP 16: am Oberbauch, 3 Cun über dem Nabel, 4 Cun seitlich der Medianlinie

Indikation: Verdauungsstörung infolge „Kältesymptomatik des Magens", Bauchschmerzen, Obstipation

MP 17: lateral am Thorax, im 5. ICR, 6 Cun seitlich der Medianlinie, neben KG 16

Indikation: Schmerzen und Spannungsgefühl im Thorax

MP 18: lateral am Thorax, im 4. ICR, 6 Cun seitlich der Medianlinie, neben KG 17

Indikation: Schmerzen und Spannungsgefühl im Thorax, Mastopathie

MP 19: lateral am Thorax, im 3. ICR, 6 Cun seitlich der Medianlinie

Indikation: Schmerzen und Spannungsgefühl im Thorax, Interkostalneuralgie, Bronchitis, Rückenschmerzen

MP 20: lateral am Thorax, im 2. ICR, 6 Cun seitlich der Medianlinie

Indikation: Schmerzen und Spannungsgefühl im Thorax, Aufstoßen mit üblem Geruch

MP 21: In der mittleren Axillarlinie im 6. ICR (Interkostalraum)

Indikation: Interkostalneuralgie. Endpunkt (letzter Punkt) des MP-Meridians

Technik: An, Rou

6.5 Herzmeridian

Der Herzmeridian hat insgesamt 9 Punkte.

Das Herz wird als der König aller Organe bezeichnet. Es reguliert das Blut und die Gefäße. In ihm ist der Geist beheimatet. An der Zunge und im Gesicht können wir über die Funktion des Herzens Aussagen machen.

Herzmeridian-Syndrom

Schmerzen in der Herzgegend, im Hypochondrium und Schmerzen an der Innenseite des Oberarmes; organspezifisch: Rhythmusstörungen, Schlafstörungen. Der Verlauf des Herzmeridians und des Dünndarmmeridians ist am Unterarm dem Verlauf des N. ulnaris ähnlich.

H 1: Im Zentrum der Achselhöhle. Cave: Gefäß-Nervenbündel!

Indikation: Thorax- und Schulter-Arm-Schmerzen; Vorbereitung beim Zervikal-Syndrom

Technik: Zuerst den Arm mit einer Hand hochheben, mit dem Daumenbauch der anderen Hand H 1 langsam fest drücken, dann den Arm 30 Grad abduzieren und außenrotieren; den H 1 wiederum mit dem Daumenbauch gegen den Humeruskopf etwa 30 Sekunden lang fest drücken, in den Fingern ist ein taubes Gefühl zu spüren. Dann den Druck langsam loslassen, ein Wärmegefühl strömt in den Arm ein.

Auch An und Tanbo werden hier angewendet.

H 2: bei gebeugtem Ellbogen 3 Cun oberhalb des medialen Ende der Ellbogenfalte (H 3)

Tab. 11

Element	Feuer
Jahreszeit	Sommer
Himmelsrichtung	Süden
Farbe	rot
Geschmack	bitter
Äußerer pathogener Faktor	Hitze
Innerer pathog. Faktor: Emotion	Freude/Lust
Schmerzcharakter	brennend, hitzend
Vollorgan	Herz
Hohlorgan	Dünndarm
Meridiane	H/Dü
Öffner	Zunge
Schicht/Gewebe	Subkutis/Gefäß-Nervenbündel
Dominiertes System	Hirn
Komplexe Funktion	Intellekt, Bewusstsein, Schlaf, Sprache
Moderne Medizin	Herz- und Kreislauffunktion

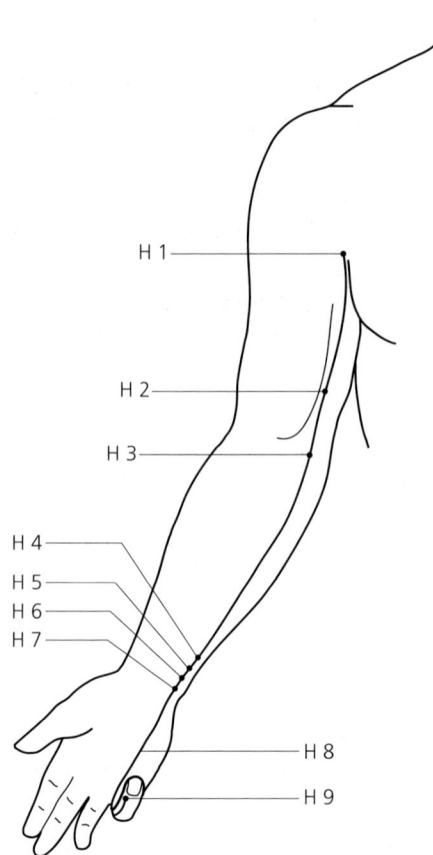

Abb. 9: Der Herzmeridian

Indikation: Krämpfe am Ellbogenbereich, schmerzhafte Schwellung subaxillär, Kopfschmerzen

H 3: zwischen dem medialen Ende der Ellenbogenfalte und dem medialen Epicondylus des Humerus
Indikation: Ellbogenschmerzen und Krämpfe, Nackenverspannungen, Fingertremor, Zahnschmerzen, Augenflimmern, rote Augen

Technik: An, Tanbo

H 4: 1,5 Cun oberhalb von H 7, radial der Sehne des M. flexor carpi radialis
Indikation: Herzbeschwerden, Magenschmerzen, Brechreiz, rote Augen

H 5: 1 Cun oberhalb von H 7, radial der Sehne des M. flexor carpi radialis
Indikation: Herzbeschwerden, Kopfschmerzen, Augenflimmern, Hitzegefühl an der Wange, Schmerzen entlang des Meridianverlaufes, Palpitationen, Enuresis nocturna, Menorrhagie, Schlafstörung

H 6: 0,5 Cun oberhalb von H 7, radial der Sehne des M. flexor carpi radialis
Indikation: Magenschmerzen, Epistaxis, Heiserkeit, Müdigkeit

H 7: in der Handgelenksfurche, an der radialen Seite des Os pisiforme, radial von der Sehne des M. flexor carpi ulnaris
Indikation: Ängste, Schlafstörung, Vergesslichkeit, funktionelle Herzrhythmusstörungen
Technik: Na, An, Rou

H 8: palmar, zwischen Metacarpale IV und V. Bei Faustschluss zeigt die Kleinfingerspitze auf H 8.
Indikation: innere Unruhe, Palpitationen, Thoraxschmerzen, Hitzegefühl an der Handfläche, Krämpfe im Achselbereich und in den Fingern, Pruritus und Schmerzen im Genitalbereich, Miktionsstörung

H 9: 2 mm lateral und proximal vom radialen Nagelfalzwinkel des Kleinfingers
Indikation: Ängste, Schlafstörung, Vergesslichkeit, funktionelle Herzrhythmusstörungen
Technik: Qia, An

6.6 Dünndarmmeridian

Der Dünndarmmeridian hat insgesamt 19 Punkte.

Der Dünndarm trennt weiter den Nahrungsbrei.

(Siehe hierzu Tabelle 11 auf S. 59)

Dünndarmmeridian-Syndrom

Schmerzen im Nacken und an der Hinterseite der Schulter und des Oberarmes, Wangenschwellung, Schwerhörigkeit; organspezifisch: Bauchschmerzen.

Dü 1: 2 mm lateral und proximal vom ulnaren Nagelfalzwinkel des Kleinfingers
Indikation: Tortikollis, Augen- und Halsschmerzen
Technik: Qia, An

Dü 2: bei lockerer Faust proximal über dem Metacarpophalangealgelenk V
Indikation: Tortikollis, Augen- und Halsschmerzen

Dü 3: bei geschlossener Faust am ulnaren Ende der sich hinter dem Kleinfingergrundgelenk bildenden Falte
Indikation: Tortikollis, Augen- und Halsschmerzen
Technik: Qia, An

Dü 4: ulnare Seite der Hand, an der Basis des Os metacarpale V, Gelenksspalt zum Os hamatum
Indikation: Kraftlosigkeit der Hand, Schmerzen im Verlauf des Meridianes, Schreibkrampf, Kopfschmerzen, Tinnitus

Dü 5: an der ulnaren Seite des Handgelenks
Indikation: Vorbereitung im Zervikal-Syndrom
Technik: Zusammen mit Di 5 drücken und unter Traktion des Handgelenkes beugen,

strecken und seitlich die Hand mobilisieren

Dü 6: in einer Vertiefung knapp proximal und radial des Procesus styloideus ulnae
Indikation: Schmerzen im Verlauf des Meridians, Rückenschmerzen, verschwommenes Sehen, Lumbago, Singultus

Dü 7: dorsolateral am Unterarm, auf der Linie zwischen Dü 5 und Dü 8, 5 Cun über Dü 5
Indikation: Kopfschmerzen, Augenflimmern, Behinderung bei Streckung im Ellbogen und beim Faustschluss, Schmerzen an allen Fingern, Reizbarkeit

Dü 8: Im Sulcus nervi ulnaris
Indikation: Vorbereitung im Zervikal-Syndrom; Zahnschmerzen, Nackenschmerzen, Muskelkater des Armes
Technik: Zusammen mit Di 11 bzw. KS 3 Ellbogengelenk drücken, beugen und in der Streckung die Traktion im Ellbogengelenk verstärken.

Auch An, Rou werden hier verwendet.

Dü 9: 2 QF über dem oberen Ende der dorsalen Achselfalte
Indikation: Zahnschmerzen, Nackenschmerzen, Muskelkater des Armes
Technik: Rou, An, Gun, Na

Dü 10: am Unterrand der Spina scapulae in einem Grübchen, direkt über der Achselfalte
Indikation: wie Dü 9

Dü 11: im Zentrum der Fossa infraspinatus, in Höhe von Th 4
Indikation: Nacken-, Schulterschmerzen, Muskelkater des Armes
Technik: Rou, An, Gun, Na

Dü 12: Mitte der Fossa suprascapularis, bei Hochheben des Armes entsteht hier ein Grübchen.

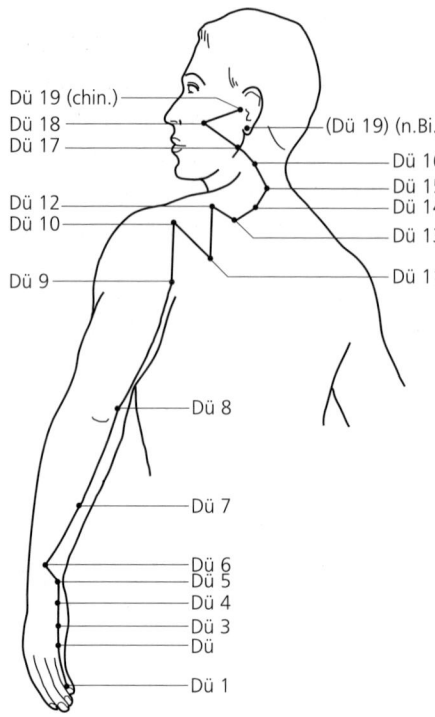

Dü 19 (chin.)
Dü 18
Dü 17
(Dü 19) (n.Bi.)
Dü 16
Dü 15
Dü 14
Dü 12
Dü 10
Dü 13
Dü 9
Dü 11
Dü 8
Dü 7
Dü 6
Dü 5
Dü 4
Dü 3
Dü
Dü 1

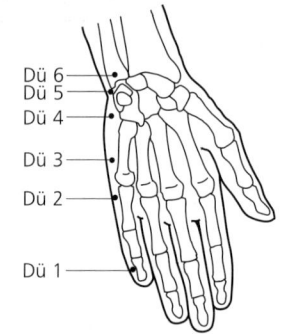

Dü 6
Dü 5
Dü 4
Dü 3
Dü 2
Dü 1

Abb. 10: Der Dünndarmmeridian

Indikation: Schmerzen im Schulterbereich, Schmerzen bei Rotation in HWS, kann den Arm nicht hochheben

Dü 13: medial von D 12, Mittelpunkt der Verbindung zwischen Dü 10 und 2. BWD
Indikation: wie Dü 12

Dü 14: im Ansatz des M. levator scapulae, in Höhe des 1. BWD (Brustwirbeldornfortsatz), 3 Cun lateral davon
Indikation: Nacken-, Schulterschmerzen, Muskelkater des Armes
Technik: Rou, An, Gun, Na

Dü 15: 2 Cun lateral vom 7. HWD
Indikation: Schulter- und Rückenschmerzen, verschwommenes Sehen, Husten, Fieber

Dü 16: lateral am Hals, distal vom Kieferwinkel, am Hinterrand des M. sternocleidomastoideus, in Höhe des Schildknorpels und Di 18
Indikation: Kopfschmerzen, Tinnitus, Schwerhörigkeit, Schmerzen im Halsbereich, Schulter- und Nackenschmerzen, Hämorrhoiden

Dü 17: proximal und lateral am Hals, dorsal vom Kieferwinkel, am Vorderrand des M. sternocleidomastoideus in einem Grübchen
Indikation: wie Dü 16

Dü 18: am Vorderrand des M. masseter am Schnittpunkt einer Vertikalen durch den äußeren Augenwinkel mit dem Unterrand des Jochbeins
Indikation: Fazialisparese, Zahnschmerzen, Trigeminusneuralgie, Tic

Dü 19: in einer Vertiefung zwischen Tragus und Mandibulargelenk
Indikation: Endpunkt des Meridians; Hypakusis

6.7 Blasenmeridian

Der Blasenmeridian hat insgesamt 67 Punkte.
(Siehe Tabelle 14 auf S. 71)

Blasenmeridian-Syndrom

Schmerzen in Kreuz, Rücken, tiefem Rücken, Kopf, Nacken, an der Hinterseite der Beine; Epistaxis, Rhinitis, tränende Augen durch Windexposition; Fieber; organspezifisch: Harnverhaltung, Inkontinenz, Enuresis. Er ist der wichtigste Meridian für die Behandlung des Rückens und des Bewegungsapparates. Der Verlauf des Blasenmeridians ist an der unteren Extremität dem Verlauf des N. ischiadicus ähnlich.

Am Rücken sind am 1. Ast des Blasenmeridians alle Zustimmungspunkte zu finden.

Segmental wirksame Punkte, Alarmpunkte und Zustimmungspunkte

Alarmpunkte (Mu-Front) und Zustimmungspunkte (Shu-Transport).

Tab. 12: Alarmpunkte und Zustimmungspunkte

Parameter	Alarmpunkte	Zustimmungspunkte
Lokalisation	a) auf eigenem Meridian b) auf einem anderen Meridian c) auf dem KG	auf dem inneren Ast des Blasenmeridians
Diagnostik	v.a. Störungen von Hohlorganen	v.a. Störungen von parenchymatösen Organen
Therapie	Organstörungen – v.a. von Hohlorganen zusammen mit unterem He-Punkt	Organstörungen – v.a. von parenchymatösen Organen zusammen mit Quellpunkt

Tab. 13: Alarmpunkte und Zustimmungspunkte

Organ	Alarmpunkte AP, ventral	Zustimmungspunkte ZP, dorsal	Lokalisation d. ZP (Dornfortsatz)
Lunge	Lu 1	B 13	Th 3
KS	KS 1, N 11	B 14	Th 4
Herz	KG 14	B 15	Th 5
Leber	Le 14	B 18	Th 9
Gallenblase	G 23, G 24	B 19	Th 10
Milz/Pankreas	Le 13	B 20	Th 11
Magen	KG 12	B 21	Th 12
3E	KG 5	B 22	L 1
Niere	G 25	B 23	L 2
Dickdarm	M 25	B 25	L 4
Dünndarm	KG 4	B 27	S 1
Blase	KG 3	B 28	S 2

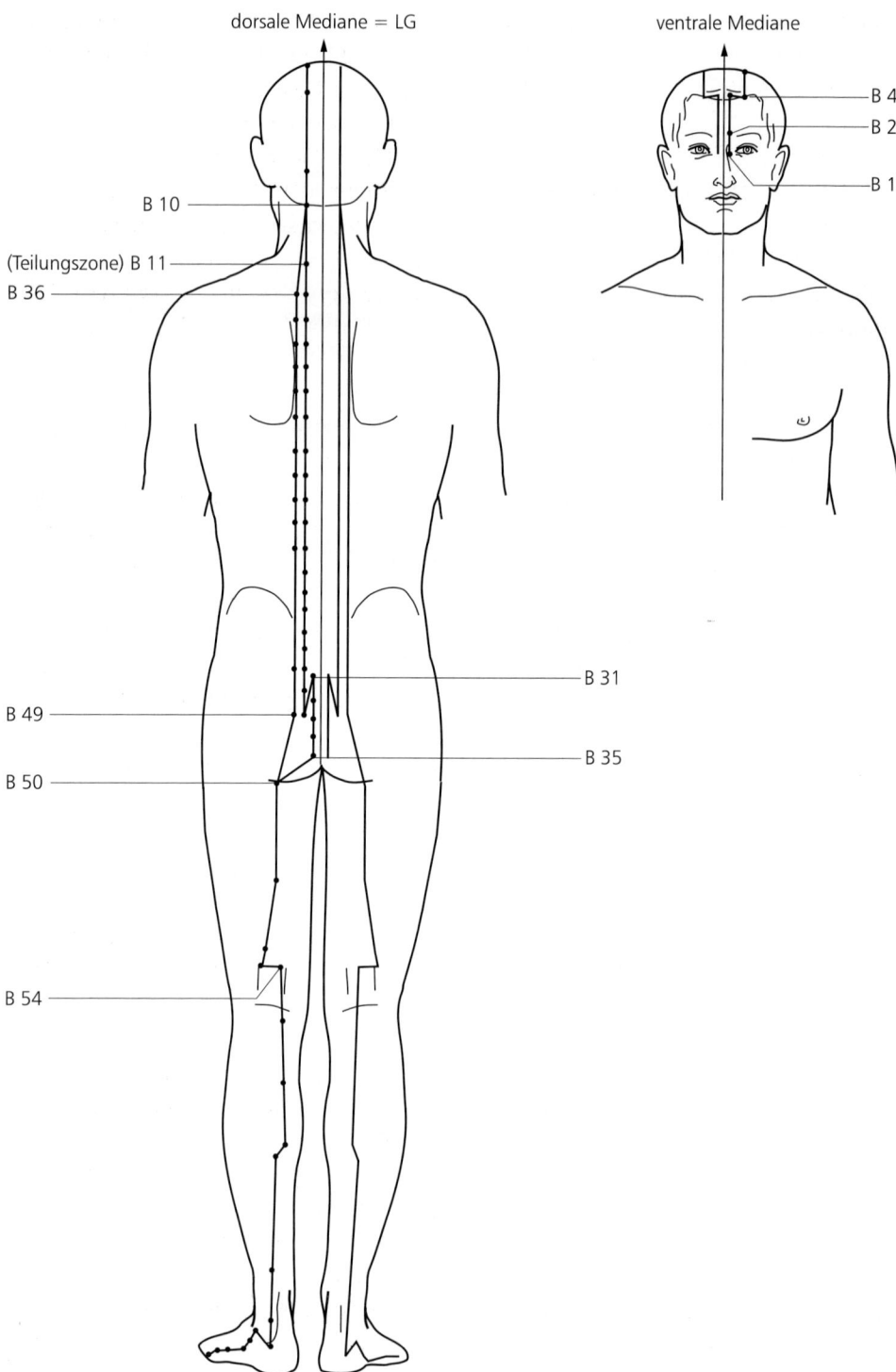

dorsale Mediane = LG

ventrale Mediane

B 4
B 2

B 1

B 10

(Teilungszone) B 11
B 36

B 31

B 49

B 35

B 50

B 54

Abb. 11: Der Blasenmeridian 1

B 1: im Winkel, der von Orbita und Nasenwurzel gebildet wird
Indikation: Konjunktivitis, Migräne, Sinusitis frontalis
Technik: An, Rou

B 2: am medialen Ende der Augenbrauen
Indikation: Konjunktivitis, Migräne, Sinusitis frontalis
Technik: An, Rou

B 3: 0,5 Cun senkrecht oberhalb von B 2
Indikation: wie B 2

B 4: 0,5 Cun seitlich von B 3
Indikation: wie B 2

B 5: 1 Cun innerhalb der Haargrenze, 1,5 Cun seitlich von LG 23
Indikation: Kopfschmerzen, Augenflimmern

B 6: 1,5 Cun innerhalb der Haargrenze, 1,5 Cun seitlich
Indikation: Kopfschmerzen, Augenflimmern, Anosmie, Erbrechen, innere Unruhe, Fazialisparese

B 7: 4 Cun innerhalb der Haargrenze, 1,5 Cun seitlich
Indikation: Nackensteifigkeit, Kopfschmerzen, Vertigo, Rhinitis, Fazialisparese

B 8: 5,5 Cun innerhalb der Haargrenze, 1,5 Cun seitlich
Indikation: Kopfschmerzen, Vertigo, Tinnitus, Depression, Sehstörung

B 9: 2,5 Cun innerhalb der hinteren Haargrenze, 1,3 Cun seitlich, in Höhe der Protuberantia occipitalis externa
Indikation: Kopfschmerzen, Vertigo, Sehstörung, Anosmie

B 10: 1 QF unter der Protuberantia occipitalis und etwa 2 QF lateral der dorsalen Medianlinie; am lateralen Rand des M. trapezius, in einer Vertiefung

Indikation: Kopfschmerzen, Nackensteifigkeit, Rhinitis, Schmerzen in Schulter- und Rückenregion
Technik: An, Na, Rou

B 11: 2 QF lateral vom unteren Rand des 1. BWD (Faustregel: von B 11 bis B 17 sind die Punkte immer in gleicher Höhe wie die Nummer des Punktes minus 10)
Indikation: Fieber, Husten, Nackensteifigkeit, Schmerzen in Schulter- und Rückenregion.
Technik: An, Na, Gun, Rou, Tanbo

B 12: 2 QF lateral vom unteren Rand des 2. BWD
Indikation: Grippe, Husten, Nackensteifigkeit, Schmerzen in Schulter- und Rückenregion
Technik: An, Na, Gun, Rou

B 13: 2 QF lateral vom unteren Rand des 3. BWD (ab B 13 bis B 28 haben wir alle 12 Zustimmungspunkte, siehe die Tabelle 13)
Indikation: Husten, Schmerzen in Thorax-, Schulter- und Rückenregion
Technik: An, Na, Gun, Rou, Tanbo

B 14: 2 QF lateral vom unteren Rand des 4. BWD
Indikation: Vergesslichkeit, Schlafstörungen, Hemiparese, Herzjagen, innere Unruhe, Husten, Schmerzen in Thorax-, Schulter- und Rückenregion
Technik: An, Na, Gun, Rou, Tanbo

B 15: 2 QF lateral vom unteren Rand des 5. BWD
Indikation: Vergesslichkeit, Schlafstörungen, Hemiparese, Herzjagen, innere Unruhe, Husten, Schmerzen in Thorax-, Schulter- und Rückenregion.
Technik: An, Na, Gun, Rou, Tanbo

B 16: 2 QF lateral vom unteren Rand des 6. BWD

65

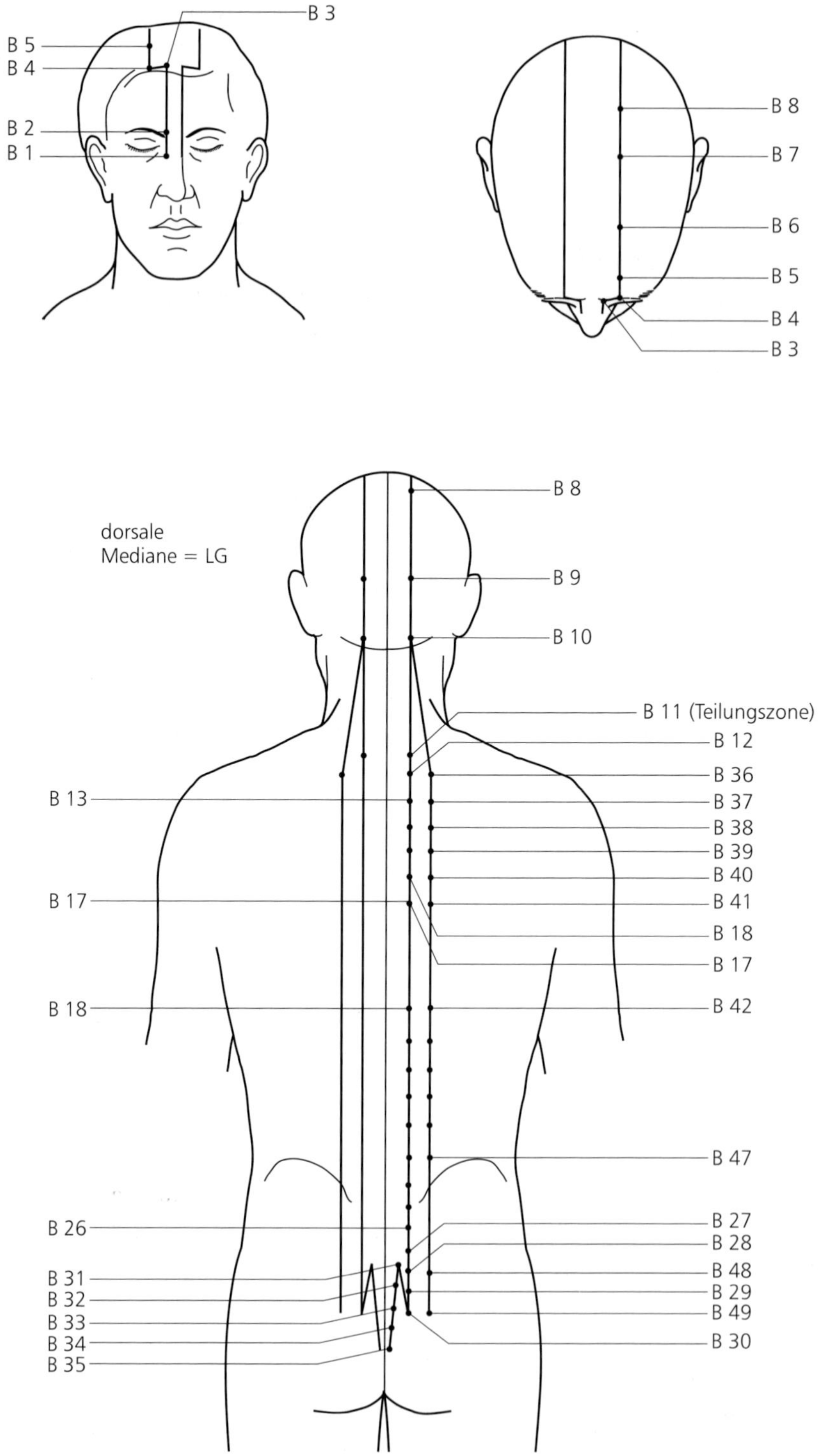

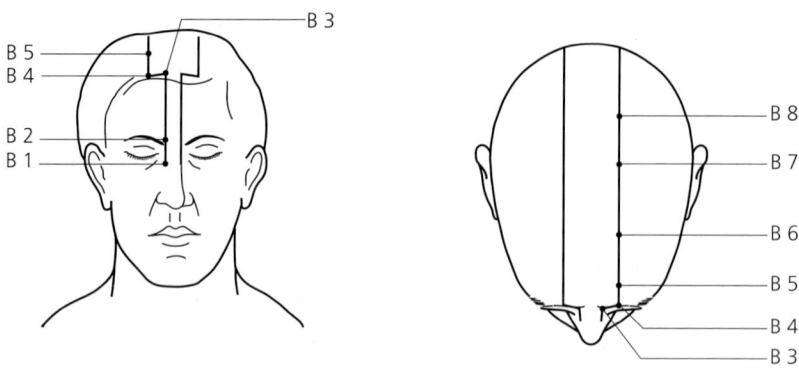

B 3

B 5
B 4

B 2
B 1

B 8

B 7

B 6

B 5

B 4
B 3

B 8

dorsale
Mediane = LG

B 9

B 10

B 11 (Teilungszone)

B 12

B 36

B 13

B 37

B 38

B 39

B 40

B 41

B 17

B 18

B 17

B 18

B 42

B 47

B 26

B 27

B 28

B 31

B 48

B 32

B 29

B 33

B 49

B 34

B 30

B 35

Abb. 12:   Der Blasenmeridian 2

Indikation: „Zustimmungspunkt" für das Lenkergefäß, Magen-, Bauchschmerzen, Stenokardie

B 17: 2 QF lateral vom unteren Rand des 7. BWD

Indikation: „Zustimmungspunkt" für das Zwerchfell

Technik: An, Na, Gun, Rou, Tanbo

B 18: 2 QF lateral vom unteren Rand des 9. BWD (da es in Höhe des 8. BWD keinen Punkt gibt, muss man hier die Nummer des Punktes immer minus 9 nehmen, um die Nummer des BWD zu wissen)

Indikation: Leber- und Gallenblasenbeschwerden, Augenleiden, Magenleiden, Lenden- und Rückenschmerzen

Technik: An, Na, Gun, Rou, Tanbo

B 19: 2 QF lateral vom unteren Rand des 10. BWD

Indikation: Leber- und Gallenblasenbeschwerden, Augenleiden, Magenleiden, Lenden- und Rückenschmerzen

Technik: An, Na, Gun, Rou, Tanbo

B 20: 2 QF lateral vom unteren Rand des 11. BWD

Indikation: Druckgefühl im Oberbauch, Verdauungsstörungen

Technik: Dian, An, Rou, Gun.

B 21: 2 QF lateral vom unteren Rand des 12. BWD

Indikation: Druckgefühl im Oberbauch, Verdauungsstörungen

Technik: Dian, An, Rou, Gun

B 22: 2 QF lateral vom unteren Rand des 1. LWD

Indikation: Blähungen, vermehrte Darmgeräusche, Erbrechen, Lenden- und Rückenschmerzen

Technik: Dian, An, Rou, Gun

B 23: 2 QF lateral vom unteren Rand des 2. LWD

Indikation: „Schwäche in der Niere", Kreuzschmerzen, Potenzstörung, Zyklusstörung

Technik: Dian, An, Rou, Gun

B 24: 2 QF lateral vom unteren Rand des 3. LWD

Indikation: „Schwäche in der Niere", Kreuzschmerzen, Hämorrhoiden

Technik: Dian, An, Rou, Gun

B 25: 2 QF lateral vom unteren Rand des 4. LWD (das ist die Höhe des Darmbeinkammes)

Indikation: Kolitis, Obstipation, Kreuzschmerzen

Technik: Dian, An, Rou, Gun

B 26: 2 QF lateral vom unteren Rand des 5. LWD

Indikation: Diarrhö, Kreuzschmerzen

Technik: Dian, An, Rou, Gun

B 27: 2 QF lateral vom 1. Sakralloch

Indikation: Zustimmungspunkt des Dünndarmes

Technik: Dian, An, Rou, Gun

B 28: 2 QF lateral vom 2. Sakralloch

Indikation: Zustimmungspunkt der Harnblase

Technik: Dian, An, Rou, Gun

B 29: 2 QF lateral vom 3. Sakralloch

Indikation: Lumbago, Flankenschmerzen, Meteorismus, „Magenzustand der Niere", Ischialgie

B 30: 2 QF lateral vom 4. Sakralloch

Indikation: Lumbago, Flankenschmerzen, Meteorismus, Miktionsstörung, Defäkationsstörung, Pollution, Fluor albus, Ischialgie, Parese des Beines

B 31: 1. Sakralloch

Indikation: Kreuz- und Beinschmerzen, Störungen des Urogenitalsystems

Technik: Dian, An, Gun, Mo, Pai

B 32: 2. Sakralloch

Indikation: Kreuz- und Beinschmerzen, Störungen des Urogenitalsystems

Technik: Dian, An, Gun, Mo, Pai

B 33: 3. Sakralloch

Indikation: Kreuz- und Beinschmerzen, Störungen des Urogenitalsystems

Technik: Dian, An, Gun, Mo, Pai

B 34: 4. Sakralloch

Indikation: Kreuz- und Beinschmerzen, Störungen des Urogenitalsystems

Technik: Dian, An, Gun, Mo, Pai

B 35: In Höhe der Os-occygis-Spitze

Indikation: Diarrhö, Hämorrhoiden, nässendes, juckendes Ekzem im Genitalbereich

B 36: 4 QF lateral des unteren Randes des 2. BWD. (Hier beginnt der 2. äußere laterale Ast, welcher 2 QF lateral des unteren Randes des jeweiligen Wirbeldornfortsatzes liegt. Der B 35 ist knapp unter dem B 34.)

Indikation: Nacken, Augen, HNO

Technik: Dian, An, Rou, Gun

B 37: 4 QF lateral des unteren Randes des 3. BWD

Indikation: wie B 13

Technik: Dian, An, Rou, Gun

B 38: 4 QF lateral des unteren Randes des 4. BWD

Indikation: Husten, Asthma bronchiale, leichtes Schwitzen bei Erschöpfung, Vergesslichkeit

Technik: Dian, An, Rou, Gun

B 39: 4 QF lateral des unteren Randes des 5. BWD, seitlich von B 15

Indikation: Rückenschmerzen, Herzbeschwerden

B 40: 4 QF lateral des unteren Randes des 6. BWD

Indikation: wie B 15

Technik: Dian, An, Rou, Gun

B 41: 4 QF lateral des unteren Randes des 7. BWD

Indikation: Rückenschmerzen, Schulter-Arm-Schmerzen, Augenbeschwerden, Nasenbluten, Schlafstörung infolge der Erschöpfung

B 42: 4 QF lateral des unteren Randes des 9. BWD

Indikation: Rückenschmerzen, Kopfschmerzen

B 43: 4 QF lateral des unteren Randes des 10. BWD

Indikation: Meteorismus, Magenschmerzen

B 44: 4 QF lateral des unteren Randes des 11. BWD

Indikation: Rückenschmerzen, Verdauungsstörung

B 45: 4 QF lateral des unteren Randes des 12. BWD

Indikation: Rückenschmerzen, Meteorismus, Obstipation, Ödeme

B 46: 4 QF lateral des unteren Randes des 1. LWD

Indikation: Rückenschmerzen, Meteorismus, Obstipation, Ödeme

B 47: 4 QF lateral des unteren Randes des 2. LWD

Indikation: Rückenschmerzen, Meteorismus, Obstipation, Ödeme, Impotenz, Nierenkolik

B 48: 4 QF lateral vom 2. Sakralloch

Indikation: Lumbago, Harnverhaltung, Obstipation

B 49: 4 QF lateral vom 4. Sakralloch

Indikation: Lumbalgie, Beschwerden im Genitalbereich, Ischialgie, Neurasthenie, Parese des Beines

B 50: in der Mitte der Glutealquerfalte

Indikation: Ischialgie, Kreuz-, Rückenschmerzen, Hemiparese, Obstipation, Blasenstörungen

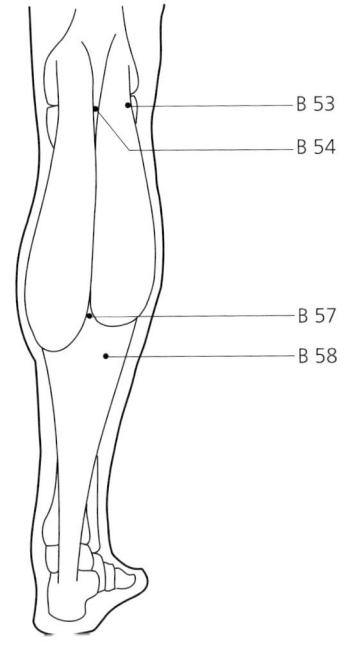

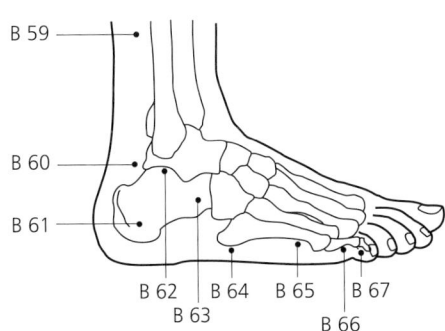

Abb. 13: Der Blasenmeridian 3

Technik: Gun, Na, An, Rou, Dian, Tanbo

B 51: in der Mitte der Oberschenkel-rückseite, etwa 2 Handbreiten unter dem B 50

Indikation: Ischialgie, Kreuz-, Rücken-schmerzen, Beinparese

Technik: Gun, Na, An, Rou, Dian, Tanbo

B 52: in der Kniekehle, 1 Cun über dem B 53, medial der Sehne des M. biceps

Indikation: wie B 54

B 53: 1 Cun lateral von B 54

Indikation: wie B 54

B 54: In der Mitte der Kniegelenksquer-falte

Indikation: Ischialgie, Knie-, Kreuz-, Rückenschmerzen, Hemiparese

Technik: Gun, Na, An, Rou

B 55: 2 Cun unterhalb von B 54

Indikation: Bauchschmerzen infolge Ver-spannungen im Lumbalbereich, Waden- und Knieschmerzen, Fluor albus, Impotenz

B 56: 5 Cun unterhalb von B 54

Indikation: wie B 55

B 57: im Winkel, der durch die beiden Muskelbäuche des Gastrocnemius gebildet wird

Indikation: Kreuz , Beinschmerzen, Wadenkrampf, Diarrhö

Technik: Gun, Na, An, Rou, Ca

B 58: seitlich am Unterschenkel, 7 Cun oberhalb von B 60 oder 1 Cun lateral und distal von B 57

Indikation: krampfartige Schmerzen am Bein, Kraftlosigkeit am Bein, Epistaxis und Rhinitis, Kopfschmerzen, Schmerzen bei Hämorrhoiden, Blasen- und Nierenbe-schwerden

B 59: 3 Cun über B 60

Indikation: nicht längere Zeit stehen können wegen Kreuzschmerzen, Bein-schmerzen, Parese des Beines, Kopf-schmerzen

B 60: zwischen dem hinteren Rand des Außenknöchels und der Achillessehne

Indikation: Kopfschmerzen, Kreuz-schmerzen, Nackensteifigkeit, Zerrung des Sprunggelenkes

Technik: An, Na, Dian

B 61: 1,5 Cun unter B 60

Indikation: Fersenschmerzen, Schwellung am Kniegelenk

B 62: direkt unter der Spitze des Malleolus externus in einer Delle (Vertiefung)
Indikation: Kopfschmerzen, Kreuzschmerzen, Knieschmerzen
Technik: Na, An, Dian

B 63: in einer Vertiefung zwischen Calcaneus und Cubid, dorsal von der Basis des Metatarsale V
Indikation: kann nicht lange stehen wegen Schmerzen am Schienbein und Knie, Kollaps, Zahnschmerzen, Kopfschmerzen

B 64: am lateralen Fußrand, ventral von der Basis des Metatarsale V
Indikation: Kopfschmerzen, Nackenschmerzen, kann sich nicht vorbeugen wegen der Rückenschmerzen, kann das Knie nicht beugen wegen der Knieschmerzen, Rötung am medialen Augenwinkel, Epistaxis, Stenokardie, Augenflimmern

B 65: proximal des Grundgelenkes der kleinen Zehe
Indikation: wie B 64

B 66: distal des Grundgelenkes der kleinen Zehe
Indikation: wie B 64

B 67: Am lateralen Nagelfalzwinkel der 5. Kleinzehe
Indikation: Endpunkt des Blasenmeridians. Wenn die Kindeslage ab der 30. Schwangerschaftswoche nicht die richtige Position hat, so kann die tägliche 15-minütige Moxibustion in vielen Fällen eine Normalisierung bewirken. Die lokale Wärmeempfindung muss für die Frau angenehm sein. Sobald die Position des Kindes regelrecht ist, nicht mehr weiter mit Moxa behandeln.
Technik: Qia, Na

6.8 Nierenmeridian

Der Nierenmeridian hat insgesamt 27 Punkte.

In der Niere wird die Essenz (Jing) gespeichert. Sie reguliert Wachstum, Fortpflanzung und die Geburt. Auch an der Regulation des Wasserhaushaltes nimmt sie teil. Sie ist auch für die Einatmung wichtig. An den Haaren, Gehör (Ohr) und den Knochen (besonders an der Lendenwirbelsäule) können wir Störungen der Niere erkennen. Mit der Bezeichnung „Wasser-Niere" ist die Funktion der Niere mit dem Wasserhaushalt gemeint. Mit der Bezeichnung „Feuer-Niere" ist die hormonelle Funktion der Nebenniere gemeint.

Nierenmeridian-Syndrom

Lumbago, Kreuzschmerzen und Schmerzen an der Innenseite des Oberschenkels, an den Fußsohlen; feuchte Fußsohlen; organspezifisch: Polyurie, nächtliche Pollutionen, Bettnässen, Impotenz, Menstruationsstörungen, Ödeme.

N 1 (die sprudelnde Quelle): an der Fußsohle zwischen vorderem und mittlerem Drittel in einer Vertiefung; „Solar-Plexus-Punkt; Zwerchfellpunkt"
Indikation: Migräne, Bluthochdruck, Erbrechen, Durchfälle, Schlafstörungen
Technik: Ca, An, Rou, Na

N 2: Innenseite des Fußes, Grübchen unter Tuberositas ossis navicularis
Indikation: Schmerzen im Hals, Stenokardie, vermehrtes Schwitzen, rheumatische Beschwerden in den Beinen, Menstruationsstörung, Impotenz, Sterilität, Pruritus im Genitalbereich

Tab. 14

Element	Wasser
Jahreszeit	Winter
Himmelsrichtung	Norden
Farbe	schwarz
Geschmack	salzig
Äußerer pathogener Faktor	Kälte
Innerer pathog. Faktor: Emotion	Angst, Schreck
Schmerzcharakter	tief, bohrend
Vollorgan	Niere
Hohlorgan	Blase
Meridiane	N/B
Öffner	Ohr
Schicht/Gewebe	Knochen, Kopfhaar
Dominiertes System	Hormonhaushalt, Urogenitale
Komplexe Funktion	Geburt, Wachstum, Entwicklung, Fruchtbarkeit
Moderne Medizin	Nebenniere-Hypophyse-Hypothalamus, Sexualhormone, Schilddrüse, Knochenstoffwechsel, Stoffwechsel der Spurenelemente

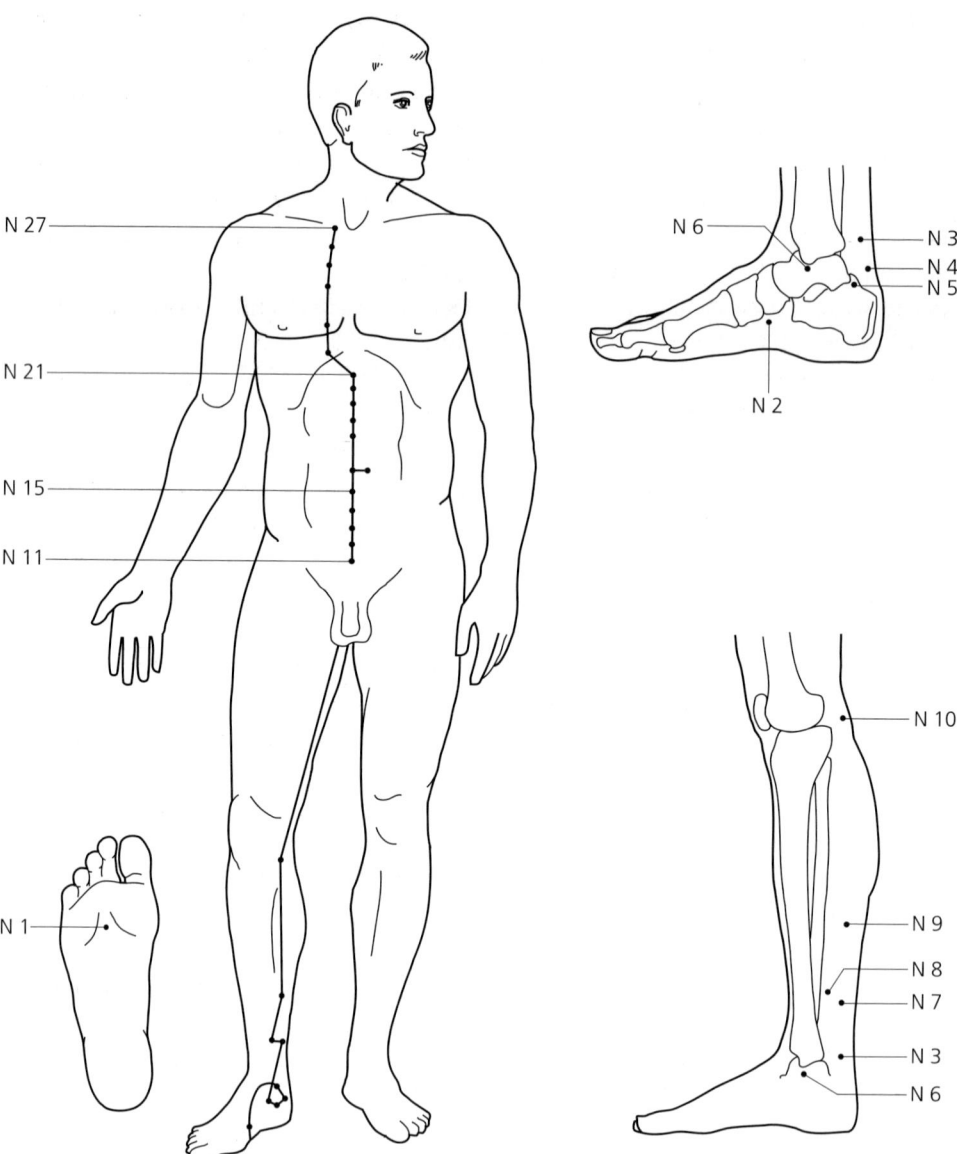

Abb. 14: Der Nierenmeridian

N 3: gegenüber von B 60

Indikation: Parese, Schmerzen im Fuß, Unterschenkel, Husten, Stenokardie, Zehenschmerzen, Schlafstörungen

Technik: An, Na, Dian

N 4: in der Mitte zwischen N 3 und N 5

Indikation: Asthma, Neurasthenie, Parese des Beines, Rückenschmerzen, Fersenschmerzen, Obstipation

N 5: 1 Cun unter N 3

Indikation: wie N 4

N 6: 1 Cun unterhalb der Spitze des Innenknöchels

Indikation: Zyklusstörungen, Unterleibsschmerzen, Aphasie, Harnverhaltung

N 7: 2 Cun über N 3

Indikation: Meteorismus, Ödeme an den Armen und Beinen, viel Schwitzen, Singultus, Obstipation, Pollution, Epistaxis, Lumbago, Reizbarkeit, trockene Zunge, kalte Füße, Harnwegsinfekt, funktionelle Uterusblutung

N 8: 2 Cun über N 3, 0,5 Cun ventral von N 7

Indikation: Menstruationsstörung, Obstipation, Lumbago, Schmerzen am Meridianverlauf, Prolapsus uteri

N 9: auf der Linie zwischen N 3 und N 10, 5 Cun über N 3, am tibialen Rand des medialen Gastrocnemiusbauches

Indikation: Wadenkrampf, Kraftlosigkeit des Beines

N 10: in den Kniegelenken medial, zwischen den Sehnen des M. semitendineus und des M. semimembranaceus, dorsal von Le 8 (nur von einer Sehne getrennt)

Indikation: Beschwerden im Kniebereich, Miktionsstörung, Impotenz

N 11: am Oberrand des Schambeines, 0,5 Cun lateral von KG 2

Indikation: Meteorismus, Schmerzen im kleinen Becken, Miktionsstörung

N 12: am Unterleib, 4 Cun unter Nabel (KG 3), 0,5 Cun seitlich

Indikation: Unterleibsschmerzen, Pollution, Rötung am inneren Augenwinkel

N 13: am Unterleib, 3 Cun unter Nabel (KG 4), 0,5 Cun seitlich

Indikation: Sterilität, Menstruationsstörung, Darmkolik, Lumbago, Diarrhö

N 14: am Unterleib, 2 Cun unter dem Nabel (KG 5), 0,5 Cun seitlich

Indikation: wie N 13

N 15: am Unterleib, 1 Cun unter dem Nabel (KG 7), 0,5 Cun seitlich

Indikation: wie N 13

N 16: 0,5 Cun seitlich vom Nabel

Indikation: wie N 13

N 17: am Oberbauch, 2 Cun über dem Nabel (KG 10), 0,5 Cun seitlich

Indikation: Bauchschmerzen, Diarrhö oder Obstipation

N 18: am Oberbauch, 3 Cun über dem Nabel (KG 11), 0,5 Cun seitlich

Indikation: Erbrechen, „Kältesymptomatik in Milz und Magen", Sterilität, Menstruationsstörung

N 19: am Oberbauch, 4 Cun über dem Nabel (KG 12), 0,5 Cun seitlich

Indikation: Meteorismus, Bauchschmerzen, Asthma

N 20: am Oberbauch, 5 Cun über dem Nabel (KG 13), 0,5 Cun seitlich

Indikation: Fazialisparese, Aphonie, Völlegefühl im Thorax, Speichelfluss, Dyspepsie, Asthma, Gastritis

N 21: am Oberbauch, 6 Cun über dem Nabel (KG 14), 0,5 Cun seitlich

Indikation: Magenschmerzen, Gastritis, Appetitlosigkeit, Vergesslichkeit, Mastopathie

N 22: 5. ICR, 2 Cun neben KG 16

Indikation: Druckgefühl im Thorax, Dyspnoe, Asthma, Rhinitis, Interkostalneuralgie, Appetitlosigkeit

N 23: 4. ICR, 2 Cun neben KG 17

Indikation: wie N 22

N 24: 3. ICR, 2 Cun neben KG 18

Indikation: wie N 22

N 25: 2. ICR, 2 Cun neben dem KG-Meridian

Indikation: wie N 22

N 26: 1. ICR, 2 Cun neben dem KG-Meridian

Indikation: wie N 22

N 27: am Sternalrand, am unteren Anteil des Sternoklavikulargelenks

Indikation: Endpunkt des Nierenmeridians

Technik: An, Rou

6.9 Kreislauf-Sexualität-Meridian

Der Kreislauf-Sexualität-Meridian hat insgesamt 9 Punkte.

KS-Meridian-Syndrom

Schmerzen, Spasmen der Innenseite des Armes, Nackenschmerzen, Schwellungen in der Achselregion, Druckgefühl in der Brust, Herzschmerzen; organspezifisch: Palpitationen. KS hat praktisch die gleiche Indikation wie das Herz.

KS ist eine Bezeichnung aus der Wiener Schule der Akupunktur nach Bischko. Die direkte Übersetzung dafür ist Herzhülle oder auf lateinisch Perikard. Streng genommen ist KS kein Organ im engeren Sinn. KS beschützt das wichtige Organ Herz (Herzhülle), daher hat sie praktisch die gleiche Indikation wie das Herz. Der Meridianverlauf am Unterarm ist dem Verlauf des Nervus medianus ähnlich. In der neueren Literatur wird die Kreislauf-Sexualität auch als das Perikard (Xinbao, Herzhülle) übersetzt.

KS 1: 1 Cun lateral der Brustwarze im 4. ICR (Interkostalraum)
Indikation: Endpunkt des KS-Meridians
Technik: An, Rou

KS 2: auf der medialen Seite des Oberarmes, 2 Cun distal der vorderen Axillarfalte, zwischen den beiden Köpfen des M. biceps
Indikation: Stenokardie, Armschmerzen

KS 3: in der Mitte der Ellbogenquerfalte, an der ulnaren Seite der Bizepssehne
Indikation: Stenokardie, katerartige Schmerzen des Armes
Technik: Na, An, Rou

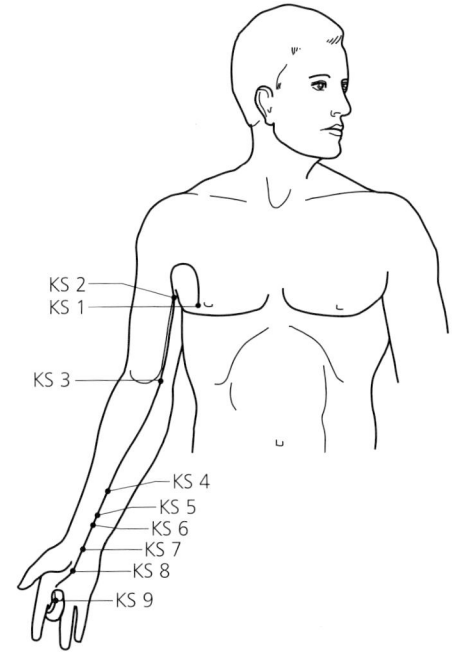

Abb. 15: Kreislauf-Sexualität-Meridian

KS 4: in der Mitte des Unterarmes, auf der Verbindungslinie KS 3 mit KS 7, 5 Cun über KS 7, zwischen den Sehnen der Mm. flexor carpi radialis und palmaris longus
Indikation: präkordialer Schmerz, Epistaxis, innere Unruhe

KS 5: 3 Cun über dem KS 7, zwischen den Sehnen der Mm. flexor carpi radialis und palmaris longus
Indikation: präkordialer Schmerz, Erbrechen

KS 6 (die äußere Schranke): 2 Cun über der queren Handgelenksfalte, volar am Unterarm
Indikation: Magenschmerzen, Erbrechen, Palpitationen, Stenokardie, Bluthochdruck, Asthma bronchiale, psychische Störungen
Technik: An, Rou, Na

KS 7: Mitte der queren Handgelenksfurche, volar am Unterarm

KS 8 (Palast der Arbeit): Mittelfinger einbiegen, Spitze zeigt auf KS 8

Indikation: Erbrechen, Palpitationen, psychische Störungen

KS 9: 2 mm proximal vom radialen Nagelfalzwinkel des Mittelfingers

Indikation: Endpunkt des KS-Meridians

Technik: Qia, An

6.10 Meridian des Dreifachen Erwärmers (3E)

Der Meridian des Dreifachen Erwärmers hat insgesamt 23 Punkte.

3E-Meridian-Syndrom

Schmerzen retroaurikulär, äußerer Lidwinkel, hintere Schulterpartie, seitlicher Arm und Ellbogen, Tinnitus, Schwerhörigkeit, Ohrenschmerzen, Ohrfluss. Der 3E (die drei Erwärmungen, Erwärmer) ist wie der KS kein Organ, sondern eine Bezeichnung für ein Sammelsystem. In der Funktion und vom sog. inneren Verlauf her ist der 3E dem Ductus thoracicus (dem großen Milchbrustgang) ähnlich.

3E 1: 2 mm proximal vom ulnaren Nagelfalzwinkel des Ringfingers
Indikation: Endpunkt des 3E-Meridians
Technik: Qia, An

3E 2: Interdigitalfalte zwischen 4. und 5. Finger
Indikation: Beschwerden im Handbereich, Schmerzen am Unterarm, Kopfschmerzen, Vertigo, Tinnitus, rote Augen, Zahnschmerzen, Rachenschmerzen

3E 3: zwischen Mittelhandknochen 4 und 5 auf dem Handrücken proximal der Köpfchen
Indikation: Migräne, Handschmerzen, Arm- und Ellbogenschmerzen
Technik: Dian, An, Rou

3E 4: am Handrücken, Mitte der Handgelenksquerfurche, radial der Sehne des M. extensor digitorum longus
Indikation: Schmerzen an Hand und Unterarm nach Traumen (Zerrung, Prellung etc.), Mundtrockenheit, innere Unruhe

3E 5 (die äußere Schranke): 2 Cun über der dorsalen Handgelenksfalte, zwischen Radius und Ulna
Indikation: Kopfschmerzen, Arm- und Fingerschmerzen
Technik: Qia, An, Rou

3E 6: 3 Cun über 3E 4
Indikation: Schmerzen im Rücken- und Schulter-Arm-Bereich, Druckgefühl im Thorax, Stenokardie, Erbrechen, Miktionsstörung, Obstipation, Ödeme an Beinen und Armen

3E 7: 3 Cun über 3E 4, 0,5 Cun radial von 3E 6
Indikation: „Stagnation der Vitalenergie", Haut- und Muskelschmerzen

3E 8: 4 Cun über 3E 4
Indikation: Schulter-Arm-Schmerzen, will sich nicht bewegen, Zahnschmerzen, akuter Lumbago

3E 9: auf der Verbindungslinie zwischen 3E 4 und 3E 10, 5 Cun distal von 3E 10, zwischen Radius und Ulna
Indikation: wie 3E 8

3E 10: im Grübchen 1 Cun oberhalb des Olecranon
Indikation: wie 3E 8

3E 11: 1 Cun oberhalb von 3E 10
Indikation: Kopf- und Schulterschmerzen

3E 12: lateral am Oberarm, Mitte der Linie zwischen 3E 10 und 3E 14
Indikation: wie 3E 11

3E 13: auf der Linie zwischen 3E 10 und 3E 14, 3 Cun oberhalb von 3E 12, in gleicher Höhe wie das Ende der hinteren Axillarfalte
Indikation: wie 3E 11

3E 14: unter dem Akromion, im hinteren Grübchen (das vordere Grübchen ist Di 15)
Indikation: Schulterschmerzen
Technik: An, Rou, Gun, Na

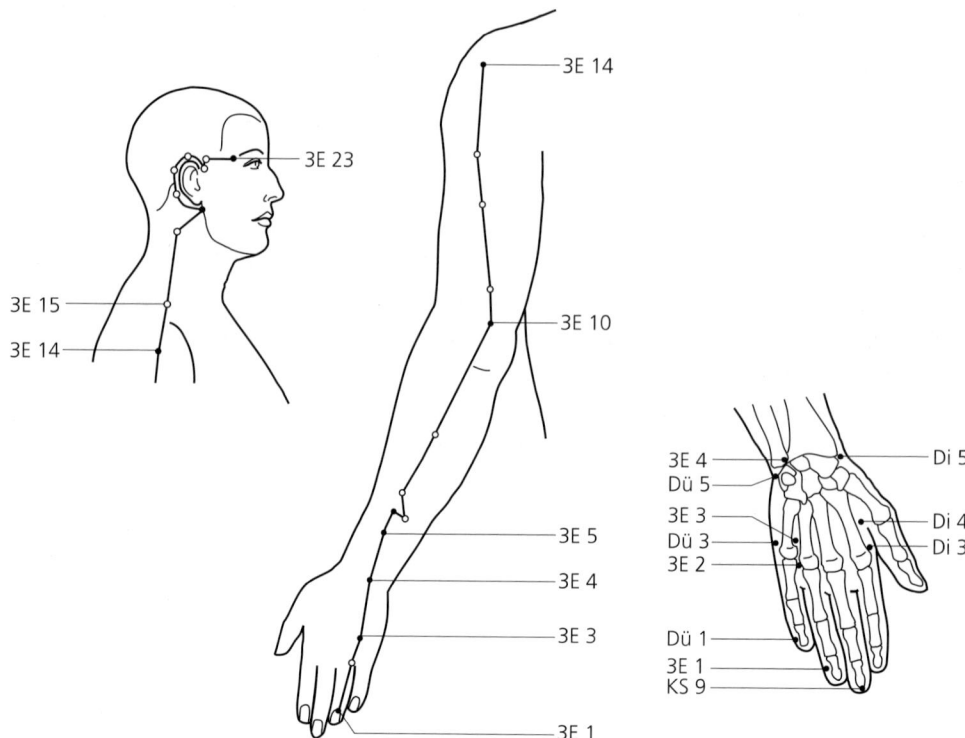

Abb. 16: Meridian des Dreifachen Erwärmers (3E)

3E 15: am Angulus superior scapulae, Mitte zwischen G 21 und Dü 13, in Höhe des 1. BWD

Indikation: Wetterfühligkeitspunkt, Schulter-Arm-Syndrom, Hinterkopfschmerzen

3E 16: am Hinterrand des M. sternocleidomastoideus, in Höhe des Angulus mandibulae, unter G 12, ventral von B 10, dorsal von Dü 17

Indikation: wie 3E 15

3E 17: unter und hinter dem Unterrand des Ohrläppchens, in der Grube zwischen Mandibula und Processus mastoideus

Indikation: Tinnitus, Schwerhörigkeit, Fazialisparese, Trigeminusneuralgie, Zahnschmerzen, Stottern

3E 18: in der Mitte des Processus mastoideus

Indikation: wie 3E 17

3E 19: 1 Cun über der Mitte des Processus mastoideus

Indikation: wie 3E 17

3E 20: direkt über der Spitze der Ohrmuschel, an der Haargrenze

Indikation: Zahnschmerzen, Augenbeschwerden, Nackensteifigkeit

3E 21: vor der Incisura supra tragica

Indikation: Zahnschmerzen, Ohrenbeschwerden

3E 22: vor und über der 3E 21, innerhalb der Haargrenze, dorsal der A. temporalis superficialis

Indikation: Kopfschmerzen, Fazialisparese

3E 23: am lateralen Ende der Augenbrauen

Indikation: Endpunkt des Meridians, Migräne, Konjunktivitis

Technik: An, Rou

6.11 Gallenblasenmeridian

Der Gallenblasenmeridian hat insgesamt 44 Punkte.

Die Gallenblase ist für die Zwischenlagerung und Ausscheidung der Galle zuständig. Im psychosomatischen Bereich wird die Gallenblase mit der Funktion eines Gerichtshofes, wo Urteile gefällt werden, verglichen. Sie ist verantwortlich für die Entscheidungsfähigkeit des Menschen. Ähnliche Funktion hat die Leber, welche die Funktion eines Generals hat, welcher Entscheidungen fällt. Zu rasche Entscheidung (z.B. Manie) und auch die Unentschlossenheit (Depression) sind psychische Störungen.

(Siehe Tabelle 15 auf S. 83)

Gallenblasen-Meridian-Syndrom

Schmerzen in Schläfe, Augenwinkel, Augenbraue, Fossa supraclavicularis, Achsel, Flanke, Hypochondrium, lateral am Bein; verschwommenes Sehen, Tinnitus, Schwerhörigkeit; organspezifisch: bitterer Geschmack.

Der Verlauf des Gallenblasenmeridians ist am Bein der Verteilung des pseudoradikulären Schmerzes ähnlich.

G 1: 0,5 Cun lateral des lateralen Augenwinkels
Indikation: Endpunkt des Meridians. Migräne, Konjunktivitis
Technik: An, Rou

G 2: bei offenem Mund im Grübchen vor der Incisura intertragica, es pulsiert hier die A. temporalis superficialis
Indikation: Zahnschmerzen, Arthropathie des Mandibulargelenkes, Trismus, Fazialisparese

G 3: über M 2, Oberrand des Arcus zygomaticus
Indikation: wie G 2

G 4: Mitte der oberen Hälfte der Verbindungslinie zwischen M 1 und G 7
Indikation: Migräne, Vertigo, Nackenschmerzen, Fazialisparese

G 5: Mitte der Verbindungslinie zwischen M 1 und G 7
Indikation: Kopfschmerzen, Migräne, Nasenbluten, Neurasthenie, Hitzegefühl, kann nicht schwitzen

G 6: Mitte der unteren Hälfte der Verbindungslinie zwischen M 1 und G 7
Indikation: wie G 5

G 7: Schnittpunkt einer Horizontale durch Ohr-Apex und einer Vertikale durch den Vorderrand der Ohrmuschel
Indikation: Fazialisparese, Schmerzen an der Wange, Nackenschmerzen, Migräne, Augenerkrankungen

G 8: etwa 2 QF über der Spitze der Ohrmuschel
Indikation: Migräne
Technik: An, Rou

G 9: 0,5 Cun dorsal von G 8, 2 Cun über den Ohransatz, innerhalb der Haargrenze
Indikation: Kopf-, Zahnschmerzen

G 10: hinter der Ohrmuschel, über und hinter dem Processus mastoideus, auf Kreuzung zwischen horizontaler Linie durch Augenbraue, vertikaler Linie durch den Hinterrand des Mastoids
Indikation: wie G 9

G 11: zwischen G 12 und G 10
Indikation: wie G 9

G 12: hinter und unter dem Mastoid
Indikation: Kopfschmerzen, Fazialisparese, Nackensteifigkeit, Schwäche an den Beinen, Schlafstörung, Aphasie

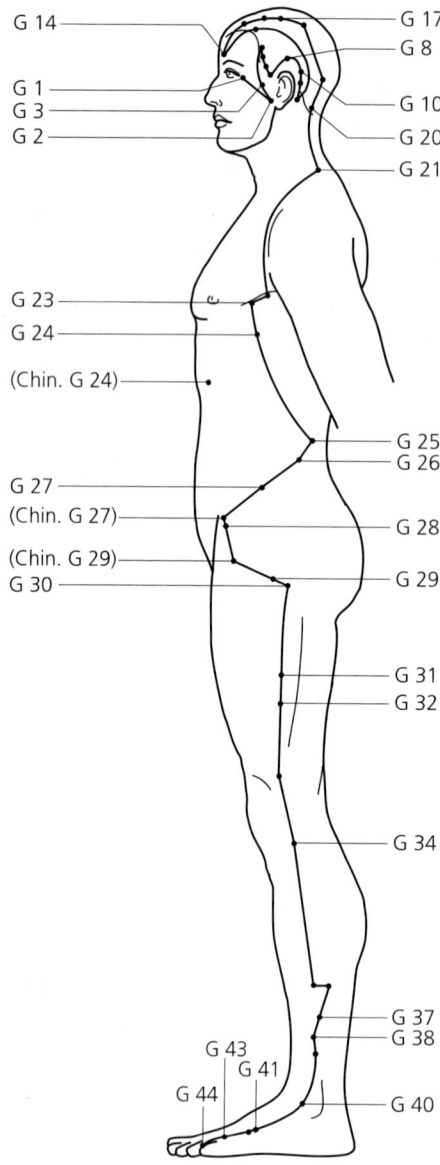

G 14
G 17
G 8
G 1
G 3
G 10
G 2
G 20
G 21
G 23
G 24
(Chin. G 24)
G 25
G 26
G 27
(Chin. G 27)
G 28
(Chin. G 29)
G 30
G 29
G 31
G 32
G 34
G 37
G 38
G 43
G 41
G 44
G 40

Abb. 17: Der Gallenblasenmeridian 1

G 13: 0,5 Cun innerhalb des Haaransatzes, senkrecht oberhalb des lateralen Augenwinkels, 3 Cun lateral von LG 24
Indikation: Augenflimmern, Nackensteifigkeit

G 14: 1 Cun über dem Mittelpunkt der Augenbrauen
Indikation: Migräne, Sinusitis frontalis
Technik: An, Tui, Rou

G 15: 0,5 Cun innerhalb des Haaransatzes, in der Pupillarlinie
Indikation: Sinusitis, Rhinitis, Kopfschmerzen, Augenschmerzen (lateral)

G 16: 1,5 Cun innerhalb des Haaransatzes, 2,25 Cun lateral der Medianlinie
Indikation: Schmerzen bei Glaukom, Beschwerden bei grauem Star (im Frühstadium), plötzliche Rötung und Schmerzen der Augen, Kopfschmerzen, Vertigo, Gesichts- und Lidschwellung

G 17: 2,5 Cun innerhalb des Haaransatzes, 2,25 Cun lateral der Medianlinie
Indikation: Kopf- und Nackenschmerzen, Zahnschmerzen, Vertigo, Erbrechen

G 18: 4 Cun innerhalb des Haaransatzes, 2,25 Cun lateral der Medianlinie
Indikation: Kopfschmerzen, Kältescheu, Epistaxis, Rhinitis

G 19: lateral vom Oberrand der Protuberantia occipitale externa (LG 17)
Indikation: starke Kopfschmerzen, Vertigo, Palpitationen, Hitzegefühl, Nackensteifigkeit

G 20: am Unterrand des Os occipitale in einer Vertiefung zwischen M. sternocleidomastoideus und M. trapezius; in der Nähe des Processus mastoideus
Indikation: Kopfschmerzen, Migräne, psychische Störungen, Grippe, Bluthochdruck
Technik: An, Rou, Dian, Na

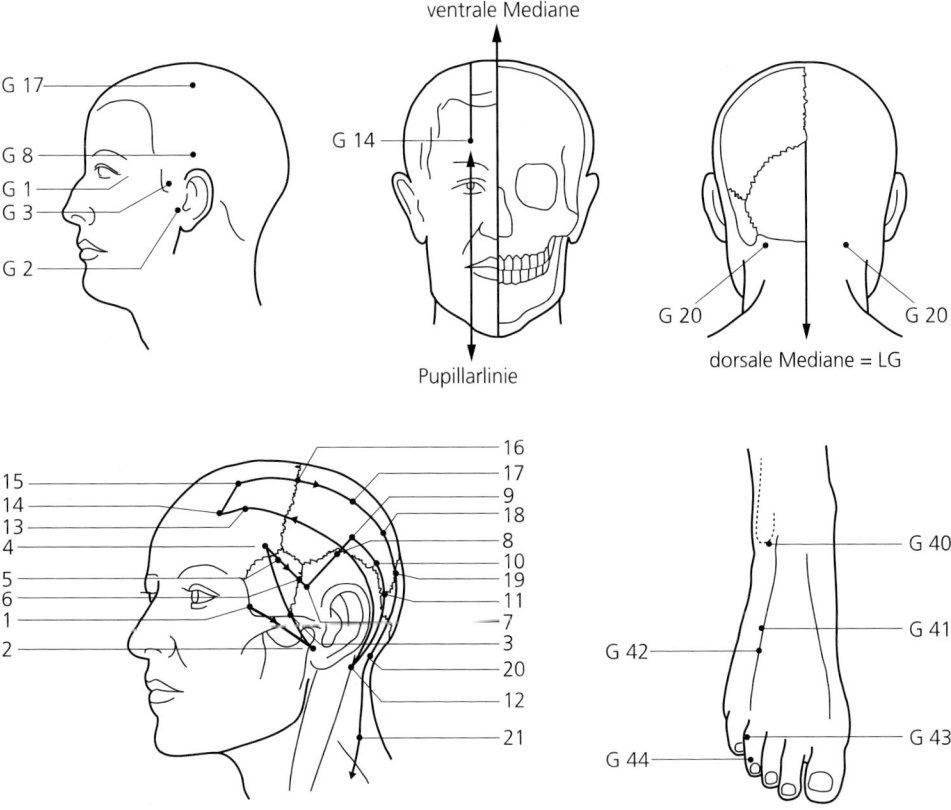

Abb. 18: Der Gallenblasenmeridian 2

G 21: In der Mitte zwischen 7. HWD und Akromion, am höchsten Punkt der Schulter. In der Nähe ist der „Wetterfühligkeitspunkt" 3E 15.

Indikation: Nackenschmerzen, Rückenschmerzen, Schulter-Arm-Syndrom, Mastitis

Technik: Na, Rou, Tui, Gun

G 22: mittlere Axillarlinie, Höhe 4. ICR, 3 Cun unterhalb des Mittelpunktes der Axilla

Indikation: Interkostalneuralgie, Schmerzen beim Armheben

G 23: 1 Cun ventral von G 22, in der Höhe von 4. ICR

Indikation: Druckgefühl im Thorax, Sodbrennen, Atembeschwerden

G 24: auf der Mamillarlinie, in Höhe 7. ICR

Indikation: Interkostalneuralgie, Flankenschmerzen, Erbrechen, Sodbrennen, Ulcus ventriculi und duodeni, Leber- und Gallenblasenerkrankungen, Singultus

G 25: unterhalb des freien Endes der 12. Rippe

Indikation: Kreuzschmerzen beim Aufrichten des Körpers, Schmerzen bei Coxarthrose, Meteorismus, Miktionsstörung

G 26: seitlich am Bauch, 1,8 Cun unter Le 13, der Schnittpunkt von einer senkrechten Linie vom freien Ende der 11. Rippe mit der horizontalen Linie durch den Nabel

Indikation: Spezialpunkt für gynäkologische Erkrankungen

G 27: vor der Spina iliaca anterior superior, 3 Cun unter Nabelhöhe

Indikation: wie G 26

G 28: 0,5 Cun ventral und kaudal von G 27

Indikation: wie G 26

G 29: Mulde in der Mitte zwischen Spina iliaca anterior superior und höchstem Punkt des Trochanter femoris

Indikation: Coxarthrose, Schmerzen im Iliosakralgelenk, Kreuz- und Beinschmerzen

Technik: Gun, An, Dian, Tui

G 30: knapp ein QF medial vom seitlich am meisten vorspringenden Teil des Trochanter major; $^1/_3$ der Strecke vom Steißbeinende und Trochanter

Indikation: Beinlähmung, Kreuz- und Beinschmerzen

Technik: Gun, An, Dian, Tui

G 31: Lateral am Oberschenkel. Wenn man aufrecht steht und die Hand an die laterale Seite des Oberschenkels anlegt, liegt der Punkt dort, wo die Mittelfingerkuppe den Schenkel berührt.

Indikation: Knieschmerzen, Beinlähmung, Meralgia paraesthetica

Technik: Gun, Dian, An, Ca

G 32: 2 Cun unter G 31

Indikation: wie G 31

G 33: 3 Cun über G 34, in der Vertiefung oberhalb des Condylus lateralis femoris

Indikation: wie G 31

G 34: vor und unter dem Fibulaköpfchen

Indikation: Knieschmerzen, Beinlähmung, Interkostalneuralgie, Gallenerkrankungen. Etwas tiefer ist eine Zone, welche bei Gallenblasenleiden sehr druckempfindlich sein kann.

Technik. Na, An, Rou, Dian

G 35: Mitte von lateraler Seite des Unterschenkels, 7 Cun oberhalb von Außenknöchel, am **Hinterrand** der Fibula

Indikation: Knieschmerzen, Schwellungen am Gesicht, Ischialgie

G 36: Mitte von lateraler Seite des Unterschenkels, 7 Cun oberhalb von Außenknöchel, am **Vorderrand** der Fibula

Indikation: Völlegefühl im Thorax, Bauchschmerzen, Nackenschmerzen, Beinschmerzen

G 37: distal von lateraler Seite des Unterschenkels, 5 Cun oberhalb von Außenknöchel, am Vorderrand der Fibula, d.h. 2 Cun unter G 36

Indikation: Lähmungen und Katergefühl am Bein, alle Augenleiden, Wadenkrampf, Migräne

G 38: distal von lateraler Seite des Unterschenkels, 4 Cun oberhalb von Außenknöchel, am Vorderrand der Fibula

Indikation: Lähmungen am Bein, Schmerzbekämpfung für alle Gelenke (keine fixe Schmerzlokalisation), Kältegefühl im Kreuz (wie im eiskalten Wasser sitzend), Ischialgie, Thoraxschmerzen, Schmerzen in der Supraklavikularregion, Beinödem

G 39: 3 Cun oberhalb des Außenknöchels, am Hinterrand der Fibula

Indikation: Kopfschmerzen, Nackensteifigkeit, Lähmung oder Muskelkater im Bein, Störungen des Sprunggelenkes

Technik: Na, An, Rou

G 40: am Fußrücken, ventral und kaudal vom Außenknöchel, lateral der Sehnen des M. extensor digitorum longus

Indikation: Thoraxschmerzen, Schmerzen im Hüftgelenk, Muskelkater- und Schmerzen am Bein, Ischialgie, Cholezystopathie

G 41: im proximalen Winkel zwischen Mittelfußknochen 4 und 5

Indikation: Lähmung im Bein, Störungen des Sprunggelenkes, Interkostalneuralgie

Technik: An, Dian, Na, Rou

G 42: am Fußrücken, dorsal vom Spalt zwischen Metatarsale IV und V, 0,5 Cun vor G 41

Indikation: wie G 41

G 43: proximal der Schwimmhautfalte zwischen 4. und 5. Zehe

Indikation: Fußschmerzen, Hitzegefühl an der Fußsohle, rasche, in der Lokalisation wechselnde Schmerzen, Ödeme an den Beinen und Armen, Thorax- und Flankenschmerzen, Tinnitus, Schwerhörigkeit, Bluthochdruck

G 44: 2 mm proximal und lateral vom äußeren Nagelfalzwinkel der 4. Zehe

Indikation: Endpunkt des Meridians

6.12 Lebermeridian

Der Lebermeridian hat insgesamt 14 Punkte.

Die Leber reguliert den Gallenfluss, den Fluss der Gefühle, den Fluss der Vitalenergie und die Sehnen. An den Augen und an den Fingernägeln können wir Störungen der Leber erkennen.

Lebermeridian-Syndrom

Scheitelkopfschmerz, Augenschmerzen, Konjunktivitis, Völlegefühl in der Brust, Unterbauchschmerzen, Hernie, Krämpfe im Bein, Singultus; organspezifisch: Launenhaftigkeit.

Le 1: 2 mm proximal und lateral vom äußeren Nagelfalzwinkel der Großzehe

Indikation: Endpunkt des Meridians

Technik: Qia, An

Tab. 15

Element	Holz
Jahreszeit	Frühling
Himmelsrichtung	Osten
Farbe	blau/grün
Geschmack	sauer
Äußerer pathogener Faktor	Wind
Innerer pathog. Faktor: Emotion	Zorn
Schmerzcharakter	flüchtig, nicht lokalstabil, Anfall, Krampf
Vollorgan	Leber
Hohlorgan	Gallenblase
Meridiane	Le/G
Öffner	Auge
Schicht/Gewebe	Muskeln – Kontraktionszustand – Bewegung, Sehnen, Nägel
Dominiertes System	Bewegung, Muskulatur, Verdauung
Komplexe Funktion	Harmonie, Emotionen, Verdauung
Moderne Medizin	Funktion des vegetativen Nervensystems, Sekretion vom Gallensaft und Entgiftungsfunktion

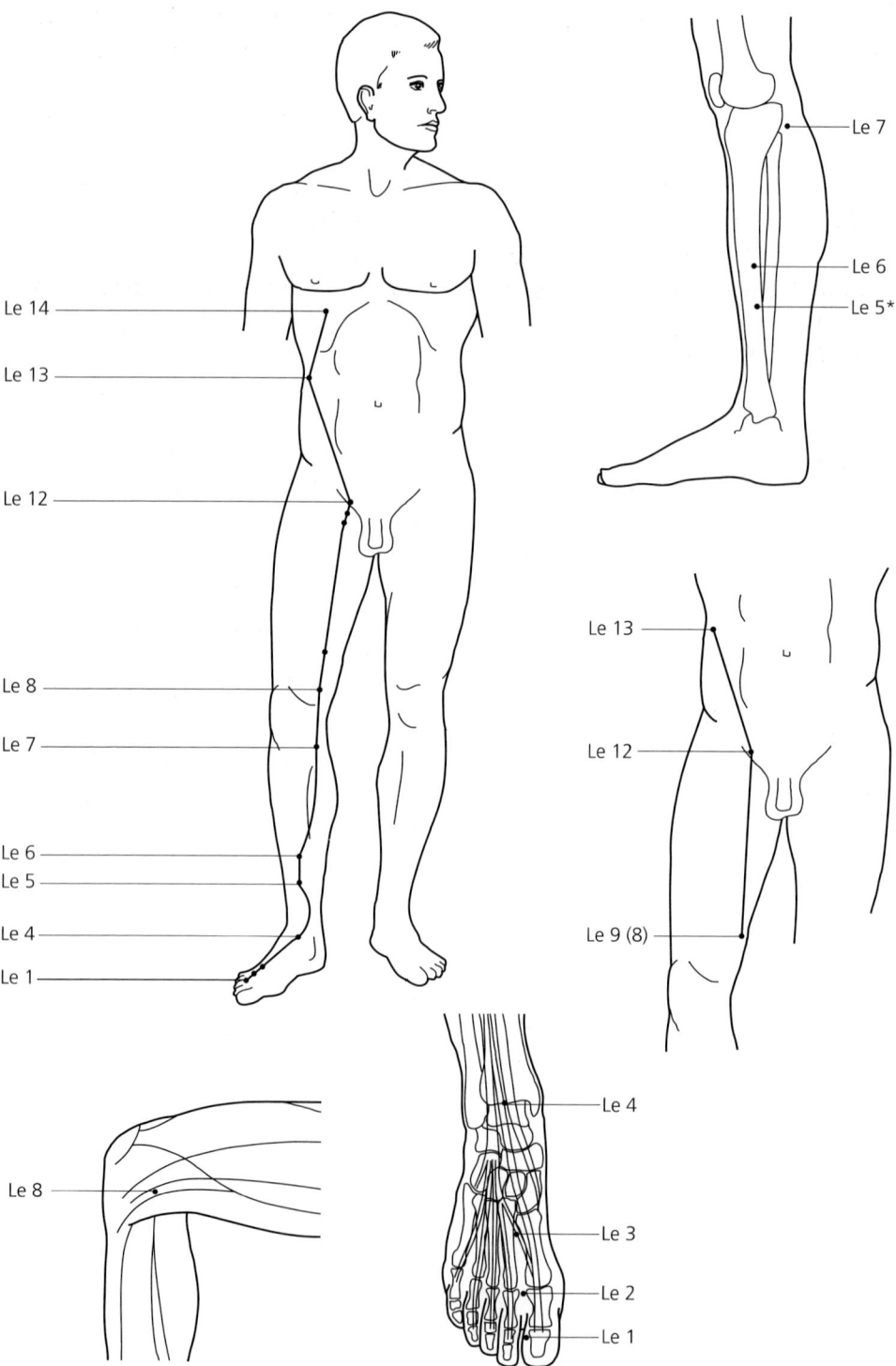

Abb. 19: Der Lebermeridian

Le 2: am Fußrücken, proximal der Schwimmhautfalte zwischen 1. und 2. Zehe

Indikation: wie Le 3

Le 3: in einer Vertiefung im Winkel zwischen Metatarsale 1 und 2

Indikation: Kopfschmerzen, Schwindel, Bluthochdruck, Interkostalneuralgie, psychische Störungen, Schmerzen am Fußrücken

Technik: An, Dian, Rou

Le 4: 1 Cun vor dem Knöchel, zwischen den Sehnen der Mm. tibialis anterior und extensor hallucis longus

Indikation: Unterleibsschmerzen, Lumbago, Pollution, kalte Füße

Le 5: an medialer Seite des Unterschenkels, 5 Cun oberhalb des Innenknöchels

Indikation: Hernieschmerzen, Unterleibsschmerzen, Miktionsstörung, sexuelle Übererregbarkeit, Pruritus im Genitalbereich, funktionelle Uterusblutung, Menstruationsstörung, Ausfluss, phasenhafte psychische Störungen, beim Vorbeugen starke Rückenschmerzen

Le 6: an medialer Seite des Unterschenkels, 7 Cun oberhalb des Innenknöchels

Indikation: wie Le 5

Le 7: an medialer Seite des Unterschenkels, distal und dorsal von Condylus medialis tibiae, 1 Cun hinter MP 9

Indikation: Kniebeschwerden, schmerzhafte Schwellung im Rachen

Le 8: am medialen Ende der Kniegelenksfalte, vor der Sehne des M. semimembranaceus

Indikation: Kniebeschwerden, gynäkologische Beschwerden

Le 9: 4 Cun oberhalb dem Epicondylus medialis des Femur, zwischen M. gracilis und M. sartorius

Indikation: Lumbago mit Ausstrahlung ins kleinen Becken, Miktionsstörung, Enuresis nocturna, Menstruationsstörung

Le 10: an medialer Seite des Oberschenkels, 3 Cun unter M 30, am lateralen Rand des M. adductor longus femoris

Indikation: Harnverhaltung, Enuresis nocturna, schläft viel

Le 11: 2 Cun unter M 30, am lateralen Rand des M. adductor longus femoris

Indikation: Sterilität, Menstruationsstörung, Schmerzen in diesem Bereich

Le 12: distal und lateral von M 30, es pulsiert hier die A. femoralis

Indikation: Schmerzen in diesem Bereich

Le 13: Am freien Ende der 11. Rippe

Indikation: Druckgefühl und Schmerzen im Thorax, Gallestörungen

Technik: An, Rou, Mo

Le 14: in der Mamillarlinie im 6. ICR bzw. 2 QF unter der Brustwarze

Indikation: Druckgefühl und Schmerzen im Thorax, Mastitis, Gallestörungen

Technik: Na, An, Rou.

Die 8 Wundermeridiane (Sondermeridiane)

Die Bedeutung der Wundermeridiane liegt in der Behandlung von chronischen, rebellierenden Störungen. Alle 8 Wundermeridiane haben keine spezielle Organbeziehung. Nur 2 (LG und KG) von ihnen besitzen eigene Punkte. Die restlichen 6 Wundermeridiane benützen Punkte von den 12 Hauptmeridianen. Aus ihren Verteilungen können wir leicht die Wirkungen und das Krankheitsbild (Syndrom) ableiten.

7.1 Das Lenkergefäß (Dumai)

Das Lenkergefäß (LG) hat insgesamt 28 Punkte.

LG-Syndrom

Bewegungseinschränkung und Schmerzen der gesamten Wirbelsäule, Opisthotonus, Kopfschmerzen und Epilepsie. Das Lenkergefäß, auch Dumai, Gouverneurgefäß genannt, ist einer der 8 Wunder- oder Sondermeridiane.

LG 1: in der Mitte zwischen Steißbein und Anus
Indikation: Anfangspunkt des Meridians. Obstipation, Diarrhö, Prolapsus ani, Kreuz- und Rückenschmerzen

Technik: An, Rou
LG 2: Hiatus sacralis
Indikation: Lumbago, Parästhesie und Parese des Beines
LG 3: unter dem 3. LWD
Indikation: Beinlähmung, Kreuz- und Rückenschmerzen
Technik: Gun, An, Rou, Ca
LG 4: Unter dem 2. LWD
Indikation: Kreuz- und Rückenschmerzen, Potenzstörung, chronische Durchfälle, Zyklusstörungen (Schmerzen)
Technik: Gun, An, Rou, Ca
LG 5: unter dem 1. LWD
Indikation: Kreuz- und Rückenschmerzen, Potenzstörung, chronische Durchfälle, Zyklusstörungen
LG 6: unter dem 11. BWD
Indikation: Verdauungsstörung, Hämorrhoiden, Lumbago
LG 7: unter dem 10. BWD
Indikation: ist das Zentrum der Wirbelsäule, Lumbago, Magenschmerzen, Sehstörung
LG 8: unter dem 9. BWD
Indikation: Verspannung der Rückenmuskulatur, Magenschmerzen
LG 9: unter dem 7. BWD
Indikation: Rückenschmerzen, Schwere der Beine und Arme, Leber- und Gallenblasenbeschwerden

Tab. 16

Kardinalpunkt	Funktion	Verlauf
Dü 3, Houxi, hintere Schlucht	Dumai, Lenkergefäß – LG. Meer der Yang-Meridiane, Rückenmark, Bewegungsapparat, Wirbelsäule, der Super-Yang-Meridian; Sympathikus	dorsomedial der Wirbelsäule, über Kopf bis Philtrum. 28 eigene Punkte

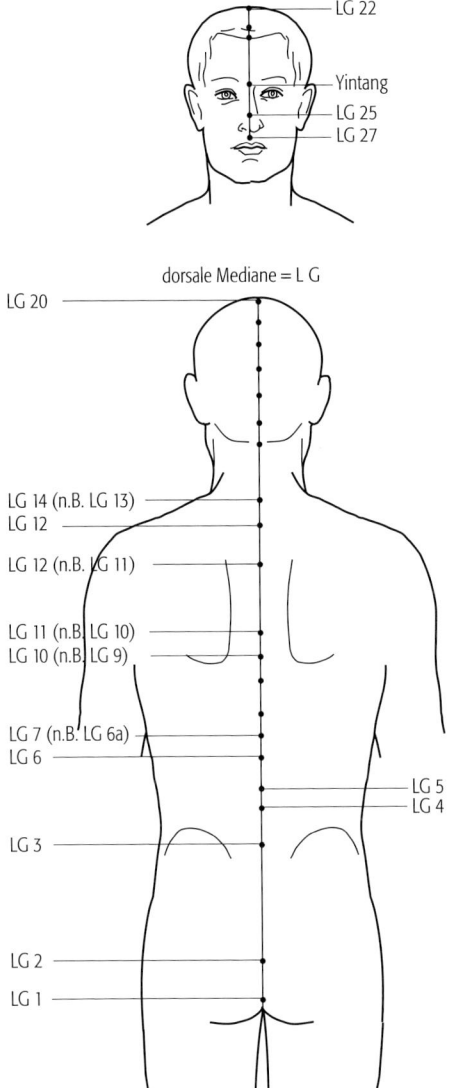

ventrale Mediane

— LG 22

— Yintang

— LG 25
— LG 27

dorsale Mediane = L G

LG 20

LG 14 (n.B. LG 13)
LG 12

LG 12 (n.B. LG 11)

LG 11 (n.B. LG 10)
LG 10 (n.B. LG 9)

LG 7 (n.B. LG 6a)
LG 6

LG 5
LG 4

LG 3

LG 2

LG 1

Abb. 20: Lenkergefäß

LG 10: unter dem 6. BWD

Indikation: Dyspnoe, Rückenschmerzen

LG 11: unter dem 5. BWD

Indikation: Frösteln, Fieber, Kopfschmerzen, Vergesslichkeit, Ängste, Husten, Neurasthenie

LG 12: unter dem 3. BWD

Indikation: Husten, Rückenschmerzen

Technik: Gun, An, Rou, Ca

LG 13: unter dem 1. BWD

Indikation: Kopfschmerzen, schwerer Kopf, Augenflimmern, Rückenschmerzen, Frösteln, Fieber, kann nicht schwitzen, Amenorrhö

LG 14: unter dem 7. HWD. Die „Spinne"

Indikation: Grippe, Fieber, akute Nackensteifigkeit, Husten, Asthma bronchiale, Rücken Nackenschmerzen

Technik: Gun, An, Rou, Ca, Tui, Pai

LG 15: am Hinterkopf, 0,5 Cun innerhalb des Haaransatzes, unter dem 1. BW

Indikation: Kopfschmerzen, Nackenschmerzen, Heiserkeit, Dysarthrie, Epistaxis, Parese nach zerebralem Prozess

LG 16: am Hinterkopf, 1 Cun innerhalb des Haaransatzes, Grübchen unter dem Protuberantia occipitale

Indikation: Kopfschmerzen, Vertigo, Epistaxis, Rhinitis, Nackenschmerzen, Hemiparese nach Schlaganfall

Technik: An, Rou, Dian

LG 17: am Hinterkopf, 2,5 Cun innerhalb des Haaransatzes, 1,5 Cun oberhalb von LG 16, Grübchen oberhalb dem Protuberantia occipitale

Indikation: kann nicht in die Weite sehen, Nackenschmerzen

LG 18: am Hinterkopf, 4 Cun innerhalb des Haaransatzes, 1,5 Cun oberhalb von LG 17

Indikation: wie LG 17

LG 19: am Hinterkopf, 5,5 Cun innerhalb des Haaransatzes, 3 Cun oberhalb von LG 17

Indikation: wie LG 17

LG 20: Auf der Medianlinie des Scheitels, dort wo sich dieser mit einer durch die Ohrmuschelspitze laufenden, gedachten Vertikalen trifft. Die höchste Stelle des Scheitels.

Indikation: Kopfkrankheiten, Schwindel, Ohnmacht, Hirndurchblutung, Gedächtnis- und Konzentrationsstörungen, Spannungskopfschmerzen

LG 21: 3,5 Cun innerhalb des vorderen Haaransatzes, 1,5 Cun vor LG 20

Indikation: wie LG 20

LG 22: 2 Cun innerhalb des vorderen Haaransatzes, 2 Cun vor LG 20

Indikation: wie LG 20

LG 23: 1 Cun innerhalb des vorderen Haaransatzes, 0,5 Cun vor LG 20

Indikation: Kopfschmerzen, Augenschmerzen, Sinusitis, Epistaxis, Rhinitis

LG 24: 0,5 Cun innerhalb des vorderen Haaransatzes

Indikation: starke Kopfschmerzen, Tränenfluss, rote Augen, Rhinitis

LG 25: Mitte der Nasenspitze

Indikation: Rhinitis, Schock, zu niedriger Blutdruck

LG 26: in der Mitte des Philtrums; der „Kollapspunkt"

Indikation: Fazialisparese, akuter Lumbago, psychische Störungen

Technik: Qia, Rou

LG 27: Oberlippenrand

Indikation: Hitzesymptomatik im Magen, Magenschmerzen, die Psyche ausgleichend

LG 28: in der Mitte des maxillären Ansatzes des Frenulums der Oberlippe

Indikation: der Endpunkt des Meridians

7.2 Das Konzeptionsgefäß (Renmai)

Das Konzeptionsgefäß (KG) hat insgesamt 24 Punkte.

KG-Syndrom

Schmerzen in Epigastrium, Unterbauch, Genitalregion; Fluor, Menstruationsbeschwerden, weibliche und männliche Infertilität; Pollutionen, Bettnässen, Harnretention, Hernie. Das KG – Konzeptionsgefäß, Renmai – ist wie das LG ein Wunder-, Sondermeridian.

KG 1: in der Mitte zwischen Anus und Skrotum bzw. der hinteren Vulvakommissur
Indikation: der Endpunkt des Meridians
KG 2: am Symphysenoberrand
Indikation: Schmerzen im Unterleib, Harninkontinenz, Harnretention, Zyklusstörungen, Pelvitis
Technik: Mo, Rou, Dian, An
KG 3: 4 Cun unterhalb des Nabels
Indikation: Schmerzen im Unterleib, Harninkontinenz, Harnretention, Zyklusstörungen, Pelvitis
Technik: Mo, Rou, Dian, An
KG 4: 3 Cun unter dem Nabel. Von Nabel bis Symphysenoberrand wird in 5 Cun eingeteilt. Alarmpunkt des Dünndarms.
Indikation: Potenzstörungen, Dysmenorrhö, Durchfälle, Harninkontinenz, Zyklusstörungen, Kräftigung
Technik: Mo, Rou, Dian, An

KG 5: 2 Cun unter dem Nabel, 1 Cun über KG 4
Indikation: wie KG 4
KG 6 (das Meer der Energie): 1,5 Cun unter dem Nabel
Indikation: Potenzstörungen, Durchfälle, Dysmenorrhö, Harninkontinenz, Zyklusstörungen, Kräftigung
Technik: Mo, Rou, Dian, Zhen (Vibration), An
KG 7: 1 Cun unter dem Nabel
Indikation: wie KG 4
KG 8: Nabel, nur zur Orientierung
Indikation: Bauchschmerzen, Diarrhö
Technik: Mo, An, Rou, Zhen
KG 9: 1 Cun über dem Nabel
Indikation: Ödeme, wenig Appetit, Beschwerden um den Nabel
KG 10: 2 Cun über dem Nabel
Indikation: wie KG 12
KG 11: 3 Cun über dem Nabel
Indikation: wie KG 12
KG 12: genau in der Mitte zwischen dem Nabel und der Schwertfortsatzspitze; in gleicher Höhe 2 QF lateral ist M 21
Indikation: Magenschmerzen, Blähungen, Erbrechen, Verdauungsstörungen
Technik: Mo, An, Rou, Zhen
KG 13: 5 Cun über dem Nabel
Indikation: wie KG 12
KG 14: 6 Cun über dem Nabel
Indikation: wie KG 12
KG 15: die Schwertfortsatzspitze
Indikation: Schmerzen in Magen- und Herzregion
Technik: Mo

Tab. 17

Kardinalpunkt	Funktion	Verlauf
Lu 7, Lieque Engpass	Renmai, KG, Meer der Yin-Meridiane. Regiert Qi und Blut aller Yin-Meridiane. Der Super-Yin-Meridian; Parasympathikus	ventromedial, von Perineum bis Kinn. 24 eigene Punkte

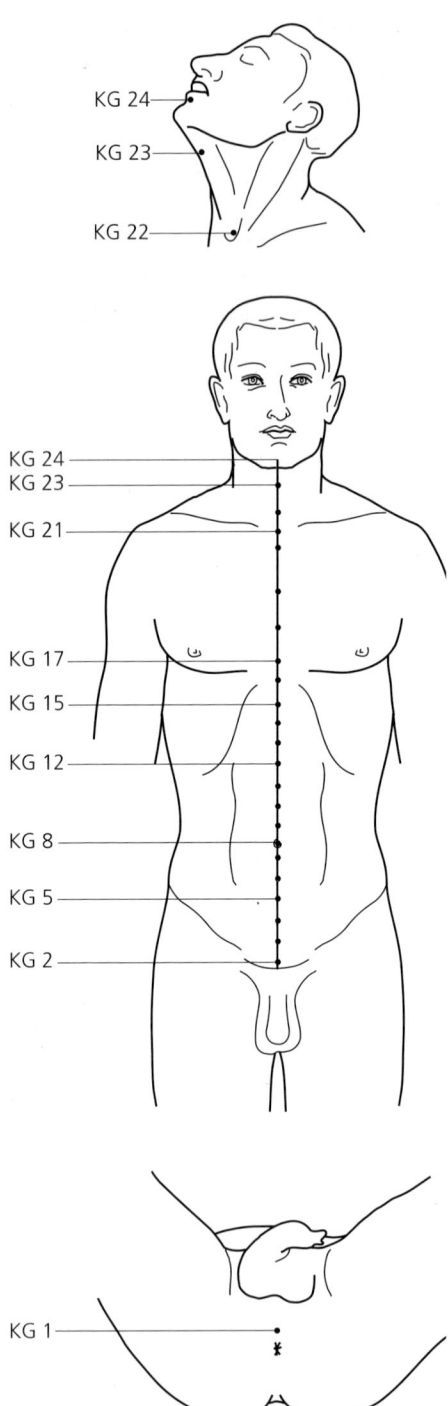

KG 16: auf der Medianlinie in Höhe des 5. ICR

Indikation: Völlegefühl im Thorax, Erbrechen

KG 17: in der Höhe von 4. ICR, d.h. zwischen den Brustwarzen beim Mann

Indikation: Husten, Druck in der Brust, Schmerzen in der Brust, Singultus, Mastitis, Stenokardie

Technik: Mo, An, Rou

KG 18: auf der Medianlinie in Höhe des 3. ICR

Indikation: Thoraxschmerzen, Husten, Asthma, Schwellung der Brüste, innere Unruhe

KG 19: auf der Medianlinie in Höhe des 2. ICR

Indikation: wie KG 18

KG 20: auf der Medianlinie in Höhe des 1. ICR

Indikation: wie KG 18

KG 21: 1 Cun unter dem KG 22

Indikation: wie KG 18

KG 22: knapp über der Incisura jugularis

Indikation: Husten, erschwerte Expektoration, Aphasie, Singultus

Technik: Rou, An, Qia, Dian

KG 23: oberhalb dem Kehlkopf, am Hyoid

Indikation: Sodbrennen, Globusgefühl, Heiserkeit, Aphasie, Husten, Hypersalivation

KG 24: in der Mitte der mentolabialen Falte

Indikation: Endpunkt des Meridians, Fazialisparese, Trigeminusneuralgie, Zahnschmerzen

Technik: An, Rou, Qia

Abb. 21: Konzeptionsgefäß

7.3 Die Bedeutung der Wundermeridiane als Zusammenfassung von Störungen

LG-Syndrom: Bewegungseinschränkung und Schmerzen der gesamten Wirbelsäule sowie Kopfschmerzen.

KG-Syndrom: Schmerzen in Epigastrium, Unterbauch, Genitalregion; Fluor, Menstruationsbeschwerden, weibliche und männliche Infertilität; Pollutionen, Bettnässen, Harnretention, Hernien.

Yangqiao-Mai-Syndrom: Rücken- und Kreuzschmerzen, Spasmen, Beeinträchtigung der Pronation und Außenrotation der unteren Extremität; Schlaflosigkeit, Entzündungen des inneren Augenwinkels.

Dai-Mai-Syndrom: Schwäche lumbal, Schwäche, Atrophie und motorische Beeinträchtigungen der unteren Extremität; Blähungen und Völlegefühl des Bauchraums, Fluor, Uterusprolaps.

Yangwei-Mai-Syndrom: Fieber abwechselnd mit Schüttelfrost.

Yinqiao-Mai-Syndrom: Schmerzen im Unterbauch, lumbal, Hüfte; Spasmen, Beeinträchtigung der Inversion des Fußes; Lethargie, Epilepsie.

Yinwei-Mai-Syndrom: „Tiefe Syndrome", z.B. Brust-, Herz- und Magenschmerzen.

Chong-Mai-Syndrom: Schmerzen, Spasmen im Abdomen, Menstruationsstörungen, weibliche und männliche Infertilität; Asthma.

Tab. 18: Übersicht über die Kardinalpunkte und 8 Wundermeridiane
(Aus: Kubiena G, Meng A: Die Kardinalpunkte. Wien: Maudrich; 1998)

Kardinalpunkt	Wundermeridian/Funktion	Verlauf
Lu 7, Lieque Engpass	Ren Mai = KG, Meer der Yin-Meridiane. Regiert Qi und Blut aller Yin-Meridiane. „Frauen".	ventromedial, von Perineum bis Kinn 24 eigene Punkte
N 6, Zhao Hai erleuchtetes Meer	Yinqiao Mai = Beschleuniger des Yin. Hilfsmeridian des KG; Innenrotation des Beines.	schmaler Streifen vorne; Bein, Rumpf: (N2) N 6, N 8, B 1 Treffpunkt mit Yinqiao
KS 6, Neiguan Innengrenze	Yinwei Mai = Bewahrer des Yin; regiert das Körperinnere: Herz, Magen, Milz.	breiter Streifen ventrolateral, Bein: N 9, MP 12, MP 13, MP 15, MP 16, Le 14, KG 22, KG 23
MP 4, Gongsun, Enkel des Fürsten	Chong Mai = Verteiler der Energie, Meer der 12 Meridiane, des Blutes, der Organe; Blut- und Qi-Reservoir für alle 12 regulären Meridiane. Verdauung, Herz, Blut, Venen.	äußerer Ast: KG 1, N 11–21; innerer Ast entlang der Wirbelsäule!
Dü 3, Houxi, hintere Schlucht	Du Mai = Lenkergefäß = LG. Meer der Yang-Meridiane/ZNS! Bewegungsapparat, Wirbelsäule, Apoplexie.	dorsomedial der Wirbelsäule, über Kopf bis Philtrum 27 (28) eigene Punkte
B 62, Shenmai Gefäß der Streckung	Yangqiao Mai = Beschleuniger des Yang. Hilfsmeridian für LG; Außenrotation des Beines; „Männer!"	dorsal, schmal, parallel zu LG, B 62, B 61, B 59, G 29, Dü 10, Di 16, Di 15, M 7, M 6, M 4, innerer Augenwinkel B 1 (Treffpunkt mit Yinqiao), G 20
3E 5, Weiguan, Außengrenze	Yangwei Mai = Bewahrer des Yang/regiert Körperäußeres – Haut, Bewegungsapparat; Fieber, Frösteln, hitzende Dermatosen.	breit, dorsolateral Flanke, Schläfe: B 63, G 35, Dü 10, 3 E 15, Di 14, G 21, Du 10 (Treffpunkt mit Yangqiao), G 20, LG 15, LG 16, G 19, G 18, G 17, G 16, G 15, G 14, G 13, M 1

Fortsetzung Tab. 18

Kardinalpunkt	Wundermeridian/Funktion	Verlauf
G 41, Linqi, wo die Tränen auftreffen	Dai Mai = Gürtelgefäß/Ausgleich obere/ untere Körperhälfte. Bewegungsapparat, Krämpfe; kleines Becken! Prolaps.	wie Korsett um Körpermitte, Darmbein- kamm, verbindet alle Meridiane auf dem Rumpf (Le 13), G 26, G 27, G 28

In der Praxis werden die Wundermeridiane öfter paarweise verwendet.

Tab. 19: Wundermeridianpaare

Kardinal- Punkte	Wunder- meridiane	Regionen/Indikationen	Funktionskreise
Dü 3/B 62	LG/ Yangqiao Mai	Regionen: Nacken, Schulter (Dü 10), Rücken, innerer Lidwinkel (B1). Indikation: Rücken – Längsschmer- zen, ZNS - Kortex! Hemiplegie, Sprachstörung, Schlafstörung	Herz (über Dü 3): ZNS, Großhirn, Sprache! Kreislauf, RR, Schlaf Niere/Blase (B 62, B 1 und andere B-Punkte auf Yangqiao Mai): Lende, Urogenitale, untere Öffner, Ohr Leber/Gallenblase (G 20, G 29 auf Yangqiao Mai, LG 20 – innerer Leber- Ast!): Krämpfe, Anfälle, Drehbewe- gung, Muskeln
3 E 5/G 41	Yangwei Mai/ Dai Mai	Region: retroaurikulär, äußerer Lid- winkel, Flanke Indikation: klassische Migräne, Flan- ken-, Schläfenschmerzen, seitlich ausstrahlende Kreuz- und Nacken- schmerzen, Anfall, Muskel, Gelenke, Oberbauch, Becken	Leber/Gallenblase (G 41, viele G-Punkte auf Yangwei Mai): Blutspei- cher Milz/Magen: beeinflusst von der Leber Niere/Blase (Beginn Yangwei Mai mit B 63)
Lu 7/N 6	KG/ Yinqiao Mai	Region: Rachen, Thorax, Lunge, Hals, Urogenitale Indikation: Respirationsstörungen, Sexualneurose, Globusgefühl, Obstipation	Lunge/Dickdarm (Lu 7) Niere/Blase (N 6, B 1)
KS 6/MP 4	Yinwei Mai/ Chong Mai	Region: vorn empfundene Beschwerden. Indikation: Herz, Thorax, Magen; Blut, Qi-Meteorismus, Roemheld-, Magenaffektionen, Erbrechen, Übelkeit, Blutverlust-Krankheiten – Menstruationsstörungen, prämens- truelles Syndrom, Diarrhö, Colitis ulcerosa	Herz (KS 6 – KS = Perikard), Milz/Magen (MP 4, MP-Punkte auf Yinwei Mai) Niere (Chong Mai benutzt N-Punkte, Yinwei Mai beginnt in N 9) Leber (Le 14 auf Yinwei Mai)

Die muskulotendinären Meridiane (MTM) oder tendinomuskulären Meridiane

Es handelt sich um 12 Verbindungssysteme, welche nur äußerlich am Körper verteilt sind. Sie haben keine Beziehung zu den Eingeweiden. Die zu Yang zählenden MTM sind lateral am Körper, die zu Yin zählenden hingegen medial, außerdem dringen diese in den Thorax und in die Bauchhöhle ein.

Die MTM haben viele Gemeinsamkeiten mit der Skelettmuskulatur, den Sehnen und den Faszien. Sie sind oberflächlich am Körper lokalisiert, deswegen leicht durch bioklimatische Noxen (Kälte, Wärme, Wind etc.) irritierbar und führen zu rheumatischen Erkrankungen. Hauptsymptome hierfür sind Krämpfe, Schmerzen und Bewegungseinschränkungen im Bereich der Extremitäten. Die Locus-dolendi-Therapie wird gerne durch lokale Wärmeanwendung unterstützt.

8.1 Physiologie der MTM

Die quergestreifte Muskulatur ist meist in Längsanordnung (parallel zur Körperlängsachse) angeordnet. Dort, wo sich die Muskelfasern mehrfach kreuzen, haben wir im Meridianverlauf auch „Ecken". Bei den MTM sehen wir sehr schön dieses Phänomen dargestellt, nämlich den Meridian als kinetische Kette der Muskulatur.

1. Lokale Unterkühlung, z.B. durch Kryoanwendung, kann das PSC (= propagated sensation along channels) verlangsamen bzw. unterbrechen. Nach Wegnahme der Kälte ist das PSC wieder da. Das deutet darauf hin, dass die Wärme die Stoffwechselaktivität der Muskelfasern positiv beeinflusst und dass damit bei Kälte eine Verlangsamung bzw. Unterbrechung des PSC verursacht wird.

Können die Muskelfasern das Deqi-Gefühl weiterleiten?

Deqi ist jenes eigentümliche Gefühl der Wärme, des Kribbelns und der Schwere beim Patienten nach Setzen und Manipulation der Akupunkturnadel. Wenn dieses vorhanden ist, ist das eine Erklärung, warum gelegentlich trotz Unterbrechung einer nervalen Verbindung (z.B. durch Lokalanästhetika oder einer Nervendurchtrennung oder -blockade) trotzdem eine therapeutische Wirkung bei der Akupunktur entsteht.

Dazu passt auch die Theorie der Grundregulation nach Alfred Pischinger, welche eine verbindende Funktion des Bindegewebes mit dem vegetativen Nervensystem hat.

2. Ein mechanischer Druck kann ebenfalls das PSC unterbrechen. Der Druck muss aber exakt auf den Verlauf des PSC abgestimmt sein und eine Stärke von 500 g/cm^2 betragen. Das Phänomen der Unterbrechung des Deqi-Gefühls ist reversibel. Die Blutzirkulation und die NLG (insbesondere die motorische Nervenleitgeschwindigkeit) zeigen keine Veränderung bei der lokalen mechanischen Drucksetzung. Daraus ersehen wir, dass die Fortleitung des PSC keine reine Funktion des peripheren Nervensys-

tems und auch nicht des Gefäßsystems ist, sondern dass die Muskulatur hier eine gewisse Rolle spielt.

3. Die Massage löst eine Zunahme der Infrarotstrahlung am Meridianpunkt und im entsprechenden Meridianverlauf aus. Deutet das auf eine Aktivitätszunahme des Muskelstoffwechsels hin?

4. Überall, wo Muskelfasern sind, können auch Akupunkturpunkte vorhanden sein. Wenn die morphologische Basis des Meridians, wie oben angeführt, die Muskelfaser ist, dann ist das Deqi-Gefühl eine Erregung der Muskelfaser und eine Kontraktion der Muskelfaser. Das PSC breitet sich auf dem Wege der Muskelverbindung aus. Somit können wir auch sagen, dass überall, wo Muskelfasern stimulierbar sind, auch das Deqi-Gefühl auslösbar sein wird. Die Praxis bestätigt diese Annahme. Die Punkte außerhalb des Meridians (PdM, Sonne etc.) und die neu entdeckten Punkte, die sog. Ashi-Punkte (= Locus-dolendi-Punkte bzw. persönliche Punkte), unterscheiden sich von den Meridianpunkten (722 insgesamt) nur durch eine kürzere und seltenere Deqi-Ausbreitung.

Es scheint, dass das Phänomen des Meridians (PSC oder Deqi) in zwei Arten zu gliedern ist. Eine Art ist die Ausbreitung des Nadelgefühls (auch Deqi) lokal bzw. entlang des Meridianverlaufes als Gefühl der Schwere, des Muskelkaters, der Dehnung durch Reizung der tieferen sensiblen Rezeptoren, welches sich auf dem Wege der Nervenfasern über das Rückenmark bis zum ZNS ausbreitet.

Eine andere Art für die Deqi-Ausbreitung ist die Ausbreitung in vertikaler Richtung in einer bestimmten Entfernung von der Einstichstelle aus. Hier scheint die Ausbreitung auf dem Wege der Muskelkontraktion von Muskelfaser(-zelle) zu Muskelfaser zu erfolgen.

Somit können wir sagen, dass der Wirkungsmechanismus des Meridianphänomens sehr schwer zu erklären ist. Aber die morphohistologische Basis des Meridians scheint nach dieser Betrachtung die Muskelfaser zu sein.

Für die Praxis bedeutet dies, dass, sobald der Patient ein Deqi-Gefühl verspürt, eine positive therapeutische Wirkung durch die Akupunktur zu erwarten ist. Ob sich das Deqi auch über eine längere Strecke erstrecken kann, hängt davon ab, ob die Ausbreitung entlang einem Meridian erfolgt oder nicht.

Werden mehr Rezeptoren durch eine Massage aktiviert, wird der therapeutische Effekt besser sein, als wenn nur wenige Rezeptoren stimuliert werden und nur ein Deqi-Gefühl lokal ausgelöst wird.

Das Deqi hat mit dem Nervensystem zu tun, jedoch ist die Wechselwirkung zu den Muskelfasern (z.B. die Stoffwechselaktivität) noch wichtiger. So gesehen ist der Wirkungsmechanismus der Akupunktur-Analgesie sowohl eine Folge der zentralnervösen Modulation als auch eine lokale Impulsausbreitung vertikal zu den Muskelfasern. Das bedeutet eine lokale Regulation, welche ohne Mitwirkung des ZNS zustande kommt.

8.2 Die Bedeutung der MTM für die Praxis

Man kann die 12 MTM als einen Teil der 12 Hauptmeridiane ansehen, da ihr Verlauf dem der 12 Hauptmeridiane sehr ähnlich ist. Die MTM haben mit dem Erscheinungsbild der Muskelphysiologie und -pathophysiologie zu tun.

Die Funktion der MTM ist die Koordinierung der Bewegung und der Verbindung des Bewegungsapparates. Erkrankungen der Muskulatur, Sehnen und der Gelenke sind Hauptindikationen für die MTM. Das klinische Bild einer MTM-Symptomatik ist: schlaffe oder spastische Parese, Muskelhartspann, Rigor, Zerrung, Prellung, Tendinopathie etc.

Die Haut, die Subkutis und der Muskelmantel bilden eine Schutzschicht des Körpers gegen die schädigenden bioklimatischen Einflüsse. Diese Schutzschicht behütet sozusagen die Eingeweide im Inneren des Körpers vor diesen Einflüssen. Die 6 Yang-Meridiane regulieren die Schutzschicht, während die 6 Yin-Meridiane die Eingeweide regulieren. Der Körpermantel und die Eingeweide werden durch ein Netzwerk von Gefäßen, das Meridiansystem, zu einer Einheit verbunden. Deshalb ist der Körpermantel (z.B. die Alarmpunkte, die Zustimmungspunkte etc.) meist im Rahmen von psychosomatischen Genesen die Projektionsstelle bei Störungen im Inneren des Körpers. Hier finden wir dann z.B. segmentale Muskelverspannungen bei einem nervösen Magen. Die TCM bezeichnet das Gelenk als eine Schranke, hier wird die Zirkulation (Informationsfluss) im Meridiansystem kontrolliert. An einer solchen Schranke können leicht Behinderungen des Blut- und Informationsflusses entstehen.

Die moderne Medizin spricht hier von einer Verzögerung oder Stase der Blutzirkulation – die manuelle Medizin von Blockierung eines oder mehrerer Gelenke.

Die Deblockierung eines solchen Gelenkes bedeutet Beseitigung der Störung und somit Förderung der Zirkulation (im Meridiansystem, Blut- und Lymphgefäßsystem oder an Muskel-, Sehnen- und Nervendruckstellen). Interessant ist, dass sich in der TCM meist gerade um die Gelenke die wichtigen Meridianpunkte befinden. Die Überlegung, die Bewegungseinschränkung eines Gelenkes nicht als ein rein regionales Phänomen zu betrachten, führt dazu, die Muskelfunktion als eine „kinetische Funktionskette" zu sehen. Die MTM und auch die 12 uns schon bekannten Hauptmeridiane zeigen in ihren Verläufen sehr eindrucksvoll eine solche Muskelkette.

Moderne Therapieformen in der Krankengymnastik kennen solche Beziehungen sehr gut unter den Begriffen wie: Feldenkrais-Methode, Schattenboxen, Eutonie etc. O. Bergsmann und A. Meng haben in einer Monographie recht genau diese Idee, Meridianverbindung als eine Funktionskette der Muskulatur, dargelegt.

Wir fördern die lokale Durchblutung und verbessern damit die Regeneration. Die reflektorische Schmerzlinderung fördert wiederum die Durchblutung, verbessert die Muskelverspannung und beschleunigt die Rückresorption des lokalen Ödems. Die lokalen Griffe beseitigen auch die Sehnen-Muskelverwachsungen und Dislokationen. Symptome wie Schmerzen, Muskelverspannungen, Muskelkrämpfe und Muskelschwäche sind Indikationen für die Anwendung von MTM. Lokale Schmerzpunkte und sensible Punkte entlang der MTM sind Orte der Tuina-Massage.

8.3   Verlauf der 12 MTM

8.3.1   MTM des Blasenmeridians

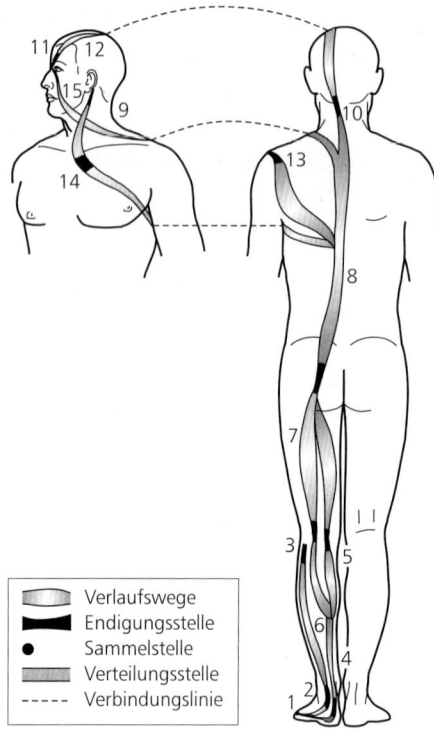

Abb. 22:   Das dem Blasenmeridian (Zu-Tai-Yang) zugeordnete muskulotendinäre Gefäß

Legende zur Abbildung:
- ▭ Verlaufswege
- ▬ Endigungsstelle
- ● Sammelstelle
- ▦ Verteilungsstelle
- ----- Verbindungslinie

Dieser Meridian beginnt an der kleinen Zehe (Zhiyin, B 67), zieht am Außenrand des Fußes bis zu B 61 in der Nähe des äußeren Knöchels (entspricht Teilen der Sehnen des M. extensor digitorum longus, welche an der kleinen Zehe ansetzt) und von hier weiter in die Kniekehle zu B 54 (entspricht M. peronaeus longus und brevis). Etwas tiefer als der oben genannte Zweig liegt ein weiterer, der vom Außenrand des Fußes zur Ferse (entspricht dem M. abductor digiti min.) und dann aufwärts zur Kniekehle zieht. Ein anderer Zweig beginnt am lateralen Knöchel, verläuft zu den lateralen

Partien der Wade und dann zur medialen Kniekehle (M. gastrocnemius). Von der Kniekehle verläuft dieser Zweig parallel zum ersten Zweig, welcher am Beginn an B 54 endet, hinauf bis zum Gesäß (M. biceps femoris, M. semitendinosus, M. semimembranosus). Vom Gesäß dann paravertebral aufwärts bis zum Hinterhaupt (M. erector spinae).

Vom Nacken reicht ein Ast über den Schulterrand zum Hals und endet am Zungengrund (M. omohyoideus). Ein anderer Ast verläuft über den Hinterkopf, den Scheitel, die Stirn und endet schließlich an der Nasenwurzel (Galea aponeurotica, M. frontalis, M. occipitalis). Von der Nasenwurzel führt ein Ast zum oberen Augenrand und endet am Jochbein (M. orbicularis oculi).

Aus dem paravertebralen Verlauf reicht eine Abzweigung über das Schulterblatt und endet am Punkt Di 15 (Teil des M. trapezius). Eine andere Abzweigung verläuft unter der Achselhöhle und zieht kranial zur Fossa supraclaviculare (M 12) und endet dann am Processus mastoideus (M. sternocleidomastoideus). Von der Fossa supraclaviculare verläuft eine Abzweigung kranial zum Jochbein (M. levator labii superior).

Anhand des MTM der Blase sehen wir, dass hier nicht die einzelnen Muskel beschrieben werden, sondern eine ganze Funktionseinheit bzw. -kette, insbesonders wenn hier eine Störung vorliegt.

Die Gesamtfunktion des MTM des Blasenmeridians ist die Dorsalflexion. Die Muskulatur dient nicht nur zur Bewegung, sondern sie bildet auch eine Schutzschicht. Die MTM bilden zusammen mit den Hauptmeridianen eine Einheit, weil die Ernährung der MTM von den Hauptmeridia-

nen garantiert wird. Denn in den Hauptmeridianen fließt ja die Vitalenergie – Qi
und das Blut – Xue.

In der Abbildung zu den muskulotendinären Meridianen findet man verschiedene Symbole. Diese kennzeichnen die unterschiedliche Verteilungsmodalität des
Meridianverlaufes. Die Nummern im Text
bedeuten die Etappen des Verlaufes. Die
MTM werden im Originaltext nicht in Verbindung mit einem Organ, wie bei den 12
Hauptmeridianen, bezeichnet, sondern
nur mit der topographischen Zuordnung
am Körper.

vorderes Yang	–	Yangming (M/Di)
seitliches Yang	–	Shaoyang (G/3E)
hinteres Yang	–	Taiyang (B/Dü)
vorderes Yin	–	Taiyin (MP/Lu)
seitliches Yin	–	Jueyin (Le/KS)
hinteres Yin	–	Shaoyin (N/H)
vorderes Yang	–	Yangming (M/Di)
seitliches Yang	–	Shaoyang (G/3E)
hinteres Yang	–	Taiyang (B/Dü)
vorderes Yin	–	Taiyin (MP/Lu)
seitliches Yin	–	Jueyin (Le/KS)
hinteres Yin	–	Shaoyin (N/H)

Da uns die Bezeichnungen der Organe ge-
läufiger sind und ferner die MTM ja als Teil
des jeweiligen Hauptmeridians zu verstehen sind, wollen wir die MTM einfachheitshalber nach den Organen und nicht
nach der Topographie bezeichnen (MTM-
Blase, nicht MTM-Taiyang des Fußes).

8.3.2 MTM des Gallenblasen- meridians

Er beginnt an der vierten Zehe, verläuft am
Außenrand des Fußes und dann weiter
lateral zur Tibiakante und endet an der
Außenseite des Knies in der Gegend des
G 34. Ein Ast setzt sich zum Oberschenkel
fort, wo er in der Gegend von M 32 endet.
Dorsal endet er in der Gegend des Kreuz-

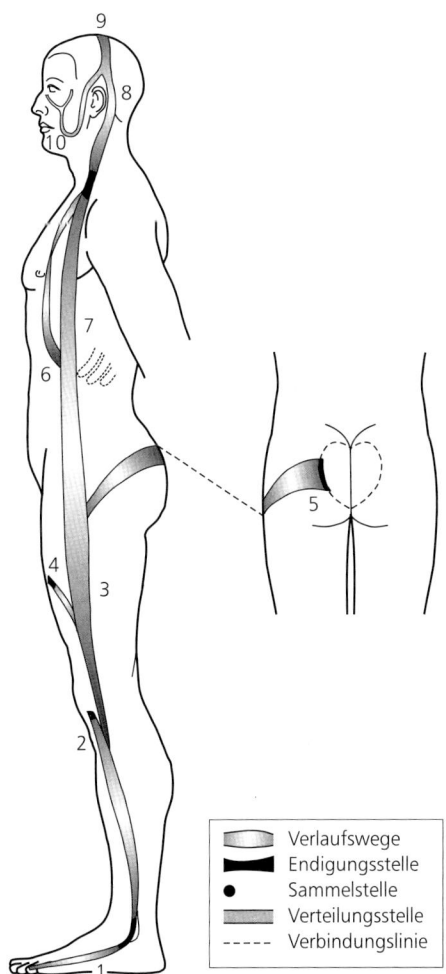

⬭	Verlaufswege
▬	Endigungsstelle
●	Sammelstelle
▬	Verteilungsstelle
-----	Verbindungslinie

Abb. 23: Das dem Gallenblasenmeridian (Zu-
Shao-Yang) zugeordnete muskulotendinäre
Gefäß

97

steißbeines. Der gerade verlaufende Ast verläuft lateral des Rumpfes und endet auf der einen Seite über der Mamma an M 12, durchläuft auf der anderen Seite die Achsel in Gegend von M 12 und reicht bis hinter das Ohr und bis zur Schläfe. Linker und rechter MTM-G treffen einander am Scheitel. Vom Scheitel zieht ein Strang zum Unterkiefer abwärts und wieder aufwärts, um am lateralen Augenwinkel zu enden.

8.3.3 MTM des Magenmeridians

Dieser beginnt jeweils an der zweiten, dritten und vierten Zehe und endet am Fußrücken. Der Sehnenzug zieht schräg nach oben, verteilt sich an der Vorderseite des Unterschenkels und endet auf der einen Seite lateral des Knies. Von hier aufwärts endet er im Bereich der Hüften und verläuft von hier wieder über den lateralen Rumpf zur Wirbelsäule. Auf der anderen Seite endet ein Ast an der Patella. Von hier reicht ein kleiner Ast lateral in das vorher beschriebene MTM-M, welches hier lateral am Oberschenkel aufwärts zieht. Die Hauptmasse läuft von der Patella senkrecht nach oben über M 32 zum Schambein, von wo sie zu den äußeren Genitalien zieht, sodann weiter nach oben über das Abdomen und den Thorax und in der Gegend von M 12 endet. Der Meridian steigt

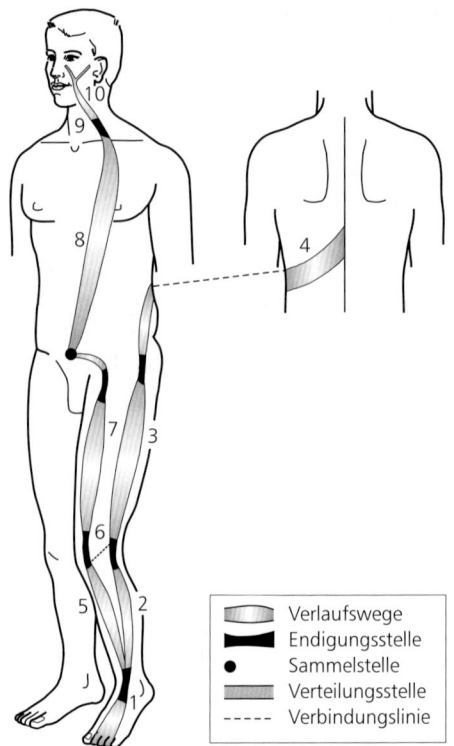

Abb. 24: Das dem Magenmeridian (Zu-Yang-Ming) zugeordnete muskulotendinäre Gefäß

dann über den Hals aufwärts um den Mund, vereinigt sich paranasal und zieht zur Nase, von wo er zum Augenunterrand läuft. Hier vereinigt er sich mit dem MTM-B. Gemeinsam bilden sie hier das „obere Augennetz" und das „untere Augennetz"; das erstere von MTM-B und das letztere von MTM-M. Der MTM-M hat von der Wange noch einen Ast, welcher bis vor das Ohr zieht.

8.3.4 MTM des Milz-Pankreas-Meridians

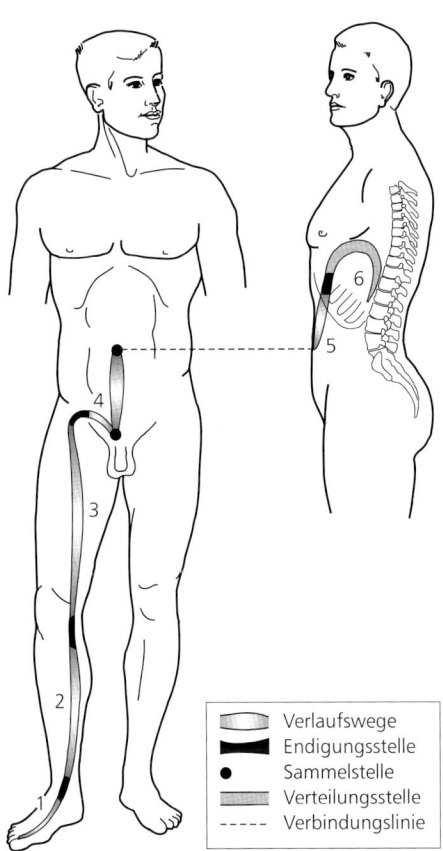

Abb. 25: Das dem Milz-Pankreas-Meridian (Zu-Tai-Yin) zugeordnete muskulotendinäre Gefäß

Er beginnt medial an der großen Zehe und zieht zum medialen Knöchel. Der gerade verlaufende Ast zieht zum medialen Condylus des Knies. Von hier verläuft er medial am Oberschenkel aufwärts bis zur Leistenbeuge und von dort zu den äußeren Genitalien. Von dieser Sammelstelle reicht der Zug kranial zum Nabel, vom Nabel intraabdominell zu den Rippen und dann durch den ganzen Thoraxinnenraum weiter nach oben. Ein innerer Ast endet an der Wirbelsäule.

8.3.5 MTM des Nierenmeridians

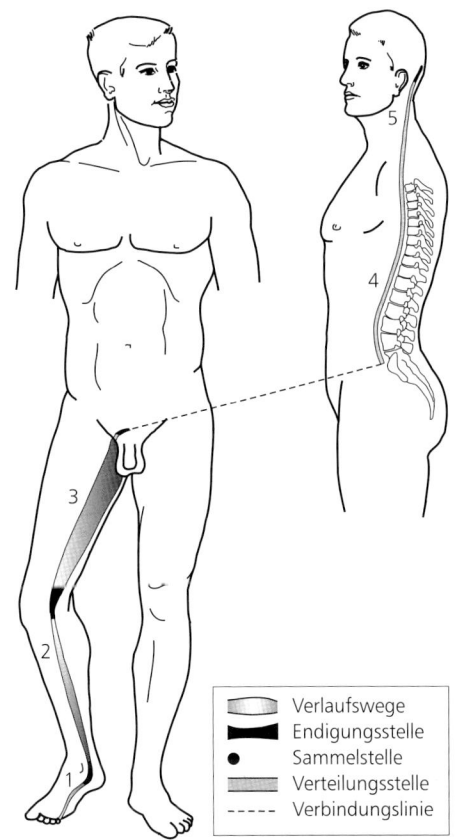

Abb. 26: Das dem Nierenmeridian (Zu-Shao-Yin) zugeordnete muskulotendinäre Gefäß

paravertebral: neben WiSäule

Dieser MTM des Nierenmeridians beginnt unterhalb der kleinen Zehe. Gemeinsam mit dem schrägen Zug des MTM-MP zieht er unterhalb des medialen Knöchels zur Ferse. Nach Vereinigung mit dem Muskel-Sehnenzug des MTM-B zieht er nach oben zu den medialen Condylen des Knies. Gemeinsam mit dem Muskel-Sehnenzug des MTM-MP zieht er nach oben entlang dem medialen Oberschenkel zum äußeren Genitale. Hier reicht ein interner Zweig paravertebral bis zum Okziput, um hier zu enden und sich mit dem Muskel-Sehnenzug des MTM-B zu vereinigen.

8.3.6 MTM des Lebermeridians

3
2
1
Verlaufswege
Endigungsstelle
Sammelstelle
Verteilungsstelle
Verbindungslinie

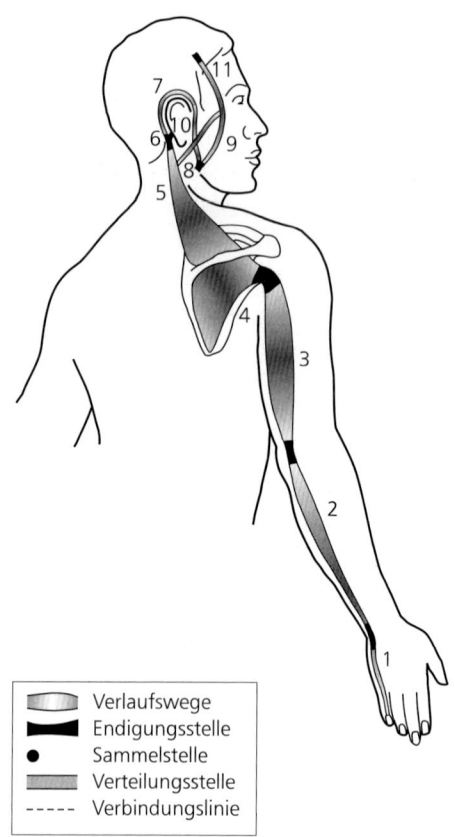

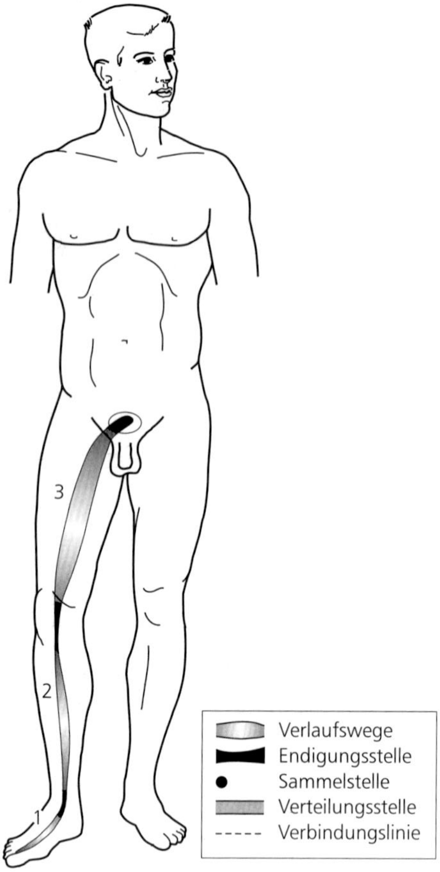

Abb. 27: Das dem Lebermeridian (Zu-Jue-Yin) zugeordnete muskulotendinäre Gefäß

Dieser MTM des Lebermeridians beginnt dorsal an der großen Zehe, zieht nach oben, bis etwa vor den medialen Knöchel und verläuft dann entlang der Tibia aufwärts zum Condylus medialis. Von hier verläuft er an der medialen Seite des Oberschenkels aufwärts und trifft im Bereich der äußeren Genitale die anderen MTM (siehe Abb. 27).

8.3.7 MTM des Dünndarmmeridians

11
7
10
6
9
8
5
4
3
2
1
Verlaufswege
Endigungsstelle
Sammelstelle
Verteilungsstelle
Verbindungslinie

Abb. 28: Das dem Dünndarmmeridian (Shou-Tai-Yang) zugeordnete muskulotendinäre Gefäß

Der MTM-Dü beginnt dorsal am kleinen Finger und zieht proximal aufwärts über das Handgelenk an der Innenseite des Unterarmes bis zum Condylus medialis. Von hier verläuft er aufwärts in die Achsel. Dorsal der Achsel zieht er über die Schulter zur lateralen Seite des Halses, wo er vor dem MTM-B liegt. Dieser Ast endet hinter dem Ohr am Proc. mastoideus. Hinter dem Ohr geht noch ein Ast ab, der in das Ohr verläuft. Ein gerade verlaufender Ast reicht dorsal vom Ohr nach oben, um dann auch

proximal: zum Körper hin gelegen/verlaufend

nach unten ziehend am Unterkiefer zu enden. Dabei nimmt er zum lateralen Augenwinkel Verbindung auf. Ein weiterer Ast zweigt von der Gegend des Unterkiefers ab, um nach oben zu den Zähnen zu ziehen. Dabei verläuft er vom Ohr weg und nimmt Verbindung mit dem lateralen Augenwinkel auf. Anschließend zieht er zur Stirn und endet am Schläfenwinkel.

8.3.8   MTM des 3E-Meridians

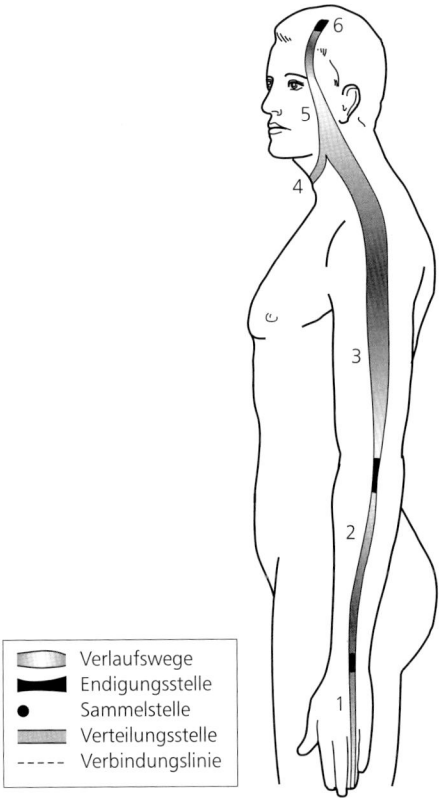

▭	Verlaufswege
▬	Endigungsstelle
●	Sammelstelle
▨	Verteilungsstelle
-----	Verbindungslinie

Abb. 29: Das dem Meridian des Dreifachen Erwärmers (Shou-Shao-Yang) zugeordnete muskulotendinäre Gefäß

Der MTM der 3E beginnt dorsal an der Kuppe des Ringfingers, zieht proximalwärts über das Handgelenk, entlang der Außenseite des Unterarmes aufwärts über den Ellbogen und die Schulter zum Hals und trifft hier den MTM-Dü. Ein Ast geht am Hals vom Unterkiefer zum Zungengrund.

8.3.9   MTM des Dickdarmmeridians

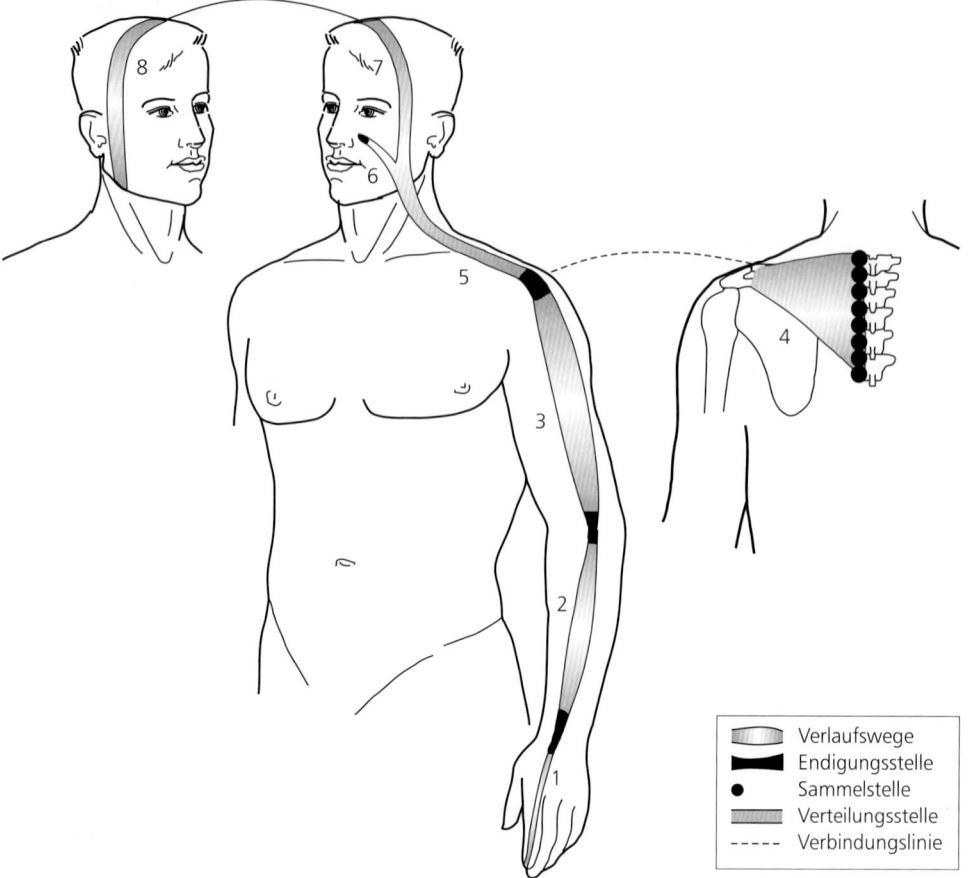

Abb. 30:   Das dem Dickdarmmeridian (Shou-Yang-Ming) zugeordnete muskulotendinäre Gefäß

Der MTM-Dickdarm beginnt am Daumen und am Zeigefinger, zieht über das Handgelenk und verläuft entlang des Unterarmes aufwärts über den Ellbogen zum Oberarm und Schultergelenk. Der Ast der Schulter umkreist die Schulter und verläuft dann paravertebral. Der gerade verlaufende Ast zieht von der Schulter aufwärts bis zum Hals. Es gibt dann noch einen Ast, der zur Wange führt.

8.3.10 MTM des Lungen-meridians

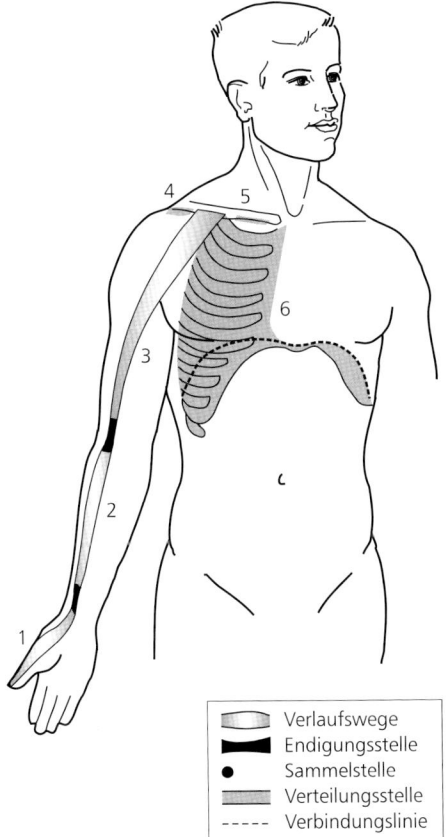

Abb. 31: Das dem Lungenmeridian (Shou-Tai-Yin) zugeordnete muskulotendinäre Gefäß

Der MTM-Lunge beginnt am Daumen, zieht über den Thenar und entlang des Unterarmes aufwärts zum Ellbogengelenk. Dann verläuft er in die Achselhöhle, von wo er in die Tiefe dringt, um dann supraklavikulär wieder auszutreten. Hier verbindet er sich ventral mit der Schulter und verläuft in den Thorax, um mit der Flankenregion und dem Herzen Verbindung aufzunehmen.

8.3.11 MTM des Kreislauf-Sexualität-Meridians

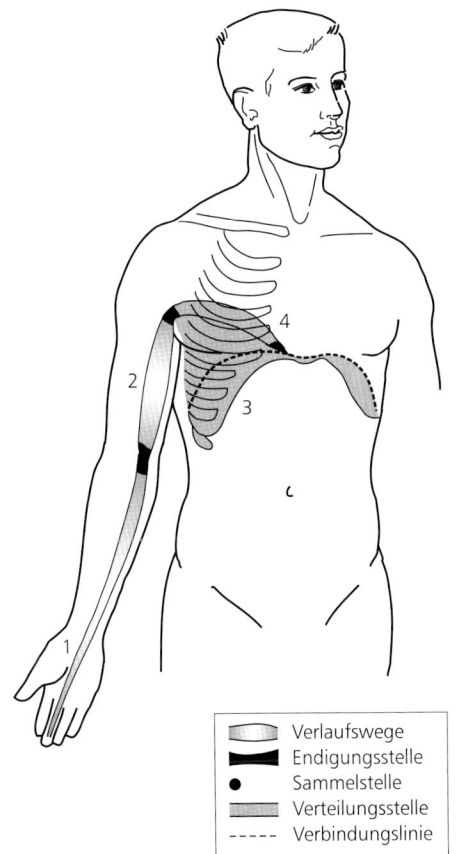

Abb. 32: Das dem Kreislauf-Sexualität-Meridian (Shou-Jue-Yin) zugeordnete muskulotendinäre Gefäß

Der MTM-KS beginnt am Mittelfinger, zieht mit dem MTM-Lu gemeinsam proximal zum Ellbogengelenk, hat eine Verbindung mit der Achselhöhle und verteilt sich ventral und dorsal. Ein Ast dringt in die Achselhöhle ein und nimmt Verbindung mit dem Herzen auf.

Legend (both figures):
Verlaufswege
Endigungsstelle
Sammelstelle
Verteilungsstelle
----- Verbindungslinie

8.3.12 MTM des Herzmeridians

Der MTM-Herz beginnt an der Innenseite des Kleinfingers und endet zunächst am Os pisiforme. Er verläuft dann proximal zum Ellbogengelenk, dringt in die Achselhöhle ein und hat hier Verbindung mit dem MTM-Lu. Zwischen den beiden Mammae verbindet ein Ast diesen und das Herz. Der Ast zieht weiter kaudal zum Nabel.

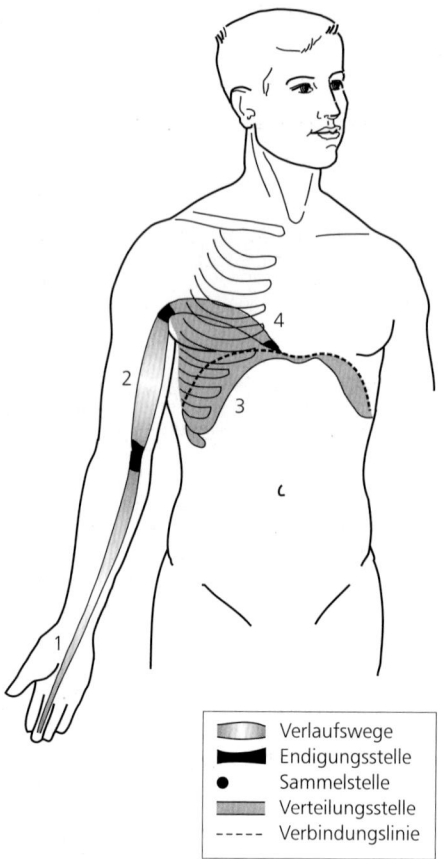

	Verlaufswege
	Endigungsstelle
●	Sammelstelle
	Verteilungsstelle
-----	Verbindungslinie

Abb. 33: Das dem Herzmeridian (Shou-Shao-Yin) zugeordnete muskulotendinäre Gefäß

Wichtige Steuerungs- bzw. Reaktionspunkte der 14 Hauptmeridiane

9.1 Segmental wirksame Punkte, Alarmpunkte und Zustimmungspunkte

Die Alarmpunkte (Mu-Front) und Zustimmungspunkte (Shu-Transport) sind in den beiden folgenden Tabellen erklärt.

Tab. 20: Alarmpunkte und Zustimmungspunkte

Parameter	Alarmpunkte	Zustimmungspunkte
Lokalisation	a) auf eigenem Meridian b) auf einem anderen Meridian c) auf dem KG	auf dem inneren Ast des Blasenmeridians
Diagnostik	v.a. Störungen von Hohlorganen	v.a. Störungen von parenchymatösen Organen
Therapie	Organstörungen – v.a. von Hohlorganen zusammen mit unterem He-Punkt	Organstörungen – v.a. von parenchymatösen Organen zusammen mit Quellpunkt

Tab. 21: Alarmpunkte und Zustimmungspunkte

Organ	Alarmpunkte AP, ventral	Zustimmungspunkte ZP, dorsal	Lokalisation d. ZP (Dornfortsatz)
Lunge	Lu 1	B 13	Th 3
KS	KS 1, N 11	B 14	Th 4
Herz	KG 14	B 15	Th 5
Leber	Le 14	B 18	Th 9
Gallenblase	G 23, G 24	B 19	Th 10
Milz/Pankreas	Le 13	B 20	Th 11
Magen	KG 12	B 21	Th 12
3E	KG 5	B 22	L 1
Niere	G 25	B 23	L 2
Dickdarm	M 25	B 25	L 4
Dünndarm	KG 4	B 27	S 1
Blase	KG 3	B 28	S 2

9.2 „Klassische Punkte" mit Sonderfunktionen

9.2.1 Quellpunkte

Auch als Yuan-Punkte bekannt. Es sind insgesamt zwölf. Sie haben Basisfunktion für die Behandlung von Organen. Der Schwerpunkt liegt in der Behandlung von Yin-Organen. Wirkungsverstärkung sowohl bei Tonisierung wie Sedierung. Energieausgleich innerhalb gekoppelter Meridiane (vom Durchgangspunkt).

Lokalisation:

Liegen auf ihrem Meridian, um Hand/Fußgelenk.

Yin-Meridian: 3. Punkt proximal der Akren. *(zum Körper hin)*

Yang-Meridian: 4. Punkt proximal der Akren.

Ausnahme: Gallenblase: nicht G 41, sondern G 40

9.2.2 Durchgangspunkte

Die Durchgangspunkte werden auch als Passage-(Luo-)Punkte bezeichnet.

Lokalisation:

Liegen auf ihrem gleichnamigen Meridian, immer mindestens einen Punkt proximaler als die Quellpunkte.

Der Durchgangspunkt und der Quellpunkt von gekoppelten Meridianen stehen miteinander in Verbindung. Das bedeutet, diese Durchgangspunkte schaffen Energieausgleich innerhalb der gekoppelten Meridiane (zum Quellpunkt). Siehe Tabelle 22.

Tab. 22: Quellpunkte und Durchgangspunkte

Quellpunkt in Verbindung mit	Durchgangspunkt des gekoppelten Meridians
H 7 *Handgelenkfalk*	Dü 7
Dü 4	H 5
B 64	N 4
N 3	B 58
KS 7	3E 5
3E 4 *Handrücken, Mitte Handgelenkquerferal*	KS 6
G 40	Le 5
Le 3 *1-2. Zeh - Mittelfußknochen*	G 37
Lu 9	Di 6
Di 4	Lu 7
M 42	MP 4
MP 3 *proxim. Span. proßzeh. Grundgelenk d. medial. Fußrand*	M 40

Antike Punkte

Auf jedem der 12 Meridiane liegen 5 Punkte distal vom Ellbogen bzw. Kniegelenk, die den 5 Elementen entsprechen. Die Tonisierungs- und Sedierungspunkte gehören zu den Antiken Punkten.

Diese 5 Punkte auf jedem Meridian, von distal nach proximal, sind den 5 Elementen in der Reihenfolge des Zyclus generandi (Mutter-Sohn-Regel) zugeordnet.

Beginn: **Yin-Meridiane mit Holz (Frühling), Yang-Meridiane mit Metall (Herbst)**

Auf den Yang-Meridianen gibt es zwischen dem Elementen Holz und Feuer jeweils einen Quellpunkt. Es sind insgesamt 36.

Auf den Yin-Meridianen ist der Erdpunkt (Shu-Punkt, in 3. Position) der Quellpunkt. Es sind insgesamt 30.

Daher spricht die TCM auch von 66 Antiken Punkten.

Beispiel: Holzpunkt des Lebermeridians ist Le 1, Feuerpunkt Le 2; Holzpunkt des Blasenmeridians ist B 65, während der Endpunkt B 67 der Metallpunkt ist.

Bedeutung: Das Vitalenergie-Qi beginnt am Jing (Brunnenloch) zu quellen, blüht und nimmt zum Ellbogen bzw. Kniegelenk zu, wie bei einem Fluss, der ins Meer mündet. Diese Meridianpunkte haben besondere Wirksamkeit. Die Ausrechnung von Tonisierungs- und Sedativpunkten erfolgt nach der Mutter-Kind-Regel!

Tab. 23

Antiker Punkt	Chinesisch	Deutsch	Lokalisation	Zugeordnet bei Yin-Meridian	Zugeordnet bei Yang-Meridian
1.	Jing	Brunnenloch	An den Akren	Holz	Metall
2.	Ying	Bach	2. Meridianpunkt proximal	Feuer	Wasser
3.	Shu	Strom	3. Meridianpunkt proximal	Erde	Holz
4.	Jing	Fluß	Zwischen 3. u. 5. Punkt, nicht unbedingt der 4. Meridianpunkt!	Metall	Feuer
5.	He (Ho)	Meer	Bei Ellbogen oder Knie	Wasser	Erde

Tab. 24: Antike Punkte der einzelnen Meridiane: Von distal nach proximal

	H	Dü	B	N	KS	3E	G	Le	Lu	Di	M	MP
1. Jing	H 9	Dü 1	B 67	N 1	KS 9	3E 1	G 44	Le 1	Lu 11	Di 1	M 45	MP 1
2. Ying	H 8	Dü 2	B 66	N 2	KS 8	3E 2	G 43	Le 2	Lu 10	Di 2	M 44	MP 2
3. Shu	H 7	Dü 3	B 65	N 3	KS 7	3E 3	G 41	Le 3	Lu 9	Di 3	M 43	MP 3
4. Jing	H 4	Dü 5	B 60	N 7	KS 5	3E 5	G 38	Le 4	Lu 8	Di 5	M 41	MP 5
5. He	H 3	Dü 8	B 54	N 10	KS 3	3E 10	G 34	Le 8	Lu 5	Di 11	M 36	MP 9

11
Tonisierungspunkte und Sedativpunkte und andere wichtige Meridianpunkte

Hierbei handelt es sich um Teile der Antiken Punkte.

Lokalisation:
Immer auf ihrem Meridian, zwischen Akren und Ellbogen (z.B. Di 11).

Indikation:
Immer bedeutende Punkte. Unter bestimmten Umständen stimulierend bzw. sedierend im Meridian.

11.1 Ben-Punkte

Sie entsprechen dem eigenen Element des Meridians, z.B. Ben-Punkt des Herzmeridians ist H 8, ein Feuerpunkt. Das Herz ist dem Feuerelement zugeordnet. Daher liegt beim Meridian H 8 der Ben-Punkt.

11.2 Tonisierungspunkte

Der Tonisierungspunkt ist in Mutterposition zum Ben-Punkt. Das bedeutet im System der Antiken Punkte: im Herzmeridian ist der Mutterpunkt (H 9) vom Ben-Punkt H 8. Schon die neutrale Stimulation des H 9 soll nach den TCM-Klassikern bereits eine tonisierende, kräftigende, dazugebende Wirkung im Körper erzeugen.

11.3 Sedativpunkte

Der Sedativpunkt ist in Sohnposition zum Ben-Punkt. Im Herzmeridian (Feuer) ist H 7 der Erdpunkt, der Sohnpunkt (Erde ist Sohnelement zum Feuer) entspricht dem gesuchten Sedativpunkt.

Tab. 25

	H	Dü	B	N	KS	3 E	G	Le	Lu	Di	M	MP
TP	H 9	Dü 3	B 67	N 7	KS 9	3E 3	G 43	Le8	Lu 9	Di 11	M 41	MP2
BenP	H 8	Dü 5	B 66	N 10	KS8	3E 5	G 41	Le 1	Lu 8	Di 1	M 36	MP 3
SP	H 7	Dü 8	B 65	N 1	KS 7	3E 10	G 38	Le 2	Lu 5	Di 2	M 45	MP 5

TP: Tonisierungspunkt; BenP: Ben-Punkt (Bezugspunkt, Basispunkt); SP: Sedativpunkt

Beispiel:

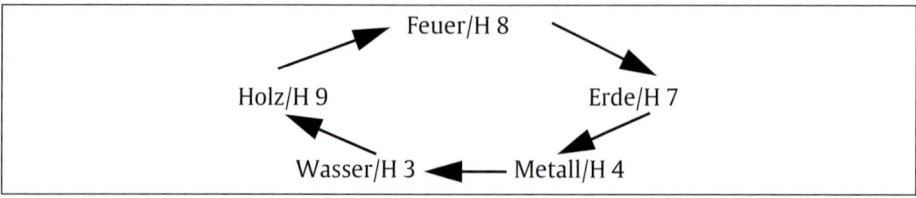

Abb. 34: Die Pfeilspitze zeigt den Sohn an. Der Pfeil beginnt am Eigenelement (hier im Herzmeridian ist es das Feuerelement). Das vorhergehende Element ist das Mutterelement.

11.4 He-(= Ho-)Punkte, Untere He-(= Ho-)Punkte

Jeweils 5. Antiker Punkt. Diese Punkte werden auch als die oberen bzw. unteren einflussreichen Punkte bezeichnet.

Lokalisation:
Um Knie oder Ellbogen.

Indikation:
Basispunkt für Hohlorgane – direkte Organwirkung.

Alle Yang-Organe haben He-Punkte um das Knie – das sind die unteren He-Punkte. Auch jene Hohlorgane (Yang), deren zugeordneten Meridiane an der oberen Extremität verlaufen (Dü, 3 E, Di), haben einen zusätzlichen unteren He-Punkt beim Knie, der wichtig für die Behandlung von Hohlorganen ist.

Tab. 26

He-Punkte	Lokalisation	Unterer He-Punkt	Lokalisation
H 3	Ulnare Ellbogenfalte	-	-
Dü 8	Mulde zwischen Olecranon ulnae und Epicondylus humeri	M 39	6 Cun (8 QuF) unter M 36
B 54	Mitte der Kniekehle	B 54	Mitte der Kniekehle
N 10	Kniekehle medial zw. Sehnen v. M semimembranaceus u. M. semitendinosus	–	–
KS 3	Ellenbeuge, ulnar der Bizepssehne	–	–
3 E 10	Grübchen 1 Cun (1 DB) oberhalb des Olecranons	B 53	lateral von B 54, an der Innenseite der Bizepssehne
G 34	Vor und unter dem Fibulaköpfchen	G 34	vor u. unter dem Fibulaköpfchen
L 8	Vor medialem Ende der Kniekehlenfalte bei gebeugtem Knie	–	–
Lu 5	Ellenbeuge, radial v. Bizepssehne	–	–
Di 11	Radiales Ende der Ellbogenfalte	M 37	3 Cun (4 QF) unter M 36
M 36	1 QF lateral der Tibiakante, 2 QF unterhalb der Unterkante des Fibulaköpfchens	M 36	1 QF neben Tibiakante, 2 QF unter G 34
MP 9	Knie beugen, in Vertiefung unter Condylus medialis tibiae (lateral G 34)	–	–

11.5 Xi-Punkte – Akutpunkte – „Spalten"-Punkte

Diese Punkte sind geeignet zur Behandlung von akuten Erkrankungen, therapieresistenten Erkrankungen und neurovegetativen Störungen, weil sie direkte Verbindungen zu Meridian und Organ haben.

H 6: radial der Sehne des M. flexor carpi ulnaris, 0,5 Cun (1 KFB) proximal von H 7 (volare Handgelenksfurche, Radialseite des Os pisiforme)

Dü 6: proximal vom Handgelenk, Radialseite des Processus styloideus ulnae

B 63: vor und unter B 62 (unter der Spitze des Außenknöchels)

N 5: 1 Cun (DB) unter N 3 (zwischen höchster Erhebung des Malleolus int. und Achillessehne)

KS 4: 5 Cun (6 $^1/_2$ QF) proximal der Mitte der Handgelenksfurche volar.

3E 7: 3 Cun (4 QF) proximal der Handgelenksfurche, am radialen Ulnarrand, Streckseite

G 36: am Hinterrand der Fibula, 7 Cun (9 QF) oberhalb des Außenknöchels

Le 6: medialer Tibiarand, 7 Cun (9 QF) oberhalb des Innenknöchels

Lu 6: 7 Cun (9 QF) oberhalb der volaren Handgelenksfurche, auf einer Linie von Lu 5 (Ellenbeuge radial der Bizepssehne) zu Lu 9 (Handgelenksquerfurche, über Arteria radialis)

Di 7: 5 Cun (6 1/2 QF) proximal von D 5 auf der Verbindungslinie von Di 5 zu Di 11. (Di 5: radial an der Handrücken-Querfalte, in einer Mulde zwischen den Sehnen des M. extensor pollicis brevis und des M. extensor carpi radialis longus.)

Di 11: Bei maximal gebeugtem Arm am radialen Ende der Ellbogenfalte

M 34: bei gebeugtem Knie 2 Cun (DB) oberhalb des seitlichen Patellaoberrandes

MP 8: 3 Cun (4 QF) unterhalb von MP 9 auf der Verbindungslinie MP 9-Innenknöchel. (MP 9: Bei gebeugtem Knie in Vertiefung unter Condylus medialis tibiae, auf gleicher Höhe wie G 34. He-P.)

Die nun folgenden Punkte werden oft in der europäischen Akupunktur-Tuina-Praxis verwendet.

Sie sind nicht immer nach der sog. „Energieregel" zu verwenden.

11.6 Europäische Meisterpunkte nach J. Bischko

Tab. 27: Europäische Meisterpunkte

Punkt	Meisterpunkt für
H 3	Depression
Dü 3	Spasmolyse, Schleimhaut
B 21	Magen
B 31	Klimakterium
B 54	Hautkrankheiten; China: alle Schmerzen in Lumbalregion und Bein
B 60	Alle Schmerzen im B-Meridianverlauf
B 62	Schlaflosigkeit (zusammen mit N 6)
N 6	Schlaflosigkeit (zusammen mit B 62), nicht lokalisierbare Schmerzen
KS 6	Erbrechen; China: Thorax
3E 4	Vasomotorischer Kopfschmerz
3E 5	Kleine Gelenke
3E 15	Wetterfühligkeit
G 34	Sehnen, Muskeln
G 41	Große Gelenke
Lu 11	Halskrankheiten
Lu 7	Stau; China: Kopf
Lu 9	Gefäßkrankheiten, Arrhythmien
Di 1	Zahnschmerzen
Di 4	Hauptanalgesiepunkt der oberen Körperregion; China: Mund, Hals
Di 15	Obere Extremität
M 36	Hyper-/Hypotonie, Hormonhaushalt, Psyche – „göttlicher Gleichmut", Magen-Darm-Trakt, Füße und Knie; China: Bauch
MP 5	Bindegewebsschwäche
MP 4	Durchfall
LG 4	Sex
LG 13	Erschöpfung

11.7 Stoffwechselpunkte

Europäische Sammlung nach Indikationen. Besondere Wirkung auf den Stoffwechsel, nützlich bei Allergien, Hautkrankheiten: Di 2, 3, 4, N 2, 6, B 54, B 58, Le 13.

Di 2: Faustschluss, Grübchen distal vom Zeigefingergrundgelenk, Farbumschlag; SP, StwP; Ying-P, „Quelle"

Di 3: in dem Grübchen, das bei Faustschluss (Daumen innen) proximal vom Grundgelenk des Zeigefingers entsteht (Farbumschlag der Haut); StwP; Shu-P, „Fluss", Meister-P bei Akne

Di 4: Handrücken, höchster Punkt des Muskelwulstes zwischen Metacarpale I und II; QuP, StwP

N 2: Innenseite des Fußes, Grübchen unter Tuberositas ossis navicularis; StwP, Ying-P (Quelle), nach Bischko 2. SP. schweißhemmend

N 6: unterhalb der Spitze des Innenknöchels. KP für Yinquiao Mai, StwP. Mit B 62 Meisterpunkt Schlaflosigkeit, nicht lokalisierbare Schmerzen

B 54: Weizhong: In der Mitte der Kniegelenksquerfalte, zwischen den Sehnen der Mm. semitendinosus und biceps; He-P, StwP, TestP für Gonarthralgien; Meister-P der Hautkrankheiten

B 58: 1 Cun (= 1 DB) distal und lateral von B 57, am lateralen Rand des M. gastrocnemius auf M. soleus. Querschnitt durch Unterschenkel 4.30 h bzw. bei 7.30 h; Luo-P, StwP

Le 13: Unterrand des freien Endes der 11. Rippe; StwP, AP von MP, EP für parenchymatöse Organe, ReuP mit G

11.8 Chinesische Meisterpunkte, die 8 einflussreichen Punkte

Beeinflussen Systeme, Gewebe reagieren auf diese Punkte positiv.

Tab. 28: Chinesische Meisterpunkte

	Lokalisation	System	Beispiel
Le 13	freies Ende 11. Rippe; StwP, AP für MP	Vollorgane, Yin-Organe	Verdauungsschwäche (MP)
KG 12	Mitte Nabel/Xiphoid; AP mittl. 3E, M	Hohlorgane, Yang-Organe	Erbrechen, Diarrhö
KG 17	Sternummitte, 4. ICR, Mamillen; respiratorischer AP des 3E	Atmung, Vitalenergie-Qi	Husten, Asthma
B 17	1 $\frac{1}{2}$ Cun (2 QF) lateral der DFS von Th 7, Angulus inferior scapulae. ZP des Zwerchfelles	Blut	Hämatemesis, Anämie
G 34	vor und unter dem Fibulaköpfchen	Muskeln, Sehnen	Muskelatrophie, Lähmung, Kontraktur
Lu 9	Handgelenksfurche volar, A. radialis	Blutgefäße	Hypotonie
B 11	1 $\frac{1}{2}$ Cun (2 QF) neben DFS Th 1	Knochen	Knochendeformation
G 39	3 Cun (4 QF) über Außenknöchel	Knochen/Rückenmark	Apoplexie

Extrapunkte

Die Extrapunkte (EP) sind sehr wirksame Punkte, aber alle werden nicht zum System der Meridiane gerechnet. Der Grund liegt möglicherweise in ihrer sehr breiten, über das Meridiansystem hinausreichenden Wirkung. Wir wollen nur die in der Tuina-Therapie oft verwendeten Extrapunkte beschreiben. Für die ausführliche Information sind die Werke „Die neuen Extrapunkte in der chinesischen Akupunktur" von G. Kubiena und A. Meng (Maudrich Verlag, Wien 1994) und „An Outline of Chinese Acupuncture" (Foreign Languages Press, Peking 1975) gut geeignet.

Die Punkte der diversen Reflexzonen wie in der Schaolin-Massage, in der Massage des Kleinkindes, an der Ohrmuschel, der Fußsohle, des Schädels, der Hand etc. können ebenfalls zu den Extrapunkten gerechnet werden. Sie werden jedoch als Punkte des Mikrosystems oder des holographischen Systems beschrieben. Diese sind als Fernpunkte in einem Massageprogramm einzusetzen.

Die hier besprochenen Extrapunkte werden sowohl als lokale als auch Fernpunkte eingesetzt.

PdM (Yintang): zwischen den Augenbrauen; kommt in der Schaolin-Massage auch vor.

Taiyang (Sonne): in einer Delle, Vertiefung, 1 QF dorsolateral des lateralen Augenwinkels; kommt in der Schaolin-Massage auch vor.

Tianying (das himmlische Echo): zwischen B 1 und B 2 (mediales Ende der Augenbraue).

Die 4 klugen Götter (Sishencong): jeweils 1 QF von LG 20 ventral, dorsal und lateral.

Wailaogong: wie KS 8, nur am Handrücken.

13 Spezialpunkte in der Schaolin- und Kindermassage

13.1 Spezialpunkte und therapeutische Linien in der Schaolin-Massage

Weitere Extrapunkte (EP) und die 16 therapeutischen Linien in der Schaolin-Massage werden nachfolgend aufgeführt.

13.1.1 Spezialpunkte in der Schaolin-Massage

Kopfregion

1. Chuigen, Wurzel des Ohrläppchens, knapp unter dem Ohrläppchen. Das ist ein Punkt aus Wushu (WP), der chinesischen Kampfkunst.
2. EP 5 (Jia Chengjiang), in Höhe wie KG 24, unterhalb von den Mundwinkeln. Es sind 2 Punkte. EP: Extrapunkt (siehe hierzu die auf S. 113 erwähnte Literatur).
3. EP 15 (Shang Lianquan), knapp am Rand des Unterkiefers, proximal von KG 23.
4. EP 11 (Zengyin), lateraler Rand des Adamsapfels.
5. Bige, knapp distal vom Nasenseptum und seitlich davon. Es sind insgesamt 3 Punkte. Bige ist ein Punkte der Schaolin-Massage.
6. EP 3 (Yuyao), Mitte der Augenbrauen.
7. EP 2 (Taiyang), die Sonne.
8. EP 1 (Yintang), PdM.

Rücken

1. EP 37 (Yaoyan), knapp ein Fingerbreit lateral vom 2. LWD.

Arm

1. Zhima, etwas distal von H 1. Das ist ein Punkt aus Wushu (WP), der chinesischen Kampfkunst.
2. Jihui, 2 Fen distal von Di 11, dann 3 Fen medial. Das ist ein Punkt aus Wushu (WP), der chinesischen Kampfkunst.
3. Zhangjian, am Handrücken, knapp proximal der Grundgelenke, zwischen den Mittelhandknochen, je 3 Punkte pro Hand. Das ist ein Punkt aus Wushu (WP), der chinesischen Kampfkunst.
4. Zhijiagen, Nagelfalzwinkel. Das ist ein Punkt aus Wushu (WP), der chinesischen Kampfkunst.
5. Zhiguanjie, die Fingergelenke. Das ist ein Punkt aus Wushu (WP), der chinesischen Kampfkunst.

Bein

1. EP 31 (Kranichdach).
2. Achillessehne, ein Punkt der Schaolin-Massage.
3. Zijiagen, Nagelfalzwinkel. Das ist ein Punkt aus Wushu (WP), der chinesischen Kampfkunst.
4. Zhiguanjie, Zehengelenke. Das ist ein Punkt aus Wushu (WP), der chinesischen Kampfkunst.

13.1.2 Die 16 therapeutischen (Behandlungs-)Linien der Schaolin-Massage

Die 6 Therapielinien am Arm (A1–A6)

1. von Lu 9 bis Lu 5, entspricht Teilen des Lu-Meridians
2. von KS 7 bis Lu 1, entspricht Teilen des KS-Meridians
3. von H 7 bis H 1 (2 Querfinger über der vorderen Achselfalte), entspricht Teilen des H-Meridians
4. von Dü 5 bis Dü 9, entspricht Teilen des Dü-Meridians
5. von den 4 Fingergrundgelenken bis 3E 4, dann bis 3E 10, entspricht Teilen des 3E-Meridians
6. von den 4 Fingergrundgelenken bis 3 E 4, dann bis 3E 14, entspricht Teilen des Di-Meridians

Die 8 Therapielinien am Bein (B1–B 8)

1. von M 41 entlang der lateralen Kante der Tibia bis Spina iliaca anterior superior, entspricht Teilen des M-Meridians
2. vom Fußrücken entlang dem dorsalen Muskelrand des Tibialis anterior bis dorsal der Spina iliaca anterior superior, entspricht Teilen des G-Meridians
3. von medialer Seite der Ferse, entlang der medialen Seite des M. gastrocnemius bis zur medialen Fläche des Kniegelenkes, vom Ursprung des M. gracilis bis Ansatz, entspricht Teilen des N-Meridians
4. Beginnt dorsal des Innenknöchels, entlang einem Spalt von Tibia und M. gastrocnemius bis zur medialen Fläche des Kniegelenkes. Der eine Ast vom Ur-

sprung des M. sartorius bis distal vom Spina iliaca anterior superior; der zweite Ast vom Ursprung des M. adductor femoris bis zum Leistenband. Sie entsprechen Teilen des Le- und des MP-Meridians.

Die 2 Therapielinien am Rücken (R1 und R2)

1. Die erste Linie beginnt am Hinterkopf, 2 Querfinger seitlich der hinteren Mittellinie, und endet in Steißbeinhöhe. Diese entspricht dem 1. Blasenmeridianverlauf.
2. Die erste Linie beginnt am Hinterkopf, 4 Querfinger seitlich der hinteren Mittellinie, und endet in Steißbeinhöhe. Diese entspricht dem 2. Blasenmeridianverlauf.

13.2 Spezialpunkte in der Kindermassage

Hier sind nur die im Text vorkommenden Extrapunkte der Kindermassage aufgezählt.

(Näheres ist dem Werk von R. Pothmann und A. Meng, Akupunktur in der Kinderheilkunde, zu entnehmen. Siehe Literaturverzeichnis.

Kopfregion

Tianmen (K1) Himmelstor: Stirnmitte
Kangong (K2): Augenbrauen

Brustregion

Oberbauch

115

Wirbelsäulenregion

Jizhu, Blasenmeridian am Rücken

Armregion

Endglied der Finger: Daumen – Pitu – Milz-K 11, Zeigefinger – Leber-K 42, Mittelfinger – Herz-K 41, Ringfinger – Lunge-K 9, Kleinfinger – Niere-K 39

K 21, „Wei, Magen", radiale Seite des Daumens, Grundglied (zum Körper tonisierend, anders sedierend)

K 12, „Dachang, Dickdarm", radiale Seite des Zeigefingers (w.o.)

K 22, „Xiaochang, Dünndarm", ulnare Seite des Kleinfingers (w.o.)

Banmen, K 20, Tür, Thenar

Wei Laogong (dorsale Laogong), K 25, gegenüber von KS 8 auf dem Handrücken

Xiantianxin, K 16, Kleines Himmelsherz, im Winkel zwischen Thenar und Hypothenar

Sanguan, K 15, die 3 Schranken, zwischen Di 11 und Di 5, zum Ellbogen tonisierend, weg vom Ellbogen sedierend

Tianheshui, K 4 (Wasser des himmlischen Flusses), Medianusbereich des Unterarmes zum Ellbogen ist neutral (Qingfa)

Liufu, K 5 (die 6 Hohlorgane), Ulnarisbereich des Unterarmes zum Ellbogen ist neutral (Qingfa)

Die 8 Grundgriffe

In der Praxis ist immer daran zu denken, dass die Meridianpunkte äußerst empfindliche und effektive Zonen sind. Immer zart beginnen, nie grob und leichtsinnig an die Arbeit gehen.

Die TCM kennt eine Fülle von Griffen, welche sich oft geringfügig voneinander unterscheiden. Wir haben uns bemüht, diese Vielfalt zu vereinfachen. Bedenken Sie in der Praxis, dass der Griff in 3 Dimensionen zu betrachten ist: linear, flächig und in die Tiefe.

Außerdem ist von Bedeutung, mit welcher Frequenz der Griff anzuwenden ist; 50- bis 200-mal in der Minute ist die Richtgröße.

Über die Druckstärke haben wir in der Tuina den Begriff Deqi, das Vitalenergie-Qi kommt an. Deqi ist die subjektive Empfindung des Patienten bei einer Griffanwendung. Der Patient fühlt dabei eine Wärme, eine Schwere, ein Kribbeln, ähnlich einem Muskelkater, welcher sich lokal bzw. flächig oder streifenförmig ausbreitet. Diese durch die Tuina ausgelöste Empfindung bezeichnen wir auch als Deqi-Gefühl.

Für die Akupressur sind wenige Griffe erforderlich: Tui – Schieben, An – Drücken, Rou – Friktionieren, Mo – Streichen, Pai – Klopfen. Der Tuina-Therapeut aber muss alle Griffe beherrschen.

14.1 Tui – Schieben

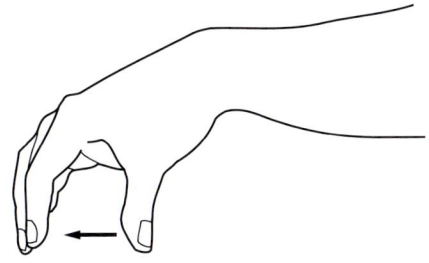

Abb. 35

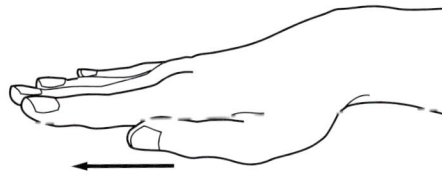

Abb. 36

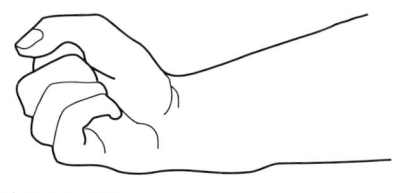

Abb. 37

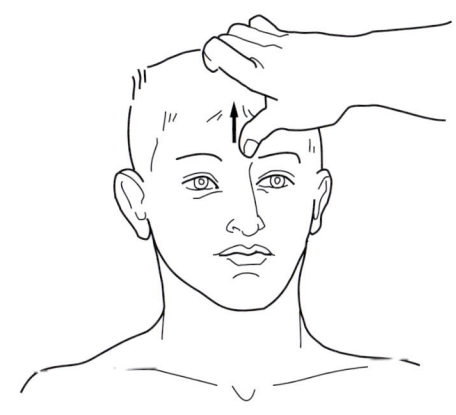

Abb. 38

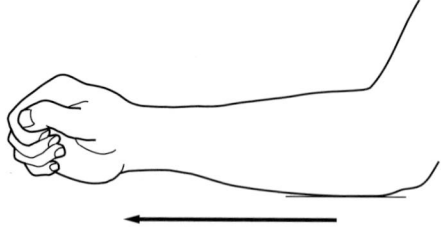

Abb. 39

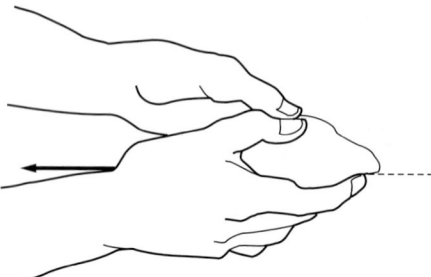

Abb. 40

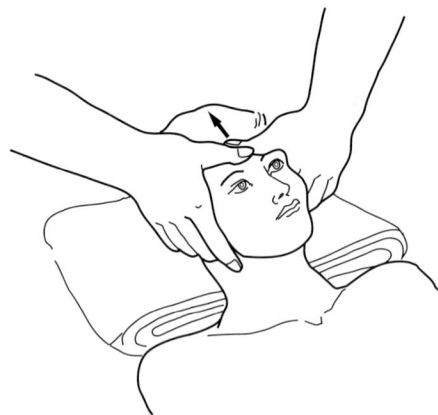

Abb. 41

Mit verschiedenen Abschnitten von Hand, Ellbogen und Unterarm. Geradlinig entlang dem Meridianverlauf oder dem Muskelfaserverlauf. Der Druck ist fester als bei der Streichung (Mo-Griff). Die Druckintensität und die Frequenz sollen langsam gesteigert werden bis zum Deqi-Gefühl und bis zu etwa 50–160-mal pro Minute.

Wenn bewusst quer zum Muskelverlauf der Tui-Griff angewendet wird, z.B. in Lenden- und Halsregion, dann sprechen wir von „Querfriktion". (Siehe Kaninchengriff im Kapitel Zervikalsyndrom, S. 172 f.)

14.2 Na – Greifen

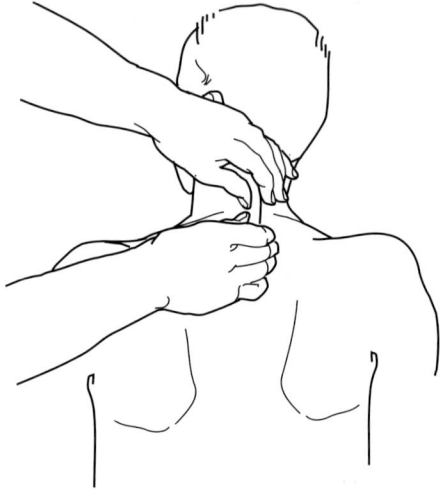

Abb. 42

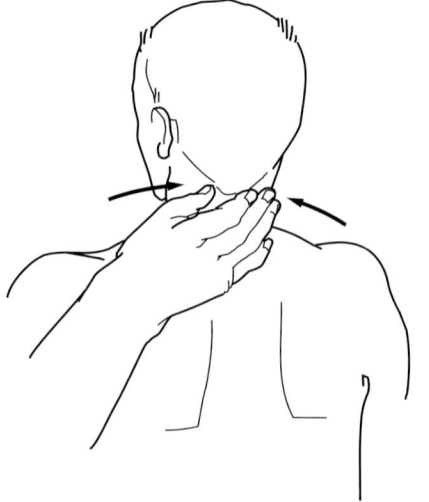

Abb. 43

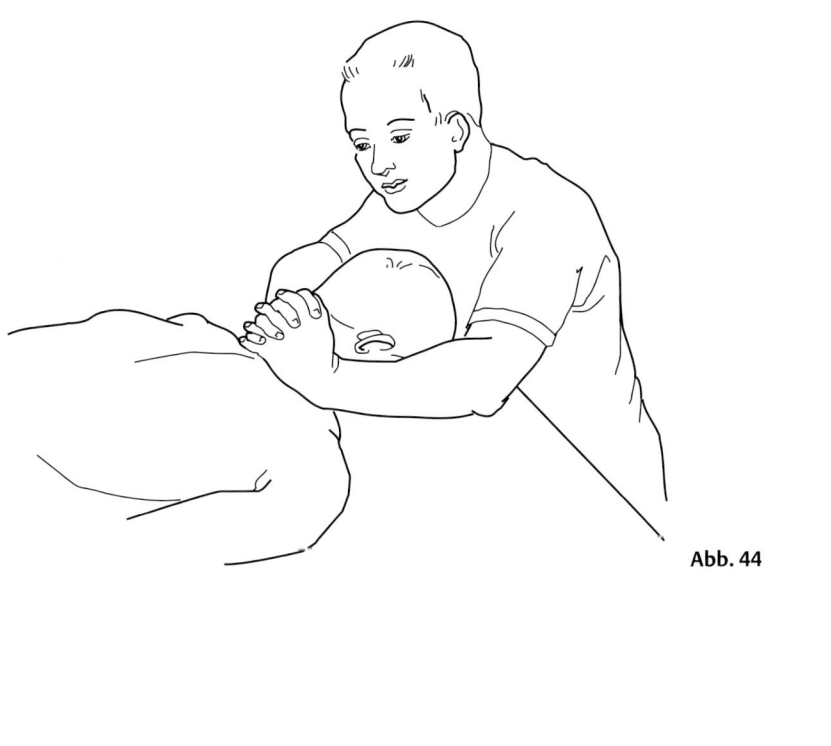

Abb. 44

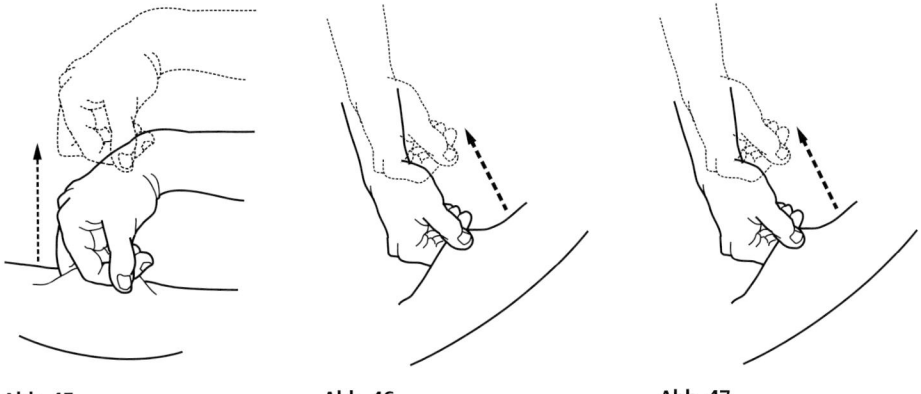

Abb. 45   **Abb. 46**   **Abb. 47**

119

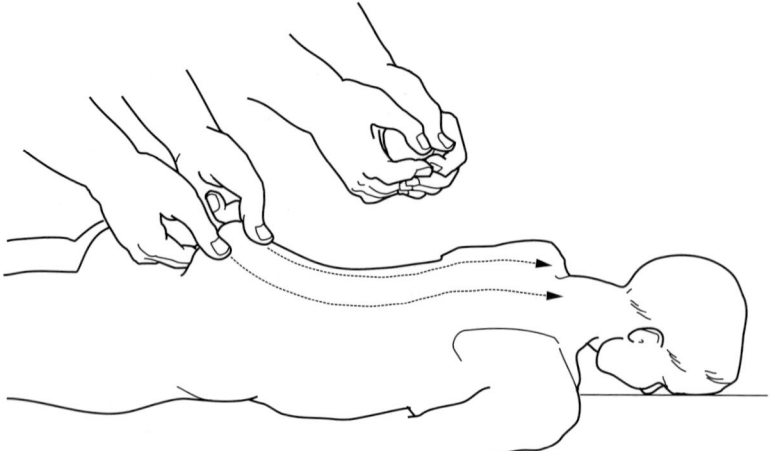

Abb. 48

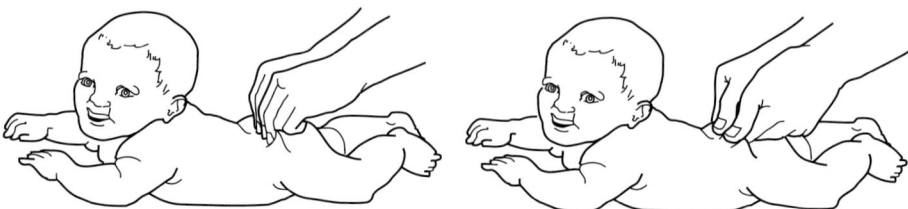

Abb. 49

Mit Daumen gegen 4 Finger bei G 21 oder mit den 5 Fingern den Arm, Bein oder die Kopfhaut greifen. Der Unterschied zum Drücken ist hier, dass wir eine Muskelpartie gezielt zusammendrücken. Der Druck soll langsam gesteigert werden bis zum gewünschten Deqi-Gefühl. Wir halten diesen Druck etwa 10 Sekunden bis zu 1 Minute aufrecht. Es darf der Druck auch im Rhythmus fester und lockerer erfolgen.

Tuina ist auch die chinesische Bezeichnung für die medizinische (Heil-)Massage. Am Arm können wir von der Schulter bis zum Unterarm die Streckseite und die Beugeseite jeweils in 3 Streifen mit diesem Griff kneten. Gleiches ist auch für das Bein möglich.

14.3 An – Drücken

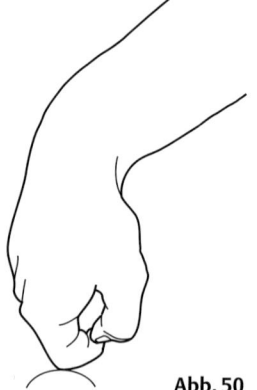

Abb. 50

Mit verschiedenen Abschnitten der Hand, Ellbogen und Unterarm wird an Akupunkturpunkten gedrückt. Der Druck wird langsam bis zum Deqi-Gefühl verstärkt und für 10 Sekunden bis 1–2 Minuten gehalten. Dieser Griff heißt japanisch Shiatsu.

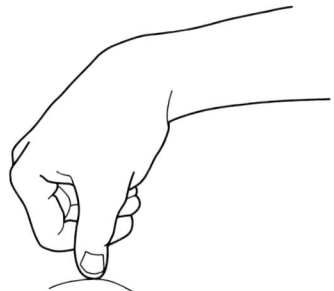

Abb. 51

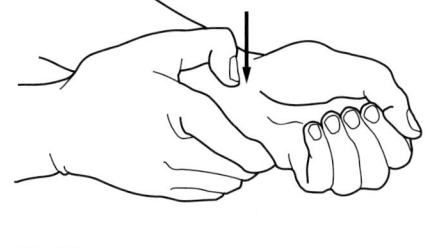

Abb. 54

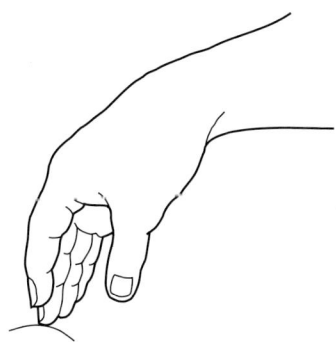

Abb. 52

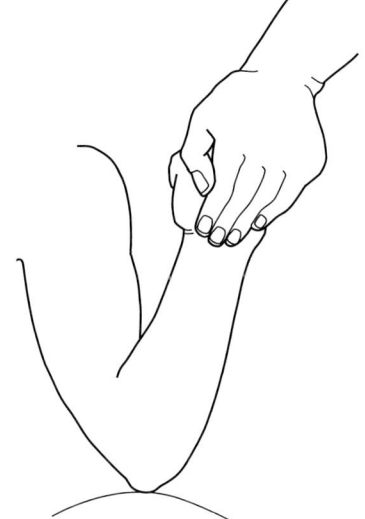

Abb. 55

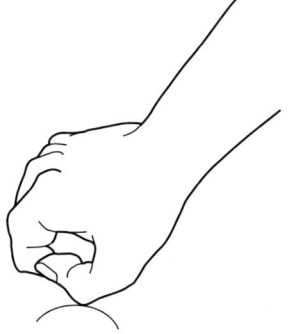

Abb. 53

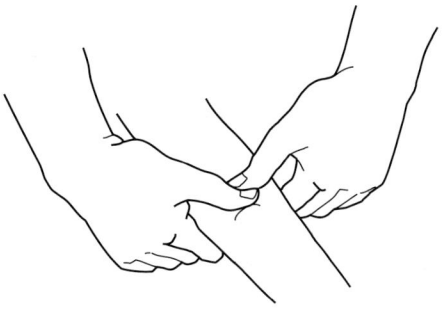

Abb. 56

14.4 Mo, Ca – Reibung, Streichen im Kreis bzw. in Längsrichtung

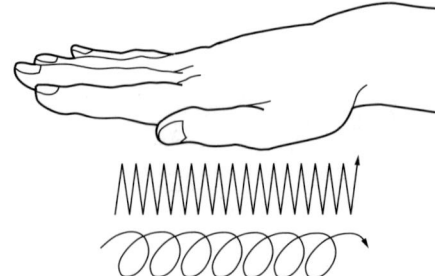

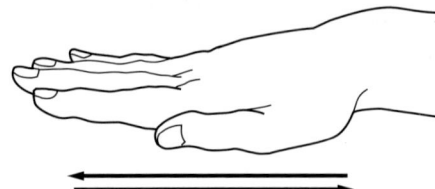

Abb. 60

Abb. 57

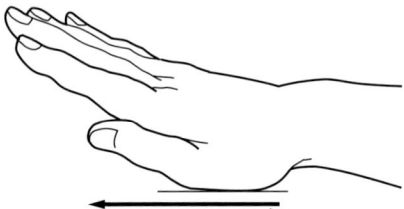

Abb. 61

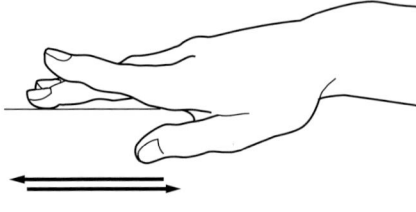

Abb. 58

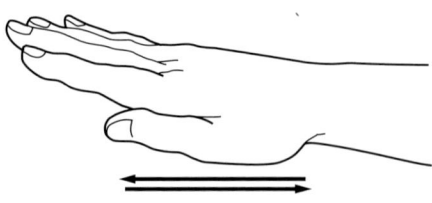

Abb. 62

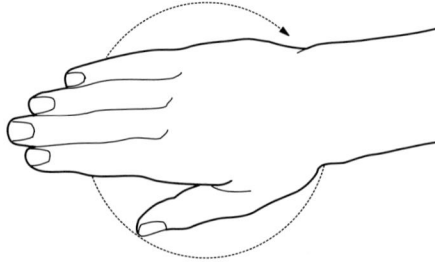

Abb. 59

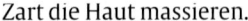

Abb. 63

Zart die Haut massieren.

Eine oberflächliche, manchmal auch tiefe Erwärmung ist das Ziel. Diese wird oft am Beginn, am Ende einer Massage und auch nach einem „harten Griff" zur Neutralisierung und Beruhigung angewendet.

Angenehm ist das Streichen der Bauchdecke mit den durch Reibung erwärmten Händen.

14.5 Rou – Friktion, Zirkelung

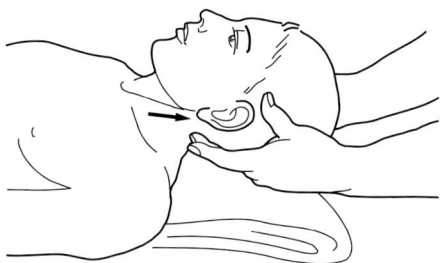

Abb. 64

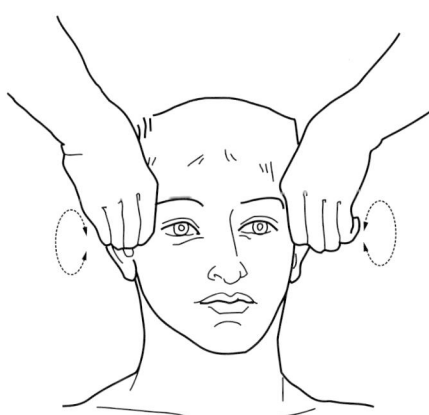

Abb. 65

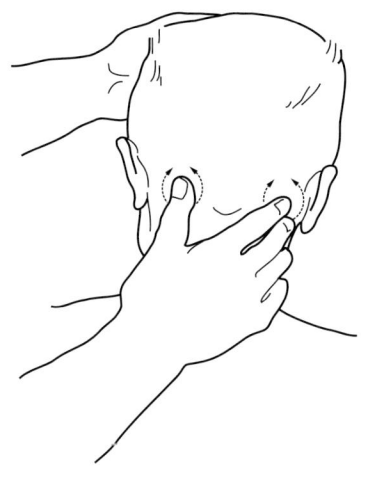

Abb. 66

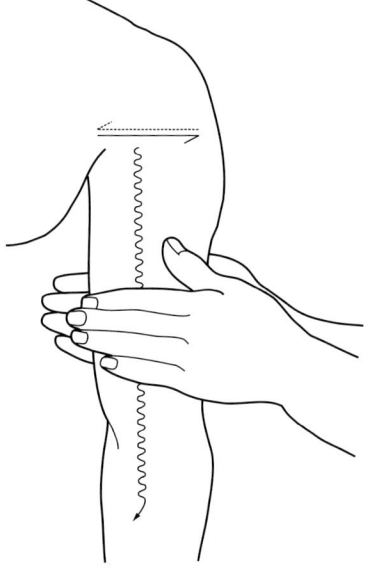

Abb. 67

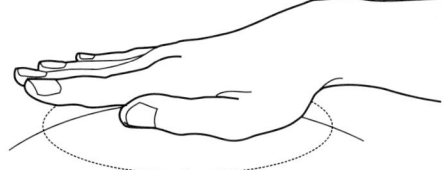

Abb. 68

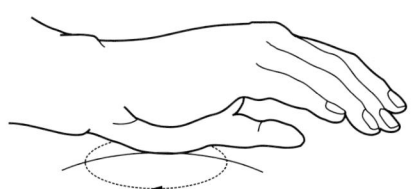

Abb. 69

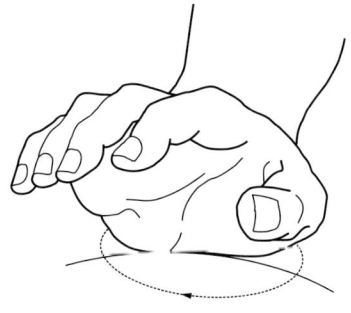

Abb. 70

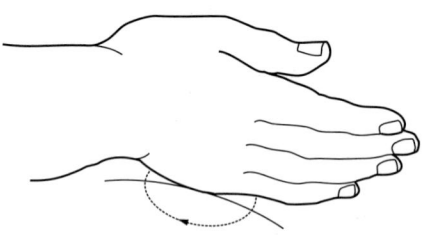

Abb. 71

Das ist ein Drücken mit Kreisen, aber gegen die Haut bleibt die Hand fest. Mit verschiedenen Abschnitten der Hand, Ellbogen und Unterarm wird an Akupunkturpunkten gedrückt und friktioniert.

Die Druckintensität und die Frequenz sollen langsam gesteigert werden bis zum Deqi-Gefühl und bis etwa 50- bis 160-mal pro Minute.

Meist drücken wir 30 Sekunden bis 2 Minuten lang einen Punkt und anschließend friktionieren wir 30 Sekunden bis 2 Minuten.

14.6 Zhen – Vibration

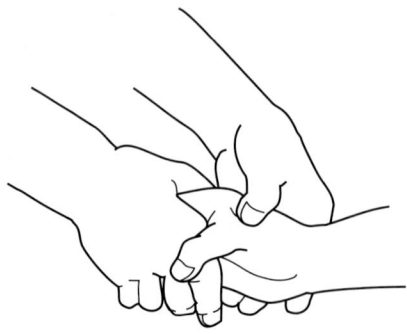

Abb. 72

Mit verschiedenen Abschnitten der Hand, Ellbogen und Unterarm wird an Akupunk-

turpunkten rhythmisch fester und lockerer gedrückt. Dieser Griff beruhigt und wird gerne am Ende einer Behandlung angewendet. Er ist nicht einfach zu beherrschen.

14.7 Chui, Pai – Klopfen, Klatschen

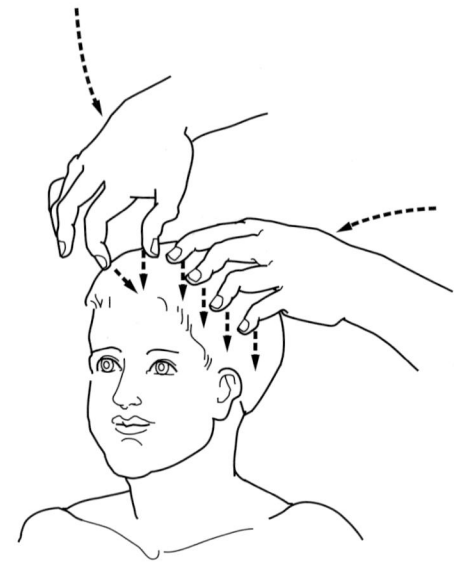

Abb. 73

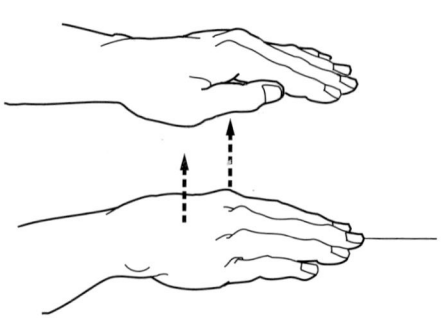

Abb. 74

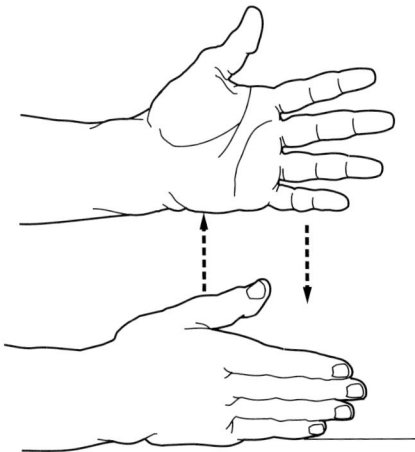

Abb. 75

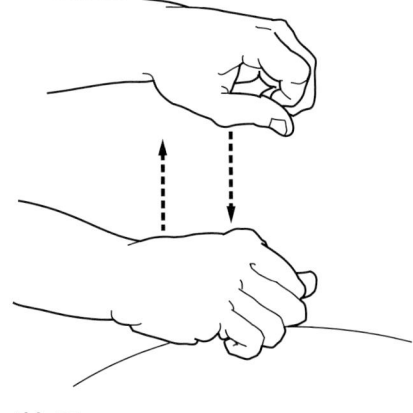

Abb. 77

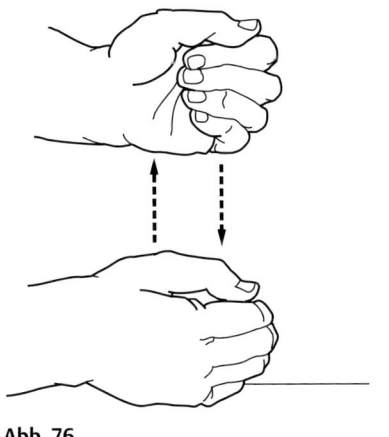

Abb. 76

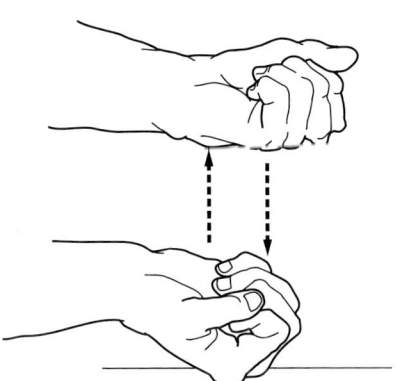

Abb. 78

Mit der Hand, der halb geschlossenen Faust, den Fingerspitzen etc. klopfen und klatschen wir. Bauch und Lenden klopfen wir nicht, weil ein Klopfen auf die nicht durch Knochen geschützten Organe, wie Niere oder Leber, unangenehme Folgen haben kann.

14.8 Yao – Mobilisieren, Kreisen

Es ist eine passive Mobilisierung der Gelenke. Wir können uns vorstellen, dass wir von Fingergelenk bis Schultergelenk und von Zehengelenk bis Hüftgelenk einschließlich HWS und LWS mehr oder weniger kreisen, und zwar wie bei einem Kugelgelenk.

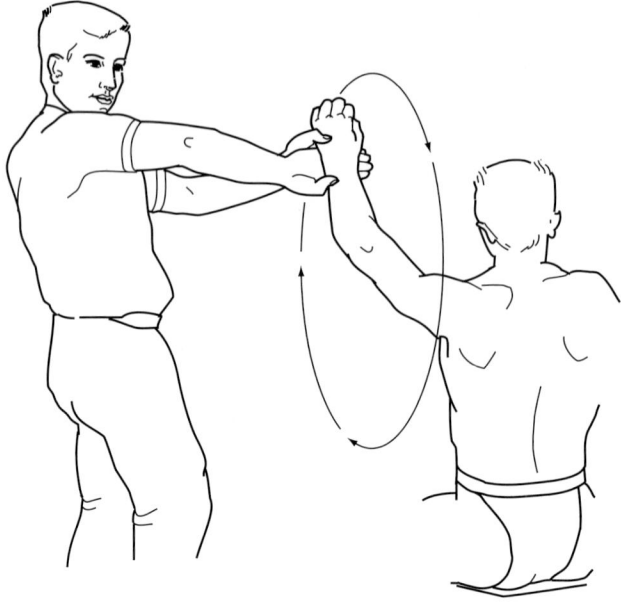

Abb. 79

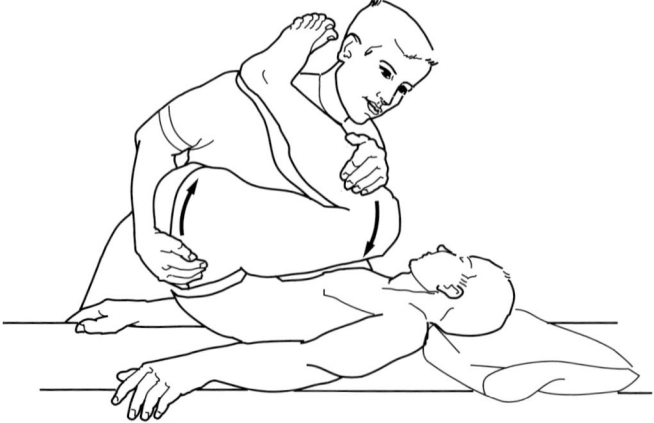

Abb. 80

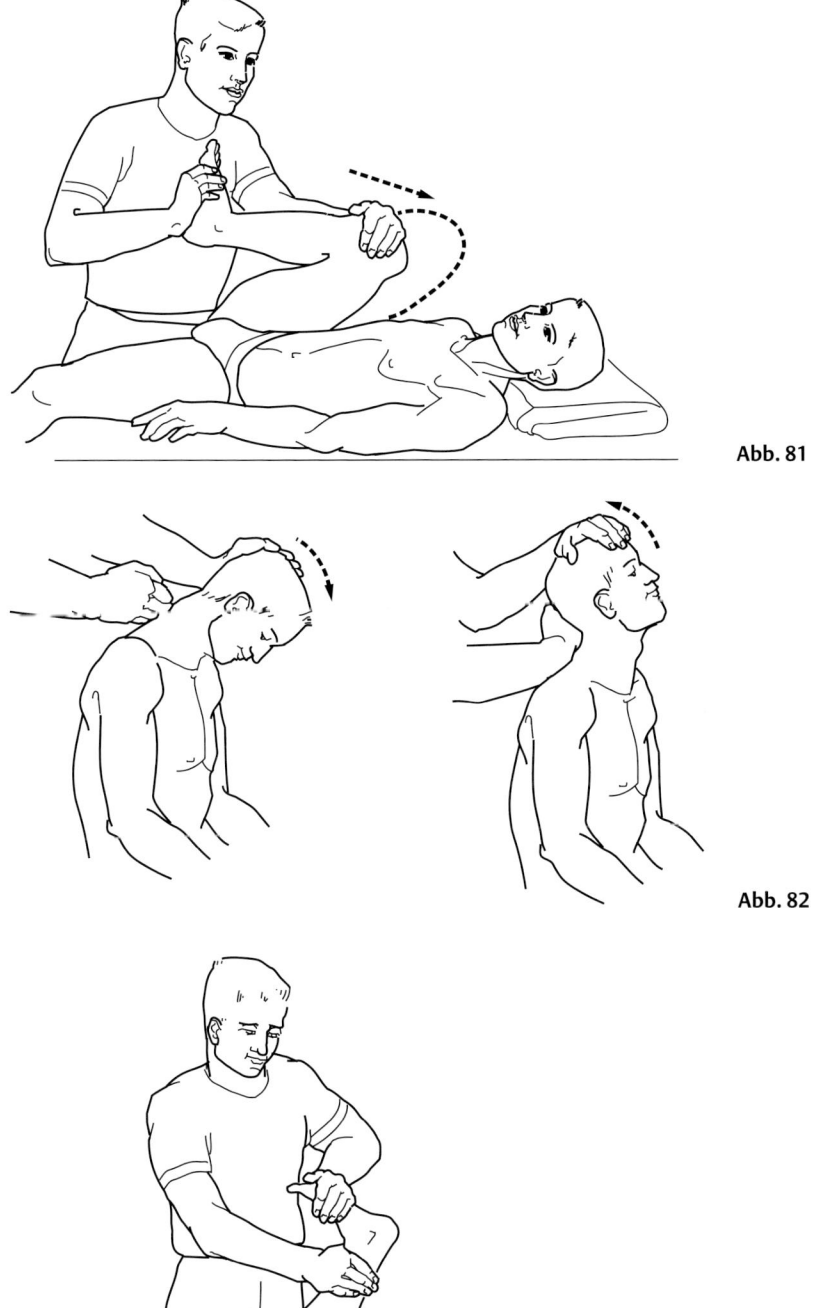

Abb. 81

Abb. 82

Abb. 83

14.9 Die Kombinationsgriffe

Gun – Walken

Gerades Gun, Liegendes Gun. Spezialgriff der Tuina.

Ein sehr typischer chinesischer Massagegriff. Diesen führen wir in zwei Versionen durch.

Die Version im Liegen: Die Grundgelenke Kleinfinger, Ringfinger und Mittelfinger drücken der Reihe nach auf die Muskula-

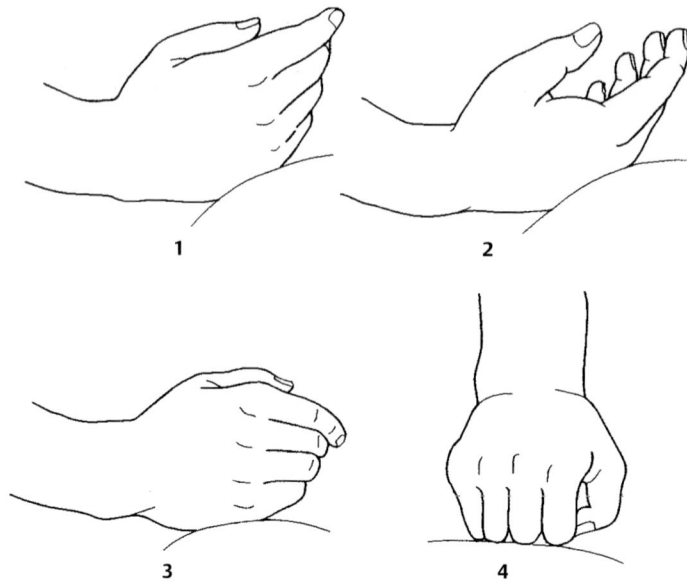

Abb. 84

tur. Die liegende Hand führt eine Supination und Pronation durch. Diese Version ist anstrengender für den Masseur.

Die Version im Stehen ist weniger anstrengend für den Therapeuten. Die Grundgelenke des Kleinfingers, Ringfingers und Mittelfingers drücken der Reihe nach auf die Muskulatur. Die liegende Hand führt eine Beugung und Streckung im Handgelenk durch.

Zuerst mit der geschickteren Hand, dann auch mit der anderen Hand üben.

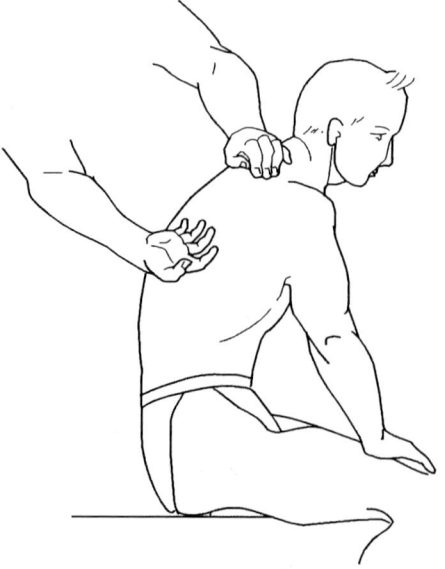

Abb. 85

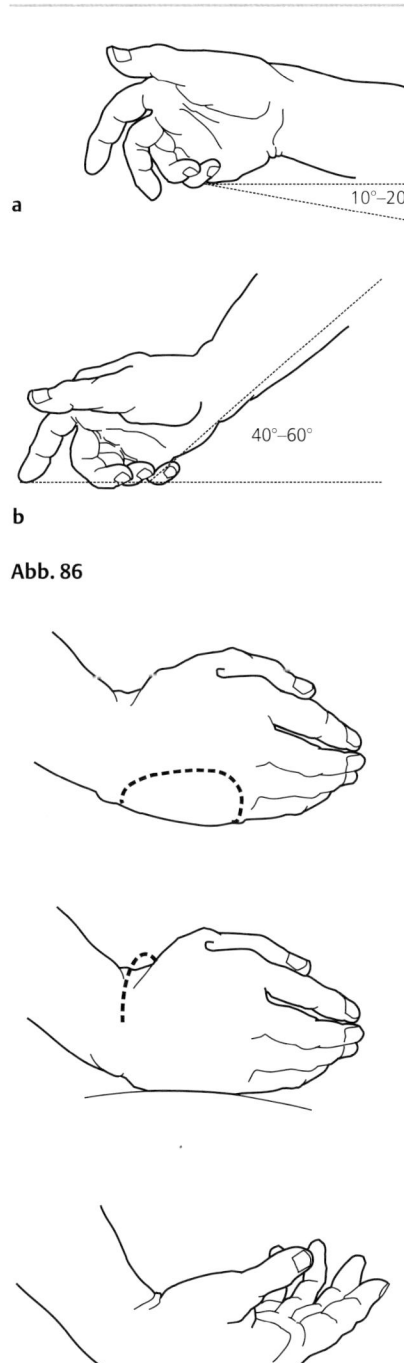

a

10°–20°

40°–60°

b

Abb. 86

Abb. 87

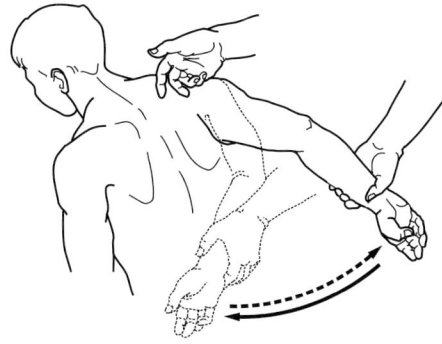

Abb. 88

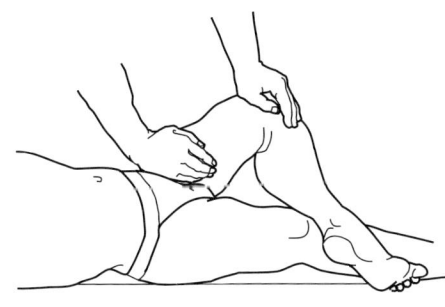

Abb. 89

Yi Zhi Chan

Chan wird im Westen auch mit Zen, wie aus dem Zen-Buddhismus, z.B. das Bogenschießen, übersetzt. Hier bedeutet: das Ziel – Zen wird mittels eines Fingers erreicht. Die Daumenkuppe drückt fest auf die Haut, durch Beugen und Strecken im Ellbogengelenk werden im Daumenendgelenk eine Beugung und Streckung passiv ausgelöst. Dieser Griff ist relativ schwer zu erlernen. Besonders geeignet zur Behandlung von Tennisarm, Golferarm etc.

Dieser Griff ist wie der Gun-Griff ein typischer chinesischer Massagegriff.

129

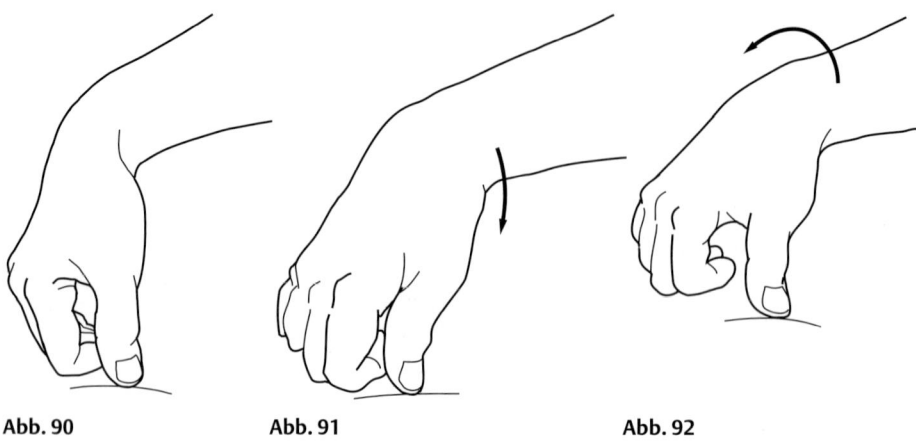

Abb. 90   **Abb. 91**   **Abb. 92**

Banfa – Manipulation

Die Technik der Manipulation verlangt exakte Kenntnisse der Anatomie und der Physiologie. Da sie bei uns nur von Ärzten ausgeübt werden darf, haben wir sie bewusst nicht in unser Programm aufgenommen. Wir schließen eine Massagebehandlung mit der Yaofa-Mobilisation ab.

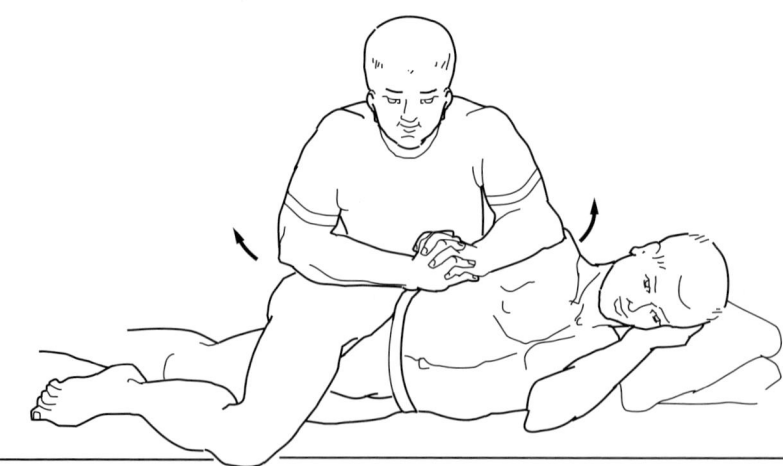

Abb. 93

Tanbo – Zupfen

In Querrichtung der Sehne kräftig und kurz
zupfen. Siehe Abbildungen 94 und 95.

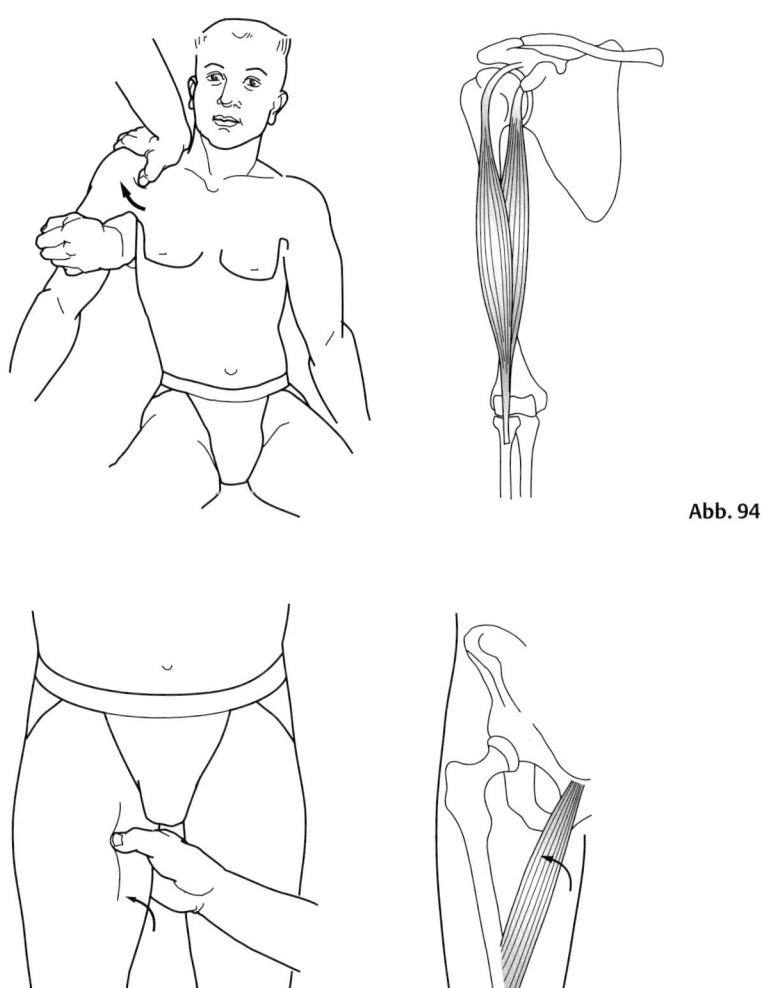

Abb. 94

Abb. 95

Die Reizdosierung (Deqi) in der Tuina-Therapie

15.1 Deqi

De bedeutet „ankommen, bekommen, erreichen", *Qi* bedeutet „Vitalenergie, Funktion", die Information durch den Reiz, der Körper reagiert. In einem anderen Zusammenhang bedeutet Qi auch Atmung, Luft und energetische Substanz. Dieser Begriff erlaubt es uns, den Massagereiz individuell nach Kondition des Patienten zu dosieren.

Das Gefühl der Wärme, des Kribbelns, des Muskelkaters, der Schwere, welches sich lokal flächig oder in weiter Strecke streifenförmig wie der Meridianverlauf ausbreitet, bezeichnen wir als das Deqi-Gefühl. Das Deqi-Gefühl ist eine Maßeinheit für die Reizdosierung in der TCM (Tuina und Akupunktur). Sehr oft sind hier die lokalen Punkte und Zonen, welche wir mit dieser Reizdosierung massieren.

15.2 Die Bedeutung des Deqi in der Praxis

In den meisten Fällen können wir erwarten, dass, wenn sich das Deqi-Gefühl rasch auslösen lässt, der Patient gut auf die Behandlung ansprechen wird. Eine interessante Überlegung macht der Autor Zhou Ranmi aus Xiamen/China (Journal of Clinical Acupuncture and Moxibustion, 6/ 1993): Deqi ist eine Mikrowunde, welche einen therapeutischen Impuls auf das Nervensystem und Immunsystem auslöst, ähnlich den Vorgängen nach einer Verletzung oder mancher Infektion, bei denen auch Schmerzen als Zeichen des Heilungs-

prozesses vorkommen. Im Vergleich zu einer echten Verletzung ist die der Akupunkturnadel sehr klein, aber die ausgelöste Sensation, das Deqi, ist beachtlich.

1. Mannigfaltig: Muskelkaterartig, Parästhesie, Dehnungsgefühl, Schmerzen, aber auch Kälte, Wärme und Jucken, Gefühl wie Wasserlauf etc.
2. Überregional: Das Deqi breitet sich flächig und evtl. auch streifig aus.
3. Mikrotrauma: Die oben angeführte mannigfaltige Sensation ist für eine so winzige Wunde beachtlich.
4. Die Intensität und auch die Ausbreitung ist durch den Arzt regulierbar.

Es ist hier auch interessant zu erwähnen, dass Prof. Bischko uns schon vor 20 Jahren von dieser Arbeitshypothese der Akupunktur berichtet hat. „Jede Wunde heilt etwa in einer Woche. In diesem Zeitraum wird die Wundheilung durch Mitwirkung des ganzen Organismus erfolgen. Daher ist die Wiederholung der Akupunktur in wöchentlichen Intervallen sinnvoll."

15.2.1 Wirkungen

Tonisierung – Bu-Fa, auch als „dazugeben" übersetzt: Hier verspürt der Patient gerade das Auftreten von Deqi. Bei chronisch Kranken, sehr sensiblen und geschwächten Patienten verwenden wir das Bu-Fa.

Es sind meist zarte, oberflächliche, leichte, langsame Griffe. In klassischen Texten auch im Verlauf des Meridians. In der Bauchregion geschieht die Tonisierung gegen den Uhrzeigersinn. Die Behandlungszeit ist länger.

Sedierung – Xie-Fa, auch als „entnehmend" übersetzt: Das Deqi-Gefühl ist stark, aber noch gerade tolerierbar. Wir verwenden diese sedierende Dosierung meist bei jüngeren, kräftigen und akut erkrankten Patienten. Sehr oft sind es Fernpunkte, an denen wir den Massagereiz dosieren.

Es sind kräftige, tiefwirkende, schnelle Griffe. In klassischen Texten auch gegen den Verlauf des Meridians. In der Bauchregion ist die Sedierung im Uhrzeigersinn. Die Behandlungszeit ist kürzer.

Neutral – Zhon-He-Fa, auch als „harmonisierend" übersetzt: Das Deqi-Gefühl liegt zwischen Bu-Fa und Xie-Fa. Diese Reizdosierung wird in der Praxis am häufigsten verwendet.

15.3 Die Konstitution und die Reizstärke

Wie Sie schon aus den vorangegangenen Seiten ersehen konnten, spielt die Art des Ausgleiches (tonisierend, sedierend bzw. neutral) der Yin-Yang-Störung (entspricht nur ungefähr *Parasympathikus – Sympathikus*) eine wichtige Rolle.

Tab. 29: Eigenschaften der Konstitutionstypen (zusammengestellt nach Birkmeyer et al.: Physiotherapie, Massage, von Cordes, Uibe, Zeibig. Berlin: VEB Verlag Volk und Gesundheit; 1980)

	sympathikoton	parasympathikoton
Feststellung durch Beobachtung und Palpation		
Körperbau	schmal, schlank	untersetzt
Haare	trocken, glanzlos	weich glänzend
Körperbehaarung	schwach ausgeprägt	gut ausgeprägt
Gesicht	blass, angespannt	durchblutet, weich
Haut	blass, trocken	durchblutet, feucht
Dermographismus	gesteigert	verzögert
Oberflächenrelief	wenig Unterhautfettgewebe	mehr Unterhautfettgewebe
Muskulatur	Tonus erhöht	Tonus erniedrigt
Extremitäten	kühl, gespannt	warm, gelöst
Nägel	brüchig	elastisch
Schleimhaut	Mund trocken	Mund feucht
Kreislauf	Pulsfrequenz beschleunigt	verlangsamt
Atmung	Frequenz erhöht	erniedrigt
Gewebsveränderungen	stark ausgeprägt	wenig ausgeprägt
Feststellung durch Befragung		
Erregbarkeit	stark	schwach
Bewegungsdrang	stark	schwach
Wärmeempfindlichkeit	ja	nein
Kälteempfindlichkeit	nein	ja

Fortsetzung Tab. 29

	sympathikoton	**parasympathikoton**
Schweißneigung	stark	gering
Ermüdbarkeit	rasch	langsam
Schlafdauer	kurz	lang
Erholungsfähigkeit	rasch	langsam

Die Tabelle 29 zeigt, dass der sympathikotone Konstitutionstyp kurze, schwache Reize, kleine Intervalle und große Steigerungen benötigt. Der parasympathikotone Typ braucht lange, kräftige Reize, große Intervalle und vorsichtige Steigerungen.

Die Traditionelle Chinesische Medizin teilt die Patienten nach ihrer Reaktionsfähigkeit und -art bei Vorliegen einer (durch Eindringen von Noxen in den Körper oder innerhalb des Körpers entstandenen) Krankheit in so genannte Leere-Typen (Xü) oder Fülle-Typen (Shi) ein. Die dazu notwendigen klinischen Befunde werden ausschließlich mit unseren 5 Sinnesorganen ermittelt (betrachten, fragen bzw. hören, tasten, riechen).

Aus der Tabelle 30 können Sie nach einiger Übung selbst leicht die Differenzierung von Xü- oder Shi-Typ treffen. Sie sehen selbst, dass die Analogie mit sympathikoton und parasympathikoton nur ungefähr ist.

Tab. 30: Die Eigenschaften des Xü- und des Shi-Typs

	Xü-Typ	**Shi-Typ**
(Feststellung mit den 5 Sinnesorganen, so genannte 4 Untersuchungen)		
Körperbau	Astheniker, Leptosomer, reduzierter Allgemein- und Ernährungszustand	Pykniker, athletischer Typ, guter Allgemein- und Ernährungszustand
Dauer der Krankheit	lang, chronisch	kurz, akut, subakut
Alter	meist ältere Menschen	meist jüngere Menschen
Psyche	gedrückte Stimmungslage, sucht Ruhe, wortkarg	lebhaft, submanisch, spricht viel, spricht mit Händen und Füßen
Abwehrlage	vermindert	normal
Kapazität der Kompensation	reduziert	normal
Art der Erkrankung	chronisch degenerative, konsumierende, psychosomatische (vegetative) Erkrankungen mit schleichendem, intermittierendem Verlauf	alle plötzlich einsetzenden Krankheiten (Infekte, Krämpfe, Traumata, Grippe, Koliken, Tetanie, Lumbago, Frakturen usw.)
Stuhl, Miktion	Durchfall, Inkontinenz	Obstipation, Harnretention
Schweiß	am Tage ohne Anstrengung, im Schlaf	
Extremitäten, Muskulatur	Fingerzittern, Parästhesie, verminderter Tonus	Krampfneigung
Gesichtsfarbe	blass, fahl, durchscheinend	rot bis dunkelrot (wenn nur die beiden Wangen eine Rötung zeigen, dann spricht das für starken Xü-Typ)

Fortsetzung Tab. 30

	Xü-Typ	Shi-Typ
Stimme	leise	laut
Atmung	Kurzatmigkeit	laute Atmung
Thorax und Abdomen	weiche Bauchdecke, die Berührung wird vom Patienten als angenehm empfunden (chron. Gastritis, Kolitis mit beschwerdefreien Intervallen)	Völlegefühl, Beklemmungsgefühl, die Berührung wird als unangenehm empfunden (akutes Abdomen, Kolitis in der Phase der Verschlechterung)
Temperaturreaktion	verlangt nach Wärme, Verschlechterung des Symptoms auf Kälte (chron. Tennisarm)	oft hohes Fieber, jedoch auch ohne Temperatur, aber subjektiv das Gefühl der Hitze im Körper
Trinken	hat keinen Durst, bevorzugt warme Getränke	viel Durst, bevorzugt kalte Getränke
Zunge	der Zungenbelag ist weißlich, dünn, der Zungenkörper blasser, evtl. plumper	der Zungenbelag ist gelblich verfärbt und dick, der Zungenkörper rötlicher
Puls der Arteria radialis	kraftlos, weich, leicht unterdrückbar, man findet ihn erst in der Tiefe (Position)	kräftig, gespannt, schwerer unterdrückbar, man findet ihn schon in der Oberfläche (Position)

15.4 Reizparameter

Welche Möglichkeit haben wir, das Deqi-Gefühl zu dosieren und die verschiedenen Wirkungen einer Massagebehandlung zu erzielen?

Um eine regulierende Wirkung zu erzielen, muss der Patient auf den Massagereiz reagieren und diesen registrieren. Wenn der Reiz so zart ist, dass der Patient gar nichts spürt, dann ist in den meisten Fällen eine therapeutische Wirkung nicht zu erwarten. Wenn aber der Reiz zu stark ist, kann passieren, dass der Patient kollabiert, weil diese Reizstärke seinen Körper schadet und belastet. Wir sollen eben den Reiz so setzen, dass der Körper diesen als sinnvoll und zur Regulation anregend akzeptiert. Die Idee der TCM, eine Störung als Balancestörung zwischen Yin und Yang zu sehen, führt auch dazu, dass wir in der Therapie immer trachten, das Gleichgewicht zwischen Yin und Yang wiederherzustellen. Für die Reizstärke ist die Kondition des Patienten von großer Bedeutung. Die Kondition wird auch als Reserve des Körpers zur Genesung verstanden. Shi ist Zustand der Fülle, Xu ist der Zustand der Leere.

Im Shi-Zustand ist ein starker Reiz das Richtige und wird vom Patienten gut vertragen.

Im Xu-Zustand ist nur der schwache Reiz sinnvoll, da der Patient sehr sensibel und geschwächt ist. Daher muss dieser leere, chronische Zustand durch kleine, zarte Regulationsschritte verbessert werden.

Um den Begriff Sedierung, starker Reiz, von dem in der klassischen Massage üblichen Gebrauch zu unterscheiden, sollen wir als Sedierung auch „Ableiten und Wegnehmen" verstehen.

Für Tonisierung sagen wir auch „dazugeben, Kräftigung".

In speziellen Fällen können wir die Reaktion einer Griffstärke sofort sehen, z.B. bei einer Halbseitenlähmung, wenn der

Muskeltonus (Spasmus) sich unmittelbar verstärkt, dann kann man durch Änderung der Reizstärke (schwächer oder stärker) und Reizort (Beuge- oder Streckerseite der Extremitäten; Fern- oder Lokalpunkt) diesen ändern. Diese Erfahrung machen die Physiotherapeuten und Krankengymnasten in ihrem täglichen Umgang mit den Schlaganfallpatienten.

15.4.1 Reizort

Wir verwenden die Zone eines Meridianpunktes, den Streifen eines oder zweier Meridiane, die druckempfindlichen, persönlichen Ashi-Punkte oder die am Muskelansatz oder -ursprung gelegenen, meist sehr drucksensiblen Trigger-Punkte.

Der Ashi-Punkt ist ein druckempfindlicher Punkt, auch als persönlicher Punkt bezeichnet, welcher nicht immer einem Meridianpunkt entspricht. Über die Trigger-Punkte haben wir mit unseren Meridianpunkten eine gute Verbindung zur Manualmedizin und Neuraltherapie der Schulmedizin.

Behandlung durch Verwendung von lokalen, segmentalen Punkten: Bei chronischen Leiden und geschwächten, älteren Patienten. Auch Fernpunkte kommen hier in dem Programm vor, aber in der Zahl deutlich weniger als die lokalen Punkte.

Behandlung durch Verwendung von fernen, homolateralen Punkten: Als Fernpunkte bezeichnen wir die kontralateral der Störung gelegenen Punkte: Verwendung von Di 4 rechts bei Schmerzen in der linken Schulter. Fernpunkte mit starker allgemeiner regulierender Wirkung sind solche Punkte, welche sich distal vom Ellbogengelenk und Kniegelenk befinden.

Wir bezeichnen 60 solcher Punkte auch als Antike Punkte. Diese 60 Punkte leiten wir von der 5-Elemente-Lehre ab.

Die Fernpunkte verwenden wir meist bei Akutfällen und zur allgemeinen Regulation.

Je weiter ein Punkt vom Ort des Geschehens liegt, umso länger sind der Hebel und die Wirkung. Am stärksten wirken die Punkte an den Finger- und Zehenspitzen. Weil diese Punkte so empfindlich sind, verwenden wir sie nicht oft. Häufig weichen wir solchen Punkten aus, welche durch eine reichliche Muskulatur geschützt sind. An muskelreichen Punkten können wir gut mittels Massage die Reizempfindung dosieren.

15.4.2 Dauer der Griffe und einer Behandlung

Pro Punkt 30 Sekunden bis 1–5 Minuten. Die Druckstärke langsam zunehmen, bis zum Deqi-Gefühl und dann dosieren: starkes Deqi-Gefühl zur Sedierung/Beruhigung, schwaches Deqi-Gefühl zur Tonisierung/Kräftigung.

Nach einer kräftigen Reizung immer anschließend zart streichen und neutralisieren.

Eine Sitzung dauert etwa 15–30 Minuten. Am Beginn soll alle 2–3 Tage eine Sitzung stattfinden, nach etwa 6 Sitzungen sollten wir auf Wochenabstand übergehen. In Akutfällen ist eine tägliche Behandlung sinnvoll. Allgemein soll nach 12 Sitzungen eine Pause von einigen Wochen eingelegt werden.

Eine gleichzeitige Akupunktur oder Neuraltherapie (nur vom Arzt ausgeführt!) oder auch physikalische Therapie ist sinnvoll.

distal = von der Körpermitte weg

15.4.3 Richtung der Griffe bzw. der Behandlung

In den meisten Fällen entlang einem Meridianverlauf, wobei die Verlaufsrichtung des sog. Vitalenergie-Qi im Meridian unbedeutend ist. Der Grund ist, dass wir mit der Tuina-Therapie eine Reflextherapie durchführen und keine „Verschiebung von Energie oder Flüssigkeit" etc. Die TCM spricht nicht von „Energie verschieben", aber die Fließrichtung des Blutes in den Gefäßen spielt doch eine gewisse Rolle, sodass wir in der Beugeseite des Armes und die mediale Seite des Beines immer zum Körper (venöser und lymphatischer Rückfluss) massieren. An der Streckseite des Armes und an der vorderen, seitlichen und hinteren Seite des Beines können wir zum oder auch weg vom Körper (reine Reflexbehandlung) massieren. Aus Gründen der Bequemlichkeit ist es für den Therapeuten angenehmer, weg vom Körper zu arbeiten.

Am Rücken arbeiten wir meist von der HWS zur LWS.

Am Kopf arbeiten wir meist vom Scheitel weg, wie Fließen von Regenwasser am Kopf.

- Bufa: im Verlauf des Meridianflusses, z.B. von Di 5 in Richtung Di 11 massieren.
- Xiefa: gegen den Verlauf eines Meridianflusses, z.B. von Di 11 in Richtung Di 5 massieren.
- Beugeseite: zum Rumpf, das ist die Richtung des venösen und lymphatischen Rückstroms.
- Streckseite: in beiden Richtungen; Reflextherapie; es ist angenehmer zu

arbeiten, wenn der Na-Griff von der Schulter zum Unterarm erfolgt.

15.4.4 Frequenz

Diese bewegt sich meist zwischen 50- und 200-mal in der Minute.

15.4.5 Druckstärke

Diese wird individuell gehandhabt. Als Messgröße verwenden wir den Begriff Deqi. Das Deqi-Gefühl ist abhängig von Alter, Geschlecht, Empfindlichkeit des Patienten, Jahreszeit, Art der Erkrankung, Griffart, -ort, -stärke etc. In den meisten Fällen löst der starke Druckreiz ein starkes Deqi-Gefühl aus. Der schwache Druckreiz löst oft ein schwaches Deqi-Gefühl aus.

15.4.6 Zeitintervall der Behandlungen

Bei akuten Beschwerden ist eine tägliche Behandlung erforderlich. Bei einer chronischen, rezidivierenden Erkrankung, wie Migräne, Lumbago, Arthrose etc., ist es sinnvoll, die ersten 4–6 Sitzungen im 1–2-Tage-Abstand zu behandeln, dann die Behandlung auf Wochenabstand auszudehnen. Insgesamt bilden 12 Behandlungen einen Therapiezyklus. Vor dem Beginn einer neuen Serie soll eine Pause von 4–24 Wochen sein. Die Länge der Pause hängt vom bisherigen Verlauf der Störung ab.

Tab. 31: Tonisierungs- und Sedierungstechnik (dazwischen liegt die Harmonisierung)

	Kraftintensität	Tiefe	Frequenz	Richtung	Rhythmus	Behandlungsdauer	Subjektives Gefühl beim Patienten (Deqi)	Wirkung	Ort der Behandlung	Intervalle der Sitzungen
Tonisierungstechnik (Yin-Griffe)	zart, mild	oberflächlich	langsam	entlang des Meridianverlaufs (von außen nach innen)	rhythmisch	kurz	schwach	aktivierend, additiv	mehr lokal, mehr Punkte der Yin-Meridiane, segmentale Punkte, homolaterale Punkte	groß, etwa 7 Tage
Sedierungstechnik (Yang-Griffe)	von zart bis kräftig, steigend und wieder abnehmend	tiefer	schnell	entgegen dem Meridianverlauf (von innen nach außen)	arrhythmisch	lang	stark	hemmend, reduzierend	mehr an den Fernpunkten, mehr Punkte des Yang-Meridians, oft kontralaterale Punkte	klein, etwa 1–3 Tage

Behandlungsplan

16.1 Standardprogramm

Der Anfänger soll sich zunächst an ein Standardprogramm halten. Das bedeutet, die Diagnose wird mittels der modernen Medizin (Schulmedizin) erstellt. Dann wird die Indikation für eine Tuina-Therapie überlegt. Wichtiges Kriterium für die Indikation ist, ob die vorliegende Störung eine funktionelle, reversible Komponente beinhaltet! Denn wir wissen, dass die Tuina- und die Akupunktur-Therapie nur Indikationen für funktionelle, reversible Störungen haben.

Ein Standardprogramm besteht immer aus Fernpunkten, Ashi-Punkten (Locus dolendi) und Lokalpunkten. Bei Störungen des Bewegungsapparates gehört ans Ende einer Massage immer die passive oder aktive Mobilisierung der Gelenke. Die chiropraktischen Griffe, die Manipulationstechniken, dürfen nur von dafür ausgebildeten Ärzten durchgeführt werden. Für die speziellen Mobilisierungstechniken gibt es eigene Spezialisten, die Heilgymnasten, Krankengymnasten bzw. die Physiotherapeuten.

Standardprogramm = Fernpunkte + Ashi-Punkte (Locus dolendi) + lokale Meridianpunkte

Fernpunkte: Punkte aus den Regelkreisen von Prof. Bischko; Punkte nach der Meridianlehre; Punkte aus der 5-Elemente-Lehre; Punkte der Reflexzonen.

16.2 Individuelles Programm

Wenn 4–6 lege artis durchgeführte Sitzungen keine Änderungen (nicht unbedingt Besserung) bringen, dann ist an eine Erweiterung der Beurteilung der Störung zu denken. Dabei verwenden wir zuerst die Regelkreise nach Bischko, dann die sog. Dreier-Regel der Wiener Schule der TCM-Differenzialdiagnose.

16.2.1 Regelkreise nach Bischko

Das Grundgerüst sind die Programme aus dem Bischko-Regelkreis, auch Funktionskreis genannt. Der Vorteil ist, dass die Begriffe für die Anwendung des Bischko-Regelkreises uns allen vertraut sind. Diese Programme sind seit mehr als 40 Jahren in der Akupunktur-Praxis erprobt. Der Regelkreis ist nicht nur eine deutliche Bereicherung für die Akupunktur, auch für die Tuina-Praxis ist dieser anwendbar.

Einige Beispiele aus dem Werk „Praxis der Akupunktur", Band 2, Textband: J. Bischko; Bildband: A. Meng (Karl F. Haug Verlag, Heidelberg 1994):

Antispastisch: Le 2, 3, Dü 3, KG 3
Vegetativum: B 10, G 20, KG 6, 15, B 31
Schleimhäute: Di 4, 11, Dü 3, 5, 8
Peristaltik: Di 4, M 36, G 37
Psyche: KG 15, LG 19/20, H 3, 5 N 27 links
Entzündung: 3E 5, B 23, 47, Le 8
Allgemeine Regulation: KS 6, N 8, Le 8, M 36, Lu 7, Di 4, KG 15, LG 19
Zephalea, allgemein: LG 19, 23, B 1, 2, 10, G 3, 20. Ersatz: B 60, Di 4, Dü 3, Lu 7
Hormonell: LG 4, 16, B 31, N 11, 3E 22
und andere.

16.2.2 Die Dreier-Regel nach Dr. Alexander Meng

Die Dreier-Regel ist eine Vereinfachung aller komplizierten Behandlungsregeln und wird auf S. 146 ff. ausführlicher behandelt.

1. **Meridian?** Siehe Meridianlehre
2. **Organ?** Komponente des Funktionskreises, Organlehre
3. **Modalitäten – Begleitumstände**

Meng:
Die Fragen nach 1. **Meridian** und 2. **Organ** beziehen sich auf den **Behandlungsort**, die Frage nach 3. **Modalitäten** – Begleitumständen – auf die **Behandlungstechnik**

---

1. **Meridian betroffen:** „Betroffen" ist ein Meridian, der durch eine schmerzhafte oder veränderte Region zieht. Wo ist der Schmerz – an Haut, Subkutis, im Bewegungsapparat?

   Konsequenz: **Punkt-/Meridianwahl**. Lokalbezogene Tuina beeinflusst Meridianversorgungsgebiet (betroffener Meridian und Partner). Gute Indikation.

2. **Organ betroffen**: Funktionsstörung (auch Psychosoma) oder Parenchymschädigung innerer Organe.

   Konsequenz: **Punkt-/Meridianwahl**. Organbezogene Tuina. Funktionsstörungen: gute Indikation; Parenchymschäden: Tuina sekundär, Pharmatherapie primär.

3. **Modalitäten/Begleitumstände**: Pathogene Faktoren? Psyche? Auslöser? Akut/chronisch? Hormone? Trauma/Überanstrengung/Verweichlichung? AZ/EZ?

   Konsequenz: **Wahl von Technik und Methode**: Moxa oder kein Moxa? Tonisierende oder sedierende Technik usw.

Die 4 Untersuchungsmethoden

Diese Regel hilft uns, die sehr komplizierte TCM-Differenzialdiagnose in den Griff zu bekommen. Es erfolgt zuerst eine Lokalisation der Beschwerden mithilfe der Zuordnung zu einem oder mehreren Meridianversorgungsgebieten, z.B. Ischias zum Blasenmeridian, seitliche Schmerzen am Bein, pseudoradikuläres Syndrom zum Gallenblasenmeridian. Hier ist die genaue Kenntnis der Meridianlehre wichtig. Dann versuchen wir, die Pathophysiologie dieser Störung zu einem oder mehreren Organen der TCM zuzuordnen. Hierbei ist die 5-Elemente-Lehre sehr hilfreich. Zum Schluss versuchen wir die Qualität, Intensität, die Schicht der Störung und die Reserve der Körperabwehr genau zu analysieren. Wir nennen diese die Modalitäten einer Erkrankung.

17.1 Sehen

Die Farben werden nach der 5-Elemente-Lehre den Organen und dem Erkrankungsauslöser zugeordnet. Sie geben uns Auskunft über den Allgemein- und Ernährungszustand.

Der Gesichtsausdruck verrät die psychische Verfassung.

Einzelne Körperregionen (die Zunge, die Ohrmuschel, das Gesicht, die Augen etc.)

sind wichtig. Die **Zungendiagnostik** ist insbesondere bei psychosomatischen und bei inneren Erkrankungen wichtig. Eine reproduzierbare Objektivierung des Pulsbefundes mittels Apparate ist bis heute nicht gelungen.

17.2 Riechen, Hören, Schmecken

Stimme, Atmung: laut = Yang-Fülle – sedieren; leise = Qi-Mangel – tonisieren

Sprache: schnell = Yang-Hitze – Hitze ableiten; langsam = Yin-Kälte – wärmen, Moxa

Husten: heftig, gurgelnd = Fülle – sedieren; kraftloses Hüsteln = Mangel – tonisieren

Heiserkeit: plötzlich = äußere pathogene Faktoren – sedieren; chronisch: Yin-Mangel – tonisieren

Bei Organstörungen kommt es zu bestimmten Geruchsentwicklungen. Vorliebe für einen bestimmten Geschmack weist auf Störung im Organ des gleichen Funktionskreises hin. Zugeordneter Geschmack in kleiner Dosis ist notwendig, in großer Dosis schädlich für das Organ.

Starker Geruch (Schweiß, Harn, Stuhl) ist ein Hitze-, wenig Geruch ein Kälte-Symptom.

Tab. 32: Die Elemente in Beziehung zu den Organen, zum Geschmack und Geruch

Element	Organ	Geschmack	Geruch
Holz	Leber	sauer	ranzig, stinkend
Feuer	Herz	bitter	verbrannt
Erde	Milz/ Pankreas	süß	süßlich
Metall	Lunge	scharf, beißend	faulig, verdorben
Wasser	Niere	salzig	modrig, übel

17.3 Palpation in 3 Stufen

Suche an erkrankter Region, an betroffenem Meridianverlauf, ganz speziell die Untersuchung der folgenden Punkte: **Zustimmungs-, Alarm-, Quell-, He-(Ho-), Xie- und Ohr-Punkte.**

Schulmedizinisch würden wir folgende Punkte für die Palpation als wichtig ansehen: **Trigger-Punkte, Head'sche Zone, Mackenzie'sche Krankheitszeichen.**

Die Tastuntersuchung (Palpation) soll in 3 Stärken durchgeführt werden:

Mit ganz leichtem Druck, um die Beschaffenheit der Haut zu beurteilen.

Mit etwas festerem Druck beurteilen wir das Unterhautgewebe. Auch die Technik der sog. Kibler'schen Hautfalte gehört hierher. Eine segmentale Verdickung der Hautfalte könnte auf eine vegetative Störung im Organ dieses Segmentes hinweisen. Im Rückenmark findet eine Vernetzung der peripheren Schmerzafferenzen mit den sympathischen Efferenzen statt; die Folge ist die Antwort des Gefäßsystems: Durchblutung, Kapillarkreislauf und der Quellungszustand des betroffenen Bindegewebes werden verändert.

Mit festerem Druck, um die Muskulatur und die Sehnen zu beurteilen. **Gelose, Myogelose, Hartspann, Hypertonus und Trigger-Punkte** können gefunden werden.

Mit noch festeren Griffen versuchen wir die Gelenksfunktion zu beurteilen. Hier können auch Techniken der klassischen oder modernen Massage dazukommen.

Eine besondere Form der Palpation ist die sog. **Pulsdiagnostik** (s. S. 144f.). Sie ist nur für eine allgemeine Aussage wichtig (z.B. Syndrome). Bis heute ist es nicht gelungen, einen Apparat zu konstruieren, welcher imstande ist, reproduzierbare Ergebnisse der Pulsqualitäten zu objektivieren. Über die Frequenz und den Rhythmus kann sich jedoch jeder rasch ein Bild machen.

Die Schmerzpunkte an der seitlichen Region der Wirbelsäule und allgemein ihre Organzuordnung

C1: Augen

C2-C7: Larynx, Pharynx, Schilddrüse

Th1-Th4: Arm, Herz, Lunge

Th4-Th7: Ösophagus

Th7-TH12: Magen, Duodenum, Leber, Gallenblase, Milz/Pankreas, Magen, Darm

ab Th5: Urogenitalsystem

Rücken links unten: meist nach Pankreatitis

Rücken rechts Mitte und rechts unten: oft bei chronischen Gallenblasenleiden und Lebererkrankungen

L1-L3: Hüftgelenk

L4: Kniegelenk

L5: Sprunggelenk

17.3.1 Palpation nach Veränderung an der Haut und empfindlichen Körperstellen

1. Palpieren nach Veränderungen an der Haut

a) Unterhautgewebe. Rundliche, kleine, unterschiedlich feste, mäßig verschiebliche Knötchen sehen wir oft bei Schmerzen,

b) flache Knoten, weich, nicht verschieblich an der oberflächlichen Schicht, deuten auf chronische Störung hin,

c) rhombenähnliche Knoten (in der Mitte weit, die Enden spitz) sehen wir oft bei entzündlichen Prozessen, Schmerzen oder Blutstau,

d) ovale Knoten, weich oder fest, glatt verschieblich, meist bei Erkrankungen der Sinnesorgane,

e) streifenförmige Knoten, oft bei chronischen psychovegetativen Erkrankungen,

f) perlenschnurartige Knoten, oft bei akut entzündlichen Erkrankungen.

2. **Palpation nach subjektiv empfindlicher Körperstelle**
Wärme, Kälte, Kribbeln, Schmerzen, Dehnungsgefühl, Muskelkater etc.

17.3.2 Die allgemeine Palpation und die Bedeutung

1. Huatou-Linie: Knapp ein Fingerbreit lateral vom LG. Positive Zeichen bei akuter entzündlicher Erkrankung eines viszeralen Organs. (Siehe auch die Tabelle: Übersicht der weiteren Segmentpunkte, S. 105).
2. Innerer Ast des B-Meridians: Erkrankung eines viszeralen Organs bzw. im Abschnitt des Blasenmeridians.
3. Äußerer Ast des B-Meridians: Erkrankung eines viszeralen Organs bzw. im Abschnitt des Blasenmeridians.
4. Alarmpunkte
5. Quellpunkte und andere spezielle Punkte des Meridiansystems.

17.3.3 Die spezielle Palpation

Nach der allgemeinen Untersuchung erfolgt eine spezielle Untersuchung. Die Reihenfolge erfolgt nach dem Organsystem.

Atmungsorgan: Th 3, Th 5, Th 11, L 2, B 13, Lu 1, KG 17

Kreislaufsystem: Th 4, Th 5, B 14, B 15

Verdauungssystem: Th 5, Th 6, Th 9 bis Th 12, B 18, B 20, B 25, B 27

Nervensystem: Th 4 bis Th 9, L 2, B 15, B 14, B 23

Urogenitalsystem: Th 5 bis Th 7, L 2 bis S 5, B 23, B 28

Bewegungsapparat: B 23, B 19, lokale regionale Punkte

Haut: Th 1, Th 3, Th 7, Th 9, B 13, B 20, B 23, Di 11, MP 10

Gynäkologie: B 15, B 20, B 19, B 23, G 25, KG 3, MP 6

HNO: B 13, B 15, B 23, B 20

17.4 Befragung (Anamnese)

Die 16 Fragen nach Wang Xuetai sind geeignet, viele Informationen vom Patienten zu erhalten (s. Tabelle 39, S. 152).

17.5 Weitere Diagnostikmethoden

17.5.1 Zungendiagnostik

Bedeutung: Differenzialdiagnose nach den 8 Prinzipien:

- Fülle/Mangel
- Außen/Innen – Oberfläche/Tiefe
- Hitze/Kälte
- Yin/Yang

Zungenbelag (ZB): signifikant für Zustand von MP, M, pathogene Faktoren, Krankheitsverlauf, Prognose.

Zungenkörper (ZK): gibt Hinweise auf innere Organe, Qi, Körperflüssigkeit.

Lokalisation von Veränderungen gibt Hinweise auf betroffene Organe – die inneren Organe projizieren sich in die Zunge.

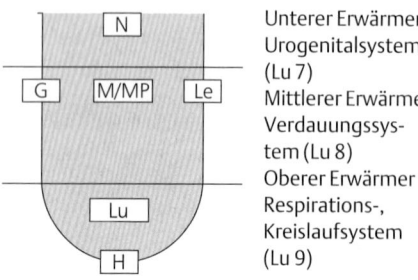

Unterer Erwärmer Urogenitalsystem (Lu 7)
Mittlerer Erwärmer Verdauungssystem (Lu 8)
Oberer Erwärmer Respirations-, Kreislaufsystem (Lu 9)

Abb. 96

17.5.2 Pulsdiagnostik

Die Pulsuntersuchung ist für den Internisten der TCM besonders wichtig, da die Anwendung einer „inneren medikamentösen Therapie" mittels Pharmaka notwendig ist. Die Tuina-Therapie ist wie die Akupunktur nur eine „äußere" Regulationstherapie. Die Pulsdiagnose spielt daher für die Tuina-Therapie eine untergeordnete Rolle.

- Physiologische Einflüsse: A. carotis, radialis, dorsalis pedis, femoralis etc.!
- Moderne Medizin: Hinweise auf Kreislauf, Herzfrequenz und Herzrhythmus, Elastizität der Gefäße.
- TCM: A. radialis: Diagnostik von Syndromen: Außen/Innen (Oberfläche/Tiefe), Fülle/Mangel, Organzugehörigkeit, Stadium etc.

Tab. 33: Farben

Zungenkörper	Hinweis auf	Zungenbelag	Hinweis auf
blass	Blut-/Qi-Mangel, Kälte	weiß	normal, Kälte
rot	Hitze, Yin-Mangel	gelb	Hitze
tiefrot	Hitze im Blut	grauschwarz, feucht	extreme Kälte
purpur	Hitze, Blutstau	grauschwarz, trocken	extreme Hitze

Tab. 34: Form und Besonderheiten

Zungenkörper	Hinweis auf	Zungenbelag	Hinweis auf
zäh, steif	Fülle	dick	„Innen", Fülle – kräftige Abwehr bei starkem pathogenen Faktor
zart	Mangel	dünn	„Außen", normal
dünn	Blut-/Substanz (Yin)-, Flüssigkeitsmangel	schlüpfrig	Feuchtigkeit
Sprünge	Blut- oder Flüssigkeitsmangel – Farbe beachten!	klebrig	Schleim
Flecken	Hitze, Blutstau	trocken	Flüssigkeitsmangel
		wie Quark	Nahrungsretention
		geschält	Magen-Yin-Mangel
		blank	Erschöpfung des Magen-Qi

- Hinweise auf Qi und Zustand aller Organe.
- Palpation des Radialispulses in 3 Stärken zur Feststellung von Tiefe, Frequenz, Form der Pulswelle, Strömungen etc.

Einige Pulsqualitäten

Frequenz, Rhythmus, Elastizität der Gefäßwand sind rasch und mit wenig Mühe reproduzierbar. Die Topographie und die speziellen pathologischen Pulsqualitäten sind auch in China „stark individuell, subjektiv, variabel".

1. Oberflächlicher Puls: Außen
2. Tief: Innen
3. Langsam: Kälte (Zirkulation mangelnd), weniger als 4 Schläge/Atemzug
4. Schnell: Hitze: mehr als 5 Schläge/ Atemzug = mehr als 90/Min. Cave: Yin-Mangel-Hitze!
5. Mangel-Typ: alle 3 Tiefen schwach zu tasten: Qi-/Blutmangel
6. Fülle-Typ: alle 3 Tiefen stark zu tasten, z.B Infekt, Erreger und Abwehr stark
7. Schlüpfriger, rollender Puls: „Kugeln rollen auf Teller": Schleim, Nahrungsretention
8. Rauer Puls: „Messer kratzt Puls": Blut-/Qi-Stau; Flecken auf Zunge: Blutstau
9. Großer Puls: wie Hochwasser, Brandung – brandend: extreme Hitze, z.B. Hitzschlag
10. Fadendünner Puls: Yin- oder Blut-Mangel
11. Vibrierend/seitengleicher Puls: Kälte, Schmerz oder Leber-Gallenblasen-Syndrom – Emotionen!
12. Aussetzender Puls, unregelmäßige Pause: Zang-Organ-Schwäche, besonders Herz-Qi-Schwäche

Tab. 35: Die 3 Tastpositionen

Tastposition entspricht	Hinweis an beiden Händen auf	Pulstaststelle rechts	Pulstaststelle links
Lu 9 (distal)	Respiration, oberer Erwärmer	Lu	H
Lu 8 (Mitte)	Verdauung, mittlerer Erwärmer	MP	Le
Lu 7 (proximal)	Urogenitale, unterer Erwärmer	N	N

18 Die Dreier-Regel der Wiener Schule nach Dr. Alexander Meng

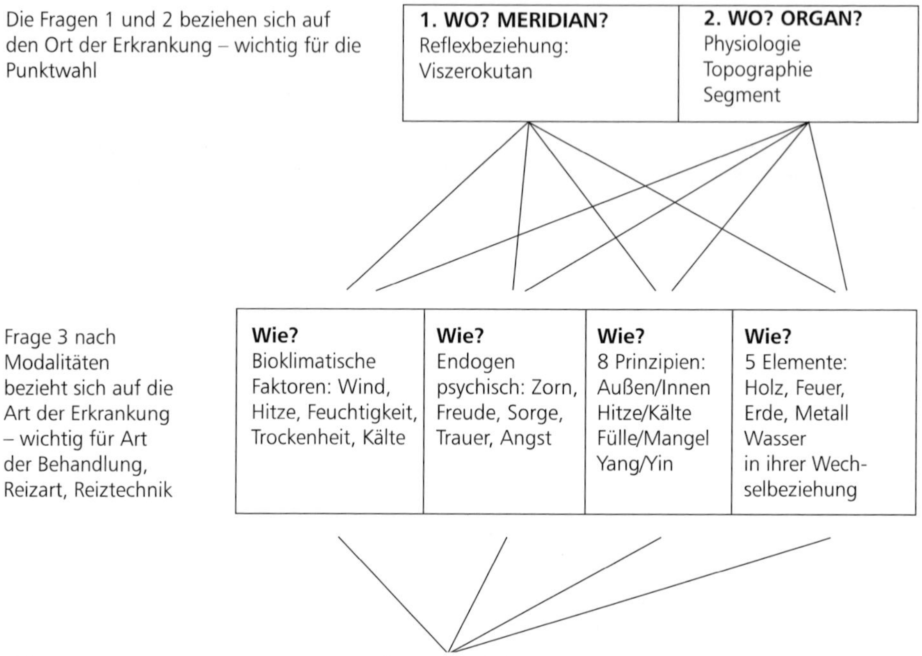

Die Fragen 1 und 2 beziehen sich auf den Ort der Erkrankung – wichtig für die Punktwahl

1. WO? MERIDIAN?	2. WO? ORGAN?
Reflexbeziehung: Viszerokutan	Physiologie Topographie Segment

Frage 3 nach Modalitäten bezieht sich auf die Art der Erkrankung – wichtig für Art der Behandlung, Reizart, Reiztechnik

Wie?	Wie?	Wie?	Wie?
Bioklimatische Faktoren: Wind, Hitze, Feuchtigkeit, Trockenheit, Kälte	Endogen psychisch: Zorn, Freude, Sorge, Trauer, Angst	8 Prinzipien: Außen/Innen Hitze/Kälte Fülle/Mangel Yang/Yin	5 Elemente: Holz, Feuer, Erde, Metall Wasser in ihrer Wechselbeziehung

Abb. 97: MERIDIAN + ORGAN + MODALITÄT = vereinfachte Diagnose der TCM nach der Wiener Schule

18.1 Erste Regel: WO behandeln? Welcher Meridian ist betroffen?

Schmerzen im Kreuz mit Ausstrahlung in die Rückseite des Oberschenkels und Außenseite des Unterschenkels wird als Ischias oder Wurzelsymptomatik L5/S1 bezeichnet. Diese Schmerzausbreitung entspricht genau dem Verlauf des Blasenmeridians.

Breitet sich der Schmerz aber seitlich des Oberschenkels und des Unterschenkels aus, sprechen wir von einer pseudoradikulären Schmerzsymptomatik, oder der Schmerz entspricht dem Gallenblasenmeridian. Hier können wir die Meridianlehre für die Punktauswahl anwenden.

Alle Punkte des betroffenen Meridians, des gekoppelten Meridians, des korrespondierenden Meridians können wir für die Therapie verwenden.

Gekoppelte Meridiane

Lungenmeridian – Dickdarmmeridian
Milz-Pankreas-Meridian – Magenmeridian
Kreislauf-Sexualität-Meridian – 3-Erwärmer-Meridian
Nierenmeridian – Blasenmeridian
Herzmeridian – Dünndarmmeridian
Lebermeridian – Gallenblasenmeridian

Korrespondierende Meridiane

Di-Meridian – M-Meridian
Dü-Meridian – B-Meridian

3E-Meridian – G-Meridian
MP-Meridian – Lu-Meridian
H-Meridian – N-Meridian
KS-Meridian – Le-Meridian

Tab. 36: Auswahl von Punkten, dem Verlauf der Meridiane entsprechend

Lokalisation der Erkrankung		Meridian-versorgung	Hauptpunkte	zusätzliche Punkte
Kopfbereich	hinten	B	B 65, 60	G 20, LG 16
	seitlich	G, 3E	G 38, 3E 3	M 1
	Scheitel	LG, B, Le	Le 3, B 65	LG 20
	Stirn	M	M 44	G 14, M 41
	Jochbein	Dü	Dü 3	Dü 18
	seitlich der Nase	M	M 41	Di 20
	Unterkiefer	M	M 41	M 3, M 2
	Kinn	M, KG	M 41	KG 42
Halsbereich	vorn	M, KG	M 41, KG 22	Lu 7, M 10
	seitlich	Di, Dü, 3E	Di 4, Dü 3	Lu 7
	hinten	G, LG, B	B 60, LG 16	G 20, B 10
Rücken-Lenden-Bereich	Bereich der WS	LG, B	B 60, B 54	LG 14 (13), LG 6, LG 4
	seitlich der WS	B	B 60, B 65	B 54, lokale
	Schulterblatt	Dü	Dü 3	G 34
Thoraxbereich	Sternum	KG, N	KG 17, N 3	3E 6
	parasternal	N	N 3	3E 6
	medioklavikular	M	M 40	3E 6
	Flanken	Le, G, MP	Le 3, G 40	3E 6, KS 4
Abdomen	Mittellinie	KG	KG 12, KG 4	M 36
	Mamillarlinie	MP	MP 3, MP 6	M 36
	seitlich	Le, G	Le 3, G 34	M 36, Le 13
	Genitalbereich	Le	Le 3, Le 5	KG 3, MP 6
Obere Extremität (Beugerseite)	radial	Lu	Lu 9, Lu 7	Lu 3
	Mitte	KS	KS 6	KS 3
	ulnar	H	H 5	H 3
	planar	KS, H	KS 8, H 8	KS 6
Obere Extremität (Streckseite)	radial	Di	Di 4	Di 11
	Mitte	3E	3E 5	3E 10
	ulnar	Dü	Dü 3	Dü 8

Fortsetzung Tab. 36

Lokalisation der Erkrankung		Meridian-versorgung	Hauptpunkte	zusätzliche Punkte
Hüfte	vorn	M	M 31	M 34
	seitlich	G	G 31	G 30
	hinten	B	B 50	B 49
Untere Extremität	vorn	M	M 36, M 32	M 41
	hinten	B	B 54, B 51	G 30, B 50
	innen	Le, MP, N	MP 6, K 3, N 3	MP 11
	seitlich	G	G 34, G 31	G 30, G 39

18.2 Zweite Regel: WO behandeln? Welches Organ ist betroffen?

- Konsequenz: organbezogene Punkte
- Segmentale Punkte
- 3 Etagen des Dreifachen Erwärmers (3E): Oberer Erwärmer: Respiration; mittlerer Erwärmer: Verdauung; unterer Erwärmer: Urogenitale
- 5-Elemente-Lehre
- Mikrosysteme: holographisches Prinzip – z.B. Zungen-/Pulsdiagnostik: Zungenbefund verändert.

18.3 Dritte Regel: WIE behandeln? Modalitäten – Begleitumstände?

Schmerzcharakter, -stärke, AZ/EZ, Auslöser – pathogene Faktoren. Konsequenz: Reizstärke und Reiztechnik.

Pathogene Faktoren:

Auslöser einer Störung, Charakterisierung einer Störung und Beeinflussung einer Störung.

Bioklimatische Faktoren:

Wind, Kälte, Hitze, Feuchtigkeit, Trockenheit.

Tab. 37: Bioklimatische Faktoren (Modifiziert nach Kubiena G.: Chinesische Syndrome verstehen und verwenden. Wien: Maudrich; 1996)

Parameter	Trockenheit	Kälte	Wind	Feuchtigkeit	Hitze
Äußeres Pathogen	Yang-Pathogen, oft mit Hitze kombiniert, schädigt Yin	Yin-Pathogen, schädigt Yang, verlangsamt	Yang-Pathogen, schädigt Yin, Trend nach oben	Yin-Pathogen, schädigt Yang, führt zu Qi-Stau	Yang-Pathogen, schädigt Yin, beschleunigt, beeinträchtigt Geist-Shen
Innere Pathologie: Ursachen	Flüssigkeits-/Blutverlust, Schwitzen, Durchfall, Fieber, Erbrechen	Yang (Energie)-Mangel, allgemeine Schwäche mit Kältegefühl	Blutmangel, hohes Fieber, Leber-Yang-Überschuss	Milz und/oder Nieren-Yang-Mangel	Yin-Yang-Balancestörung

Fortsetzung Tab. 37

Parameter	Trockenheit	Kälte	Wind	Feuchtigkeit	Hitze
Vorwiegend betroffen	Lunge, Nase, Rachen	exponierte Regionen	obere, äußere Körperregion	eher untere Regionen	eher obere Regionen, Geist
Symptome allgemein	Flüssigkeitsmangel	Frösteln, Schüttelfrost	plötzlicher Beginn, heftig, Schwindel, Tics, Krämpfe, Kopfschmerzen, Ohnmacht	Schweregefühl in Bewegungsapparat und Kopf, Blasen, trüber Fluor, Diarrhö	Fieber, Hitzegefühl
Symptome lokal	Lunge: trockenes Hüsteln	Kältegefühl	nicht lokalstabil	Schwellung, nässende Dermatosen	Entzündung
Qi-Fluß	gestört – zu wenig Blut	verlangsamt	gestört durch Wind in Meridianen	gestört –Viskositätsänderung	gestört – Bluteindickung
ZB	trocken	weiß	normal	feucht	gelb
ZK	klein	weiß	evtl. Zittern	gequollen	rot
Puls	leer	langsam	oberflächlich	schlüpfrig	schnell
Harn	wenig	hell, viel	normal	trüb	dunkelgelb, konzentriert
Therapie	Niere stärken; N 3/7, B 23; Lunge befeuchten: Lu 5, KG 17	Moxa auf B 23, KG 6, KG 4	Punkte auf G, 3E: G 20, 3E 5	Milz stärken: B 20, KG 12, MP 3, 6, 9; M 36; KG 9	Basisprogramm: Di 4, Di 11, LG 14

- Endogene Faktoren, emotionelle Faktoren: Auslöser einer Störung und Beeinflussung einer Störung. Lust, Zorn, Sorgen, Nachdenken, Angst, Trauer (siehe hier die 5-Elemente-Lehre).
- Die 5-Elemente-Lehre, die 5 Funktionskreise als Zuordnungsprinzip eines Syndroms.

- Andere Ursachen für eine Auslösung, Beeinflussung einer Befindlichkeitsstörung: Diät, Anstrengungen, Verletzungen etc. als Zuordnungsprinzip eines Syndroms.
- Die sog. 8 Prinzipien: Fülle: sedieren; Mangel: tonisieren; Kälte: Moxa; Hitze: kein Moxa.

19 Die 8 Prinzipien

19.1 Außen/Innen

Leitvorstellung

Pathogene Faktoren dringen von außen nach innen ein, blockieren vorerst Meridiane und damit den Qi-Fluss (außen), befallen fortschreitend innere Organe (innen). Die oberflächliche Störung kann lokal (Hauterkrankung, Muskel-Sehnen-Erkrankung) oder am ganzen Körper (oberflächliche Hitzesymptomatik oder oberflächliche Kältesymptomatik) vorkommen. Die tiefen Störungen können als Hitze- oder Kältesymptomatik auftreten.

Leitkriterien

Lokalisation! Betroffener Meridian oder betroffenes Organ? Parameter Zunge – wesentlich verändert? Allgemeinzustand und Ernährungszustand normal oder verändert?

Fragen

Wo? Prognose?

Therapeutische Konsequenz

Außen: bezogen auf Lokalisation an der Körperoberfläche.
Innen: bezogen auf betroffene Organe.

Tab. 38: (Modifiziert nach Kubiena G.: Chinesische Syndrome verstehen und verwenden. Wien: Maudrich; 1996)

Parameter	Außen	Innen (Therapie nur durch Ärzte!)
Leitvorstellung	Körperoberfläche – Haut, Muskulatur, Bewegungsapparat, obere Luftwege	Körperinneres – innere Organe
Leitsymptome	plötzlicher Beginn, Wind-/Kälte-Aversion, gleichzeitig Fieber, viel Durst, ZB: dünn; Puls: oberflächlich. Begleitsymptome: Kopfschmerzen, allgemeine Schmerzen, Lunge; verstopfte Nase, Husten	Fieber und Wind-/Kälte-Aversion, aber nicht gleichzeitig, sondern entweder/oder, z.B. Fieber ohne Kälteaversion/Kälteaversion ohne Fieber, organspezifische Reaktionen
Pathogenese	pathogene Faktoren dringen von außen in den Körper ein, blockieren Meridiane, beeinträchtigen die wärmende nährende Funktion von Qi, entwickeln Symptome, die ihnen selbst gleichen	1. Eindringen pathogener Faktoren von außen bis nach innen, z.B. durch falsche Behandlung äußerer Syndrome 2. Direktbefall – Lunge, Dickdarm, Magen, Blase 3. Organvorschädigung: Emotionen, Fehlernährung, Überanstrengung, Stress, konstitutionell
Prognose	gut	nicht so gut
Zungenbelag	normal – dünn, weiß	verändert
Zungenkörper	normal, evtl. Spitze und Ränder gerötet (Hitzezeichen siehe Hitze/Kälte)	verändert
Puls	oberflächlich	tief, verändert
AZ/EZ	gut	beeinträchtigt
Diagnosebeispiele	Muskelschmerzen und beginnender grippaler Infekt	Pneumonie als Folge eines grippalen Infektes

Fortsetzung Tab. 38

Parameter	Außen	Innen (Therapie nur durch Ärzte!)
Punktauswahl	LG 14, LG 12, B 11, Lu 10, Lu 11	LG, M- und Lu-Meridiane (bei Hitze Symptomatik), KG, MP- und N- Meridiane (bei Leere-Symptomatik)
Therapieziel	pathogene Faktoren entfernen, Qi-Fluss in Schwung bringen	Organe stärken, Organ-Qi in Fluss bringen
Tuina-Therapie	primär, bezogen auf Lokalisation, pathogene Faktoren, oft Quellpunkt des betroffenen Yang-Meridians	sekundär, organbezogene Punkte Hohlorgane: vorwiegend AP, ZP, unterer He-P
	oft, kräftig stimulieren, pathogene Faktoren entfernen	Parenchymatöse Organe: vorwiegend QuP, ZP, auch AP
	Somatotopien, Punkte auf betroffenem Meridian; Fernpunkte	

Abkürzungen: AP: Alarmpunkt, ZP: Zustimmungspunkt, unterer He-P: unterer He-Punkt, QuP: Quellpunkt

19.2 Hitze/Kälte

Moderne Medizin: Mangel bzw. Überschuss im Wärmehaushalt, Beziehung zwischen Funktion des Nervensystems mit dem endokrinen System.

Leitvorstellung

Pathogene Faktoren dringen ein, entwickeln Symptome, die ihnen ähneln; Kälte und Hitze können vice versa transformiert werden.

Leitkriterien

Subjektives Temperaturempfinden – Frösteln/Hitzegefühl? Temperaturtoleranz? Geschwindigkeit? Farbe?

Fragen

Art der Erkrankung? Entzündung, febriler Infekt/kalt? Die Charakteristika (Eigenschaft) einer Störung.

Therapeutische Konsequenz

Behandlungsmethode: Art der Behandlung? Moxa oder nicht? Hitze: kein Moxa, Hitzepunkte verwenden, Kälte: Moxa obligat!

Tab. 39: (Modifiziert nach Kubiena G.: Chinesische Syndrome verstehen und verwenden. Wien: Maudrich; 1996)

Parameter	Hitze (Therapie nur durch Ärzte!)	Kälte
Leitvorstellung/Feuer/Wasser	Yang entspricht Feuer (oft -itis*)	Yin entspricht (Kühl-)Wasser
Pathogenese	Hitze-Überschuss durch pathogene Faktoren, langen Stau oder Mangel an kühlendem Yin	Kälte-Überschuss durch pathogene Faktoren, kaltes Essen oder Mangel an wärmendem Yang
Leitfarben	rot/gelb, grauschwarz – trocken	weiß, grauschwarz – feucht
Tempo	schnell	langsam
Temperatur	heiß	kalt
Temperaturtoleranz	will Kühle, Wärme-Aversion	will Wärme, Kälte-Aversion
Eindruck	bewegt	erstarrt
Atmung, Bewegung, Sprache	schnell	langsam
Harn	konzentriert, dunkelgelb, wenig	hell, nicht konzentriert
Stuhl	stinkend, meist obstipiert	schwach riechend, meist Diarrhö
Geruch	intensiv, stinkend	schwach, geruchlos
Zungenbelag	gelb, trocken	weiß, feucht
Zungenkörper	rot	blass
Gesicht	rot	blass
Puls	schnell	langsam
Diagnosebeispiele	Sonnenbrand, -stich, blühender grippaler Infekt mit hohem Fieber	beginnender grippaler Infekt mit Frösteln
Punktauswahl	LG 14, 12, Di 4, 11, M 36	KG 6, 4, 8, LG 4, 3, N- und MP-Meridiane
Tuina-Therapie	starke Reize, eher die oberflächliche Schicht	zarte Reize, länger und evtl. kombinieren mit Moxa
Moxa	nein!	ja!

* Wenn ein Krankheitsbegriff mit -itis endet, so deutet das auf eine Entzündung hin.

19.3 Fülle/Leere (Mangel)

Moderne Medizin: Neuroendokrinologie, Immunsystem, Grundumsatz.

Leitvorstellung

Anwesenheit eines pathogenen Faktors bei guter Abwehrkraft bewirkt kräftige Reaktion des Abwehr-Qi, führt zu **Füllezeichen**, reduzierte Abwehrkraft z.B. durch länger dauernde Erkrankung, konditionelle Schwäche zu **Leerezeichen**.

Leitkriterien

Kraft, Lautstärke, Masse, Drucktoleranz.

Fragen

AZ/EZ? Symptome heftig/schwach? Zu viel/zu wenig? Zungenbelag? Puls kräftig/schwach? Stimme, Atmung laut/leise? Schwellung oder Atrophie?

Therapeutische Konsequenz

Fülle: sedierende Technik – kräftige Manipulation, ableitend.
Leere: tonisierende Technik – milde Manipulation.

Tab. 40: (Modifiziert nach Kubiena G.: Chinesische Syndrome verstehen und verwenden. Wien: Maudrich; 1996)

Parameter	Fülle – Shi	Leere – Xu
Leitvorstellung viel/wenig	erregt, hektisch, Überfluss, Überreaktion	müde, depressiv, vergesslich, Atrophie, Substanzverlust, Unterreaktion
Kraft	kräftig	kraftlos
Lautstärke	laut	leise
Masse	viel Zungenbelag	wenig Zungenbelag
Drucktoleranz	vermindert – Palpation schmerzhaft	vermehrt – Massage angenehm
Eindruck, psychisch	strotzend	schlaff
Atmung	vertieft, Röcheln, Rasseln, laut	flach, Hecheln, leise
AZ/EZ	gut, Prognose gut	reduziert, Prognose weniger gut
Bewegung	kräftig, plump	kraftlos, leer
Sprache	laut	leise, flüsternd
Gesicht	rund, gut gefüllt	eingefallen, mager
Zungenbelag	dick	dünn
Zungenkörper	dick oder normal, steif	dünn, spitz
Puls	kräftig	schwach
Diagnosebeispiel	akute Lumbalgie bei kräftigem Patienten	chronische Lumbalgie bei mageren, schwachen, alten Patienten
Punktauswahl	LG 14, 12, 26, M 36, 40, 3E 5, 6, Di 11, 4	KG, 6, 4, LG 4, 3, MP- und N-Meridiane
Tuina-Therapie	stark, oft, lang – sedieren; ableiten, herausholen	mild, selten, kurz – tonisieren, dazugeben

19.4 Yin/Yang

Übergeordnetes Prinzip. Wichtig für die Therapie sind die untergeordneten Prinzipien! Die Kombination verschiedener untergeordneter Prinzipien ist möglich! Siehe auch die Tabelle 41.

Yang

Funktion, Bewegung, Aktivität, Umwandlung, Transport, Wärme, Vorgang der Ernährung, Blutkreislauf.

Yin

Substanz, Parenchym, Beruhigung, Solidität, Kühlung, Basis der Ernährung, das Blut.

Tab. 41: Yin-Mangel/Yang-Mangel (Modifiziert nach Kubiena G.: Chinesische Syndrome verstehen und verwenden. Wien: Maudrich; 1996)

Parameter	Yin-Mangel	Yang-Mangel
Lokalisation	Yin-Organe, Innere des Körpers, Abdomen, Leere-Symptomatik, Symptomatik des Blutes	Yang-Organe, äußere Körperschicht, Symptomatik der Vitalenergie-Qi

Fortsetzung Tab. 41

Parameter	Yin-Mangel	Yang-Mangel
Ursache	relativer Yang-Hitze-Überschuss durch Mangel an kühlendem Yin	relativer Yin-Kälte-Überschuss durch Mangel an wärmendem Yang (Erschöpfung)
typisch	kraftlose Unruhe, 5 heiße Zentren, will, aber kann nicht, gehemmt, Passivität	müde, kraftlos, Kältegefühl, kann nicht und will auch nicht, Fluktuation, unruhige Aktivität
Schwitzen	leicht schwitzen, Nachtschweiß	spontane kalte Schweißausbrüche
Bewegung	kraftlos, leer, schnell	kraftlos, leer, langsam
Sprache	leise, schnell	leise, langsam
Wärme	unangenehm, Trockenheit im Hals	angenehm, frösteln, kalte Hände und Füße
Kälte	nicht unangenehm	unangenehm
Druck	angenehm	angenehm
Zungenkörper	dünn, rot	geschwollen, schlaff, blass
Zungenbelag	dünn oder fehlend, gelblich	dünn, weiß, feucht
Puls	kraftlos, schnell	kraftlos, langsam
Punktauswahl	KG 4, 6, LG 3, 4, die 3 Yin-Meridiane des Beines und des Armes	LG 14, LG 12, die 3 Yang-Meridiane des Beines und des Armes
Therapie	Yin stärken und nähren. Tonisierende Technik, kein Moxa, Ruhe. Niere stärkende Punkte: B 23, N 3	tonisierende Technik und Wärmezufuhr – Moxa obligat z.B. auf auf LG 4, KG 4, KG 6

Tab. 42: Individuelles Programm nach Fülle- und Leeresyndrom

Organ	Bild	Quell	Luo	Xie	Alarm	Zusti	Reuni	He	5 Ele	Erfah	Merid	Reiz
Lunge	Leere	Lu 9				B 13	KG 17		Lu 9 MP 3		Lu 10	Toni
	Fülle	Lu 9	Lu 7	Lu 6		B 13	KG 17		Lu 5 N 10	M 40	Lu 11	Sed
Dickdarm	Leere				M 25				Di 11 M 36	LG 20 LG 1		Toni Moxa
	Fülle				M 25			M 37	Di 2 B 66			Sed
Magen	Leere				KG 21	B 21		M 36	M 41 Di 5			Toni Moxa
	Fülle		M 40		KG 12	M 21	KG 12	M 36	M 45 Di 1		M 36	
Milz	Leere	MP 3			Le 13	B 20			MP 2 H 8			Toni Moxa
	Fülle		MP 4		Le 13	B 20			MP 5 Lu 8			Sed
Herz	Leere	H 7				B 15	Lu 9		H 9, Le 1	H 6	H 7 KS 6	Toni
	Fülle	H 7		H 6		B 15	Lu 9		H 7, MP 3	Akren	H 5	Sed

Fortsetzung Tab. 42

Organ	Bild	Quell	Luo	Xie	Alarm	Zusti	Reuni	He	5 Ele	Erfah	Merid	Reiz
Dünn-darm	Leere				KG 4			M 39	Dü 3 G 41			Toni Moxa
	Fülle	Dü 7			KG 4			M 39	Dü 5 M 36	KG 3 B 54		Sed
Niere	Leere	N 3				B 23	KG 17		N 7 Lu 8	KG 3, 6, 9	N 3	Toni Moxa
	Fülle	N 3				B 23			N 1 Le 8			
KS	Leere								KS 9 Le 1			
	Fülle								KS 7 MP 3			
3E	Leere				KG 5	3E 22		B 53	3E 3 G 41			Toni
	Fülle				KG 5	3E 22		B 53	3E 10 M 36			Sed
Gallen-blase	Leere		G 37		G 24	B 19			G 43 B 66			Toni
	Fülle								G 38 Di 5			Sed
Leber	Leere	Le 3				B 18			Le 8 N 10			Toni
	Fülle	Le 3		Le 6		B 18			Le 2 H 8	3E 6		Sed
Blase	Leere				KG 3	B 28		B 54	B 67 G 41	KG 3	B 60	Toni Moxa
	Fülle			B 63	KG 3	B 28		B 54	B 65 Di 2	KG 3	B 60	Sed

Erläuterung: Fülle-Symptomatik, Leere-Symptomatik, Quellpunkte (Quell), Luo-Punkte, Xi-Punkte, Alarmpunkte (Alarm), Zustimmungspunkte (Zusti), Reunionspunkte (Reuni), He-(Ho-)Punkte, 5-Elemente Punkte (5 Ele), Erfahrungspunkte (Erfa), Meridianpunkte (Merid), Tonisierung (Toni), Sedierung (Sed), Moxibustion (Moxa), Reiztechnik (Reiz).

Die 5-Elemente-Lehre
(auch Funktionskreise, Entsprechungen)

Alles, was einem Element entspricht, ist ein Funktionskreis bzw. eine „Entsprechung". Die Summe aller Entsprechungen eines Elementes bildet einen Funktionskreis.

In der Zeit 300 v. Chr. wurde das System der 5 Wandlungsphasen, auch die 5-Elemente-Lehre, von der Medizin übernommen. Es ist dies der energetische Wechsel im Wandel der Zeit und die Entsprechung der Natur. Die Elemente Holz, Feuer, Erde,

Metall und Wasser sind Symbole mit bestimmtem Charakter und Eigenschaften. Die chinesische Philosophie und die alte Medizin sieht das Universum aus diesen Elementen bestehend. Begriffe, welche einem Element zugeordnet sind, haben Ähnlichkeit in Charakter und Eigenschaft. Wir sprechen auch von Analogie. Ähnliches kennt auch die westliche Medizin: die 4-Säfte-Lehre des Hippokrates.

Tab. 43

Element	Holz	Feuer	Erde	Metall	Wasser
Jahreszeit	Frühling	Sommer	Übergang	Herbst	Winter
Himmelsrichtung	Osten	Süden	Mitte	Westen	Norden
Farbe	blau/grün	rot	gelb	weiß	schwarz
Geschmack	sauer	bitter	süß	scharf, herb	salzig
äußerer pathogener Faktor	Wind	Hitze	Feuchtigkeit	Trockenheit	Kälte
innerer pathogener Faktor – Emotion	Zorn	Freude, Lust	Grübeln, Melancholie	Trauer	Angst, Schreck
Schmerzcharakter	flüchtig, nicht lokalstabil, Anfall, Krampf	brennend, hitzend	feucht, Schweregefühl	trocken, juckend	tief, bohrend
Vollorgan	Leber	Herz	Milz/Pankreas	Lunge	Niere
Hohlorgan	Gallenblase	Dünndarm	Magen	Dickdarm	Blase
Meridiane	Le/G	H/Dü	M/MP	Lu/Di	N/B
Öffner	Auge	Zunge	Wange, Lippe	Nase	Ohr
Schicht/Gewebe	Muskeln – Kontraktionszustand – Bewegung, Sehnen, Nägel	Subkutis/ Gefäß-Nervenbündel	Muskeln, Quellungszustand – Körperform; Bindegewebe	Haut, Poren, Körperhaar	Knochen, Kopfhaar
Dominiertes System	Bewegung, Muskulatur, Verdauung	Hirn	Verdauung, Flüssigkeitstransformation	Respirationstrakt	Hormonhaushalt, Urogenitale

Fortsetzung Tab. 43

Element	Holz	Metall	Erde	Feuer	Wasser
Komplexe Funktion	Harmonie, Emotionen, Verdauung	Intellekt, Bewusstsein, Schlaf, Sprache	Verdauung, Blut/ Qi-Bildung, hält Organe und Blut an ihrem Platz	Atmung, Qi! Flüssigkeitsverteilung	Geburt, Wachstum, Entwicklung, Fruchtbarkeit, zyklischer Lebensablauf

Tab. 44

Element	Holz	Metall	Erde	Feuer	Wasser
Maximalzeit/ Minimalzeit	23–1 Uhr G 1–3 Uhr Le	3–5 Uhr Lu 5–7 Uhr Di	7–9 Uhr M 9–11 Uhr MP	11–13 Uhr H 13–15 Uhr Dü	15–17 Uhr B 17–19 Uhr N

Tab. 45: Die Differenzierung der Befunde nach Organzugehörigkeit und nach Xü und Shi (Leere und Fülle) Die Therapie nach der 5-Elemente-Lehre (Zeichenerklärung s. S. 161)

Organ	Klinische Befunde (nach Xü [–] und Shi [+] eingeteilt)	Punkteauswahl										Reizart	Moxa
		Q	L	X	A	Z	M	H	F	E	V		
Lunge	– Hustenreiz, wenig Schleim, nachmittags stärker gerötete Wangen, trockener Mund und Schlund, Schweiß												
	ZK: tief rot	Lu 9				B 13			Lu 9		Lu 10	+	
	ZB: wenig						KG 17		MP 3				
	Puls: dünn, schnell												
	+ Fieber, kein Schweiß, Schmerzen im Kopf und Körper												
	ZK: rot	Lu 9	Lu 7			B 13			Lu 5	M 40	Lu 11	–	
	ZB: gelb			Lu 6				KG 17	N 10				
	Puls: oberflächlich												
Dickdarm	– Inkontinenz, Prolapsus ani												
	ZK: blass					M 25			Di 11	LG 20		+	D
	ZB: dünn								M 36	LG 1			
	Puls: zart												
	+ Bauchschmerzen, verstärken sich auf Druck, Obstipation												
	ZB: dick, evtl. gelblich					M 25	B 25	M 37	Di 2				
	Puls: tief								B 66				
Magen	– Völlegefühl im Magen, Aufstoßen, kein Appetit												
	ZB: blass								M 41				
	Puls: kräftig, in Position Magen					KG 12	B 21	M 36				+	D
									Di 5				
	+ viel Durst, viel Hunger Spannung und Druck im Magen, auf Druck schlechter								M 45				
	ZK: rot				M 40	KG 12	B 21	KG 12	M 36	Di 1	M 36		
	ZB: gelblich, dick												

Fortsetzung Tab. 45

Organ	Klinische Befunde (nach Xü [–] und Shi [+] eingeteilt)	Q	L	X	A	Z	M	H	F	E	V	Reizart	Moxa
	Puls: kräftig, in Position Magen												
Milz-Pankreas	– bleiches Gesicht, mager Atrophien, Durchfälle, Inkontinenz, kalte Extremitäten, Ödeme, Verdauungsschwäche ZK: blass ZB: weißlich Puls: schwach	MP 3			Le 13	B 20			MP 2 H 8			+	D
	+ voller Magen, Bauchweh fahles Gesicht, im Mund süßlicher Geschmack, viel Speichel ZB: gelblich, schlüpfrig Puls: schnell		MP 4		Le 13	B 20			MP 5 Lu 8			–	
Herz	– Palpation, Angst, nervös schlaflos, viele Träume, vergeßlich, Hitze an den Handflächen, mißtrauisch ZK: blass ZB: wenig weißlich Puls: zart	H 7					B 15	Lu 9	H 9 Le 1	H 6 KS 6	H 7	+	
	+ Aphthose, wenig Urin ZK: rot ZB: gelblich Puls: schnell	H 7					B 15	Lu 9	End-punk-te H 7	H 5		–	
	verwirrt, erregt, Fieber, rotes Gesicht ZK: rot, zeigt Riss ZB: gelblich Puls: kräftig (Hong)			H 6					MP 3				
Dünndarm	– Koller, Durchfall, Bauch-beschwerden, auf Druck besser, Urin wenig ZB: weißlich Puls: langsam				KG 4			M 39	Dü 3 G 41			+	D
	+ rötlich gefärbter Urin, Durst, Aphthose, rote Zungenspitze Puls: langsam		Dü 7		KG 4			M 39	Dü 8 M 36	KG 3 B 54		–	
Blase	– Pollakisurie, Inkontinenz ZB: feucht, glänzend Puls: schnell				KG 3	B 28	B 54	B 67	B 67 G 41	KG 3	B 60	+	D

Fortsetzung Tab. 45

Organ	Klinische Befunde (nach Xü [–] und Shi [+] eingeteilt)	Punkteauswahl										Reiz-art	Moxa
		Q	L	X	A	Z	M	H	F	E	V		
	Urin, wenig, blutig, trüb, + mit Sand usw., Schmerzen und Hitzgefühl im Glied												
	ZK: rot												
	ZB: gelblich			B 63	KG 3	B 28		B 54	B 65	KG 3	B 60	–	
	Puls: schnell							Di 2					
Niere	– Yangxü: Impotenz, viel Urin, Lumbago, kraftlos in den Knien und Füßen, benommen, Tinnitus, kalte Extremitäten, Frösteln,												
	Schwitzen	N 3				B 23				KG 3	N 3		
	ZK: blass						KG 17			KG 6			
	Puls: schwach							N 7	KG 9			+	D
	Yinxü: generalisiertes Ödem, kalte Bauchdecke, dünner Stuhl, benommen, Tinnitus, schlaflos, vergesslich, viele Träume, trockener Mund und Schlund, feuchte Hitze der Handflächen, Kreuzschmerzen, Beine kraftlos, Husten, Blut im								Lu 8				
	Sputum	N 3				B 23							
	ZK: rot												
	ZB: wenig												
	Puls: dünn, schnell												
	+ träumt viel, schläft wenig, trockener Mund besonders in der Nacht, rötlicher Urin, wenig Urin								N 1				
	ZK: rot												
	ZB: meist keiner, trocken								Le 8				
	Puls: tief, schnell												
Perikard, Kreislauf-Sexualität	– ähnlich Herz								KS 9				
									Le 1				
	+ ähnlich Herz								KS 7				
									MP 3				
Dreifache Erwärmung	– Meteorismus, Aufstoßen, Bauchdecke kalt, Harninkontinenz												
	ZB: weiß, schlüpfrig				KG 2	3E 22		B 53	3E 3			+	

Fortsetzung Tab. 45

Organ	Klinische Befunde (nach Xü [–] und Shi [+] eingeteilt)	Punkteauswahl										Reiz-art	Moxa
		Q	L	X	A	Z	M	H	F	E	V		
	Puls: tief, dünn								G 41				
	+ Hitze im Körper, Aufstoßen, Harnverhaltung												
	ZK: rot				KG 5	3E 22		B 53	3E 10			–	
	ZB: gelblich								M 36				
	Puls: schnell (Hua, Shu)												
Gallenblase	– ängstlich, feige, schlaflos, verschwommenes Sehen												
	ZB: weiß, schlüpfrig		G 37		G 24	B 19			G 43			+	
	Puls: dünn, schwach								B 66				
	Kopfweh, Auge gerötet, Mund bitter												
	+ Schwerhörigkeit, Tinnitus				G 24				G 38			–	
	ZK: rot mit „Stachel"												
	Puls: gespannt, schnell								Di 5				
Leber	– Schwindel, Tinnitus, Parästhesie, Muskelzuckungen, Nachtblindheit, hitziges, rotes Gesicht, schlaflos, viele Träume	Le 3				B 18	G 34		Le 8			+	
									N 10				
	ZK: rot, trocken												
	Puls: gespannt, schnell dünn (Xian, Xi, Shu)												
	+ 1. „Stauung", Flankenschmerzen ohne feste Lokalisation, Aufstoßen, Erbrechen, Brechreiz mit saurem Geschmack im Mund, Bauchweh, Durchfall	Le 3							Le 2	3E 6			
	ZK: rot								H 8				
	ZB: schlüpfrig												
	Puls: gespannt, kräftig (Xian, Jin)												
	2. „Erratische Bewegung" (Apoplexie) plötzliches Umfallen, Krämpfe, Epistotonus, Hemiparese, Aphasie, Durst	Le 3	Le 6			B 18			Le 2	LG 26		–	
									H 8	End-punk-te			
	ZK: dunkelrot												
	ZB: dick												

Fortsetzung Tab. 45

Organ	Klinische Befunde (nach Xü [–] und Shi [+] eingeteilt)	Punkteauswahl										Reiz-art	Moxa
		Q	L	X	A	Z	M	H	F	E	V		
	Puls: gespannt, kräftig												
	3. „Feuer steigt hoch"												
	Druckgefühl im Kopf und in												
	den Augen, Scheitelkopf-												
	schmerzen, Augen sind												
	gerötet, unruhig, schlaflos	Le 3							Le 2	Le 4			
	ZK: rot								H 8	G 38			
	ZB: gelblich												
	Puls: Xian, Jin												

Zeichenerklärung zu Tabelle 45

–	=	Xü (Leere, Negativsymptom)
+	=	Shi (Fülle, Plussymptom)
Δ	=	Moxabehandlung
ZK	=	Zungenkörper
ZB	=	Zungenbelag
Q	=	Quellpunkt: Lu 9, Di 4, M 42, MP 3, H 7, Dü 4, B 64, N 3, KS 7, 3E 4, G 40, Le 3
L	=	Lo-Punkt (Durchgangspunkte): Lu 7, Di 6, M 40, MP 4, H 5, Dü 7, B 58, N 4, KS 6, 3E 5, G 37, Le 5
X	=	Xi-Punkte: Lu 6, KS 4, H 6, Di 7, 3E 7, Dü 6, M 34, G 36, B 63, B 59, G 35, MP 8, Le 6, N 5, N 8, N 9
A	=	Alarmpunkte: Lu 1, Le 14, G 24, Le 13, G 25, M 25, KG 17, KG 14, KG 12, KG 5, KG 4, KG 3
Z	=	Zustimmungspunkte: B 13, B 18, B 19, B 20, B 23, B 25, B 14, B 15, B 21, B 22, B 27, B 28
M	=	Die 8 Reunions-Punkte: Le 13, KG 12, KG 17, B 17, G 34, LU 9, B 11, G 39
H	=	Die unteren HO-Punkte: M 39 (Dü), B 54 (B), B 53 (3E), G 34 (G), M 37 (Di), M 36 (M)
F	=	Punkte nach der 5-Elemente-Lehre
E	=	Erfahrungspunkte (aus dem traditionellen chinesischen Krankenhaus Tian Ging, China)
V	=	Punkte nach dem Meridianverlauf

20.1 Bedeutung der Funktionskreise

- Pathogene Faktoren (z.B. Wind, Kälte etc.) können das ihnen zugeordnete Organ schädigen, aber auch andere Organe (Viszero-Viszeralreflex). Organe entwickeln Symptome, die den pathogenen Faktoren gleichen (mit „Leber-Wind" beschreibt die TCM z.B. Schwindel, Symptome des Bluthochdruckes, Migräneanfall etc.).
- Jahreszeit, Himmelsrichtung: Epidemiologie, Endemiologie. Das ganzheitliche Denken der TCM.
- Geschmack: Vorliebe weist auf Störung im Funktionskreis hin.
- Farbe: Pathognomonisch. Hinweis auf den Gesundheitszustand, die Eigenschaft und den Verlauf einer Erkrankung.
- Die Verwendung der sog. Antiken Punkte (60) für die Tonisierung/Sedierung eines Meridianes bzw. eines Organes basiert auf dieser 5-Elemente-Lehre. Alle 60 Punkte liegen distal von Ellbogen- bzw. Kniegelenk.

Holz

Frühling, grün, Wind, Leber/Gallenblase, Auge, Muskulatur, Sehnen, Nerven, Osten, Keimung, Beginn des Wachstums, Geburt

Feuer

Sommer, rot, Hitze, Herz/Dünndarm, Zunge, Gefäße, Süden, Wachstum

Erde

Spätsommer, gelb, Feuchtigkeit, Milz-Pankreas/Magen, Mund, Unterhautgewebe, Südwesten, Reifung, Wandlung

Metall

Herbst, weiß, Trockenheit, Lunge/Dickdarm, Nase, Haut, Haare, Westen, Ernte, Rückbildung

Wasser

Winter, schwarz, Kälte, Niere/Blase, Ohr, Knochen, Zähne, Norden, Aufbewahrung, Stillstand, „Winterschlaf"

Es bestehen zwischen den Elementen und Organen bestimmte Wechselbeziehungen: z.B. die sog. „Mutter-Sohn-Regel" = Produktionskette:

Holz – Feuer – Erde – Metall – Wasser

Holz ist die Mutter von Feuer, Feuer ist die Mutter von Erde usw. Wenn das Mutterelement erkrankt ist, zieht es das Sohnelement mit. Das Mutterelement wird tonisiert, wenn der Sohn in Unterfunktion ist. Bei Überfunktion des Mutterelementes wird der Sohn sediert.

20.2 Praktische Anwendung der 5-Elemente-Lehre in der Kopfhautmassage

Für die Kopfhautmassage bedeutet dies, dass eine schwerpunktmäßige Massage eines bestimmten Meridians einen positiven Einfluss auf das entsprechende Organ dieses Meridians und dessen „Sohn" haben kann.

Am Kopf kennen wir 6 Yang-Meridiane. Nun wollen wir nochmals ihre Verteilung am Kopf und ihre Organbeziehung beschreiben.

Vorn am Kopf: Meridian des Magens (Milz/Pankreas; Erde) und Dickdarms (Lunge; Metall)

Seitlich am Kopf: Meridian des 3-Erwärmers (KS) und der Gallenblase (Leber; Holz)

Hinten am Kopf: Meridian der Blase (Niere; Wasser) und des Dünndarms (Herz; Feuer)

Schlussfolgerungen aus den Befunden

Grundlage der individuellen Massage ist die Basistheorie der TCM. Einige davon haben wir in vorausgehenden Kapiteln genau besprochen.

Die chinesische Massage – Tuina-Therapie – ist eine Regulationstherapie. Die Indikation für eine solche Regulationstherapie kann sich nicht nur auf den Bewegungsapparat beschränken. Eine ganze Reihe von psychosomatischen und somatischen Störungen sprechen gut darauf an. Bei der richtigen Anwendung ist sie wirksam, ohne Nebenwirkungen und preiswert. Die individuelle Behandlung, d.h. das dem aktuellen Zustand des Patienten angepasste Behandlungsprogramm und die -therapie sind zu erarbeiten.

1. Klarstellung: Ist nach moderner Medizin Akupunktur indiziert oder nicht? Bei ausschließlicher Meridianbeteiligung ist Akupunktur die Therapie der Wahl, bei Organbeteiligung nicht unbedingt.
2. Empirische Standardbehandlung „alter Meister" in 80% effizient: z.B. Regelkreise nach Bischko.
3. Befunderhebung nach der TCM, wenn Standardbehandlung nach 3–4 Sitzungen erfolglos.
4. Genaue Anpassung der Reizparameter: tonisieren/sedieren, Moxa-Wärmetherapie? Siehe Reiztechnik und Kombinationstechniken (S. 132 ff.), 8 Prinzipien (S. 150 f.), pathogene Faktoren (S. 36), Syndrome nach der Qi- und Blut-Theorie (S. 19 ff.).
5. Kombination mit Mikrosystemen: Ohr-, Schädel-, Hand-, Schleimhaut-Reflexzonen etc.
6. Eventuell Kombination mit anderen Regulationstherapien wie Neuraltherapie, Homöopathie, Manualmedizin, Psychotherapie, Akupunktur etc., aber auch mit der „Schulmedizin".
7. Die bisherige Therapie, insbesondere die medikamentöse Therapie, muss ständig überlegt werden. Eine Änderung aber soll der verordnende Arzt durchführen.

In der individuellen Behandlung des Bewegungsapparates und der Behandlung von psychosomatischen und somatischen Störungen spielen die 4 Untersuchungsmethoden – Palpation, Inspektion, Riechen, Schmecken – und die Anamnese, die 16 Fragen nach Prof. Dr. med. Wang Xuetai (s. S. 141 ff.) und die Dreier-Regel der Wiener Schule (s. S. 146) eine große Rolle.

22 Standardprogramme der Tuina-Therapie für den Bewegungsapparat

Vereinfacht können wir für die Tuina je nach der Ätiologie vier Formen von Störungen des Bewegungsapparates unterscheiden.

1. Degenerative Störungen infolge von Abnutzungen, wir sprechen von Arthrosen (Spondylarthrose, Omarthrose, Coxarthrose, Gonarthrose etc.); sehr lange Krankengeschichte. Startschmerzen, nach einigen Bewegungen meist weniger Schmerzen, aber bei zuviel Bewegungen tritt sicher wieder eine Verschlimmerung der Schmerzen ein. Die Symptome bessern sich meist auf Wärmeanwendung. Körperliche Schonung ist gut, aber mäßige Bewegung ist zur Verbesserung der Beschwerden unbedingt notwendig.
2. Nach Weichteiltraumen, wie Zerrungen und Prellungen, können auch Beschwerden im Bewegungsapparat auftreten. Wenn vom Arzt her eine Indikation für die Massage gestellt ist, dann können wir zunächst durch die Fernpunkte eine Schmerzlinderung, Tonusverbesserung und Durchblutungsförderung erreichen und die schmerzhafte Region positiv beeinflussen.
3. Beschwerden in Gelenken und der Wirbelsäule können durch eine Störung der Eingeweide bedingt sein. Wir sprechen von viszerokutanem Reflex, klinisch können wir Verquellung der segmentalen Bindegewebe, schmerzhafte Muskelverspannung in der Head'schen Zone und Bewegungseinschränkungen in den Gelenken etc. feststellen.
4. Eine intensive psychische Irritation könnte auch zur Fehlhaltung der Gelenke und Verspannung der Muskulatur führen. Diese Form der Störung im Bewegungsapparat ist mittels Massage deutlich zu bessern, die vom Arzt verordneten Medikamente, die Psychotherapie, die Bewegungstherapie etc. können viel besser wirken.

Alle jene Störungen des Bewegungsapparates dürfen nicht massiert werden, wenn sie zu der Gruppe der Kontraindikationen der Massage zählen! Selbstverständlich muss sich jeder Therapeut immer strikt an die auf seine Berufsgruppe bezogenen gesetzlichen Bestimmungen halten.

22.1 Zervikalsyndrom

22.1.1 Anatomie

Die Halswirbelsäule besteht aus 7 Halswirbeln. In den seitlich ausladenden Querfortsätzen befindet sich eine ringförmige Öffnung für die A. vertebralis. Diese Arterie versorgt den hinteren Teil des Gehirns.

22.1.2 Physiologie

Die Bewegungen der Wirbelsäule

Die Bewegungen der 24 Glieder bilden in ihrer Gesamtheit eine Kette in sehr großem Umfang. Wir können 3 Hauptbewegungen beschreiben:

1. Beugen und Strecken. Hauptsächlich in der Hals- und Lendenwirbelsäule. In der Brustwirbelsäule ist die Beugung stärker als die Streckung. In der Lendenwirbelsäule wird die Streckung (Lordose) durch die dachziegelartige Anordnung der Dornfortsätze eingeschränkt. Sehr starke Streckung haben wir zwischen den unteren Halswirbeln zwischen dem 11. Brustwirbel und dem 2. Lendenwirbel sowie zwischen dem 4. Lendenwirbel und dem Kreuzbein.
2. Die Seitwärtsbewegung ist in allen Abschnitten möglich.
3. Die Drehung, Rotation ist im Halsgebiet am größten, sie nimmt in Richtung der Lendenwirbel ab.

Die Muskulatur des Rückens (und der Halsregion)

In der Anatomie wird diese in eine dorsale, bodenständige oder autochthone und eine ventrale, oberflächliche oder Gliedmaßenmuskulatur eingeteilt.

Am Hals zählen wir zu den oberflächlichen oder Gliedmaßenmuskeln:

M. trapezius (N. accessorius und C2–C4): Ursprung Kopf, Hals und alle Brustwirbeldornen, Ansatz Schlüsselbein, Akromion und Gräte (Spina) des Schulterblattes (Kapuzenmuskel).

M. latissimus dorsi (C6–8): Entspringt den Dornen der unteren 6 Brustwirbel, alle 5 Lendenwirbel, Kreuzbein, Crista iliaca und der Ansatz ist der Humerus (der Crista tuberculi minoris humeri).

M. levator scapulae (C3–5), der Schulterheber, entspringt dem Proc. transversi C1–4; setzt am oberen Schulterwinkel und dem inneren Schulterrand an.

Mm. rhomboidei (C3–5), die Rautenmuskeln entspringen von den 2 unteren Hals- und 4 oberen Brustwirbeldornen und setzen an der Margo medialis des Schulterblattes an.

Tab. 46: Eine allgemeine Empfehlung der Punktekombinationen für die Behandlung von chronischen Gelenkerkrankungen

Lokalisation		Hauptpunkte	Zusatzpunkte
Obere Extremitäten	Schulter	Di 15, Di 16, 3E 14, Dü 13	Di 11, Di 4, Dü 9, Dü 10, G 21
	Ellbogen	Di 11, Di 12, Lu 5, KS 3	Di 15, Di 10, H 3, 3E 10, 3E 5, KS 6, Dü 8, Di 4
	Hand	3E 4, Dü 5, Di 5, Di 4	Di 11, KS 6, 3E 5, KS 7, PdM 107 (Baxie), KS 8
Wirbelsäule		B 11, B 13, B 17, B 18, B 23, B 25, LG 8, B 31–B 34	B 37, B 40, B 47, LG 4, LG 2, B 50, B 54, M 36, G 34, B 60, Dü 3
Untere Extremitäten	Hüfte	G 30, G 29	B 23, B 50, B 51, G 31, M 31, M 32, B 54, M 36, G 34, G 39, B 60
	Knie	MP 10, M 34, Knieauge, Le 8, G 34	B 54, M 36, N 10, M 33, MP 9, G 39
	Fuß	M 41, B 60, G 40, N 6	PdM 137 (Bafeng), G 41, Le 3, B 62, G 34, G 39, B 60

Die bodenständige Muskulatur wird in ein Longitudinalsystem mit einer großen funktionellen Längskomponente und ein Transversospinalsystem mit Komponenten der Rotation geteilt. Wir sprechen von kurzen, tiefen Nackenmuskeln.

Der **M. sternocleidomastoideus** (N. accessorius und C1–2 vom Plexus cervicalis), der Kopfwendermuskel, entspringt mit einem Kopf dem Schlüsselbein und dem anderen dem Brustbein; setzt an der Linea nuchalis superior an.

Im **Rückenmark** in der Halsregion kommen alle Informationen vom Rumpf und den Armen und Beinen zusammen. Eine Schädigung oberhalb des 3. Halsmarkes hat eine Quadruparese und eine Zwerchfelllähmung zur Folge. Schädigungen unterhalb dieser Höhe (C3) haben eine Arm- und Beinlähmung zur Folge. Aufgrund der starken Beweglichkeit der Halswirbelsäule ist jede Art von unsachgemäßer Manipulation streng verboten. Die Chiropraktik der HWS darf nur von geschulten Ärzten durchgeführt werden.

Der **Plexus brachialis** ist ein Nervengeflecht, welches segmental aus dem Rückenmarkskanal tritt, um schließlich die Schulter und den Arm sensibel und motorisch zu versorgen.

In den Weichteilen des Halses haben wir noch **die große Halsschlagader** (A. carotis communis), welche die Halsorgane und das Gehirn (vordere und mittlere Abschnitte) versorgt. Die A. vertebralis verläuft in einem knöchernen Kanal in den Querfortsätzen der HWS. Die Vene und die Lymphgefäße am Hals fallen meistens bei der Massage nicht sonderlich auf. Die besondere Empfindlichkeit der Luftröhre und der Schilddrüse ist allgemein bekannt.

Der **Truncus sympathicus** – besonders dessen **Ganglion stellatum** –, der **N. vagus** und das in der Carotisgabelung gelegene **Glomus caroticum** sind alle vegetativ äußerst sensible Gebilde. Jede Art von unsachgemäßer Manipulation kann extrem unangenehme Reaktionen auslösen.

22.1.3 Pathophysiologie

Da die Halswirbelsäule sehr beweglich ist, können wir ihre Störung neben den Schmerzen zusätzlich sehr gut an der Bewegungseinschränkung, Schonhaltung und Fehlhaltung erkennen.

Der akute Schmerz mit Zwangshaltung bedarf einer exakten Abklärung und ist nur in besonderen Fällen und Situationen für eine Massage geeignet (nach Trauma, Fraktur, Luxation, Weichteilverletzung, Überlastungsmyalgie, Diskushernie, SAB, bei entzündlichen Prozessen der Hals- und Brustorgane etc.).

Der chronische Schmerz in der Halsregion ist öfters eine Indikation für die Massage, besonders das Zervikalsyndrom.

Die Bewegungen der HWS sind eingeschränkt, die Nacken- und die Halsmuskulatur ist verspannt (**Hypertonus, Hartspann, Myotendinopathie**). Wir können in den Weichteilen der Halsregion derbe, druckempfindliche Knoten (**Locus dolendi**) finden.

Die Muskelansätze (B 10, LG 16, **Trigger-Punkte**) und die Nervenaustrittsstellen (Nn. occipitales, G 20) sind ebenfalls druckdolent. Manchmal tritt eine streifenförmige Wurzelsymptomatik (z.B. radikuläre Schmerzen und Sensibilitätsstörungen) bis in die Daumen für C 6 (Lu-Meridian), an Zeige- und Mittelfinger für C 7 (Di-,

KS-Meridian) und an Ring- und Kleinfinger für C 8 (3E-, Dü- und H-Meridian) auf. Die von den Trigger-Punkten ausstrahlenden Schmerzen bezeichnen wir als **die pseudoradikuläre Symptomatik**.

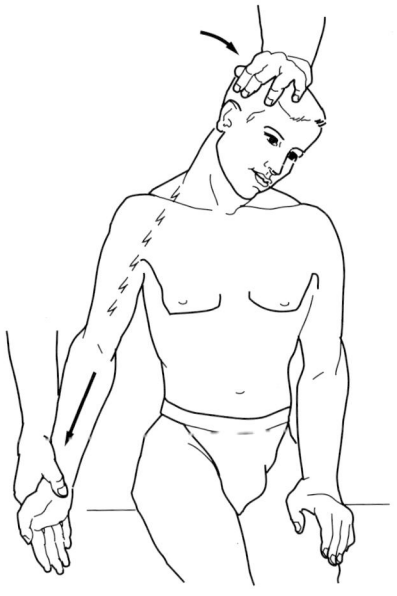

Abb. 98

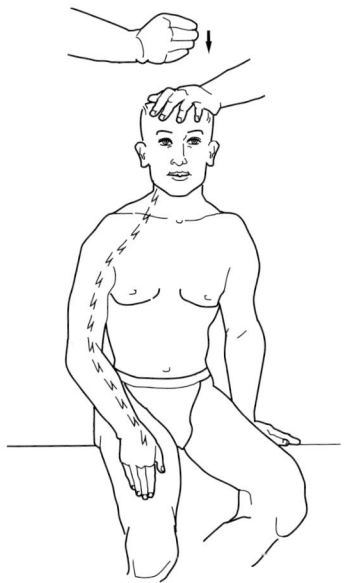

Abb. 99

Wenn der Halssympathikus oder die A. vertebralis irritiert ist, sehen wir Symptome wie Migraine cervicale mit halbseitigen pulsierenden Nacken- und Kopfschmerzen, verbunden mit Übelkeit, Erbrechen und Sehstörungen.

Positionsabhängiger Schwindel, Ohrensausen, Gleichgewichtsstörungen, Globusgefühl, Schluckbeschwerden können auch im Rahmen einer Irritation des Halssympathikus oder der A. vertebralis auftreten. Sehr genaue neurologische und otologische Untersuchungen sind hier unbedingt notwendig.

Gar nicht so selten sind chronische Schmerzen der Nackenmuskulatur (wird auch als Okzipitalneuralgie bezeichnet) als Folge von psychischen Spannungen, statischen Überlastungen (z.B. bei Sekretärinnen, Zahnärzten, Chirurgen, PC-Arbeitern) oder nach Kälte oder Zugluft. Massage, Wirbelsäulenschule, Physiotherapie, Psy-

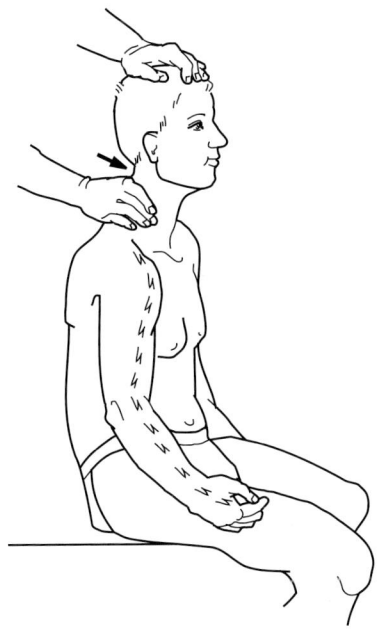

Abb. 100

chotherapie und lokale Wärmebehandlungen können hier viel helfen.

Eine Arthrose oder Diskopathie beginnt beim Menschen schon im Alter von ca. 30 Jahren, besonders zwischen C5 und C6 sind im Röntgenbild degenerative Veränderungen (Arthrose, Bandscheibenverschmälerungen etc.) zu sehen.

Chronische, rezidivierende, in Schüben verlaufende Beschwerden der Halsregion können auch im Rahmen einer rheumatischen Erkrankung, z.B. bei Morbus Bechterew, auftreten. Hier soll nur im Rahmen einer Fachabteilung oder vom Rheumatologen die Massage verordnet werden.

Oberes Zervikalsyndrom

Darunter verstehen wir die Segmente C0 bis C4. Die Beschwerden sind in erster Linie im Kopf und im Nackenbereich lokalisiert. Die Irritationen betreffen meist die Halswirbelsäule bis C4; sie sind in der Massagepraxis selten. Neben Schwindel, Hinterkopfschmerzen, Verspannung der Nackenmuskulatur, psychischen Störungen gehören auch die atypischen Gesichtsschmerzen (oft fälschlich als Trigeminusneuralgie bezeichnet) dazu.

Unteres Zervikalsyndrom (meist im Bereich C5–C6)

Das treffen wir in der Massage- und Physiotherapiepraxis relativ häufig an. Hier sehen wir eine einseitige Wurzelsymptomatik, aber ohne Kraftverminderung, ohne Muskelatrophie und sicher noch ohne ärztliche Indikation für eine neurochirurgische Intervention.

■ Zervikalsyndrom – Vorbereitender Teil (Fernpunkte)

Prinzip und Ziel: Druck an den Meridianpunkten, Traktion und Mobilisierung der Gelenke, von distal nach proximal. Durch die Vorbereitung wird eine Linderung der Schmerzen, Verbesserung der Durchblutung und Normalisierung des Muskeltonus erreicht. Es genügt, nur die betroffene Seite zu behandeln. Es ist stets darauf zu achten, zart, behutsam und einfühlsam zu massieren. Eher zu zart als zu grob massieren! Wenn vom Berufsbild Griffe nicht erlaubt sind, dann sind diese eben auszulassen.

Vorbereitung, Druck, Traktion, Mobilisation
1. Di 4
2. Di 5 und Dü 5 (ulnar/radial)
3. Di 5 und Dü 5 (palmar/dorsal)
4. Di 11 und Dü 8
5. KS 3 und Dü 8
6. G 20 zu **Di 17**, M. sternocleidomastoideus C 6
7. **M 12**
8. Lu 1
9. Zug am Arm
10. H 1

1. Di 4, langsam fester drücken bis zum Deqi-Gefühl, eine Minute diesen Druck beibehalten. In dieser Region ist ein Ast des N. radialis: der M. interosseus dorsalis und der 2. Mittelfingerknochen. Das Deqi-Gefühl strahlt oft in Richtung des Ellbogens aus (Abb. 101).

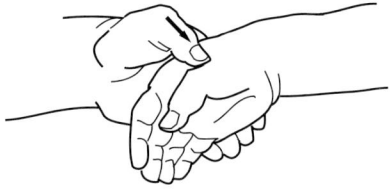

Abb. 101

2. Di 5/Dü 5, Zug am Handgelenk und Druck an den Punkten. Die Hand seitlich 1–2-mal bewegen (Abb. 102).

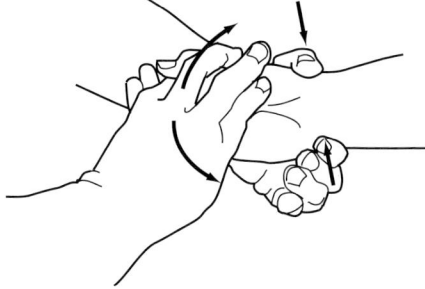

Abb. 102

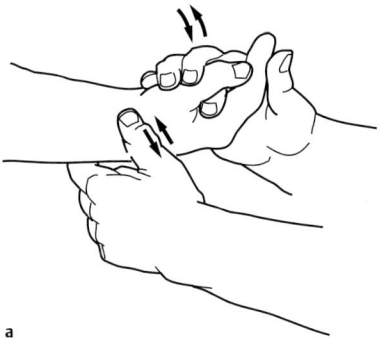

a

Abb. 103

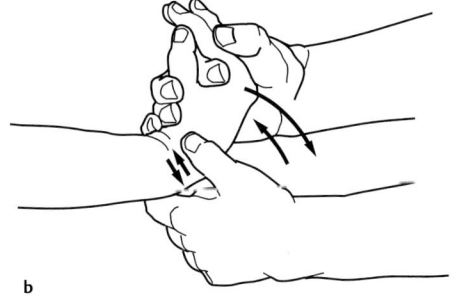

b

3. Di 5/Dü 5, Zug am Handgelenk und Druck an den Punkten Di 5 und Dü 5. Die Hand 1–2-mal beugen und strecken (Abb. 103 a u. b).

4. Di 11/Dü 8, Druck an diesen Punkten und das Ellbogengelenk in der Endphase der Streckung überstrecken. In der Beugephase nicht fest an den Punkten

drücken und keinen Zug am Gelenk erzeugen (Abb. 104 a u. b).

5. KS 3/Dü 8, Drücken an diesen Punkten und in der Endphase der Streckung überstrecken. Es ist möglich, diese Punkte von medial oder lateral des Ellbogengelenkes zu erreichen.

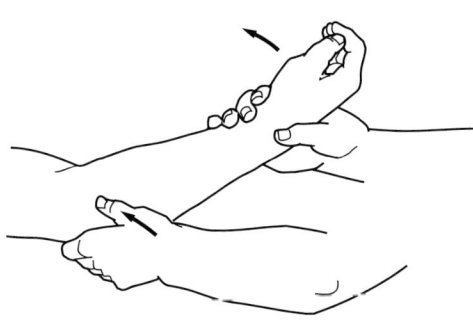

a

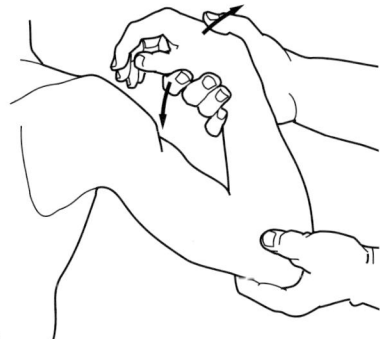

b

Abb. 104

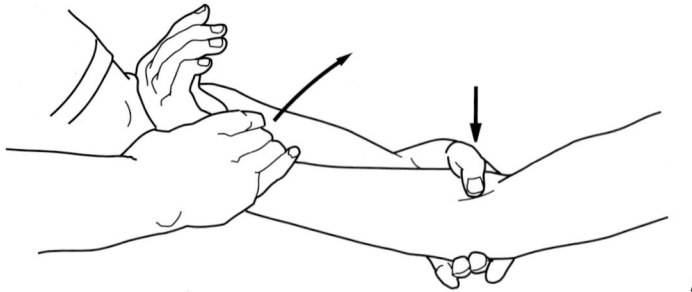

Abb. 105

In Tiefe des KS 3 haben wir den N. medianus und die A. brachialis.

Im Bereich des Dü 8 ist der N. ulnaris. Lateral der Bizepssehne (Lu 5) in der Tiefe ist der N. radialis (Abb. 105).

6. **Di 17**, zuerst von Proc. mastoideus (G 20) bis zum Sternum den Hinterrand des M. sternocleidomastoideus massieren, dann den Di 17 (in Höhe des 6. Halswirbels) in Richtung der HWS drücken, der Kopf ist zur kranken Seite geneigt. Nach etwa 1 Minute Druck auf Di 17 (Plexus brachialis), den Kopf langsam in die Mittelstellung zurück und der Druck an Di 17 wird aufgehoben. Achtung! Nicht auf die A. carotis (Halsschlagader, diese pulsiert) drücken. Achten auf ältere Personen und Kreislauf- bzw. Gefäßpatienten (Abb. 106 u. 107)!

7. **M 12**, in der Fossa supraclaviculare ist die A. subclavia und darunter die 1. Rippe. Der Druck erfolgt 1 Minute senkrecht nach unten und evtl. noch 1 Minute in Richtung des 1. Brustwirbels (Ganglion stellatum), Daumen, Zeigefinger und Mittelfinger werden etwas taub, nach Druckverminderung strömt ein Wärmegefühl den Arm hinauf. Achten auf ältere Personen und Kreislauf- bzw. Gefäßpatienten!

Der Druck auf das Ganglion stellatum darf nur vom Arzt durchgeführt werden, da hier eine sehr starke Wirkung auf den Sympathikus ausgelöst wird

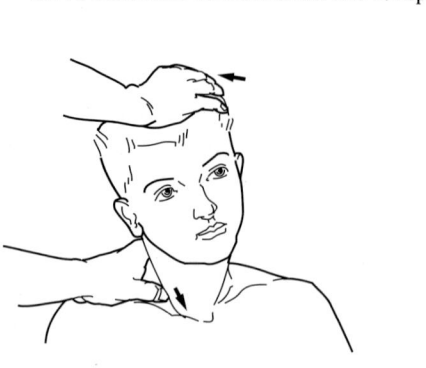

Abb. 106

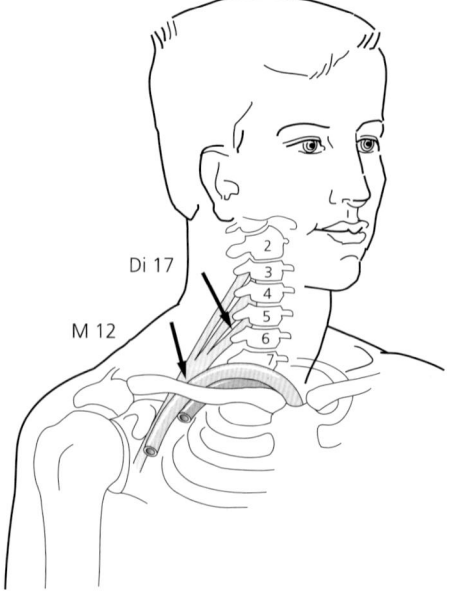

Abb. 107

(erst eine Erweiterung, dann eine Verengung der Pupillen, sog. Horner'sche Trias) (Abb. 108 u. 109).

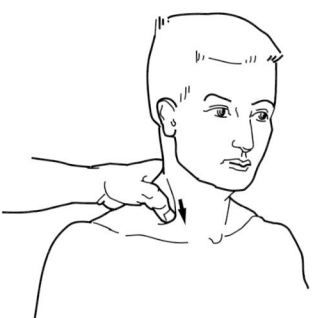

Abb. 108

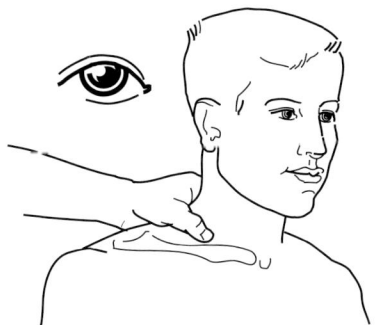

Abb. 109

8. Lu 1, in Richtung Humeruskopf (Collum chirurgicum) 1 Minute lang drücken. In der Nähe haben wir M. pectoralis major und minor, N. medianus, N. radialis, N. axillaris, N. ulnaris, A. axillaris (Abb. 110).

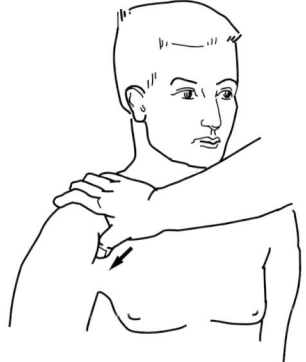

Abb. 110

9. Armzug, den Arm proximal des Handgelenkes mit beiden Händen festhalten und in der Körperlängsachse hochziehen. Diesen Zug etwa 30 Sekunden lang anhalten (Abb. 111).

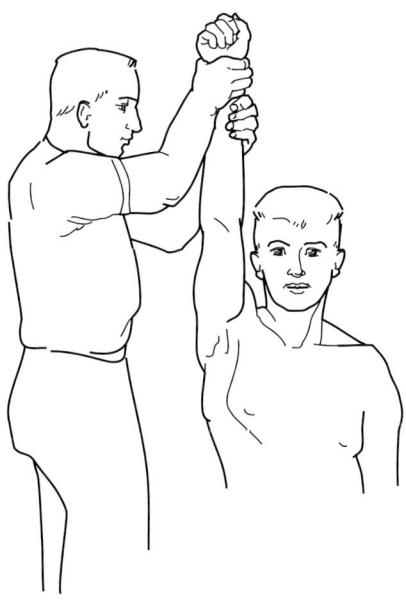

Abb. 111

10. H 1, mit dem Daumen in die Gegend von H 1 (die tiefste Stelle der Achselhöhle, N. medianus, N. radialis, N. axillaris, N. ulnaris, A. axillaris) drücken, der Arm steht jetzt nicht unter Zug. Dann den Arm langsam in die Abduktion- und Außenrotationsstellung bringen, der Daumen bleibt in der Gegend H 1 und die anderen 4 Finger sind auf der Schulter. Die eine Hand zieht den Arm nach unten und gleichzeitig wird der Druck an H 1 für 1 Minute angehalten. Beim Loslassen verspürt der Patient eine sich in den Arm ausbreitende Wärme. Dann wird der Arm in die Horizontallage gehoben und die Gegend H 1 wird leicht neutralisierend massiert (Abb. 112 u. 113).

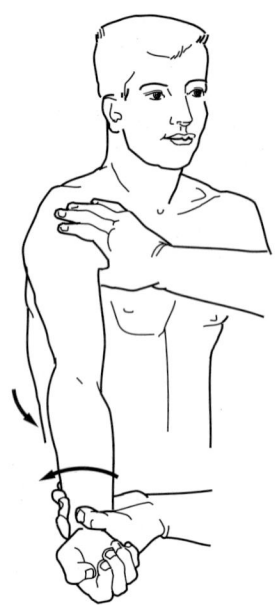

Abb. 112

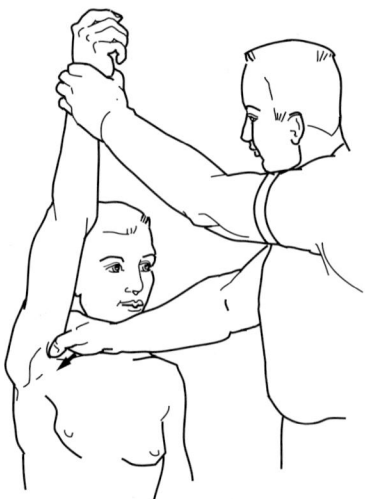

Abb. 113

■ Zervikalsyndrom – Therapeutischer Teil (Regionale Punkte)

Prinzip und Ziel: Klassische und chinesische lokale Weichteilmassage, Mobilisierung der Gelenke unter gleichzeitiger Massage der lokalen Schmerzpunkte (ist eine Form der Manipulativmassage).

Bei der Mobilisierung der HWS sehr zart und genau vorgehen. Die Techniken der Manipulation und der Chiropraktik sind nur den in dieser Technik geschulten Ärzten gestattet.

Therapie, Weichteiltechnik, Mobilisation, zart!
1. Kaninchengriff, C5–6
2. Tanbo
3. HWS-Massage
4. Spinne, LG 14
5. von Vorbeugen in Normalstellung, G 20
6. 45°- Rotation, leicht vorbeugend
7. Zug an Trapezius
8. Allgemeine Massage
9. Zusätzliche Punkte, Dü 14, B 36–40, G 21 etc.
10. Locus dolendi und allgemeine Massage

1. So genannter Kaninchengriff, Querfriktion, Kopf nach vorn gebeugt, die Nackenmuskulatur ist gespannt. Mit den Fingern die Nackenmuskulatur in der Querrichtung von der Mitte zur Seite schieben. Langsam schneller und fester. Besonders intensiv in der Region C5–C7 (Abb. 114a).

2. Tanbo (Zupfen), ist eine Mobilisierung der HWS und eine Möglichkeit zur Dehnung des Trapezius. Sehr langsam den

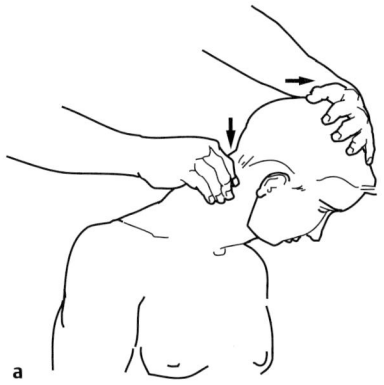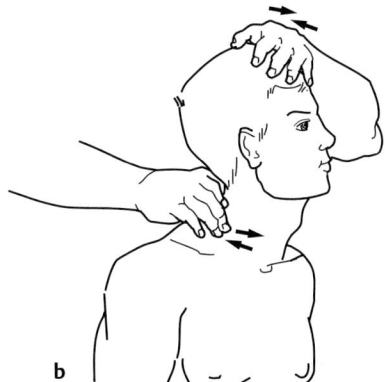

Abb. 114

Kopf nach vorn neigen (Inklination), dabei spannt sich der M. trapezius. Jetzt zupfen die den Nacken umfassenden Finger den Trapeziusrand und gleiten anschließend kurz zurück und dann wieder nach vorn. Gleich mit dem Vorgleiten der Hand wird der Kopf nach hinten in die gerade Stellung gebracht. Nicht den Kopf überstrecken (Reklination). Dies ist ebenfalls eine Form der Manipulativmassage (Abb. 114b).

3. Allgemeine HWS-Massage im klassischen Stil oder im chinesischen Stil, d.h. Meridianverlauf und Meridianpunkte beachtend massieren. Etwa 2 Minuten lang (Abb. 115).

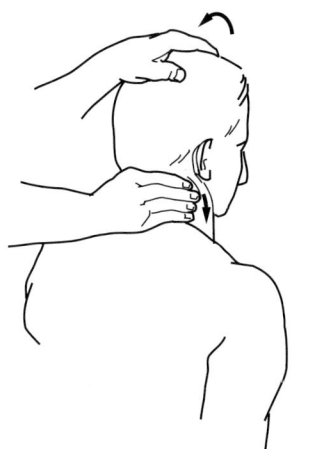

Abb. 115

4. LG 14, der Vertebra prominens ist der C7. Die Wiener Schule nennt diese Region auch „Spinne", da diese Region mit allen Yang-Meridianen in Verbindung steht. Wir massieren mit dem Tui-Griff. Etwa 2 Querfinger seitlich des C7 beginnen, zuerst zur Mitte, im letzen Stück etwas den Druck nachlassen, damit kein Druck auf die entstandene Hautfalte kommt. Im zweiten Schritt schieben wir fest mit dem Daumen seitlich der Dornen 2–3 Etagen nach unten. Im dritten Schritt schieben wir fest mit den Daumen wieder parallel hinauf zu C7. Bei C7 lassen wir den Druck deutlich nach und kehren mit einem Kreis an die Ausgangsposition (etwa 2 Querfinger seitlich des C7) zurück. Diese Prozedur wird immer schneller und fester für etwa 2 Minuten wiederholt (Abb. 116 a u. b).

5. Unter Traktion den Kopf von vorn in die Geradestellung bringen. Gleiten an G 20 nach oben. Der Kopf ist in der Inklination. Die Daumen sind beiderseits an C1 (G 20), nach der Zurückführung des Kopfes unter leichter Traktion in die Längsachse in die gerade (mittlere) Stellung gleiten, die Daumen nach vorn über die Ohransätze. Die Zeigefinger

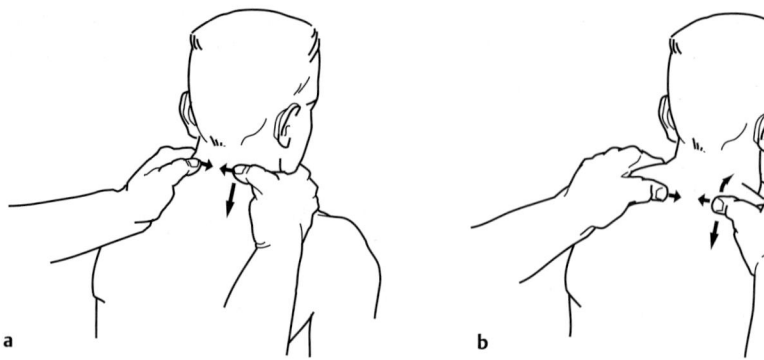

Abb. 116

sind unter den beiden Jochbeinen, die Ringfinger unter dem Unterkiefer (Abb. 117 a u. b).

6. Unter Traktion Rotation des Kopfes um 45°. Die Fixierung des Kopfes ist wie vorher, nur die Daumen liegen entwe-

der subokzipital oder seitlich an den Schläfen. Der Kopf ist in Mittelstellung. Unter leichter Traktion wird der Kopf zuerst in die gesunde Seite 45° rotiert, dann in die andere Seite ebenfalls nur 45° rotiert (Abb. 118 a u. b).

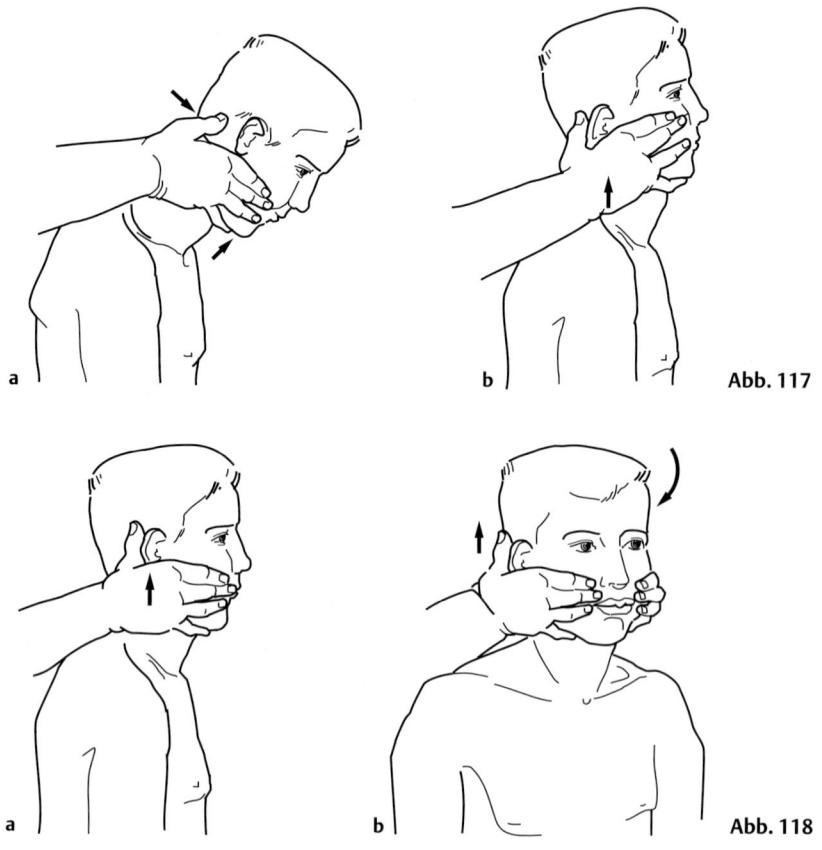

Abb. 117

Abb. 118

7. Trapeziuszug: Die eine Hand ist auf der Schulter, die andere seitlich am Kopf. Durch eine seitliche Neigung des Kopfes wird der Trapezius gedehnt. Auch auf der anderen Seite wird derselbe Griff angewendet (Abb. 119).

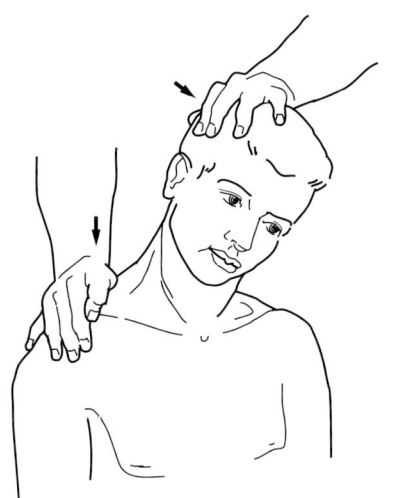

Abb. 119

8. Massage der HWS: Im klassischen oder im chinesischen Stil, d.h. Meridianverlauf und Meridianpunkte beachtend, massieren. Etwa 2 Minuten lang (Abb. 120).

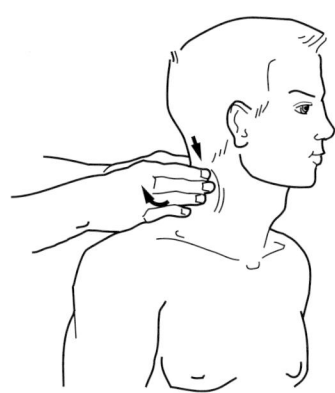

Abb. 120

9. Zusätzliche Punkte: Trigger-Punkte dieser Region und Dü 9, Dü 11, Dü 14, G 21 etc.

22.2 Schulter-Arm-Syndrom

22.2.1 Anatomie

Muskeln, die vom Rücken zum Schulterblatt und Oberarm treten, sind M. trapezius, M. levator scapulae, Mm. rhomboidei, und M. latissimus dorsi.

Muskeln, die von der Brust zum Schulterblatt und Oberarm treten, sind M. pectoralis major und minor, M. serratus anterior.

Vom Schulterblatt und Schlüsselbein ziehen Muskeln zum Arm: M. deltoideus, M. subscapularis, M. teres major und minor und M. supraspinatus und infraspinatus.

A. subclavia, Plexus brachialis.

M. biceps (kurzer Kopf) und M. coracobrachialis (Tanbo).

Das Skelett des Schultergelenkes: Tuberculum majus, Tuberculum minus, Akromion, Processus coracoideus, Scapula, Spina scapulae, Clavicula, Fossa infraspinatus, Fossa supraspinatus.

22.2.2 Physiologie

Ein Kugelgelenk besteht aus 4 Einheiten. Die Gelenkpfanne des Schultergelenkes ist sehr flach. Die kräftigen Muskeln halten den Humerus an das Schulterblatt fest.

22.2.3 Pathophysiologie

Der akute Schulterschmerz

Ein akuter Schulterschmerz ist nur in seltenen Fällen für die Massage zugänglich. Eine sehr genaue ärztliche Untersuchung ist vor einer Massage unbedingt notwendig. Häufig tritt der akute Schulterschmerz in Verbindung mit den betroffenen inneren Organen (Angina pectoris, Lungenembolie, akute Cholezystitis etc.) auf. Die Schulter ist weder auf Bewegung noch auf Druck schmerzempfindlich. Die Allgemeinsymptome wie Schwäche, Schwitzen, Zittern usw. bestehen.

Eine akute radikuläre (Nervenwurzel-) Symptomatik in C5 kann aus der Tiefe des Halses kommen und in die Schulter ausstrahlen. Auch eine Gürtelrose (Herpes zoster) in C5 kann zu Schulterschmerzen führen. Die gleichzeitige typische Bläschenbildung an der Haut erhärtet die Verdachtsdiagnose.

Schulterschmerzen mit Einschränkung der aktiven Bewegung sehen wir bei Nervenwurzelschädigung in C5 (durch Bandscheibenvorfall, Nervenentzündung, Nervenschädigung etc.) oder bei Knochen- (Fraktur, Luxation, Entzündung etc.) und/oder Weichteilschädigungen (Prellung, Zerrung, Schleimbeutelentzündung etc.) in der Schulterregion.

Der chronische Schulterschmerz

Den chronischen Schulterschmerz können wir von der Beweglichkeit her in drei Gruppen unterteilen:

1. *Geringe oder keine Bewegungseinschränkung.*
   Ausstrahlender Schulterschmerz bei inneren Erkrankungen der Gallenblase, des Herzens, des Magens, der Brust etc.

Ausstrahlender Schulterschmerz bei krankhaften Veränderungen des umgebenden Bewegungsapparates:
Die statische Überlastung der Schultermuskulatur, chronische Tendinosen der Supraspinatussehne, der Schmerzpunkt liegt distal-lateral vom Akromion, Zunahme des Schmerzes bei Abduktion und Außenrotation der langen Bizepssehnen. Der Schmerzpunkt liegt zwischen dem kleinen und großen Tuberculum. Das Yergason'sche Zeichen ist positiv; wird der um 90° reflektierte Unterarm gegen Widerstand supiniert, lässt sich der Schmerz provozieren.
Tendinitis subscapularis: Sie geht mit Druckempfindlichkeit am Tuberculum minus und schmerzhafter Innenrotation einher.
Tendinitiden des kurzen Bizepskopfes und des Coracobrachialis. Der Druckschmerzpunkt liegt unterhalb des Processus coracoideus (etwa die Region Lu 1). Flexion des Oberarms gegen Widerstand und die passive Retroposition können die Symptome auslösen.
Syndrom der Incisura scapulae. Ein dumpfer Schmerz ist an der dorsalen Oberfläche des Schultergelenks, besonders in der Fossa supraspinata und der Incisura scapulae, vorhanden.

2. *Die aktiven Schulterbewegungen sind eingeschränkt.*
   Im Rahmen entzündlicher, rheumatischer oder systemischer Muskel-Nerven-Erkrankungen können schmerzhafte oder inaktive Einschränkungen der Schulterbewegung vorkommen.
   Beispiele: Myasthenia gravis, Status nach Poliomyelitis, Amyotrophische Lateralsklerose, Dermatomyositis, rheumatische Polymyalgie etc.

Nur in nicht entzündlichen Zeiträumen und Fällen ist eine zarte Massage und Krankengymnastik indiziert.

3. *Die passive Bewegung ist eingeschränkt.* Meistens ist die Bewegung in allen Richtungen eingeschränkt, am deutlichsten aber in der Abduktion. Als Ursache kommen Arthrose des Schultergelenks, im Rahmen einer chronischen Polyarthritis, inaktivitätsbedingte Kontraktur nach einem Trauma, einer Fraktur, Operation (Brust, Lunge, Herz, Gefäße) in Frage.

Das typische Bild der „frozen shoulder", auf chinesisch „Schulterleid der Fünfzigjährigen" ist charakterisiert durch geringe bis starke Bewegungseinschränkung in allen Richtungen. Schmerzen treten bei Belastung und Bewegung auf. Bei Wärme und zarter Massage gibt es eine positive Reaktion. Die Heilungschancen sind gut.

Wie wir hier sehen, sind gerade die Störungen der Schulter ein Beispiel für interdisziplinäre Zusammenarbeit. Der Arzt stellt die richtige Diagnose, kontrolliert im Verlauf ihre Richtigkeit und setzt das Behandlungsziel und die Behandlungsart fest. Die medikamentöse Behandlung und die etwaigen Infiltrationen an den Sehnenansätzen oder Schmerzpunkten führt nur der Arzt durch. Die Teil- oder Ganzmassage wird hauptsächlich vom Masseur und die Bewegungstherapie und die Haltungsschulung in erster Linie von Physiotherapeuten durchgeführt. Andere Spezialisten wie Psychotherapeuten sind besonders in chronischen und eindeutig psychosomatischen Fällen eine unverzichtbare Bereicherung.

Schulter-Arm-Syndrom – Vorbereitender Teil (Fernpunkte)

Prinzip und Ziel: Wie beim Zervikalsyndrom, d.h.: Druck an den Meridianpunkten, Traktion und Mobilisierung der Gelenke, von distal nach proximal. Durch die Vorbereitung wird eine Linderung der Schmerzen, Verbesserung der Durchblutung und Normalisierung des Muskeltonus erreicht. Es genügt, nur die betroffene Seite zu behandeln. Stets darauf achten, zart, behutsam und einfühlsam zu massieren. Eher zu zart als grob zu massieren. Wenn von Berufs wegen bestimmte Griffe nicht erlaubt sind, dann diese auslassen.

Grifftechnik: Wie beim Zervikalsyndrom. Von Punkt 1 bis 8 völlig dem Zervikalsyndrom gleich. Ab Punkt 9 bis 14 kommen neue Griffe dazu.

Vorbereitung, Druck, Traktion, Mobilisierung
1. Di 4
2. Di 5 und Dü 5 (ulnar/radial)
3. Di 5 und Dü 5 (palmar/dorsal)
4. Di 11 und Dü 8
5. KS 3 und Dü 8
6. G 20 zu **Di 17**
7. **M 12**
8. Lu 1
9. (- 13.) G 21, B 36, 37, 38, 39
14. B 40 (sog. „Polizeigriff")

1. Di 4

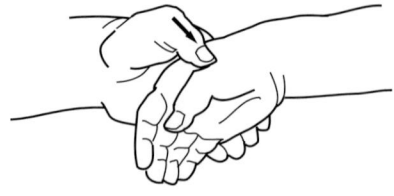

Abb. 121

2. Di 5/Dü 5

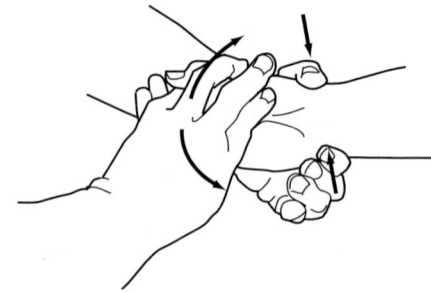

Abb. 122

3. Di 5/Dü5

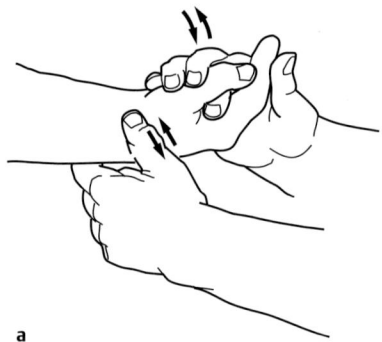

a

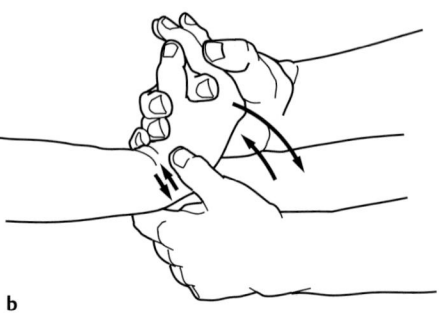

b

Abb. 123

4. Di 11/Dü 8

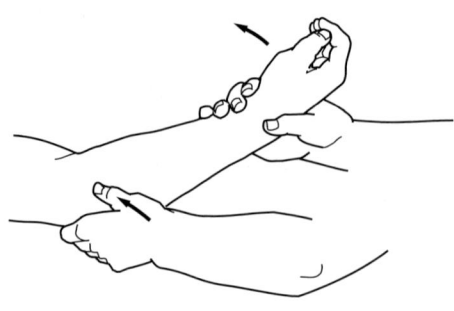

a

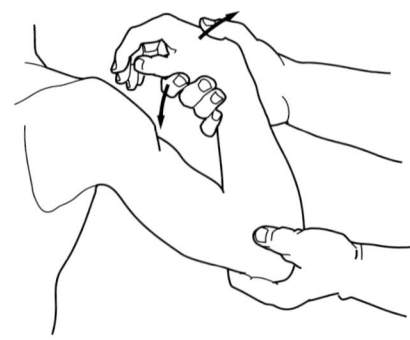

b

Abb. 124

5. KS 3/Dü 8

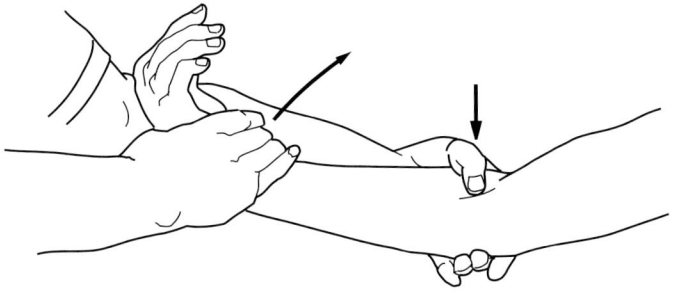

Abb. 125

6. Di 17

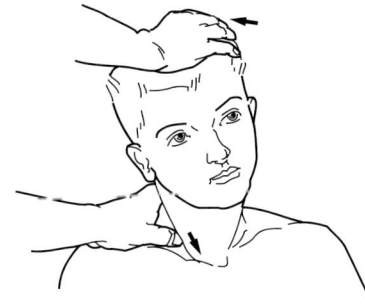

Abb. 126

7. M 12

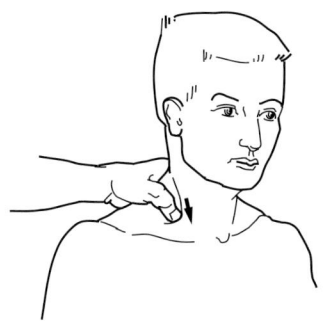

Abb. 127

8. Lu 1

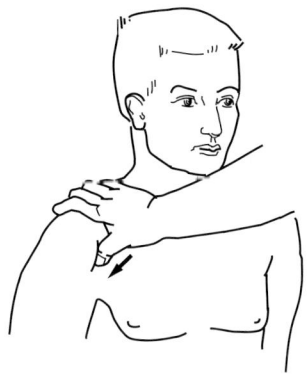

Abb. 128

9. G 21. In der Mitte des Trapeziusrandes befindet sich der Punkt. Mit dem Na-Griff, d.h. vier Finger ventral und dem Daumen dorsal, diesen Muskelrand langsam fester bis zum Deqi-Gefühl zusammendrücken. Nach etwa 1 Minute lockerlassen und beruhigend massieren (Abb. 129 u. 130).

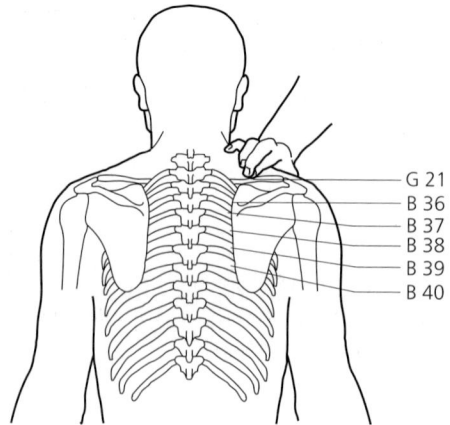

G 21
B 36
B 37
B 38
B 39
B 40

Abb. 129

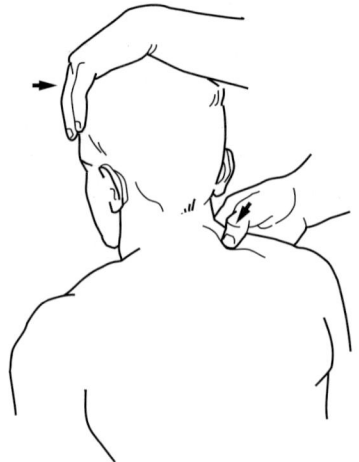

Abb. 131

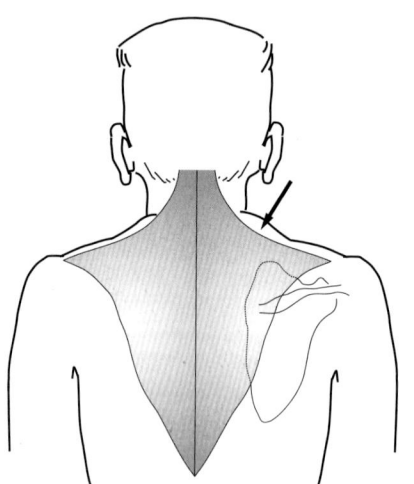

Abb. 130

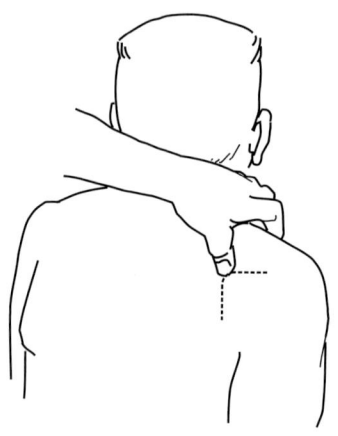

Abb. 132

10. B 36. In der Höhe des 2. Brustwirbeldornes am inneren Schulterrand. Die Druckrichtung ist senkrecht bzw. etwas in Richtung des Schulterrandes (Abb. 131).

11. B 37. In der Höhe des 3. Brustwirbeldornes am inneren Schulterrand. Die Druckrichtung ist senkrecht bzw. etwas in Richtung des Schulterrandes (Abb. 132).

12. B 38. In der Höhe des 4. Brustwirbeldornes am inneren Schulterrand. Die Druckrichtung ist senkrecht bzw. etwas in Richtung des Schulterrandes.

13. B 39. In der Höhe des 5. Brustwirbeldornes am inneren Schulterrand. Die Druckrichtung ist senkrecht bzw. etwas in Richtung des Schulterrandes.

14. B 40. Der sog. „Polizeigriff". Der B 40 befindet sich in der Höhe des 6. Brustwirbeldornes am inneren Schulter-

rand. Die Druckrichtung ist senkrecht bzw. etwas in Richtung des Schulterrandes. Massieren des B 40 mit gleichzeitiger Mobilisierung des Armes bei Flexion des Unterarmes. Die Hand des Patienten zur Schulter bewegen (Abb. 133).

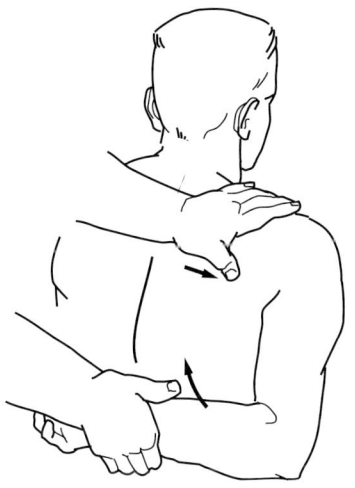

Abb. 133

▓ Schulter-Arm-Syndrom – Therapeutischer Teil (Regionale Punkte)

Prinzip und Ziel: wie beim Zervikalsyndrom (S. 172).

Therapie, Weichteiltechnik, Mobilisation, zart!
1. Schulterheben
2. Zupfen an Sehnen des langen/kurzen Kopfes des M. biceps
3. H 1
4. Mobilisierung, vorn/hinten
5. Mobilisierung, Kreisen
6. Massage des M. deltoideus
7. Zusätzl. Punkte, Dü 9, 11, 14, Di 15, 3F 14, G 21
8. Locus dolendi und allgemeine Massage

1. Schulterheben. Nach oben und außen. Der Therapeut steht hinter dem Patienten. Sein Unterarm in der Achsel des Patienten hebt die Schulter nach oben und außen. Gleichzeitig zieht der Therapeut mit seiner rechten Hand den Patienten-

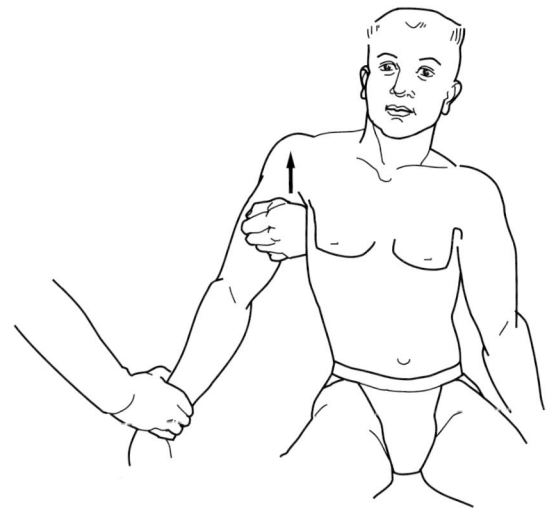

Abb. 134

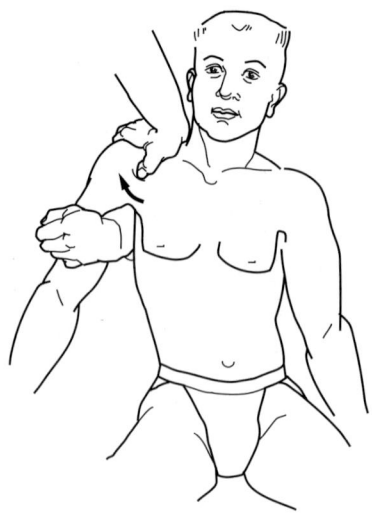

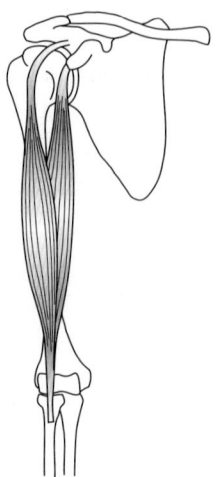

Abb. 135

arm nach unten. Der Zug wird für 1 Minute angehalten.

Der Therapeut kann auch vor dem Patienten stehen und sein rechtes Knie unter die rechte Achsel legen. Mit der linken Hand zieht der Therapeut den Patientenarm nach unten, gleichzeitig wird das Schultergelenk durch die Hebung des rechten Knies vom Therapeuten gedehnt (Abb. 134).

2. Schulterheben und gleichzeitig an den Bizepssehnen zupfen (Tanbo). Der Therapeut steht hinter dem Patienten. Den linken Unterarm in der Achsel des Patienten, hebt man die Schulter nach oben und außen, der Arm wird zwischen den Knien des Therapeuten festgeklemmt; gleichzeitig zupft der Therapeut mit seinem rechten Daumen, welcher ventral der langen Bizepssehnen diese fest nach

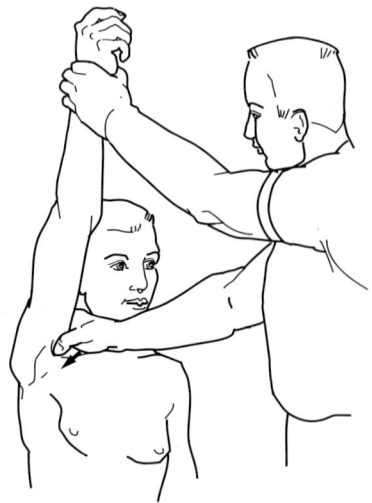

Abb. 136

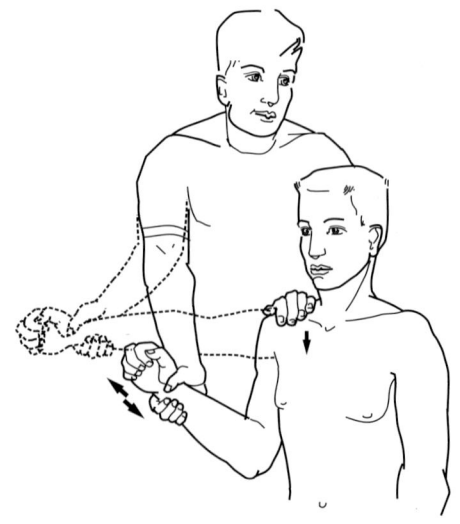

Abb. 137

dorsal, anschließend die kurze Bizepssehne fest nach dorsal massiert. Dieser
Griff darf nur 1–2-mal wiederholt werden.

Analog dazu kann auch die Schulterdeh-
nung erfolgen, der freie rechte Daumen
zupft erst die lange, dann die kurze Bizepssehne (Abb. 135).

3. Druck auf H 1. Wie beim Zervikalsyndrom (Abb. 136).

4. Mobilisierung des Schultergelenkes,
   vorn und hinten. Mit einer Hand wird
   die Schulter massiert, mit der anderen
   wird der Arm systematisch passiv mobilisiert (Abb. 137).

5. Schultermobilisierung – Kreisen – Yao-
   Griff. Mit einer Hand wird die Schulter
   massiert, mit der anderen wird der Arm
   systematisch passiv mobilisiert (Abb.
   138).

6. Allgemeine Massage des Schulterberei-
   ches. Mit klassischen und chinesischen
   Griffen (Abb. 139).

7. Evtl. zusätzliche Punkte: Dü 9, Dü 11,
   Dü 14, Di 15, 3E 14, G 21 usw.

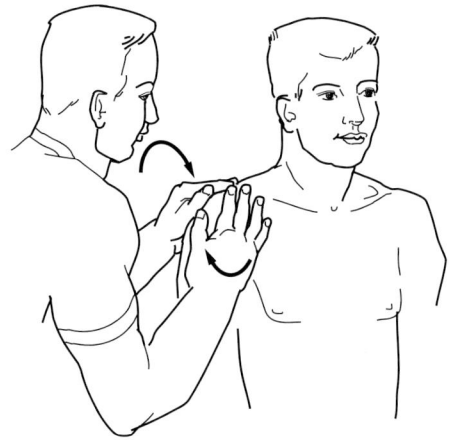

Abb. 139

22.3 Tennisarm

Das Prinzip der Behandlung ist das gleiche
wie beim Zervikalsyndrom (s. S. 168).

▨ Vorbereitende Griffe

1. Di 4 der kranken Seite 1 Minute lang intermittierend drücken, Deqi erzeugen,
   anschließend friktieren (Abb. 140).

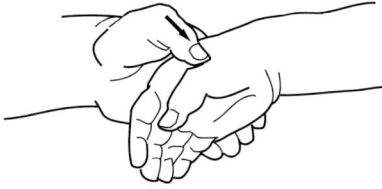

Abb. 140

2. Der Masseur zwickt mit Zeige- und Mittelfinger den Daumen des Patienten, zugleich hält er mit Daumen und Zeigefinger die restlichen 4 Finger des Patienten
   fest. Mit dem Daumen der zweiten
   Hand drückt er auf Di 5, mit dem Mittelfinger auf Dü 5. Beim Drücken auf Dü 5
   zieht man die Hand des Patienten ulnar-

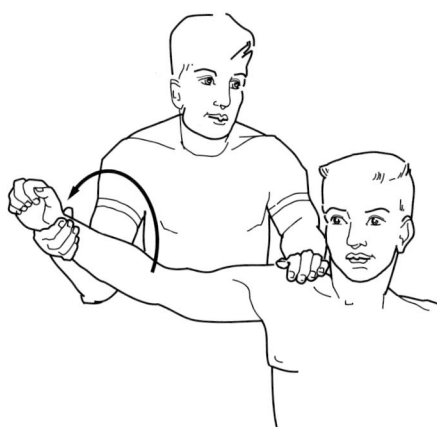

Abb. 138

wärts, beim Drücken auf Di 5 hingegen radialwärts (Abb. 141).

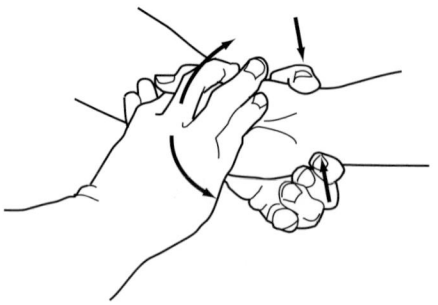

Abb. 141

3. Der Therapeut drückt mit Daumen und Mittelfinger Di 5 und Dü 5, mit der anderen Hand zieht er an der Hand des Patienten und beugt die Handfläche maximal palmarwärts (Volarflexion). Er übt

auf diese Weise 1–2-mal Zug auf das Handgelenk aus (Abb. 142).

4. Der Therapeut hält mit einer Hand das Gelenk des Patienten, die 4 Finger sind vorn, der Daumen hinten. Mit dem Daumen der anderen Hand drückt er auf Di 11, mit dem Mittelfinger auf Dü 8. Nun beugt der Masseur den Ellbogen des Patienten unter Zug maximal (Abb. 143).

5. Der Masseur drückt mit dem Daumen auf KS 3, mit dem Zeigefinger auf Dü 8, der Gegendruck soll 1 Minute lang dauern (Abb. 144).

6. Der Behandelnde legt seine Hand auf den Scheitel des Patienten, mit der Beere des Daumens der anderen Hand fährt er von G 20 entlang dem Hinterrand des Sternocleidomastoideus bis zu Di 17.

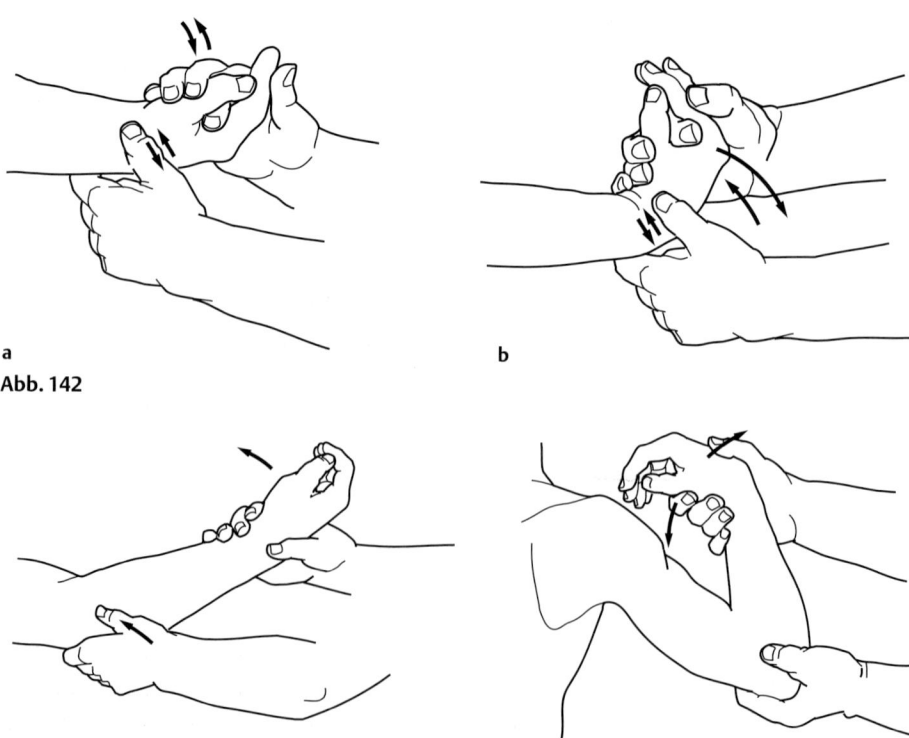

a

b

Abb. 142

a

b

Abb. 143

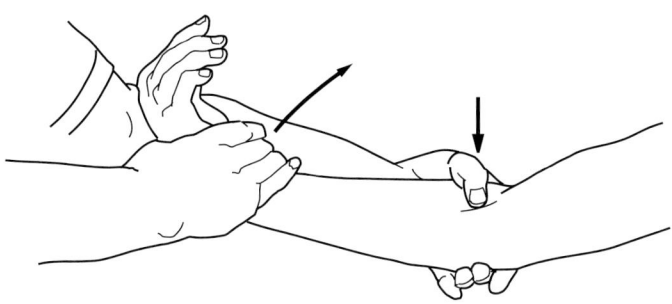

Abb. 144

Die am Scheitel liegende Hand neigt den Kopf des Patienten 45° zur kranken Seite. Die Halsmuskulatur ist jetzt entspannt, der an Di 17 liegende Daumen der zweiten Hand übt für 1–2 Minuten Druck aus. Innerhalb dieser Zeit soll der Patient seinen Kopf langsam in die normale Haltung zurückführen (Abb. 145).

7. Den Daumen an M 12, anschließend den Druck nach unten allmählich verstärken (1 Minute), danach dorso-medial drücken. Dabei kommt der sympathische Grenzstrang zwischen Daumen und 1. BWK zu liegen (1 Minute). Der Patient verspürt nun ein Taubheitsgefühl an Daumen, Zeige- und Mittelfingern. Nachdem der Therapeut seinen Finger vom Punkt entfernt hat, kann beim Patienten die Empfindung einer Wärmeausstrahlung zu den Armen hin auftreten (Abb. 146).

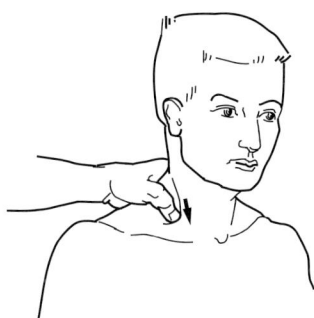

Abb. 146

8. Mit dem Daumen an Lu 1 eine Minute lang drücken (Abb. 147).

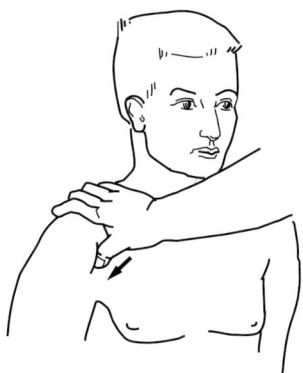

Abb. 147

9. Der Masseur hält mit einer Hand das Handgelenk des Patienten, hebt den Arm hoch, abduziert ihn und übt einen Zug nach unten aus (Abb. 148). Er drückt mit dem Daumen an H 1. Der Patient verspürt abermals Taubheit an

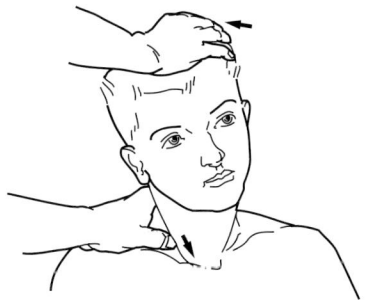

Abb. 145

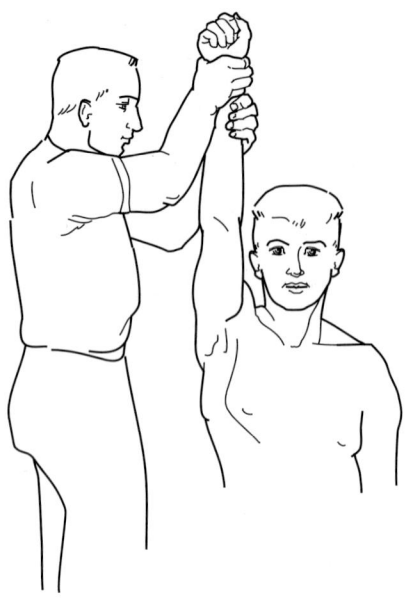
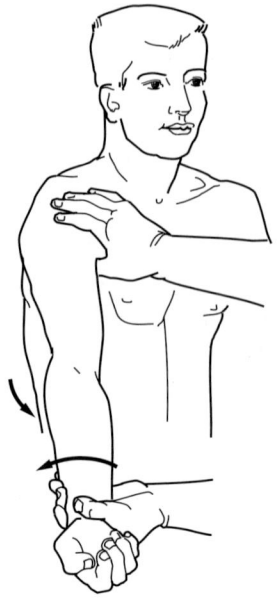

Abb. 148

Abb. 149

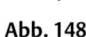

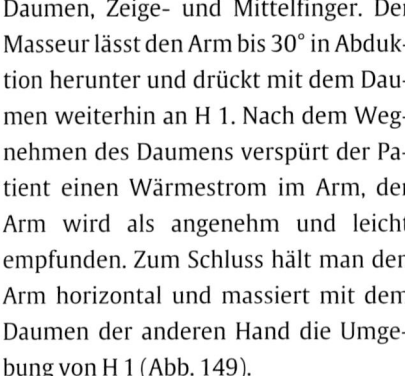

Daumen, Zeige- und Mittelfinger. Der Masseur lässt den Arm bis 30° in Abduktion herunter und drückt mit dem Daumen weiterhin an H 1. Nach dem Wegnehmen des Daumens verspürt der Patient einen Wärmestrom im Arm, der Arm wird als angenehm und leicht empfunden. Zum Schluss hält man den Arm horizontal und massiert mit dem Daumen der anderen Hand die Umgebung von H 1 (Abb. 149).

■ Therapeutische Griffe

Der Patient sitzt. Der Therapeut hält mit der rechten Hand das Handgelenk des Patienten fest (die 4 Finger liegen palmar, der Daumen dorsal). Die Handfläche des Patienten weist nach oben. Mit der linken Hand hält der Masseur das Gelenk des Patienten (die palmare Seite der Hand liegt am Ellbogen des Patienten) (Abb. 150).

Die Daumenkuppe der linken Hand befindet sich am Di 11 bzw. an einem in der Zone befindlichen, deutlich schmerzhaften Punkt. Die übrigen Finger der linken Hand liegen an der ulnaren Seite des Ellbogens, sie üben Gegendruck aus. Mit der rechten Hand beugt der Therapeut den Ellbogen des Patienten maximal, mit dem Daumen der linken Hand drückt er fest an Lu 5 (etwas zur Mitte zu). Nun streckt er den kranken Ellbogen, zugleich schiebt (Tan-Bo) er mit dem Daumen der linken Hand den Ursprung des M. brachioradialis carpi von innen nach außen (Abb. 151).

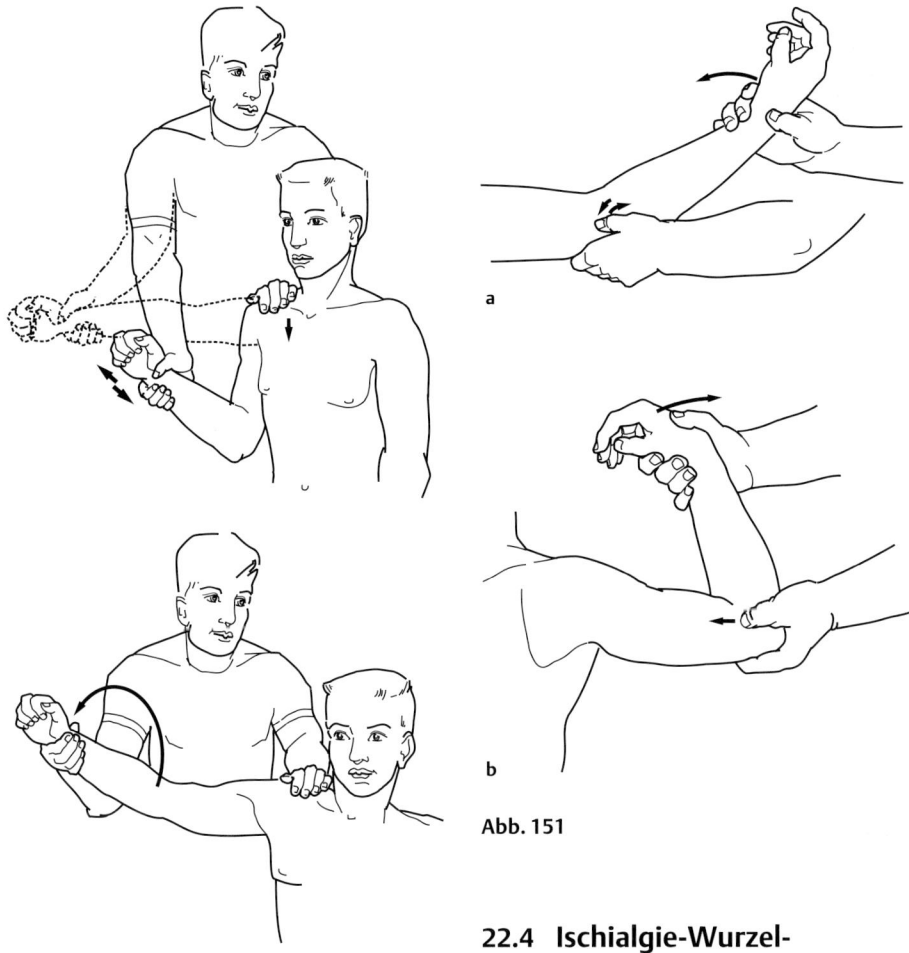

a

b

Abb. 151

Abb. 150

22.4 Ischialgie-Wurzel- symptomatik

Der Patient spürt an den radialen 3 Fingern eine Parästhesie. Der Schmerz lässt sofort nach. Am Arm wird anschließend noch eine Auflockerungsmassage ausgeführt. Diese Griffe kann man 3–4mal wiederholen. Fallweise empfiehlt sich auch eine Vorbehandlung mit Moxa bzw. Akupunktur. Der Patient sollte den erkrankten Arm entsprechend schonen.

22.4.1 Anatomie

In der Lumbalregion (der Lendengegend) finden wir in der Mitte die Dornfortsätze der 5 kräftigen Lendenwirbel, nach oben tasten wir die 12. Rippe, nach unten die Crista iliaca.

An den segmentalen Nerven unterscheiden wir Vorderwurzel und Hinterwurzel. Die Vorderwurzel ist für die Motorik der Skelettmuskeln und den Sympathikus zuständig, die Hinterwurzelfasern sind für Wahrnehmung von Schmerz, Temperatur oder mechanischen Reizen aus der Hautoberfläche und den Eingeweiden zuständig.

Als Muskeln tasten wir den M. latissimus dorsi, M. erector trunci, eine bodenständige (autochthone), tiefe Muskulatur des Rückens zieht in zwei großen, durch die Wirbeldornen getrennten Strängen, vom Hinterhaupt bis zum Kreuzbein. Sie werden vom Rr. dorsales der Spinalnerven versorgt. Die autochthonen Rückenmuskeln werden anatomisch in 2 Systeme eingeteilt: *Longitudinalsystem* (M. iliocostalis, M. longissimus, M. spinalis. Diese 3 Muskeln mit der die Wirbelsäule aufrichtenden Funktion werden **M. erector spinae** genannt) und *Transversalsystem*.

M. iliocostalis lumborum: Hauptsächlich lateral vom Darmbein und vom Kreuzbein kommender Anteil, setzt mit fleischigen Zacken an der 11. und 12. Rippe an.

M. longissimus thoracis: Er liegt medial, entspringt dem Kreuzbein und setzt mit medialen und lateralen Zacken an den Proc. costarii und accessorii der Lendenwirbelsäule sowie an den Rippen und Querfortsätzen an.

M. quadratus lumborum: Er entspringt der Crista iliaca und setzt an der 12. Rippe und den Processi costales des 1.–3. Lendenwirbels an.

M. iliopsoas: Entspringt beim 12. Brustwirbel und 1.–4. Lendenwirbel und setzt am Trochanter minor an; dieser Bauchmuskel bewirkt im Liegen die Hebung der oberen bzw. der unteren Körperhälfte.

Seitlich im Lendenbereich ist der Bauchmuskel M. obliquus externus abdominis zu tasten.

Jede einzelne Spinalwurzel setzt sich aus efferenten, motorischen und afferenten sensiblen Anteilen zusammen.

22.4.2 Physiologie

Lumbalsegment und lumbosakrales Übergangssegment sind wegen vergleichsweise hoher Mobilität und statischer Belastung besonders häufig vom radikulären Kompressionssyndrom betroffen.

Wir sprechen auch von einer echten radikulären Symptomatik, hier: Ischias.

L5: Schmerzen am Gesäß, Oberschenkel hinten und die Außenseite, Fußrücken. Dermatom bis zur Großzehe. Großzehenhebung. Tibialisposterior-Reflex ist fehlend oder abgeschwächt.

Lasègue-Zeichen (Heben des gestreckten Beines, Nervendehnungsschmerz) ist positiv. Der Große-Zehen-Heber ist schwächer (Mm. extensores hallucis longus et brevis).

S1: Die Wurzel S1 tritt durch das 1. Foramen sacrale (B 31) aus dem Wirbelkanal aus. Der Schmerz strahlt entlang der hinteren Außenseite des Ober- und Unterschenkels bis zum Kleinzehenrand aus. Der Patient schleift mit dem Fuß, da er die Ferse nicht heben kann (M. triceps surae); teilweise auch Schwäche der Mm. peronaei. Achillessehnenreflex (ASR) ist vermindert oder fehlend.

L5/S1: Kommt sehr häufig gemeinsam vor. Die Dorsal- und Plantarflexion des Fußes kann schwächer werden. ASR (Achillessehnenreflex).

Eine Irritation in einem Bewegungssegment kann über den Weg der lokalen Schmerzen zu einer multisegmentalen Muskeltonuserhöhung (Muskelhartspann) führen. Dieses Krankheitsbild zeigt eine pseudoradikuläre Verteilung, am Bein meist dem G-Meridianverlauf entsprechend.

22.4.3 Pathophysiologie

Wir sprechen auch vom radikulären Syndrom.

Radikuläre Schmerzen bedeuten den verschiedenen Nervenwurzeln zugeordnete Schmerzen, Sensibilitätsstörungen, Reflexstörungen und Lähmungen, fallweise begleitet von Sympathikusreizung und Zirkulationsstörungen. Die Ursache einer Wurzelreizung kann vielfältig sein: degenerativ, traumatisch (neoplastisch, infektiös), rheumatisch und durch Diskushernie hervorgerufen.

Die meist aber durch Druck- und Zugwirkung bedingten radikulären Läsionen sind oft Folge degenerativer Wirbelsäulenveränderungen im Sinne der Spondylose, Spondylarthrose und Bandscheibenprotrusion bzw. des Bandscheibenprolapses.

Störungen (Schmerzen, Temperaturempfindung, Parästhesie, Taubheit) im Dermatom und Segment ausstrahlend, von stechender oder schneidender Qualität. Schwäche oder Atrophie der Muskulatur. Abschwächung oder Fehlen des Muskeleigenreflexes.

Der Zustand der meisten Patienten mit lumbalem Bandscheibenprolaps wird durch eine konservative Behandlung entscheidend gebessert.

Bettruhe, entlastende Lagerung, Traktion der LWS, Myotonolyse und Analgesie durch physikalische Maßnahmen und medikamentöse Therapie.

Nach Abklingen des akuten radikulären Syndroms liegt der Schwerpunkt auf Krankengymnastik zur aktiven Stabilisierung der LWS und Haltungsschulung, korrigierter Arbeitshaltung, Gewichtsreduktion, Vermeidung von gefährlichen Bewegungsabläufen.

■ Ischialgie-Wurzelsymptomatik – Vorbereitender Teil (Fernpunkte)

Prinzip und Ziel: Wie beim Zervikalsyndrom (S. 168).

Vorbereitung, Druck, Traktion, Mobilisation
1. N 3
2. M 41
3. Sprunggelenk (pron./supin.)
4. M 36 und M. tib. ant.
5. M. quadr. heben
6. G 31
7. G 30 in Rückenlage
8. **MP 12**

1. N 3 drücken. Etwa 1 Minute lang bis zum Deqi-Gefühl drücken und etwas auf und ab schieben – Tui (Abb. 152).

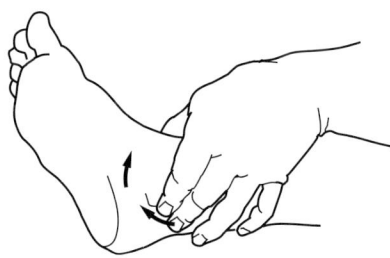

Abb. 152

2. M 41 drücken. Etwa 1 Minute lang bis zum Deqi-Gefühl drücken und etwas auf und ab schieben – Tui (Abb. 153).

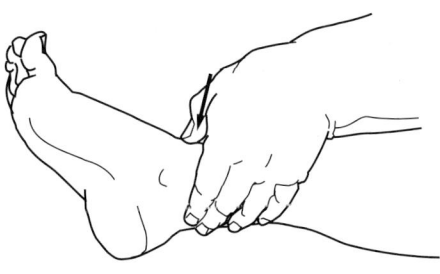

Abb. 153

3. Am Sprunggelenk Zug und gleichzeitig kreisen, supinieren und pronieren. Beugen und strecken im Sprunggelenk, gleichzeitig die Extensorensehnen fest massieren. Wie beim Kaninchengriff im Zervikalsyndrom (Abb. 154 a, b, c).
4. Von M 36 bis M 41 drücken, drücken – An – und friktionieren – Rou des M. tibialis anterior (Abb. 155).
5. Quadrizepssehnen zupfen. Eine Fingerbreite proximal der Kniescheibe wird der Muskel des Quadrizeps gedrückt und gehoben (Tila) (Abb. 156).

6. G 31 drücken und schnellen. Bis zum Deqi-Gefühl der G 31-Region drücken und am Ende eine schnelle feste Drehung nach oben (Abb. 157).
7. G 30 in Rückenlage drücken. M. piriformis, N. ischiadicus. Der Patient liegt auf dem Rücken. Der Therapeut drückt mit dem Daumen dorsal des Trochanter. Zur Verstärkung kann der Therapeut mit seinem linken Knie noch auf den Daumen drücken. Der Patient verspürt entlang dem Ischiasnerv ein Taubheitsgefühl (Abb. 158).

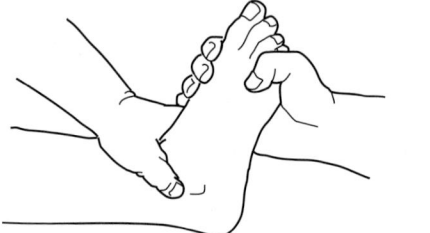

Abb. 154 a

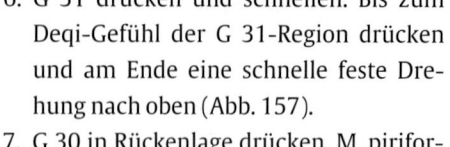

Abb. 155

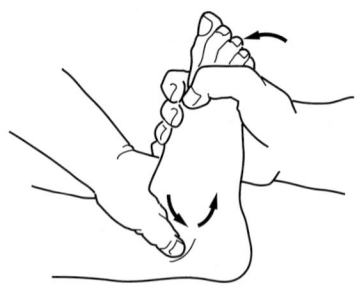

Abb. 154 b

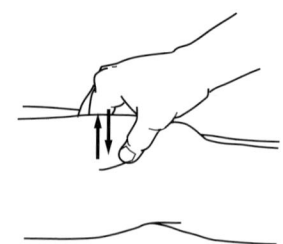

Abb. 156

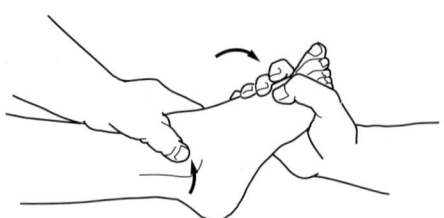

Abb. 154 c

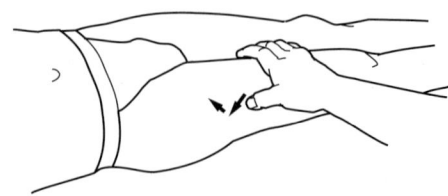

Abb. 157

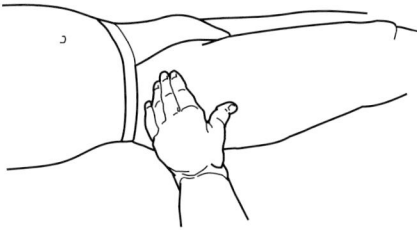

Abb. 158

8. MP 12. A. femoralis drücken. Achten auf Operationsnarbe und Gefäßzustand. Der N. femoralis ist unter dem Leistenband und lateral von der A. femoralis stark druckempfindlich. Der Therapeut legt seine 4 Finger in die Leistenbeuge, den Daumen an den Trochanter. Mit einem Druck auf den MP 12 lässt sich ein an der Vorderfläche des Oberschenkels abwärts gerichteter neuralgischer Schmerz provozieren. Beim Loslassen verspürt der Patient entlang dem Bein ein ausstrahlendes Wärmegefühl (Abb. 159).

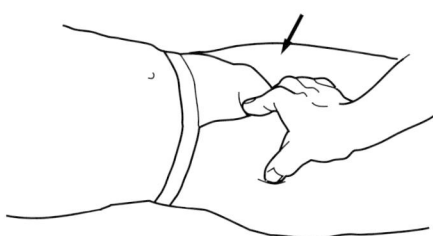

Abb. 159

▧ Ischialgie-Wurzelsymptomatik – Therapeutischer Teil

Prinzip und Ziel: Wie beim Zervikalsyndrom (S. 172).

1. Zug am Bein. Das Bein ist gestreckt. Der Patient liegt auf dem Rücken. Der Therapeut steht seitlich. Das Bein wird fest unter den Arm geklemmt. Das kranke Bein wird fest in die Längsachse gezogen (Abb. 160).

Therapie, Weichteiltechnik, Mobilisation, zart!	
1.	Zug am Bein
2.	Hüft- und Kniegelenk beugen, Quadrizeps heben
3.	G 30 in Seitenlage
4.- 8.	B 57, 54, 50, 23, **B 26**
9.	„Spinnentechnik" von C7 bis Steißbeinende
10.	Tannenbaum von C7 bis L5
11.	Dornfortsatz – Dehnen
12.	**L4/5 massieren, mobilisieren**
13.	Extension
14.- 15.	Evtl. die Punkte B 23 und B 26 nochmals behandeln
16.	Lumbal und Bein massieren

2. Beugen und Strecken im Kniegelenk und Hüftgelenk. Zum Schluss nochmals die Quadrizepssehnen bei der Beugung und Streckung im Kniegelenk zupfen. 2–3-mal wird dieser Griff wiederholt (Abb. 161).

3. Drücken an G 30 in der Seitenlage. Der Patient befindet sich in der Seitenlage, das kranke Bein ist oben und etwa zu 120° abgewinkelt, das untere Bein ist gestreckt. Der Therapeut steht hinter dem Patienten. Er drückt mit der Ellbogenspitze die Region G 30 langsam fester, die andere, auf der Spina iliaca anterior superior liegende Hand zieht die Beckenschaufel gleichzeitig nach dorsal.

Das Bein verspürt eine vorübergehende Taubheit (Abb. 162).

4. Drücken auf B 57. Der Patient liegt in Bauchlage. Der B 57 im Gastrocnemiuswinkel wird etwa 30 Sekunden lang gedrückt (Abb. 163).

191

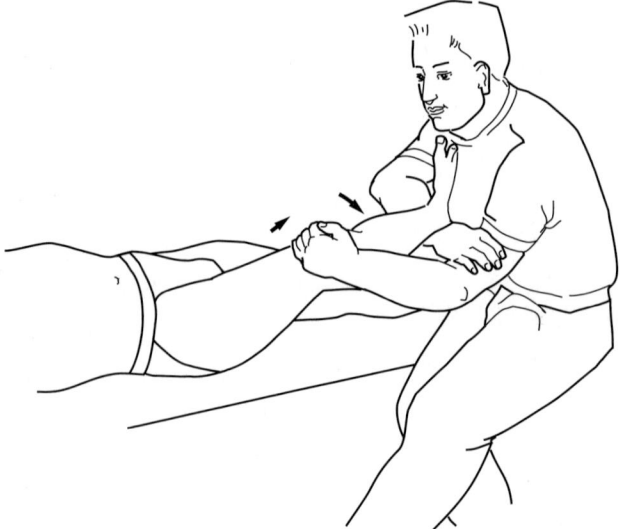

Abb. 160

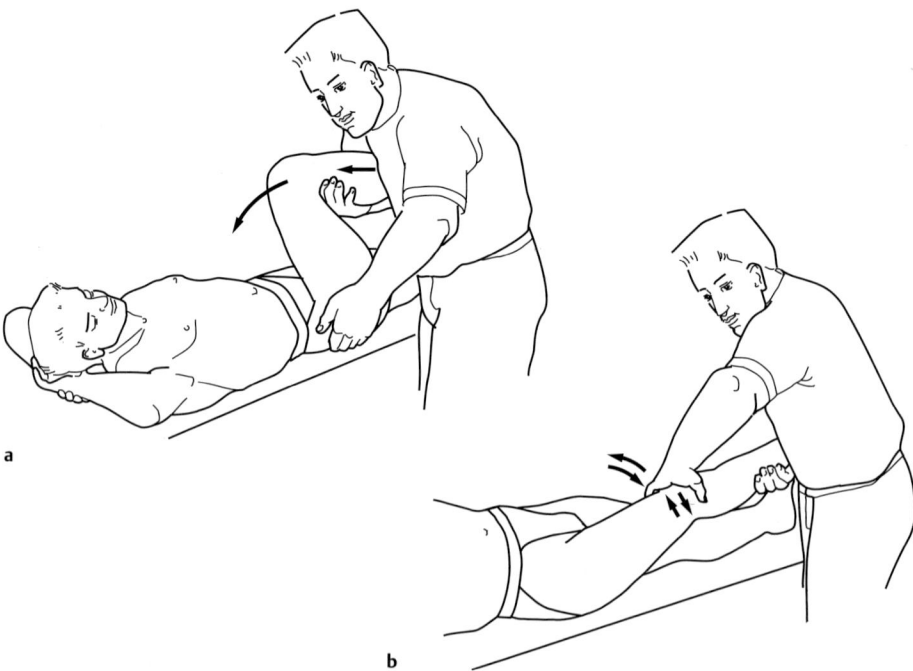

a

b

Abb. 161

5. Drücken auf B 54. Valleix-Punkt. Der Patient liegt in der Bauchlage. Der B 54 in der Kniekehle wird etwa 30 Sekunden lang gedrückt (Abb. 164).

6. Drücken auf B 50. Valleix-Punkt. Der Patient liegt in der Bauchlage. Der B 50 in der Glutealfurche wird etwa 30 Sekunden lang gedrückt (Abb. 165).

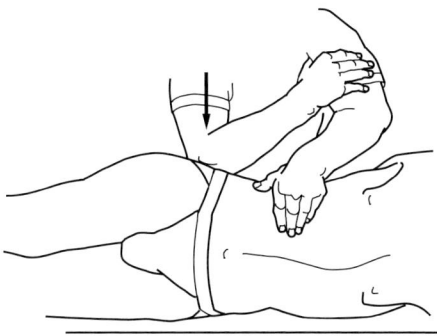

Abb. 162

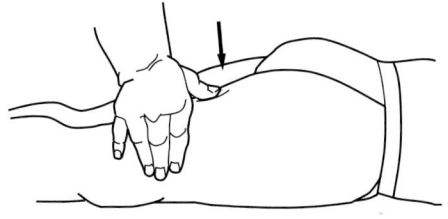

Abb. 165

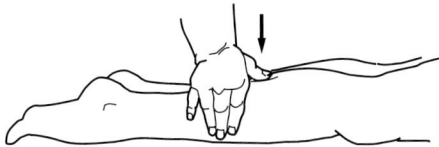

Abb. 163

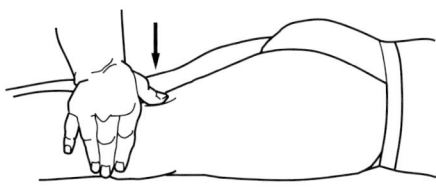

Abb. 164

7. Drücken auf B 23, anschließend friktionieren und „Griff der Spinne". Der B 23 liegt 2 Finger seitlich des 2. Lendenwirbeldorns. Dann sucht der Therapeut die Crista iliaca und den lateralen Rand des M. erector spinae auf. Die Daumen sind am lateralen Rand des Muskels, die restlichen 4 Finger umfassen das Darmbein. Mit den Daumen (den Muskel) fest zur Mitte drücken, dann nach kaudal bis B 25 (Höhe des 4. LWD) und wieder fest nach kranial und dann mit einem Bogen nach außen und den Druck nachlassen. Lokale beruhigende Griffe beenden diesen Griff (Abb. 166, 167).

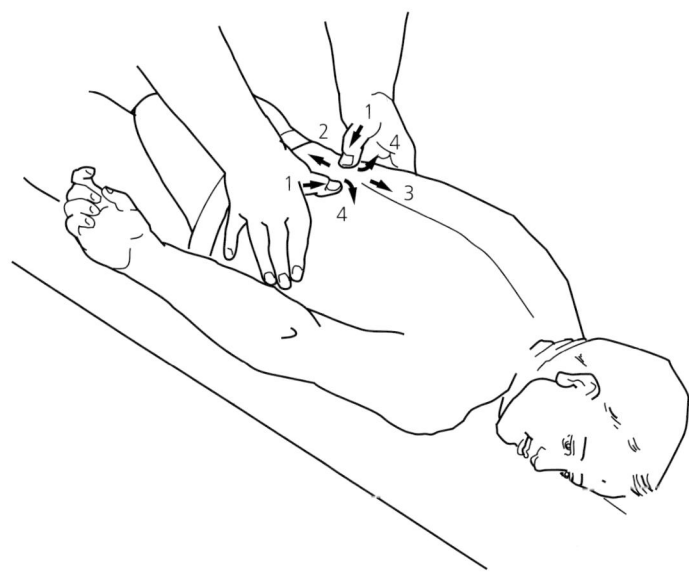

Abb. 166

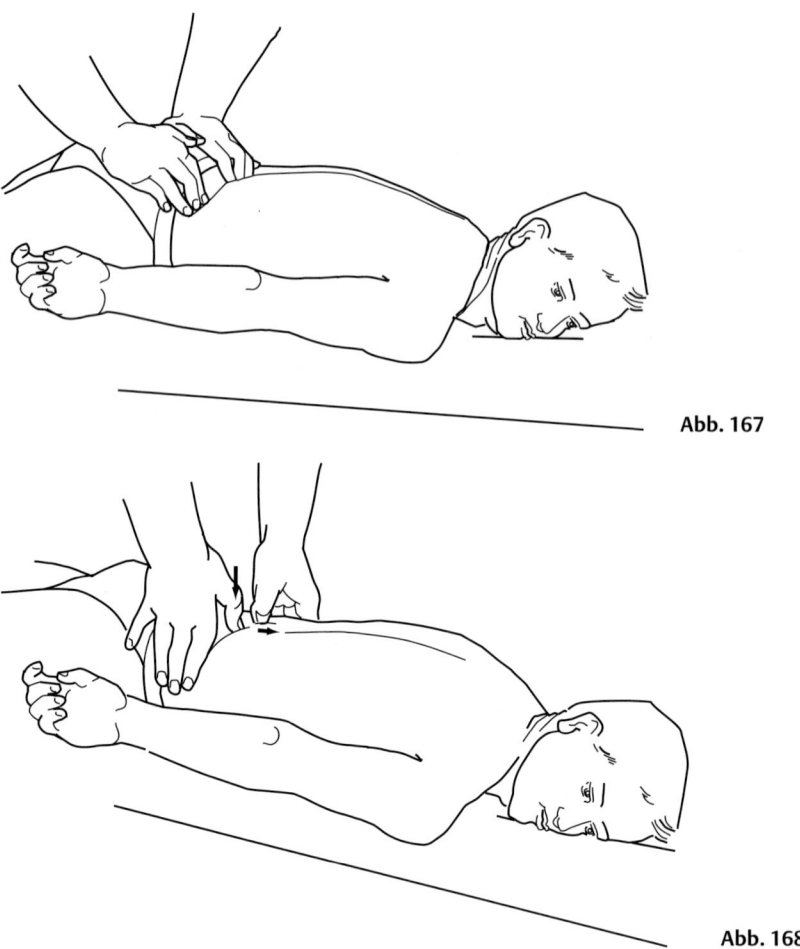

Abb. 167

Abb. 168

8. Drücken auf B 26. 5. LWD. Beide Daumen sind am medialen Rand der Spina iliaca posterior superior. Die Richtung des Druckes ist ventral und kranial. Behutsam vorgehen, da hier eine sehr sensible Stelle ist (Abb. 168).

9. Spinnentechnik bzw. „Griff der Spinne" von C 7 bis LG 3 (Abb. 169 a).

10. Friktion am Rücken von B 11 bis B 25. „Tannenbaum". Mit der Hand am medialen Rand des M. erector trunci wie „Äste eines Tannenbaumes" 2–3-mal nach außen friktionieren (Abb. 169 b u. c).

11. Dehnung der kleinen Wirbelgelenke, Dornfortsätze. Von C1 bis L5. Die eine Hand liegt gerade und die andere senkrecht auf der Wirbelsäule. Mit der Handkante (etwa an Th5) bzw. der Handwurzel (an C7) werden die nebeneinander liegenden Dornfortsätze fixiert und nach ventral kurz gedrückt, gleichzeitig schiebt die Handwurzel nach kranial und die Handkante nach kaudal. Es wird im nächst tieferen Segment bis L5 wiederholt (Abb. 170).

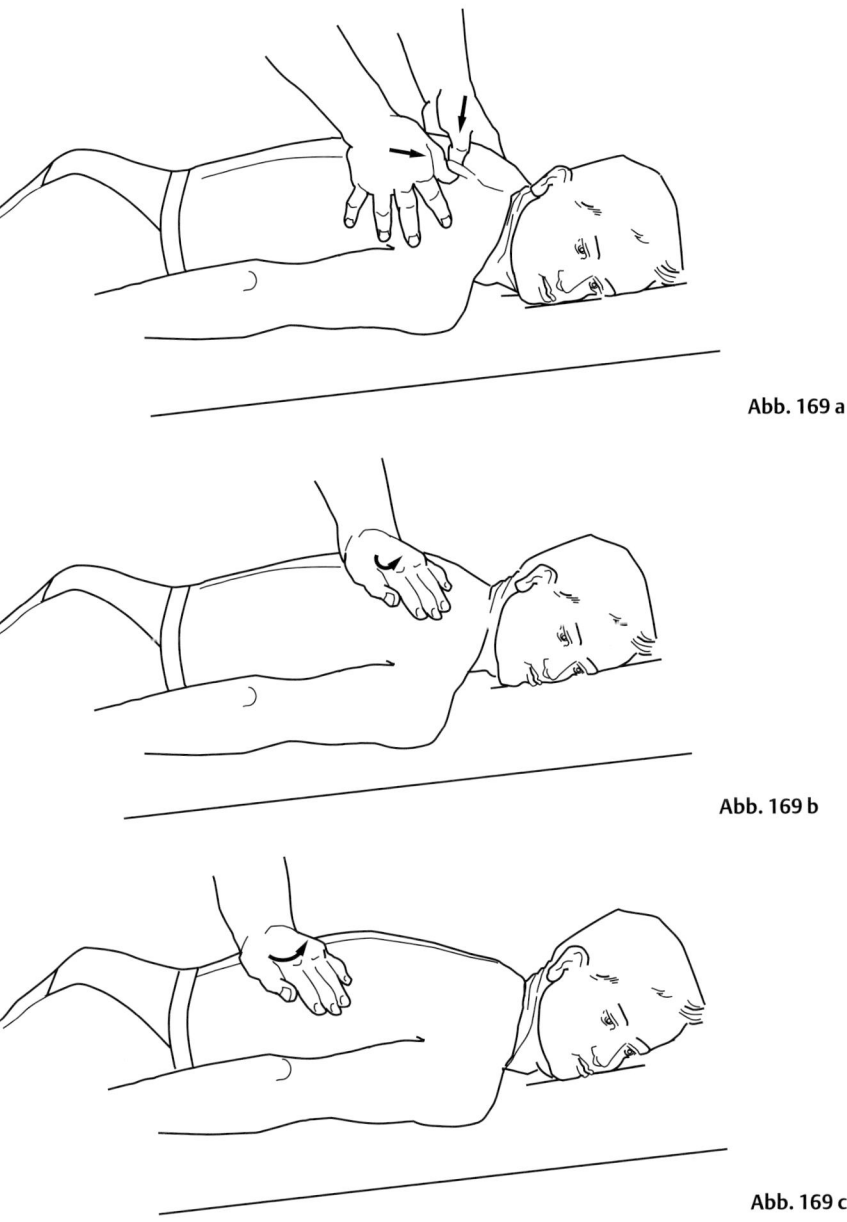

Abb. 169 a

Abb. 169 b

Abb. 169 c

12. Yao und Massieren der Region L4/L5. Mit übereinander liegenden Händen auf L4/L5 die Lenden zart und mit Gefühl mobilisieren (Abb. 171).

13. Zug am Bein. Der Patient liegt weiterhin auf dem Bauch. Am Bettrand hält er sich fest. Der Therapeut zieht an beiden Unterschenkeln in Längsrichtung etwa 1 Minute lang (Abb. 172).

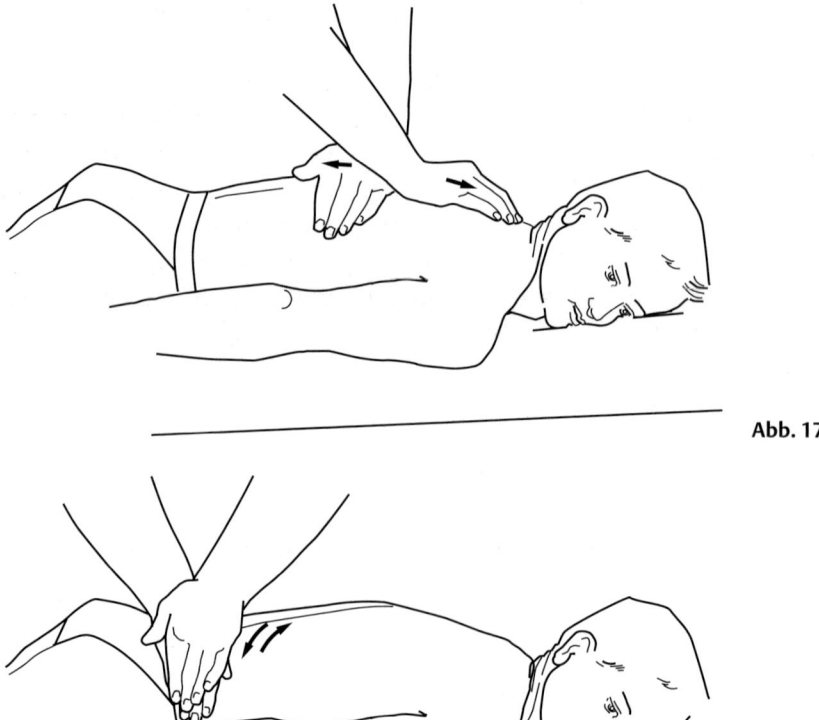

Abb. 170

Abb. 171

14. Behandlung der Zone B 23.
15. Behandlung der Zone B 26.
16. Lumbal und Bein mit klassischen Griffen massieren.

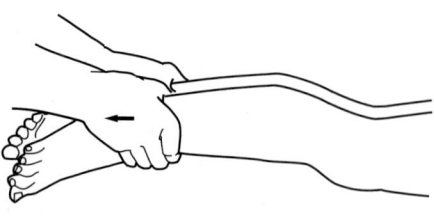

Abb. 172

22.5 Lumbago-Spondylarthrose

22.5.1 Anatomie

Die oberflächliche Muskelschicht besteht aus dem M. trapezius und dem M. latissimus dorsi. Die tiefe Rückenmuskulatur bildet in ihrer Gesamtheit zwei stark ausgebildete Muskelwülste, welche die Rinnen zwischen den Wirbeldornen und den Rippen ausfüllen. Sie beginnen am Sakrum, der Crista iliaca und der Fascia thoraco-lumbalis und nehmen von den Wirbeln und Rippen neue Ursprünge auf oder enden an ihnen. Diese Muskeln werden M. erector spinae (ein Teil des M. erector trunci) genannt. Sie werden von den Rr. dorsales der segmentalen Gefäßen und Nerven versorgt.

Im untersten Bereich des Rückens finden wir im weiblichen Körper sehr deutlich die Michaelis-Raute.

Das Sakraldreieck: Die oberen Ecken dieses Dreiecks werden durch die hinteren oberen Darmbeinstacheln gebildet. Am weiblichen Rücken oft als kleine eingezogene Grübchen zu sehen. Lateral hat das Dreieck als Begrenzung den Rand des Glutaeus maximus. Die Spitze des Dreiecks läuft in der Afterspalte aus.

Vier Punkte begrenzen diese **Michaelis-Raute** (auch Lenden-Raute genannt): 5. LWD, der Beginn der Analfurche und die beiden Grübchen (B 31), welche oberhalb von Spinae iliacae posterior superiores liegen.

Die beiden Nieren liegen an der hinteren Bauchwand, seitlich der Wirbelsäule, in der Höhe der 11. Rippe bis zu den Querfortsätzen der 2.-3. Lendenwirbel.

22.5.2 Physiologie

Von den anatomischen Strukturen des Bewegungssegmentes sind das hintere Längsband, die Kapseln der kleinen Zwischenwirbelgelenke, die Duraauszipfelungen und das Periost besonders schmerzempfindlich.

Exzessives Hohlkreuz, Schwäche der Bauchmuskulatur und Adipositas begünstigt Fehlhaltung und Fehlbelastung.

22.5.3 Pathophysiologie

Schmerzen in der Lumbalregion haben vorwiegend orthopädisch-rheumatologische Ursachen, zum Beispiel Osteochondrosen, Spondylose, Vertebrostenose (zu enger Wirbelkanal), Spondylolisthesis (Wirbelgleiten) und Spondylolyse, Kokzygodynie, Morbus Bechterew mit Beteiligung des Ileosakralgelenkes.

Wenn die Festigkeit der Haut, der Weichteile und des Stützgewebes durch Entzündung, Tumoren oder nach lokaler Strahlentherapie nicht mehr gegeben ist, dann darf nicht massiert werden. Bei einer Osteoporose ist die Massage zart durchzuführen.

Bei tiefen Lumbalgien mit einem Druckpunkt am Darmbeinkamm wird eine Reizung der Rr. posteriores der Lumbalnervenwurzeln durch die kleinen Zwischenwirbelgelenke, denen sie eng anliegen, vermutet.

Der Schmerz ist meist lokal, strahlt evtl. seitlich an den Beinen aus. Wir sprechen hier auch von einem falschen Ischias oder einem pseudoradikulären Syndrom, welches den Ausgang von allen anatomischen Strukturen des Bewegungssegmentes nehmen kann.

Oft begleitet von Startschmerz, welcher sich nach Bewegungen bessert. In den meisten Fällen reagiert der Patient auf Wärmeanwendung positiv.

Eine psychische Beteiligung ist oft bei chronischen Fällen zu sehen.

Da eine Erkrankung der inneren Organe, wie Blase, Niere, Gebärmutter, Prostata, Darm, Magen etc. auch auf dem Reflexwege an die Körperoberfläche projizieren kann, muss der Patient unbedingt zuvor fachärztlich untersucht worden sein. Bei

Oberbauchbeschwerden (z.B. Magen- und Zwölffingerdarm) liegt die Reflexzone zwischen den Schulterblättern. Die Reflexzone für das Urogenitalsystem ist das Sakraldreieck.

Unter der Bezeichnung der pseudoradikulären Schmerzen werden sämtliche Schmerzen zusammengefasst, die nicht von der Nervenwurzel kommen. Der Unterschied von radikulären und pseudoradikulären Schmerzen können wir in drei Punkten zusammenfassen:

1. Der pseudoradikuläre Schmerz ist nicht scharf begrenzt, er ist tief, ziehend, oft einem Muskel- oder dumpfen Knochenschmerz ähnlich.
2. Es fehlen bei den pseudoradikulären Schmerzen objektive neurologische Erscheinungen (Reflexe, Parese = Muskellähmung).
3. Bei radikulären Schmerzen ist der Lasègue meist bei 10–60° positiv. Bei den pseudoradikulären Schmerzen ist der Lasègue erst bei 50–80° positiv, wenn überhaupt.

Durch umschriebene Krankheiten verursachte pseudoradikuläre Schmerzen: Irritation der Zwischenwirbelgelenke, Spondylolisthesis, Spondylarthrose, Blockierung der Sakroiliakalgelenke, des Hüftgelenkes, des Steißbeins, der Weichteile und der Muskulatur etc.

■ Das Behandlungsprogramm

Lumbago-Spondylarthrose
1. Allgemeine Massage der LWS und OS
2. B 60, 54, 51, 50
3. Tannenbaum von C7–L5, wie bei Ischiasprogramm
4. Spinnentechnik von C7–L5
5. Dornfortsatz – Dehnen, wie bei Ischiasprogramm
6. M. erector trunci nach lateral* und medial** dehnen
7. B 23, LG 4, B 31, B 32, B33, B 34
8. Lumbosakralregion massieren
9. Extension

* lateral, nach außen
** medial, nach innen

22.6 Hüftgelenk-Coxarthrose

22.6.1 Anatomie

In der Hüftregion sind folgende Muskeln zu finden: M. glutaeus maximus, M. glutaeus medius, M. piriformis und M. tensor fasciae latae. Am Hinterrand des Trochanter major befindet sich in der Tiefe der N. ischiadicus, welcher aus dem Becken unter dem M. piriformis zur Hinterseite des Oberschenkels nach unten zieht.

Ferner liegt in der Mitte der Glutealfalte der B 50 und der N. ischiadicus.

Etwa in der Mitte der Leistenbeuge ist das Gefäß-Nervenbündel femoralis zu tasten. Darüber liegt der M. sartorius, seitlich der M. iliopsoas und innen der M. adductor longus.

M. iliopsoas entspringt vom 12. Brustwirbel und 1.–4. Lendenwirbel und setzt am Trochanter minor an; dieser Bauchmuskel bewirkt im Liegen die Hebung der oberen bzw. der unteren Körperhälfte.

22.6.2 Physiologie

Das Hüftgelenk ist ein Kugelgelenk.

22.6.3 Pathophysiologie

Überlastung, Fehlbelastung sowie Altersdegeneration führen an den Gelenken zu typischen Veränderungen. Die Massage kann den Leidensdruck mildern, besonders wenn eine Endoprothese aus Altersgründen des Patienten noch abgewartet werden muss.

Störungen der Wirbelgelenke, des Kreuzdarmbeingelenkes und die Krankheiten der Beckenorgane, wie chronische gynäkologische, urologische Störungen, Mastdarmerkrankungen etc. können auch Schmerzen im Hüftbereich äußern. Daher sollte auch hier immer Massage nur nach genauen ärztlichen Untersuchungen durchgeführt werden.

▦ Das Behandlungsprogramm

Hüftgelenk-Coxarthrose
1. Allgemeine Massage LWS
2. B 60, 54, 51, 31-34, 23
3. Unterschenkel (US) zu Oberschenkel (OS) Mo, Na, Gun
4. G 30, 31, Seitenlage, An, Rou
5. Hüft-Lumbal Mo, Tui, Rou
6. Mobilisieren

22.7 Kniegelenk-Gonarthrose

22.7.1 Anatomie

In der Kniekehle (B 54) oder schon am Oberschenkel (um B 51) teilt sich der N. ischiadicus in zwei Äste: N. tibialis, N. peronaeus communis auf. Der N. peronaeus communis zieht nach vorne und erreicht unterhalb des Fibularkopfes (G 34) die Faszien und verläuft in Kammern der vorderen Schienbeinmuskeln in zwei Ästen.

In der Kniekehle ist das Gefäß-Nervenbündel gut zu tasten. Die Muskeln: unten M. gastrocnemius, lateral M. biceps femoris und medial M. semimembranosus. G 34 ist ein Valleix-Punkt, das deutet auf einen Druck. Hier werden neuralgische Schmerzen ausgelöst.

Vorn am Kniegelenk ist der M. quadriceps. Am Condylus medialis befinden sich die Muskeln M. semimembranosus, M. semitendinosus, M. gracilis und vorn der M. sartorius. Der Ansatz dieser Muskeln wird auch als das „Gänsefüßchen" (Pes anserinus) bezeichnet.

22.7.2 Physiologie

Das Kniegelenk ist ein Scharniergelenk zwischen Femur und Tibia.

Die Kniescheibe ist an der Gelenksbildung beteiligt. Die Fibula nimmt an der Bildung des Gelenkes nicht teil. Im Kniegelenk haben wir Streckung, Beugung und Rotation.

Die Bänder am Kniegelenk sind sehr kräftig.

Je mehr das Knie gestreckt wird, desto lockerer liegt die Patella auf ihrer Unterlage.

22.7.3 Pathophysiologie

Das Kniegelenk ist die häufigste Lokalisation für degenerative Gelenkserkrankungen. Schmerzhafte Punkte finden wir oft an medialer Seite des Kniegelenkes.

■ Das Behandlungsprogramm

Kniegelenk-Gonarthrose
1. Allgemeine Massage LWS
2. B 23
3. Lumbosakral, Tui, Rou, Mo
4. B 62, 60
5. Dorsum pedis, lateraler Fußrand
6. G 34, Knieaugen, Kranichdach, Bachmann-Punkte
7. Knie vorn und innen massieren
8. Kniekehle massieren
9. Zusätzliche Punkte M 36, MP 9, 10

22.8 Zerrung des Sprunggelenkes

Diese Zerrungen passieren meist beim Gehen auf unebener Fläche, beim Herabspringen bzw. auch durch plötzliches Kippen des Fußes nach außen oder innen. Typische Beschwerden sind Schmerzen an der Außen- und Innenseite des Sprunggelenkes – verstärkt beim Gehen, des Weiteren Schwellung, Bluterguss und hinkender Gang. Nach entsprechender fachärztlicher Untersuchung können Sie – falls eine konservative Behandlung verordnet wurde – versuchen, vorsichtig die Massage anzuwenden.

■ Allgemeines Behandlungsprogramm

1. Rund um das Gelenk leicht mit Tui und Mo (Schieben und Streichen) behandeln.
2. Mit dem Fingernagel bzw. mit der Fingerkuppe drücken bzw. vibrieren (An, Zhen). Den Druck unbedingt langsam steigern! Diese Methode nennt man die „den Schmerzort verschiebende Methode".
3. Mit Tui, Mo und Rou usw. in Verlaufsrichtung von Meridianen (Venen und Lymphgefäßen) arbeiten.
4. Mit langsam intensivierten Tui- und Mo-Griffen von der Schwellungsumgebung schrittweise zum Schwellungszentrum hinarbeiten. Achtung bei Hämatom und lokaler Schwellung!
5. Mit Nageldruck und Fingerkuppenvibration die Punkte G 39, B 57, B 60, N 3, B 61, M 41 und N 2 behandeln. Beachten Sie bitte, dass der Druck von der Oberfläche langsam in die Tiefe geht und dass die Vibration erst angewendet wird, wenn die Fingerkuppe eine Reaktion (Deqi) verspürt.

Es sollte täglich eine Sitzung von 10–15 Minuten Dauer stattfinden, so lange bis der Patient beschwerdefrei ist. Dies geschieht meist innerhalb der ersten 14 Tage.

Die Anwendung bestimmter Massageöle fördert die Heilung.

22.9 Zerrung des Kniegelenkes

Nur in jenen Fällen, in denen die Seitenbänder (Lig. collaterale genu) nicht gerissen sind und keine pathologische Beweglichkeit im Kniegelenk vorliegt, kann man mittels der Massage die Beschwerden rascher beseitigen; in anderen Fällen muss man das Gelenk ruhigstellen bzw. operativ behandeln.

▦ Allgemeines Behandlungsprogramm

1. Der Patient befindet sich in Rückenlage, ein Polster unter dem Knie. MP 10 wird mit Nageldruck behandelt („den Schmerzort verschiebende Methode").
2. Proximal vom Schwellungsort mit den Daumen in Richtung des Herzens erst schieben (Tui), dann friktionieren (Rou).
3. Im Bereich der Schwellung und der Schmerzstelle mit Fingernageldruck-Griff herzwärts behandeln, bis die Schwellung abflacht. Anschließend wird diese Stelle mit der Handfläche friktioniert (Rou).
4. Mit Druck und Friktion (An, Rou) die Punkte MP 9, G 34, B 54 und die beiden Knieaugen behandeln.
5. Zarte, passive Beugung und Streckung im Kniegelenk durchführen.
6. Abschließend die Muskelgruppe um das Kniegelenk herum friktionieren und kneten.

Die Therapie umfasst täglich eine Sitzung, pro Sitzung etwa 15 Minuten. Es empfiehlt sich, die Behandlung mit abschwellender Salbe und Ruhigstellung des Kniegelenkes, evtl. auch mit physikalischer Therapie, zu kombinieren.

22.10 Schmerzen an der Fußsohle

Dies ist ein Krankheitsbild, dem verschiedenste Ursachen zugrunde liegen können. Diesbezüglich ist eine genaue Abklärung unumgänglich, um dem Patienten evtl. auch spezielle Behandlungen zukommen zu lassen. In vielen Fällen können wir jedoch die Beschwerden wesentlich erleichtern.

▦ Allgemeines Behandlungsprogramm

1. Der Patient soll bequem auf dem Bauch liegen. Verschiedene Teile des Körpers werden mit einer Unterlage gepolstert, vor allem der Fußrücken. Nun behandelt man, von der Kniekehle ausgehend, mit dem Tui- oder Gun-Griff bis zum Sprunggelenk. Anschließend sind die Punkte B 54, B 57, N 3, B 60 mit Fingerdruck und -friktion zu behandeln.
2. Der Patient liegt auf dem Rücken. Man behandelt die Strecker mit Tui- und Gun-Griff. Hierauf die Punkte M 36, G 34, M 41 mit Tui- und Na-Griffen behandeln.
3. Jetzt behandelt man Muskulatur und Sehnen des Fußrückens mit Nie-Griffen, zunächst großflächig, dann kleinflächig und zwischen den Knochen (5–10 Minuten).
4. Aktiv und passiv das Sprunggelenk bewegen. Zum Abschluss Unterschenkel und Fuß streichen und schütteln.
5. Zur Unterstützung der Massage kann man auch die Meridianpunkte des Fußes mit Moxa behandeln.

22.11 Beschwerden in der Kopfregion

Zur Vorbeugung und Behandlung bei Migräne und Kopfschmerzen.

Kopfschmerz ist für viele Menschen ein fester Bestandteil des Lebens geworden. Zahlreiche ärztliche Untersuchungen und unterschiedliche Behandlungsformen haben die meisten Betroffenen schon hinter sich. Der Kopfschmerz kann durch viele Komponenten ausgelöst werden: organische, psychische, soziale und auch biologische Faktoren können hier eingreifen. Der sensible Mensch empfindet den Kopfschmerz intensiver, der chronische Schmerzpatient reagiert auf kleine, sonst unbedeutende Veränderungen der Umwelt viel eher. Er ist wetterfühlig geworden. Immer wenn sich der Schmerz in Qualität, Intensität und Frequenz ganz anders als sonst äußert, ist eine neuerliche ärztliche Untersuchung angezeigt. Häufige Formen von Kopfschmerzen sind Migräne, Spannungskopfschmerzen, Neuralgien im Kopf- und Halsbereich, Kopfschmerzen durch Medikamente usw.

22.11.1 Pathophysiologische Grundstörung

In allen Fällen sind psychische Komponenten dabei:

1. familiär gehäuft auftretend: z.B. Migräne,
2. vasomotorisch, Überbeanspruchung,
3. lokale Irritation (HNO, Augen, Zähne etc.), HWS,
4. Stoffwechsel, (Endo-)Toxine.

■ Das Behandlungsprogramm

Für die Tuina-Therapie wollen wir die Kopfschmerzen in **zwei Typen** einteilen. Die Lokalpunkte immer zart und die Fernpunkte eher stärker massieren!

A. Hormoneller Typ

1. „Fußbad": Die beiden Nagelfalzwinkel aller Finger kurz drücken. Dann die seitliche Fläche aller Finger nach proximal fest schieben. Den Handrücken und die Handfläche schieben, friktionieren. Hier haben wir die Fernpunkte aller 6 Meridiane des Fußes.
2. M 41: Die Region Sprunggelenk, zwischen den Extensorensehnen bis zum Deqi-Gefühl 1 Minute lang drücken.
3. M 44: Die Region knapp proximal der Schwimmhautfalte zwischen der 2. und 3. Zehe bis zum Deqi-Gefühl 1 Minute lang drücken.
4. MP 6: Die Region eine Handbreite über dem Innenknöchel, am Hinterrand des Schienbeines, bis zum Deqi-Gefühl 1 Minute lang drücken.
5. M 36: Die Region eine Handbreite unter der Patella und 1 Fingerbreite seitlich der Tibia bis zum Deqi-Gefühl 1 Minute lang drücken.
6. KS 6: Die Region 3 Querfinger über der Handgelenksfurche bis zum Deqi-Gefühl 1 Minute lang drücken.
7. Lumbalregion: Im lumbosakralen Bereich mit klassischer und chinesischer Massage etwa 5 Minuten lang behandeln.
8. G 20: Die Region medial und distal des Proc. mastoideus (N. occ. minor, M. trapezius, M. sternocleidomastoideus) bis zum Deqi-Gefühl 1 Minute lang drücken.

9. „Kopfbad": Taiyang, B 1, Tianying, Orbitarand, Stirn, Scheitel

Taiyang ist die Region 1 Fingerbreite dorsal des lateralen Augenwinkels, in einer Delle (Vertiefung), bis zum Deqi-Gefühl 1 Minute lang drücken.

B 1 ist die Region des medialen Augenwinkels, zart drücken, nicht friktionieren und nicht auf den Tränengang drücken.

Tianying ist zwischen B 1 und B 2 (mediales Ende der Augenbrauen), bis zum Deqi-Gefühl $1/2$ Minute lang drücken.

Orbitarand von der Mitte 5-mal zur Seite schieben.

Die Stirnregion von der Mitte zur Seite, dann von Glabella (PdM) 5–10-mal zur Haargrenze schieben.

Die Scheitelregion wird systematisch von vorn nach hinten gedrückt, friktionieren und evtl. auf einem Tuch schieben. Zum Schluss noch die Nackenregion ausstreichen.

B. Zervikaler Typ

Hier eignet sich die Tuina-Therapie für alle Formen von Kopfschmerzen, bei denen die Halswirbelsäule, das Atmungs- und Kreislaufsystem und die Psyche mitwirken. Wir behandeln als Fernpunkte die Hand und die Halswirbelsäule.

1. „Handbad": Wie bei „Fußbad". Hier haben wir die Fernpunkte aller 6 Meridiane der Hand.
2. Di 4: Die Region Di ist die Mitte der radialen Seite des 2. Mittelfingerknochens; bis zum Deqi-Gefühl 1 Minute lang drücken. Di 4 ist der Meisterpunkt für alle Beschwerden der oberen Körperhälfte.

3. H 7: Die Region, ulnares Ende der Handgelenksfurche, wird bis zum Deqi-Gefühl 1 Minute lang gedrückt. H 7 hat den Namen „Tor der Seele" und ist daher, neben der Wirkung auf den Kreislauf, besonders wirksam für psychosomatische Symptome.
4. KS 6: Die Region 3 Querfinger über die Handgelenksfurche bis zum Deqi-Gefühl 1 Minute lang drücken.
5. G 21: Die Region Mitte des Schulterrandes wird bis zum Deqi-Gefühl 1 Minute lang zusammengedrückt (Na – Greifen).
6. LG 14 – Spinne: Die C7-Region wird wie beim Zervikalsyndrom 2 Minuten lang massiert.
7. G 20: Die Region medial und distal der Proc. mastoides (N. occipitalis minor, M. trapezius, M. sternocleidomastoideus) bis zum Deqi-Gefühl 1 Minute lang drücken.
8. HWS-Schulterregion: Der Nacken-Schulter-Bereich wird mit klassischer und chinesischer Massage etwa 5 Minuten lang behandelt.
9. „Kopfbad": Taiyang, B 1, Tianying, Orbitarand, Stirn, Scheitel
(Beschreibung siehe Punkt 9 unter „Hormoneller Typ", S. 202).

22.12 Wirbelsäulen-Reflextherapie nach Wang Yun

Wang Yun aus der Provinz Anhaui empfiehlt (in: Chinese Manipulation & Qi Gong Therapy, 1/97) eine einfache, effektive und der Krankengymnastik naheliegende Methode der **Kopfschmerzbehandlung**.

◼ Das Behandlungsprogramm

Die Dornfortsätze geben Hinweise für evtl. Mitbeteiligung an Kopfschmerzen. Man sucht in der Wirbelsäule nach druckschmerzhaften paravertebralen Punkten und nach Abweichungen von Dornfortsätzen. Man legt 2 Querfinger lateral an einen Querfortsatz und fordert den Patienten auf, den Kopf nach dieser Seite zu drehen, der Querfortsatz kann gut getastet werden, links und rechts soll verglichen werden. Es ist möglich, zusammen mit dem Schmerzpunkt und der Abweichung des Dornfortsatzes die Höhe zu finden.

Punktmassage

Dann wird die Nackenmuskulatur massiert, der Schmerzpunkt 2–3 Minuten lang gedrückt, dann noch die Korrespondenzpunkte 2–3 Minuten lang.

Korrespondenzpunkte: für die HWS ist es der 3E 5; bei C1 Di 4; bei C2 Lu 7; bei C5 Di 11. Wenn zusätzlich noch Schmerzpunkte in der BWS und Abweichungen der Dornfortsätze oder Querfortsätze in der BWS vorkommen, dann ist G 39 der Korrespondenzpunkt.

Mobilisierung

Der Patient versucht selbst (!) 2–3 Minuten lang den Kopf zu bewegen.
(Wenn Abweichungen der Dornfortsätze TH8 vorliegen, ist MP 6 der Korrespondenzpunkt; für Abweichung im L1 ist M 36 der Korrespondenzpunkt.)

Es ist interessant, die Beziehungen von Korrespondenzpunkten mit blockiertem Wirbelgelenk zu beachten! Ferner ist diese Methode der Blockadelösung in der Wirbelsäule völlig ungefährlich, denn der Patient bestimmt selbst den Bewegungsumfang, ohne Fremdeinwirkung!

Weichteilmassage

Mit Mofa, Anfa, Roufa die Punkte Taiyang, B 2, die Region Stirn und den G-Meridian im Kopfabschnitt bis zu einer Erwärmung massieren.

Die Arbeitshypothese der Wirbelsäulen-Reflextherapie nach Wang Yun

Die Aufgabe der Wirbelsäule ist die Beteiligung an Bewegungen, Schutz der Eingeweide und des Rückenmarks. Alle nervösen Impulse verlaufen im Rückenmark. Eine Störung im viszeralen Organ bewirkt oft eine Blockade der segmentalen Beweglichkeit. Die Reflexpunkte beim Kopfschmerz befinden sich meist im oberen Segment der HWS. Aber der Kopfschmerz (z.B. Migräne) kann auch durch die Funktionsstörung eines Organs ausgelöst werden, die Folge kann eine Blockierung der Wirbelsäule im entsprechenden Segment sein (für die Gallenblase z.B. TH11). Die Deblockierung von TH11 kann sich günstig auf die Kopfschmerzen auswirken. Diese Deblockierung erfolgt hier durch die Punktmassage des Schmerzpunktes, des Korrespondenzpunktes, und durch die vorsichtige passive Bewegung der Wirbelsäule. Mit der Weichteilmassage runden wir die Behandlung ab.

Basisbehandlungen

23.1 Die Basisbehandlung bei inneren Erkrankungen (nach Cao Xizhen)

Vor jeder Massagebehandlung an Patienten mit inneren Erkrankungen empfiehlt es sich, die unten genannten 5 Griffe anzuwenden. Erst danach sollte man die krankheitsspezifischen Punkte behandeln (z. B. die Indikationen im Kapitel „Punktmassage").

Am Rücken kennen wir 5 wichtige Linien (siehe Abb. 173):

1. Das Lenkergefäß (von LG 14 = Dorn des 7. Halswirbels bis LG 1 = Steißbeinende).

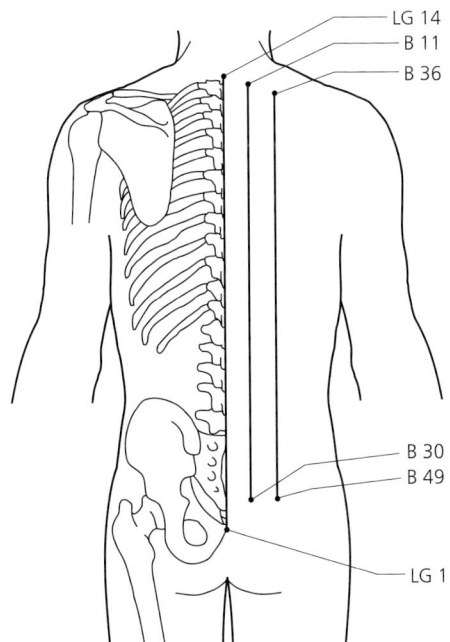

Abb. 173: Die wichtigen Linien am Rücken für die Basisbehandlung bei inneren Erkrankungen (nach Cao Xizhen)

2. Den ersten Blasenmeridianverlauf (in der Mitte zwischen LG und medialem Schulterblattrand, von B 11 – etwa 2 Querfinger seitlich vom Dornfortsatz des 1. Brustwirbels – bis B 30 – 2 Querfinger seitlich vom 4. Sakralloch. Er ist links und rechts vom Lenkergefäß spiegelbildlich angeordnet (je eine Linie).

3. Den zweiten Blasenmeridianverlauf (entlang des medialen Schulterblattrandes; von B 36 – etwa 4 Querfinger seitlich vom 2. Brustwirbeldorn – bis B 49 – 4 Querfinger seitlich vom 4. Sakralloch, wie bei Linie 2 spiegelbildlich angeordnet).

Bei der Basisbehandlung innerer Erkrankungen werden an diesen 5 Linien folgende 5 Griffe angewendet (siehe Abb. 173):

Bo

Ähnlich dem Schieben (Tui) – man bewegt die Finger wie an der chinesischen Rechenmaschine. Die Hautregion der 5. Linie wird den 4 Fingern beider Hände kurzstreckig von oben nach unten geschoben. Dies wird 3-mal wiederholt. Die Haut zeigt nun eine leichte Rötung. Die Zustimmungspunkte am Blasenmeridian werden stimuliert.

Mo

Mit beiden Handflächen entlang der 5 Linien auf und ab massieren. Damit werden Lenkergefäß, Blasenmeridian und die Muskulatur dieses Bereiches beruhigt, die Blutzirkulation wird zusätzlich angeregt.

Zhuo (Picken)

Die 5 Finger wie zu einer Pflaumenblüten-nadel zusammenlegen und entlang der 5 Linien 3-mal von oben nach unten schnell picken. Diese starke Reizmethode erregt das Lenkergefäß, den Blasenmeridi-an, die umgebende Haut, die Muskulatur, die Meridianpunkte und die Nerven.

Nie

Der Masseur hebt mit beiden Daumen, Zei-ge- und Mittelfingern eine Hautfalte mit der darunter liegenden Muskulatur hoch, lässt diese wieder fallen, um an der nächst-höheren Stelle den Vorgang zu wiederho-len. Ort der Behandlung: die 5 Linien. Rich-tung: von unten nach oben. Im Bereich des 3. und 4. Lendenwirbels wird massiert.

Diese Technik wird sehr gerne in der Kin-dermassage verwendet. Die Behandlung wirkt besonders auf die Spinalwurzeln und bewirkt reflektorisch eine Verbesserung der Dünndarm-, Leber-, Gallen-, Bauch-speicheldrüsen- und Magenfunktion.

Pai (Klatschen)

Man kann mit Fingern, Handflächen, Hohl-hand, Fingerkuppen usw. leicht, stark, langsam oder rasch auf den Körper klat-schen. Die Pai-Technik wird entlang der 5 Linien von oben nach unten 3-mal ange-wendet (siehe hierzu Abb. 73 – 76).
Nach dieser Basisbehandlung kann dann die gezielte Behandlung erfolgen. Die ent-sprechenden Programme finden Sie auf den Seiten 312 ff. dieses Buches.

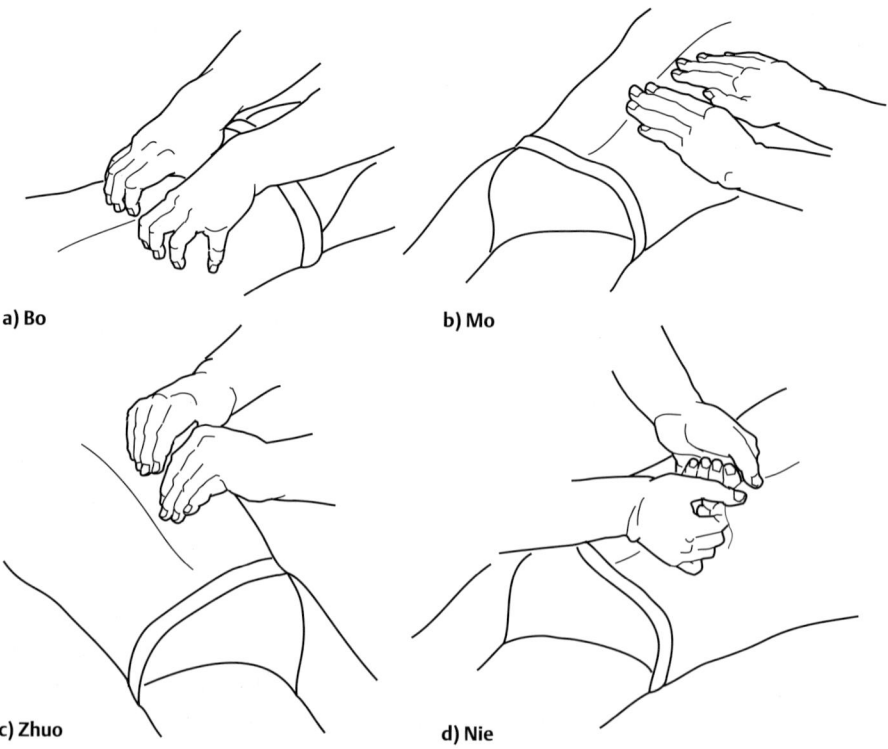

a) Bo **b) Mo**

c) Zhuo **d) Nie**

Abb. 174:   Die Griffe für die Basisbehandlung bei inneren Erkrankungen (nach Cao Xizhen)

23.2 Die Basisbehandlung bei Erkrankungen des Bewegungsapparates (nach Cao Xizhen)

Mit Ausnahme frischer Frakturen können sämtliche Erkrankungen des Bewegungsapparates mit diesem Basisprogramm behandelt werden. Der Masseur wendet an folgenden Punkten die Rou- und An-Technik an:

B 63: bei Erkrankungen der Sehnen und Gefäße

B 62: für die Streckfunktion der Gelenke

B 60: zur Beruhigung der Nerven (sedierend)

B 59: zur Linderung aller Formen von Schmerzen

N 7: zur Wiederherstellung der Blutzirkulation (Gefäßtonus)

MP 4 und MP 6: zur Förderung der „Energie und Blutzirkulation"

B 57: für die Behandlung nach einem Trauma

B 56: für die Behandlung von Muskeln und Sehnen

Von unten beginnend (B 63), wendet man die Rou- und An-Technik Punkt für Punkt nach oben zu an. Die Reihenfolge lautet: B 63, B 62, B 59 (mit der Behandlung dieser 3 Punkte erreicht man eine Sedierung der Yang-Energie), anschließend B 60, MP 4 (oder MP 6), N 7 (hiermit erreicht man eine Stärkung der Yin-Energie). Zum Abschluss werden die Punkte B 57 und B 56 behandelt, das sind 2 Punkte mit einer breiten Wirkung gegen alle traumatischen Schmerzen der Sehnen und Muskulatur. Bei der Rou- und An-Technik ist die Kraft nach oben (kranialwärts) gerichtet. Nach Beendigung dieser Basisbehandlung beginnt man mit der individuellen Therapie.

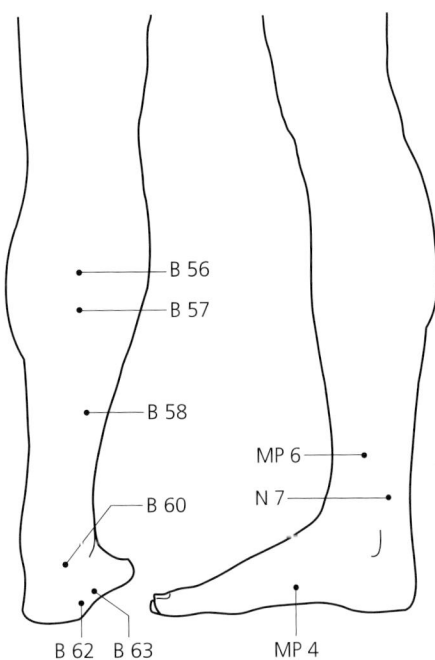

Abb. 175: Punkte für die Basisbehandlung des Bewegungsapparates (nach Cao Xizhen)

23.3 Die klinische Anwendung der Tuina-Therapie

Wir wollen an dieser Stelle einige allgemeine Bemerkungen zur Tuina-Therapie anbringen und anhand einiger Beispiele von Erkrankungen die Durchführung dieser Therapie veranschaulichen, um dem Lernenden die Behandlung ähnlicher Erkrankungen zu ermöglichen. Tuina ist ein von uns modifiziertes Programm der traditionellen chinesischen Massage, das 1974 im Zentralkrankenhaus der Militäreinheit Guangdong, China, entwickelt wurde. Im Folgenden wird die allgemeine Vorgehensweise bei der Tuina-Therapie an verschiedenen Körperregionen beschrieben.

23.3.1 Die Tuina-Technik im Bereich des Kopfes

Die Kopfregion wird häufig in eine Massagebehandlung mit einbezogen. Die TCM versteht den Kopf als jene Region, in der alle Yang-Meridiane des Körpers zusammentreffen. Viele Beschwerden des Körpers verursachen reflektorisch Beschwerden im Kopf, zum Beispiel Kopfschmerzen, Schwindel u. a.

Die Behandlung des Kopfes mit der Tuina-Therapie erfolgt bei Neurasthenie, neurogenen und funktionellen Kopfschmerzen, im Zustand nach einer Gehirnerschütterung oder bei grippebedingten Kopfschmerzen sowie bei Hypertonie.

Hierzu verwenden wir folgende Punkte: PdM, LG 24, LG 20, LG 16, Taiyang, M 1, G 8, G 20, G 1 u. a.

Häufige Anwendung finden auch folgende Griffe:

Rou, Mo, Tui, Chui, An, A und Zhen.

Die Durchführung

Der Patient liegt auf dem Rücken, der Masseur befindet sich am Kopfende des Patienten; der Stuhl, auf dem der Behandelnde allenfalls sitzt, sollte ca. 20–30 cm vom Bettende entfernt sein. Wird der Patient in sitzender Haltung behandelt, so steht ihm der Masseur gegenüber.

Die einzelnen Griffe

1. Rou-Mo der Stirn: Der Masseur friktioniert und massiert mit dem Bauch der beiden Daumen vom PdM beginnend nach kranial zum LG 24, anschließend vom PdM beginnend zum M 1 und schließlich wiederum vom PdM ausgehend zum Taiyang. Diese fächerförmige Massage wird 3–5-mal wiederholt. An den genannten Punkten (PdM, LG 24, M 1, Taiyang) sollte man etwas länger verweilen und diese drücken.

2. Tui-Mo des Scheitels: Aufgrund des Haarwuchses eignet sich die Rou- und Mo-Technik nicht für den Scheitelbereich. Hier geht man folgendermaßen vor: zunächst wird an den Punkten LG 20 und G 8 für 2–3 Minuten die Tui-Technik angewendet. Anschließend legt man ein dünnes Handtuch auf den Kopf des Patienten und streicht mit dem Daumen entlang der Medianlinie bzw. parallel zur Medianlinie von vorn nach hinten, vom Zentrum zur Peripherie – etwa 3–5-mal, jeweils ca. 2–3 Minuten.

3. Mo und Na des Hinterkopfes: Der Punkt G 20 wird mit der Na-Technik behandelt, etwa 1–2 Minuten. Es ist darauf zu achten, dass Deqi entsteht.

4. Klopfen des Kopfes mit den Fingern (Chui): Der Masseur klopft mit jeweils 4 Fingern der beiden Hände von der Stirnregion über die Scheitel- bis zur Hinterkopfregion, und zwar 3–5-mal. Darauf schließt er die Finger, lässt sie aber locker und klopft mit der Basis des 5. Fingers an den Punkten LG 24 und LG 20 (ca. 1 Minute). Dies sollte rhythmisch und elastisch ausgeführt werden.

5. Am gesamten Kopf: Zunächst mit beiden Daumen, vom PdM beginnend, über LG 24, LG 20, LG 16 (ab LG 16 kann der Daumen durch den Mittelfinger ersetzt werden) die Technik des Drückens (An) anwenden. Anschließend drückt man, von G 1 beginnend, entlang dem Verlauf des Gallenblasenmeridians bis zu G 20, fortlaufend und gleichmäßig absetzend.

6. Behandlung der Punkte LG 24 und LG 20: Vibrationstechnik anwenden.
Die gesamte Behandlung dauert etwa 15–20 Minuten.

23.3.2 Die Tuina-Technik im Bereich des Abdomens

Verdauungsstörungen werden häufig mit Tuina-Therapie behandelt. Sie hat nach Auffassung der Traditionellen Chinesischen Medizin eine „Milz und Magen stärkende Wirkung". Ihr Anwendungsbereich erstreckt sich auf chronische Magen- und Darmentzündungen, Magen- und Darmfunktionsstörungen, Obstipationen, Durchfälle, Eingeweidesenkungen (Deszensus). Für die Tuina-Behandlung im Bereich des Abdomens verwenden wir die Punkte KG 12, KG 8, KG 6, KG 4, Le 13, Le 14, M 25, MP 15, M 36 u.a. Dabei werden folgende Griffe angewendet: Rou (Friktionieren), An (Drücken), Tui (Schieben), Mo (Reiben) und Zhen (Vibration). Während der Behandlung befindet sich der Patient in Rückenlage, der freigemachte Oberkörper wird mit einem Handtuch bedeckt. Unter die leicht gebeugten Knie wird ein Polster gelegt. Somit ist die Bauchmuskulatur natürlich gespannt. Der Masseur steht rechts vom Patienten, kann die Behandlung aber auch sitzend durchführen.

Die einzelnen Massagegriffe

1. Mit beiden Händen die Bauchdecke massieren: Der Masseur führt auf der Bauchdecke des Patienten mit den Handflächen intermittierend Streichungen im Uhrzeigersinn aus. Der Druck sollte so dosiert sein, dass er vom Patienten als angenehm empfunden wird. Diese Mo-Technik abwechselnd mit beiden Händen 6–9-mal anwenden.

2. Mit den Daumen die Punkte KG 12, 8, 6, 4 usw. schieben: Da im Bereich des Abdomens viele Punkte infrage kommen, müssen je nach Indikation 1–2 Hauptpunkte ausgewählt werden. An diesen wird für 2–3 Minuten die Tui-Technik angewendet (bei Magenschmerzen z. B. KG 12). Auch die dazugehörigen Punkte werden mit der Tui-Technik behandelt. Diese Griffe nehmen insgesamt einen Zeitraum von 5–6 Minuten in Anspruch.

3. Wiederholung von Griff 1.

4. Rou-Technik an der Bauchdecke: Der Masseur legt die rechte Handfläche bzw. den Daumenballen auf den Bauch des Patienten und geht, vom Nabel beginnend, auf das Zäkum, Colon ascendens, Colon transversum, Colon descendens über und verweilt dabei im Bereich der Punkte M 25, KG 12, KG 6 etwas länger. Diese im Uhrzeigersinn durchgeführte Rou- und An-Technik erstreckt sich auf etwa 3–4 beständig vergrößerte konzentrische Kreise und wird 3–5-mal wiederholt. (Die Bewegung ist also spiralförmig von innen nach außen durchzuführen.)

5. Wiederholung von Griff 1.

6. Vibrationstechnik mit der Handfläche an der Bauchdecke: Mit der Handfläche an den Punkten KG 12, KG 8 (Nabel), M 25, KG 6 für 1–2 Minuten eine Vibration durchführen.

7. Rou- und An-Technik, wobei sich der Patient in Bauchlage befindet: Zuletzt begibt sich der Patient in Bauchlage. Die Punkte B 20, B 21, B 23, B 31 bis B 34 werden mit Rou- und An-Technik

behandelt, M 36, MP 6 und andere mit der Na-Technik.

23.3.3 Die Tuina-Technik im Bereich der Lenden

Viele Beschwerden im Bereich des Rückens und der Lenden lassen sich mithilfe der Tuina-Technik günstig beeinflussen, so zum Beispiel rheumatische Rücken- und Kreuzschmerzen, Schmerzen nach Verletzungen, Schmerzen, die durch Abnutzungen bedingt sind, u. a. Die wichtigsten Punkte hierfür sind LG 4, B 23, Locus-dolendi-Punkte (spontane bzw. druckschmerzhafte Stellen, Trigger-Punkte). Folgende Griffe werden verwendet: Rou, An, Gun, Na, Mo und Yao. Während der Behandlung nimmt der Patient die Bauchlage ein. Unterhalb des Sprunggelenkbereiches wird ein Polster gelegt, sodass die Muskulatur der unteren Extremitäten entspannt ist. Der entblößte Lendenbereich wird mit einem Massagetuch bedeckt, der Masseur steht zur Linken des Patienten.

An dieser Stelle sei darauf hingewiesen, dass der richtigen Lagerung des Patienten entsprechendes Augenmerk zu schenken ist, dass der Behandlungsraum wohltemperiert sein muss und dem Patienten nach der Behandlung unbedingt die nötige Ruhephase zu gewähren ist.

Die einzelnen Massagegriffe

1. Rou-An der Lenden: Der Masseur behandelt mit dem Bauch des Daumens die Punkte B 12 in Rou- und An-Technik (Friktion und Drücken). Er setzt dies nach kaudal fort bis zum Punkt B 34 (4. Sakralloch). Das entspricht dem ersten Verlauf des Blasenmeridians, der autochthonen Rückenmuskulatur. Durch die kombinierte Anwendung von Friktion und Druck soll das Deqi-Gefühl ausgelöst werden. Sollte der Druck des Daumens allein nicht ausreichen, kann er mit dem Mittelgelenk des Zeigefingers verstärkt werden. Die Behandlung wird 2–3-mal wiederholt. Damit erreicht man eine Zirkulationsförderung im Meridian und eine Lockerung der Rückenmuskulatur.

2. Gun und Chui der Lenden: Mit der rechten Hand von kranial nach kaudal wiederholt die Gun-Technik anwenden. Dabei wird der Druck allmählich gesteigert. Der Patient soll in der erkrankten Region ein Wärmegefühl verspüren. Diese Technik wird über einen Zeitraum von 5–6 Minuten ausgeführt. Hierauf folgt rhythmisches Klopfen mit einer Handfläche bzw. mit beiden Händen oder Fäusten für 1–2 Minuten.

3. Yao und An der Lenden: Der Masseur drückt mit der linken Handfläche auf den relativ empfindlichsten Punkt des schmerzhaften Areals. Mit der rechten Hand umfasst er die Knie des Patienten und hebt diese hoch, sodass der Patient eine Überstreckung erfährt. Anschließend nach links und rechts kreisen (1–2-mal).

4. Rou- und An-Technik an den Reaktionspunkten (Locus-dolendi-Punkte): Nach der Anwendung der bisher angeführten Griffe zeigt sich beim Patienten eine deutliche Entspannung der Rückenmuskulatur. Nun werden an den Reaktionspunkten (Locus-dolendi-Stelle, Gelose-Stelle, spontan schmerzhafte Stelle) Rou- und An-Technik sowie die Chui-Technik mehrmals angewendet.

5. Punktmassage von G 30, B 51, B 54, B 57, B 60 und N 3: Zuletzt werden die Punkte G 30, B 51, B 54, B 57, B 60 und N 3 gezielt einzeln massiert (An).

Diese allgemeine Tuina-Behandlung im Bereich der Lenden nimmt etwa 15–20 Minuten in Anspruch. Sie mag und kann nur zur Orientierung dienen und muss je nach individuellem Fall variiert werden. Bei rheumatischen Formen zum Beispiel liegt der Schwerpunkt auf Gun- und Ca-Technik. Yao- und An-Technik entfallen hier (Griff 3).

23.3.4 Die Tuina-Technik bei Beschwerden im Bereich der Extremitäten

Obwohl die einzelnen Gelenke der Extremitäten in Lokalisation, Größe und Funktion verschieden sind, ist ihre Grundkonzeption dennoch die gleiche. Die Anwendung der Tuina-Technik im Bereich der Extremitäten eignet sich zur Behandlung von Verrenkungen, Verstauchungen, Entzündungen u.a. der Gelenke (auch Kontrakturen). Verwendet werden hauptsächlich jene Punkte, die um das entsprechende Gelenk herum angeordnet sind. Bei der Behandlung des Kniegelenkes sind dies z. B. MP 10, M 34, Kranichdach (am Mittelpunkt der Oberrandes der Patella, in einer Vertiefung bei gebeugtem Knie), die beiden „Knieaugen" (2 Punkte in einer Vertiefung beiderseits des Apex patellae; der laterale Punkt entspricht M 35, B 54, G 34, MP 9, M 36 usw. Die Griffe Rou, Yao, Gun, An, Ca und Na werden hierbei angewendet.

Die einzelnen Behandlungsphasen (am Beispiel der Behandlung des Kniegelenkes)

1. Vorbereitung und Lagerung: Der Patient liegt auf dem Rücken, das Knie wird mithilfe eines Polsters unterhalb der Kniekehle hochgelagert. Das Knie wird leicht gebeugt, damit die Muskulatur entspannt ist. Der Masseur steht seitlich. Entsprechendes Massageöl bzw. -puder wird auf das zu behandelnde Gebiet aufgetragen. Die Regionen proximal und distal vom Gelenk werden zu je einem Drittel mitbehandelt.

2. Rou-Technik: Der Masseur hält mit beiden Handflächen oder Handwurzeln die Region proximal des Gelenkes fest, und indem er die Finger entspannt, friktioniert er von oben nach unten, etwa 7–8-mal. Nach dieser Behandlung verspürt der Patient sowohl eine leichte Erwärmung als auch Erleichterung.

3. Gun- und Ca-Technik: An Außen- und Innenseite des Kniegelenkes wird die Gun-Technik angewandt und von oben nach unten ausgeführt. Die Druckstärke richtet sich nach dem Deqi-Gefühl. Anschließend wird mit Ca-Mo-Technik von unten nach oben kräftig behandelt, zum Zentrum hin mit Ca, vom Zentrum zur Peripherie mit Mo. Das Kniegelenk wird in 4 Quadrate eingeteilt: jeweils in ein unteres, oberes, inneres und äußeres. Sie werden wiederholt behandelt (ca. 1–2 Minuten). Diese Mo-Ca-Kombination bewirkt eine bessere lokale Durchblutung im Gelenk.

4. Klopfen: Der Masseur klopft etwa 1–2 Minuten mit den Fäusten oder Handflächen rund um das Gelenk. Auch dies führt zu einer Verbesserung der Durch-

211

blutung. Im Gelenkbereich sind deutlich rote Flecken zu sehen.

5. Na-Technik: Der Masseur knetet mit einer Hand oder beiden Händen lokale Meridianpunkte. Die Stärke richtet sich nach dem Deqi-Gefühl. Jeder Punkt wird etwa eine halbe Minute lang behandelt, der Vorgang wird 2–3-mal wiederholt.

6. Yao-Technik: Der Masseur hält mit einer Hand das distale Ende des Oberschenkels, mit der anderen hebt er das distale Ende des Unterschenkels an und führt im Kniegelenk passive Beugungen und Streckungen aus. Dies wird 4–5-mal wiederholt. Anschließend hält er mit beiden Händen das untere Ende des Unterschenkels fest und schüttelt das Bein einige Male kräftig durch.

7. Rou-Technik: Wie bei Griff 2.

Die gesamte Behandlung dauert 10–15 Minuten.

Chinesische Massage in der Prävention und Rehabilitation
– Vortrag anlässlich der Haslauer-Tagung, Salzburg, September 1995 –

Die chinesische Massage, auch Tuina oder Anmo genannt, ist eine manuell durchgeführte, nichtinvasive, periphere Reiztherapie. Schon vor mehr als 2000 Jahren wurde die Massage für die Vorbeugung und die Behandlung von Erkrankungen angewendet.

Tuina bzw. Anmo hat die gleichen Indikationen und Regeln wie die Akupunktur. Sie ist kostengünstig und effektiv, bei fachgerechter und richtiger Anwendung völlig ohne Nebenwirkungen.

Die chinesische Medizin ist eine ganzheitliche Medizin. An den Universitäten Chinas dauert das Studium zum Arzt für chinesische Medizin fünf Jahre. Die chinesische Massage ist eine Behandlungstechnik wie auch die Akupunktur, nur mit dem Unterschied, dass die Massage nie blutig ist. Die chinesische Massage kann im Westen auch von Assistenten der Medizin praktiziert werden, die Akupunktur hingegen darf in den meisten westlichen Ländern nur von Ärzten praktiziert werden. Im Westen dürfen wir die chinesische Medizin, hier Tuina-Massage und Akupunktur, nur in Zusammenarbeit mit der modernen Medizin anwenden. Wir ergänzen die moderne Medizin durch Erfahrungen und Techniken der chinesischen Medizin.

Die chinesische Medizin sieht den Menschen als einen Teil der Gesellschaft und der Natur. Der menschliche Körper bildet selbst auch eine unzertrennliche, komplexe Einheit: der Körper/die Psyche; die Struktur/die Funktion, die Eingeweide/die Körperoberfläche, die Extremitäten etc.

Wichtige Arbeitstheorien der chinesischen Medizin sind: die Yin-Yang-Lehre, die 5-Elemente-Lehre, die Organ-Lehre, die Meridian-Lehre und andere. Diese Arbeitstheorien werden sowohl für die Therapie als auch für die Prävention und Rehabilitation verwendet. Die chinesische Medizin legt großen Wert auf die Individualität.

Für die Beurteilung von Erkrankungen und deren Behandlung ist die Betrachtung der Örtlichkeiten, Jahreszeiten und Krankheitsursache, des Alters und Geschlechtes etc. wichtig.

Prävention und Rehabilitation in der chinesischen Medizin

Die Prävention, auch die gesunde Lebensführung, wird in der chinesischen Medizin als wichtiger angesehen als die Therapie. Der Arzt im alten China wurde von seinem Gunstherren so lange gut bezahlt, wie die ihm Anvertrauten gesund blieben. Daher ist die Beratung zum Essen, Trinken, Schlafen, Wohnen, zu körperlichen Bewegungen, zur Sexualität, Ehe und Psyche wichtig. Das Gesundheitsbewusstsein beginnt etwa mit dem 50. Lebensjahr, mit der Pensionierung bzw. mit der ersten ernsthaften Erkrankung. Die Selbstmassage (Akupressur) ist in Zusammenhang mit Atem- und Konzentrationsübungen (Qigong) eine wichtige und sehr beliebte Methode der Prävention.

Die Rehabilitation mit der chinesischen Massage kommt für vier Gruppen von Patienten infrage:

1. Nach einem Unfall und nach einer schweren Operation.
2. In bestimmten Fällen von chronischen Erkrankungen.
3. Nach schweren, erschöpfenden Erkrankungen.
4. Bei geriatrischen Beschwerden. Hier ist auch die Prävention besonders wichtig.

Die Ansichten der chinesischen Medizin zu Prävention und Rehabilitation

1. Die Ganzheitlichkeit

Der Mensch steht mit der Umwelt in Wechselbeziehung. Mit dem philosophischen Begriff Qi (Atmosphäre, Atmung, Funktion, Information, Vitalenergie, Energieteilchen etc.) beschrieben die alten Ärzte Chinas die Phänomene der Natur, der Jahreszeiten etc. Der Mensch lebt in der Natur, seine Vitalität wird durch den Rhythmus der Natur beeinflusst (Frühjahrsmüdigkeit), und gleichzeitig hat die Physiologie, Pathophysiologie des menschlichen Körpers Ähnlichkeiten mit den Gesetzen der Natur (der Monatszyklus der Frau). Der Mensch aber nutzt auch die Natur für seine Existenz (Atmung, Ernährung) etc.

Bei einem Patienten mit chronischen Leiden mit dem Syndrom einer Yang-Leere (entspricht etwa einer vegetativen Dystonie), wenn im Herbst und Winter die Symptomatik sich verstärkt, ist eine Kurbehandlung im Frühling und Sommer günstiger als im Herbst und im Winter.

Wenn das chronische Leiden dem Syndrom einer Yin-Leere entspricht (etwa dem Bild eines schlechten Allgemeinzustandes), mit Verschlimmerung im Sommer und im Frühjahr, dann ist eine Kurbehandlung im Herbst oder Winter effektiver als im Frühjahr und im Sommer.

2. Individualität

Die Kurmaßnahme soll sich immer dem aktuellen körperlichen und psychischen Zustand anpassen.

Zarte Massagegriffe für den geschwächten Körper und eher starke Griffe und Reize bei kräftigem Körperbau.

Die zarte Massage – hier verspürt der Patient gerade den Massagereiz – bewirkt eine Kräftigung des abgebauten Gesundheitszustandes. Die kräftige Massage – hier toleriert der Patient gerade die Reizstärke – löst einen starken regulierenden Impuls aus. Eine rasche Besserung wird davon erwartet.

3. Steigerung der Abwehrkraft

Die Stärkung der Körperabwehrkraft (sog. aufrechte Vitalenergie-Zhengqi, das Selbstheilungspotenzial) ist das Endziel einer Rehabilitation und Prävention. Im Falle einer Therapie haben wir durch Steigerung der Selbstheilungskraft die Möglichkeit der Ausschaltung von pathogenen Noxen. Wenn das Zhengqi stark ist, wird der Körper mit einer Noxe spielend fertig, ansonsten kann von Befindlichkeitsstörung bis Erkrankung alles auftreten. Für die Prävention ist die Stärkung der Körperabwehr die Prophylaxe. Für die Rehabilitation ist die Wiederherstellung des Zhengqi die Wiederherstellung der Gesundheit.

Die Sonne, die Luft, das Heilwasser und die Nahrung sind innere Anwendungen, sie sind für die Substitution wichtig.

Der Sport, die Massage, die Musik, das Gespräch, die Freizeitangebote, die Farbe des Raumes, die Farbe des Essens, das Aroma etc. sind äußere Anwendungen, sie sind für die Regulation und für die Um-stimmung wichtig.

4. Kombinationstherapie wird bevorzugt

1. Symptomatische Therapie mit der kau-salen Therapie kombinieren. Schmerz-lindernde und Muskelverspannung lin-dernde Massage anwenden.
2. Bewegung und Ruhe sinnvoll kombinie-ren. Selbstmassage in geistiger Entspan-nung.
3. Äußere Anwendungen mit inneren An-wendungen kombinieren.
4. Die chinesische Medizin in die moder-ne Medizin einbauen.

Wirkungsmechanismus der chinesischen Massage

Den Wirkungsmechanismus der chinesi-schen Massage können wir vereinfacht in zwei Punkten zusammenfassen.

1. Reflektorisches Geschehen. Der mecha-nische lokale Reiz bewirkt über den ner-valen und humoralen Weg eine seg-mentale Reaktion in Eingeweiden, Mus-kulatur, Durchblutung etc.
2. Lokale Veränderungen. Die Durchblu-tung, der Muskeltonus und der Stoff-wechsel im erkrankten Bereich wer-den zur Regeneration und Normalisie-rung angeregt.

Indikationen für die chinesische Massage

1. Sie fördert die Zirkulation von Qi und Xue im Meridiansystem, wirkt gegen Ödeme, Hämatome und gegen Schmer-zen. Die Trophik wird verbessert, der Atrophie wird vorgebeugt, die Läsion heilt schneller. Daher ist sie geeignet zur Behandlung von Erkrankungen des Bewegungsapparates.
2. Sie beeinflusst die psychosomatischen Störungen und ist daher geeignet für folgende Symptome: Meteorismus, Di-arrhö, Obstipation, Vertigo, Schlafstö-rung, Depression etc.

Die Reizdosierung

Schwache Reize und längere Behandlung bei Patienten mit geschwächtem Allge-meinzustand, d.h. wenn Minussymptoma-tik (Syndrom der Leere) im Vordergrund steht.

Stärkere Reize und kürzere Behandlung bei Patienten mit gutem Allgemeinzustand und guter Abwehrlage, d.h. wenn Plus-symptomatik (Syndrom der Fülle) im Vor-dergrund steht.

Praxis

Allgemein unterscheiden wir bei einer Er-krankung drei Stadien: Das Akutstadium ist der Zeitraum von Beginn der Erkran-kung bis zur Stabilisierung des klinisches Bildes, meist die ersten zwei Wochen. Das Stadium der stationären Behandlung dau-ert von der Stabilisierung des klinischen Zustandsbildes bis zum Erreichen einer optimalen medikamentösen Einstellung. Jetzt ist auch die Besserung des klinischen Zustandsbildes weniger deutlich, aber noch immer zu erwarten. Während der ersten beiden Stadien befindet sich der Pa-tient im Krankenhaus. Im dritten Stadium, d.h. wenn nach der Entlassung noch eine Behinderung besteht, meist drei Monate später, beginnt das Rehabilitations-stadium.

24.1 Tuina-Therapie zur Rehabilitation von Schlaganfallpatienten

Aus der Literatur wissen wir, dass in China die Akupunktur bereits in der Akutphase eines Schlaganfalles eingesetzt wird. Wir im Westen empfehlen aber, erst dann die Akupunktur als adjuvante Therapie einzusetzen, wenn sich das klinische Bild stabilisiert hat (das ist meist eine Woche nach dem Insultgeschehen), da sonst in manchen Fällen eine unliebsame Diskussion entstehen könnte.

Die Tuina-Therapie ist von der Technik her der klassischen Massage und der Physiotherapie ähnlich, daher ist sie wie diese so bald wie möglich anzuwenden.

24.1.1 Ätiologie und Pathomechanismus des Schlaganfalls nach TCM

Die TCM meint, dass für das Auftreten eines Schlaganfalls besondere Trigger verantwortlich sind. Diese sind: körperliche Erschöpfung, emotionale Überforderung und andere Faktoren, welche zur Folge haben, dass das Yin-Yang-Gleichgewicht im Körper gestört ist. Die Folge ist eine gestörte Zirkulation der sog. Vitalenergie (Qi) und von Blut (Xue) im Meridiansystem. Andere ätiologische Faktoren sind: Diätfehler und Übermüdung; sie schädigen die Stoffwechselvorgänge im Körper, die Zusammensetzung der verschiedenen „Körperflüssigkeiten – Tan" verändert sich, ein Meridian („Gefäß") kann plötzlich verlegt werden.

Aus der Ätiologie und dem Pathomechanismus der TCM kann der Insultpatient in verschiedene Typen eingeteilt werden, welche aber in erster Linie für die TCM-Phytotherapie von großer Bedeutung sind.

Tab. 47: Differenzialdiagnose der TCM beim Schlaganfall. Differenzierung nach betroffener Schicht und Schweregrad

DD nach TCM Lokalisation	Klinische Symptome	DD nach moderner Medizin
„Luo-Schicht" (Sekundärgefäße)	Hemihypästhesie, Vertigo, Tinnitus	erhöhte Blutviskosität, Gefäßsklerose (TIA-Prodrom)
„Jing-Schicht" (Meridian)	Hemiparese, Hemihypästhesie, Aphasie	Gefäßverschluss, Gefäßembolie
„Fu-Schicht" (Yang-Organ)	Bewusstseinsstörung, Hemiparese, Obstipation, Harnverhaltung	Gefäßverschluss, Hirnblutung
„Zang-Schicht" (Yin-Organ)	Soporös, komatös, Cephalea, Nackensteifigkeit, hohes Fieber, feuchte RG's, Speichelfluss	Hirndruckerhöhung

24.1.2 Therapieempfehlung für die Tuina-Massage

A. Nach TIA: flüchtige neuro-psychiatrische Symptomatik (nach TCM: vor bzw. leichte Störung in Luo-Schicht)

LG 23, LG 20, PdM (EX-HN 3, Yintang), Di 15, Di 11, M 36, G 34.

Dazu noch je nach Symptomatik: M 1 (Touwei), G 20 für Vertigo.

EX-HN 1 (Sishencong, die vier klugen Götter) und H 7 für Schlafstörung; Le 3 und Di 4 für innere Unruhe.

B. Hirninfarkt (Gefäßverschluss, -embolie) (nach TCM: Luo-, Meridian-Schicht)

KS 6, LG 26, MP 6, H 1, Lu 5, B 54 (Weizhong).
Dazu evtl. Di 4, Di 11.

Diese A- und B-Stadien bzw. Typen von Schlaganfällen sollen wir auch erst, nachdem das klinische Bild sich stabilisiert hat, d.h. etwa eine Woche nach dem Insultereignis, mit Tuina-Massage zu therapieren beginnen, auch wenn wir wissen, dass in China oft schon in den ersten Stunden nach dem Ereignis akupunktiert wird.

C. Hirnblutung (SAB, Massenblutung), Hirndrucksteigerung (nach TCM: in Schicht des Zangfu)

In diesem komatösen Zustand empfehlen wir im Westen, die Tuina-Massage nicht einzusetzen bzw. nur äußerst streng die Indikation dafür zu stellen.

Etwa drei Monate nach dem Insultgeschehen können alle Hemiparesen einheitlich rehabilitiert werden.

Die Punktauswahl erfolgt nach der Lokalisation der Symptomatik.

Zentrale Fazialisparese:
G 20, EX-HN 5 (Taiyang, Sonne), M 2 (Xiaguan), M 7 (Dicang) in Richtung M 3 (Jiache), Di 4 der gesunden Seite
Aphasie:
LG 23 in Richtung LG 20, G 20; H 5, B 10
Hemiparese der oberen Extremität:
G 20, H 1, Lu 5, Di 4, EX-UE 9 (Baxie), Di 15, Di 11, 3E 5
Schmerzen im Schultergelenk:
Di 15, Locus dolendi, LG 26, Dü 9, Dü 14, Mikroaderlass an den lokalen Schmerzpunkten, M 38
Hemiparese UE:
B 54 (Weizhong), MP 6, G 30, G 34, B 60
Spitzfußstellung:
M 41, G 40 in Richtung N 6, B 60, N 9
Hemianopsie:
G 20, B 10
Pseudobulbärsymptomatik:
KS 6, LG 26, G 20, KG 23

Die **Schädelakupunktur** wird hier ebenfalls verwendet. Interessanterweise werden für die Hemiparese in der chinesischen Literatur wenige Angaben über diese Sonderform der Akupunktur (und auch der Ohrakupunktur) gemacht. Meine persönliche Meinung ist, dass die **Körperakupunktur** voll ausreicht.

24.1.3 Akupunktur als adjuvante Therapie

Objektivierungsparameter für ein Ansprechen auf Akupunktur

1. Hämorheologie
Zu hämorheologischen Aspekten wurden auch weitere Parameter untersucht: Se-

rum Cholesterol, Serum Fibrinogen, Hämatokrit, RBC electrophoresis, ESR, Blutlipid etc.

1983 publizierte Jiang Dashu vom TCM-Institut Peking positive Ergebnisse über den Einsatz von Akupunktur bei 54 Fällen mit frischem ischämischem Insult, täglich 1–2 Sitzungen, von jeweils 20 Minuten Dauer, neutrale manuelle Nadelstimulation, insgesamt 21 Tage lang.

Qi Liyi vom Institut für Akupunktur der Akademie für TCM Chinas in Peking untersuchte 1986 100 stationäre Patienten mit zerebraler Embolie: je nach Kondition des Patienten wurde stark oder schwächer manuell die Nadel stimuliert (tägliche Akupunktur, außer sonntags, 40 Sitzungen).

1990 hat Zhang Yinrue in der Zeitschrift für Physikalische Medizin in China eine Arbeit publiziert, die zeigte, dass die Akupunktur mit elektrischer Stimulation eine deutliche Wirkung auf die Rehabilitation hat und dass dies durch eine Verbesserung der Blutfließeigenschaft aufgrund einer Hämodilution zu erklären ist.

Es wird diskutiert, ob die Akupunktur auf neurohumoralem Wege den diastolischen Druck der Gefäße verbessert und ob das Blut schneller fließt. Besonders kann die in die Tiefe gestochene Nadel auf die Mikrozirkulation wirken. Dabei wird der Blutstrom durch einen spinalen und axonalen Reflex verbessert. Die niederviskose Interzellularflüssigkeit gelangt leichter in die Kapillaren und verringert somit die Blutviskosität und ferner die Gewebshypoxie und die Hirndurchblutung. Dadurch ist eine günstige Situation für die Rehabilitation geschaffen.

Der Gefäßquerschnitt hat eine deutliche Wirkung auf den diastolischen Druck und auf die Durchblutung. Die Stimulation der Akupunkturpunkte auf freien Nervenendigungen kann aufgrund des Axonreflexes eine Vasodilatation bewirken und die Durchblutung verbessern. Ferner kann die niederfrequente rhythmische Muskelkontraktion ebenfalls die lokale Durchblutung fördern.

2. Veränderungen des EEG vor und nach einer Akupunkturbehandlung

1982 zeigte Qian Guexan (China-Akademie für TCM), dass bei Patienten mit ischämischem Insult im Akutstadium im EEG eine unregelmäßige Delta-Tätigkeit im Herdbereich zu finden ist. Dieser Herdbefund stimmt nicht immer mit der tatsächlichen Lokalisation des Insultes überein. Die Akupunktur bewirkt im Akutstadium eine Zunahme der Alpha-Aktivitäten und Erhöhung der Alpha-Amplitude.

Meng, Indra und Vollmer (Neurologische Abteilung, Krankenhaus Lainz, Wien) haben 1987 mittels Computer-EEG beim Insult gezeigt, dass die Verteilung und Intensität der unterschiedlichen Frequenzen vor und nach einer Akupunktur deutlich verändert sind. In der Vergleichsgruppe hingegen fand sich keine signifikante Änderung. Aber man konnte, da die Fallzahl zu gering war, daraus keine Gesetzmäßigkeit ableiten.

3. Verbesserung des klinischen Bildes

Hier ist es möglich, die Muskelkraft, die Selbstständigkeit, die Sprache etc. zu beurteilen.

Zusammenfassung

Die Akupunktur ist eine wirksame Methode in der Neurorehabilitation beim Schlaganfallpatienten. Auf der neurologischen

Abteilung im Krankenhaus Lainz wird die Akupunktur seit etwa 10 Jahren routinemäßig eingesetzt. Die Erfahrungen mit Akupunktur bei der Neurorehabilitation wird an unserer Abteilung als Lehrveranstaltung der Universität auch an Medizinstudenten weitergegeben. Wir sollten die Akupunktur erst dann als adjuvante Therapie einsetzen, wenn sich das klinische Bild stabilisiert hat. Zur Objektivierung stehen viele Parameter zur Diskussion.

24.1.4 Die Version der Tuina-Massage mit Mobilisierung

1. Der Patient liegt auf dem Bauch bzw. in der Seitenlage. Wir beginnen mit dem Friktionsgriff – Rou – von subokzipital (B 10, G 20) nach kaudal entlang dem langen Rückenstrecker. 2 bis 3 Durchgänge. Dann das Gleiche mit dem Druckgriff – An.
   Die betroffene Rückenpartie und die Rückseite des Beines massieren, gleichzeitig passiv die LWS mobilisieren, dann das Hüft-, das Knie- und das Sprunggelenk nach dorsal bewegen.
2. Der Patient liegt auf der gesunden Seite, mit dem Rollgriff – Gun – die seitliche Partie des Armes und des Beines massieren und gleichzeitig passiv bewegen (abduzieren, rotieren).
3. Der Patient ist in der Rückenlage. Mit Rollgriff – Gun – die mediale Partie des Oberarmes massieren und gleichzeitig adduzieren, nach innen rotieren, nach außen rotieren und im Ellbogengelenk beugen und strecken; dann Rollgriff – Gun – an Handgelenk und Hand mit gleichzeitiger Beugung und Streckung des Handgelenkes und der Fingergelen-

ke; Kreisen des Handgelenkes. Kneten der Finger.
Die ventrale Partie des Oberschenkels und die laterale Partie des Unterschenkels wird mit dem Rollgriff – Gun – massiert und passiv das Knie- und das Sprunggelenk bewegt.
Die Regionen B 54 (Kniekehle) und B 57 (Wade) mit dem Na-Griff (Greifen) behandeln.

4. Der Patient sitzt auf einem Stuhl. Mit dem Gun-Griff die betreffende Schulterregion und Nackenregion massieren. Mit den An- und Rou-Griffen die Regionen B 16 (Protuberantia occipitalis) und G 20 (Processus mastoideus) massieren. Mit dem Na-Griff (Greifen) die Region B 10 (Ansatz von Trapezius am Hinterhaupt), G 21 (Mitte des Schulterrandes), Di 11 (Epicondylus medialis humeri) und Di 4 (radial und Mitte des Os metacarpale II) massieren. Den Arm schütteln.
Täglich eine Sitzung. Die Kombination mit der Krankengymnastik ist selbstverständlich notwendig.

24.1.5 Zwei Versionen der Tuina-Massage als Vorbereitung für die anschließende Physiotherapie

Ziel der Vorbereitung ist die Schmerzlinderung und Verbesserung des Muskeltonus im gelähmten Bereich.

Folgende Griffe kommen in Betracht: Schieben (Tui), Rollen (Gun), Drücken (An), Greifen (Na), Reiben (Mo) und Drücken-Rollen (Nian). Für die Vorbereitung soll insgesamt 20 Minuten Zeit genommen werden. Schwerpunkt der Massage ist die erkrankte Körperhälfte.

Die Akupressur-Version

Die Zone: G 20 (Processus-mastoideus-Region), Dü 14 (medialer Schulterwinkel), Dü 11 (etwa 3 Fingerbreit über dem Angulus inferior scapulae), Di 15 (Region Akromion), Di 11 (Epicondylus lateralis humeri), Di 11 (etwa 2 Fingerbreit distal von Epicondylus lateralis humeri), Di 4 (die radiale Seite des Os metacarpale II, genau in der Mitte), G 30 (Region Trochanter), G 34 (distal vom Caput fibulae), B 54 (Mitte der Kniekehle), B 57 (im Winkel der beiden Gastrocnemiusköpfe).

Die suggestive Version der chinesischen Massage

In der Bauchlage zuerst an der Armstreckerseite und am Bein die laterale und dorsale Seite wiederholt vom Fuß bis zum Nacken streichen.

Dann mit An (Drücken) und Rou (Friktion) von der Fußsohle (N 1) beginnen bis zum LG 20 (Scheitel), besonders die Punkte der Yang-Meridiane behandeln. Schwerpunktmäßig folgende Gelenke: Ellbogen-, Knie-, Hand- und Sprunggelenk.

Zum Schluss 5-mal die Yang-Meridiane von distal nach kranial klatschen. Die Intensität nimmt langsam zu. Diese suggestive Version der Vorbereitung ist für den Patienten sehr angenehm. Suggestive Version deshalb, weil die von der Fußsohle (N 1) bis zum Scheitel (LG 20) reichende zarte Behandlung dem Körper ein Gefühl der Einheit vermittelt. Der Kopf (LG 20 hat die höchste Yang-Position; Yang wird in der TCM als Funktion verstanden, Yin als Substrat) als Befehlszentrale verbindet sich mit dem Fuß.

24.2 Tuina-Massage in der Rehabilitation von Patienten mit Bluthochdruck

Der Patient sitzt auf einem Stuhl.

1. Zuerst wird die Nackenregion vom Hinterhaupt zu C 7 (LG 14) behandelt mit 20–30-mal Streichen (Mo), dann mit den 5 Fingern die Kopfhaut von vorn nach hinten 5–8-mal mit Greifen (Na). Dann mit dem Na-Griff (Greifen) den Trapeziusansatz am Hinterkopf (B 10) und in der Mastoidregion (G 20) massieren.

2. Die Stirnregion, den oberen und den unteren Augenrand, die Region des Nasenflügels von oben nach unten und von der Mitte nach außen behandeln mit Streichen (Mo). Dann auf die Stirnmitte, die Schläfenregion – „Sonne-Taiyang“, und die Scheitelregion-LG 20 zuerst 1 Minute Drücken (An), dann 1 Minute Friktion (Rou).

3. Die Scheitelregion 5–8-mal mit dem Na-Griff (Greifen) bearbeiten; dann Zone 2 Querfinger seitlich vom 3., 5. und dem 7. Brustwirbeldornfortsatz (B 13, B 15 B, B 17) je 1 Minute behandeln mit Drücken (An) und Friktion (Rou). Zum Schluss die Region der Schultermitte (G 21) 8–10-mal mit dem Na-Griff (Greifen) behandeln.

Täglich eine Sitzung. Die Massage hat eine muskelrelaxierende, die peripheren Gefäße erweiternde und blutdrucksenkende Wirkung.

24.3 Tuina-Massage in der Rehabilitation von Patienten mit KHK

Der Patient mit koronarer Herzkrankheit befindet sich in sitzender Position.

1. Die Region 3., 5., 7. und 4. Brustwirbeldornfortsatz am Rücken (B 13, B 15, B 17 und B 14) mit den Griffen Drücken (An) und Friktion (Rou) je 1 Minute lang behandeln.
2. Dann die Region an der volaren Seite des Unterarmes, 3 Querfinger proximal der Handgelenksquerfalte 1 Minute lang drücken und friktionieren. Anschließend die Region 2. Lendenwirbeldornfortsatz (B 23 und LG 4) bis zur lokalen Hyperämisierung reiben.

Täglich eine Behandlung. Die positive Wirkung beruht wahrscheinlich auf der Förderung der Herzmuskeldurchblutung durch eine Gefäßerweiterung und Verbesserung der Blutfließeigenschaft.

Die Punkte B 13, B 17, B 15 und B 14 können bei einem Angina-pectoris-Anfall sehr druckschmerzhaft sein. Die Massage dieser sensiblen Zone kann die Wirkung der Bedarfsmedikation verstärken.

24.4 Akupressur in der Prävention

Es ist sinnvoll, vor der Grippezeit, vor der Heuschnupfenzeit, vor der Frühjahrsmüdigkeit etc. selbst die Akupressur regelmäßig anzuwenden. Ein günstiger Zeitpunkt, damit zu beginnen, liegt etwa 4–8 Wochen vor der „Saison".

Geeignet ist Akupressur zur Kräftigung der Vitalität (in der chinesischen Medizin „Stärkung der Niere"), zur Prävention gegen Kreuzschmerzen, Nackenschmerzen, Kopfschmerzen und für ältere Personen.

Die chinesische Medizin kennt drei Zentren für die Vitalität. Das obere Zentrum sind die Lungen, wir beziehen durch die Atmung Sauerstoff und atmen Kohlendioxyd aus. Das mittlere Zentrum ist der Magen, wir beziehen über die Verdauung der Nahrung Stoffe für die Vitalität. Das untere Zentrum ist das Organ Niere der Traditionellen Chinesischen Medizin (TCM). Diese wird der Funktion nach in „Feuerniere" – so viel wie die Kraftquelle – und in „Wasserniere", der schulmedizinischen Vorstellung der Nierenfunktion entsprechend, eingeteilt.

Die so genannte „Feuerniere" der TCM können wir der Physiologie nach mit dem Nebennieren-Hypophyse-Hypothalamus-System gleichsetzen.

Die Nieren befinden sich in der Lumbalregion. Die Funktion dieser Eingeweide steht mit Haut, Muskulatur und Gelenken in enger Wechselbeziehung (Reflexbeziehung).

Daher ist es seit langer Zeit bekannt, dass eine Massage der Lendenwirbelsäule die hormonelle Situation günstig beeinflussen kann, z.B. bei Potenzstörung, bei Beschwerden in den Wechseljahren und zur Steigerung der Vitalität. Das Programm ist sehr einfach durchzuführen:

Mit den Handflächen oder Handrücken beider Hände von der Höhe des 2. Lendenwirbeldornfortsatzes (B 23) nach oben bis zum Rippenbogen und nach unten bis Steißbeinende auf und ab massieren, bis Erwärmung und ein leichtes Schwitzen auftreten.

Anschließend mit den Handrücken oder Handwurzeln den oben genannten Bereich klopfen, bis ein Gefühl des Muskelkaters auftritt.

Nun mit leicht gespreizten Beinen den Rumpf nach vorn, hinten, links und rechts beugen, dann im und gegen den Uhrzeigersinn kreisen. Langsam vorgehen und auf die richtige Atmung achten!

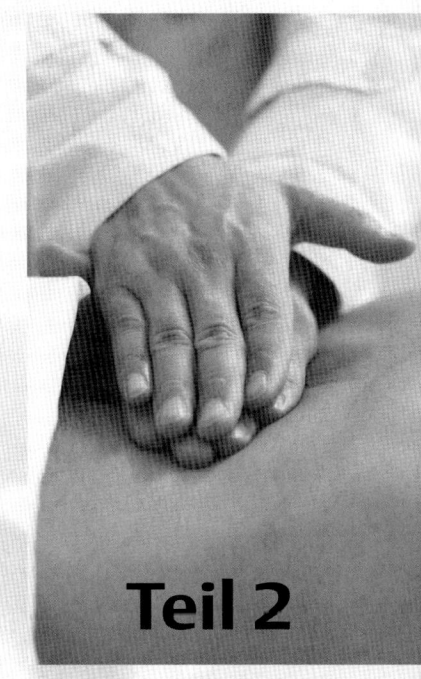

Teil 2

Psychovegetative und innere Erkrankungen

25.1 Das Menopausesyndrom

Es steht eine Qi-Xue-Störung im Vordergrund.

Symptome: Unruhe, Nervosität, Schwindel, Schlafstörung, Reizbarkeit, Depression, Herzjagen, vermehrtes Schwitzen, Gelenkschmerzen, Sensationen der Haut etc.

Behandlungsprogramm für die Tuina-Massage

1. Patientin sitzt. Vorn von der Schulter bis zum Rippenbogen schräg nach unten 1–3 Minuten lang schieben (Tui).
2. KG 17: Drücken (An) und Friktion (Rou), 1 Minute lang.
3. Querfriktion und Reibung der Flankenregion, 3–5 Minuten lang.
4. Drücken (An), Friktion (Rou) von B 23 und LG 4, 1 Minute lang. Dann Reibung bis zur Wärmeempfindung.
5. Drücken (An) und Friktion (Rou) der Punkte B 18 (G) und B 22 (3E), 1 Minute lang.
6. Patientin liegt auf dem Rücken, die mediale Seite des Beines (MP, Le, N) 5 bis 10-mal mit dem Na-Griff behandeln, dann die laterale (G) und die mediale (MP, Le, N) Seite des Beines bis zur Wärmeempfindung reiben (Mo).
7. Drücken (An), Friktion (Rou) 3E 5, Di 11, M 36, MP 6, 1 Minute lang.

Zusätzliche Punkte

1. Bei Schlafstörung: H 7, B 14 3 Minuten lang drucken (An) und friktionieren (Rou).
2. N 3: Mo (Reibung) 5 Minuten lang.
3. Bei Sensationen der Haut (z.B. Pruritus): MP 10 und die Zone 1 Cun (Daumenbreite) proximal der MP 10 3 Minuten lang drücken (An) und friktionieren (Rou).
4. Akupressur der Patientin: Die Kopfhaut drücken (An) und friktionieren (Rou), H 7 An-Rou, die Brust und die Flankenregion in schräger bzw. querer Richtung schieben (Tui). Die Lendenregion mit den Händen von Rippenbogen bis Gefäß schieben (Tui), 3 Minuten lang.

25.2 Adipositas

Nach der TCM stehen die Organe Milz/Pankreas, Diätproblematik und Bewegungsmangel im Vordergrund.

Symptome: Müdigkeit, Atembeschwerden, Schwindel, Obstipation etc.

Behandlungsprogramm

1. Um den Nabel (KG 8) herum mit der Handfläche in und gegen den Uhrzeigersinn kreisen, die Kreise langsam vergrößern, 5 Minuten lang.
2. Mit dem Na-Griff die Region KG 12 und KG 6 großflächig und abwechselnd langsam fester und lockerer zusammendrücken, dann diese Region mit Reibung (Mo) neutralisieren. 20–30-mal.
3. Der Patient sitzt, der Therapeut greift (Nafa) die Muskulatur der Flankenregion 20-mal auf und ab.

4. Die Flankenregion in Querrichtung von vorne (ventral), nach hinten (dorsal) fest reiben, bis zur Wärmeempfindung.
5. Den Rücken von Schulter bis zum Steißbein zuerst reiben (Mo), dann mit der Hohlhand klopfen, 3 Minuten lang.
6. Patient in der Bauchlage. Die Muskulatur der Extremitäten (Arme und Beine) mit dem Greifen (Na)- und Friktion (Rou)-Griff behandeln.
7. Mit An (drücken) und Rou (Friktion) die Punkte Di 4, M 36 und M 40 je 1 Minute lang behandeln.

Zusätzliche Punkte

1. Bei Atembeschwerden und Palpitationen: mit An, Rou KG 17, 3E 5, H 7, B 20, B 21, B 22, 1 Minute lang behandeln.
2. Querfriktion der Brustregion (oberer 3E).
3. Bei Schwindel, Schlafstörung und Obstipation: An-Rou PdM, Taiyang, LG 20, Di 4, Di 11.
4. Zur Verstärkung noch die Region Di 11 mit Tanbo behandeln; die Flankenregion auf und ab mit Na-Griff 5 Minuten lang. Die Region G 30 mit dem Ellbogen behandeln.

Programm nach der TCM-Differenzialdiagnose

Das ist eine Empfehlung von Dr. Liu Zhicheng et al. (Hochschule für TCM, Nanking 1997) für die Akupunkturtherapie, aber modifiziert auch für die Tuina-Therapie geeignet. An den Ohrpunkten werden Magnetkugeln oder Rapskerne mit einem Pflaster befestigt. Der Patient soll am Tag 3-mal je 1 Minute lang drücken. Nach einer Woche werden die Kugeln entfernt. Es

werden am anderen Ohr neue Kugeln angebracht. Die Körperpunkte können neben der Massage auch mittels Moxazigarre lokal je Zone 2 Minuten lang bis zu einer leichten Rötung erwärmt werden. Ein Therapiezyklus besteht aus 12 Sitzungen, ideal ist 3-mal wöchentlich. Eine längere geduldige Behandlungsdauer (3 Zyklen) ist ratsam. Männliche Personen jüngeren Alters, mit leichter Adipositas, Typen mit Fülle bzw. Hitze und solche ohne familiäre Disposition und ohne Sekundärerkrankungen sprechen besser an.

1. Typ der Fülle-Hitze in Magen-Darm: Heißhunger, Mund und Zunge trocken, schwitzt viel, oft Hitzegefühl, wenig Urin, Stuhl ist fest, Zungenkörper rot, Zungenbelag gelblich, der Puls rasch und gleitend (Shu-Hua).
   Zusätzliche Punkte: M 44, M 37, M 25 und Di 11.
   Ohrpunkte: äußere Nase, Dünndarm, Dickdarm.
2. Typ der Leber-Qi-Stauung (Ganyu Qixie): hektisch, innere Unruhe, Druck- und Spannungsgefühl im Thorax, Menstruationsstörung, Amenorrhö, Zungenbelag dünn und weißlich, Zungenkörper dunkelrot, Puls dünn oder sehnig (Shu-Xuan).
   Zusätzliche Punkte: B 18, B 17, Le 3, Le 8.
   Ohrpunkte: Leber, Herz, Pankreas/Gallenblase.
3. Typ der Milz-Leere und Stauung der Feuchtigkeit: isst wenig, kraftlos, müde, Blähungen, Stuhl ist weich, wenig Urin, Beinödem, Zungenkörper blass, dick, Zungenbelag dünn oder glitschig, Puls tief oder dünn (Chen-Xi). KG 9, KG 6, MP 9, G 41, B 20, KG 12, M 36, MP 3.
   Ohrpunkte: 3E, Milz, Lunge, Milz, Niere.

4. Typ der Leere in Herz und Milz: Palpitationen, Vergesslichkeit, Schlafstörung, träumt viel im Schlaf, müde und kraftlos, Blähungen nach dem Essen, Stuhl weich, Menstruationsstörung, Zungenkörper blass, weißlicher Belag, Puls dünn oder schwach (Xi-Ruo). B 15, B 20, KS 6, M 36.
   Ohrpunkte: Herz, Milz, Endokrinum.

5. Typ der Leere in Milz und Niere: isst wenig, kraftlos, Meteorismus, Stuhl weich, Katergefühl in den Extremitäten, Ödem in Gesicht und Beinen, Impotenz, Zunge blass oder weißlich, Puls dünn, verlangsamt (Xi-Huan-Chi). B 23, B 20, N 3, M 36.
   Ohrpunkte: Milz, Niere, Endokrinum.

6. Typ der Leere in Leber- und Niere-Yin: Schwindel, Taubheitsgefühl am Körper, Mundtrockenheit, Tinnitus, Inappetenz, weiches Knie und Kreuz, Hitzegefühl an den Fußsohlen und Handflächen, nächtliche Spermatorrhö, Hypomenorrhö, Zungenkörper rot, wenig Belag, Puls dünn und schnell (Xi-Shu). B 18, B 23, KG 4, MP 6.
   Ohrpunkte: Leber, Niere, Endokrinum.

7. Typ der Leere in Lunge und Milz: Dyspnoe, neigt zu Husten, Palpitation, Druck in der Brust, kraftlos, schwitzt leicht, Inappetenz, Ödem in Gesicht und Extremitäten, Zungenkörper blass, Belag weißlich, Puls dünn und zart (Xi-Ruo). B 13, B 20, M 36 und Lu 7.
   Ohrpunkte: Lunge, Milz, 3E.

8. Typ der Qi-Leere im Herzen und in der Lunge: Palpitation, Dyspnoe, hustet oft, Druckgefühl in der Brust, schwitzt leicht, in Bewegung noch stärker, blasses Gesicht, manchmal auch Zyanose der Lippen oder Zunge, Puls dünn und zart (Xi-Ruo). B 13, B 15, B 20, KS 6, KG 1.

Ohrpunkte: Herz, Lunge, Shenmen.

Akupressur

Täglich einmal den KG 4 drücken und friktionieren, langsam fester bis zum Deqi-Gefühl und dieses 30 Minuten lang anhalten. KG 4 ist der Alarmpunkt des Dünndarmes. Die tägliche Stuhlmenge nimmt zu, die Frequenz bleibt. Die Nahrungsmenge soll gleich bleiben. Der Erfolg erklärt sich durch die evtl. Veränderung der Resorption im Dünndarm.

25.3 Obstipation

Nach der TCM kommen folgende Ursachen infrage:

1. „Überhitzung im Magen-Darm-Trakt". Durch übermäßigen Konsum von Alkohol, Fett, Süßigkeiten und anderer kalorienreicher Nahrung kommt es zum relativen Mangel an Flüssigkeit im Körper und zur Entstehung von großer „inneren Hitze" im Darm. Die Folge ist fester Stuhl.

2. Im Rahmen von Depressionen kommt es zur „Qi-Stauung" und somit zur Einschränkung der Verdauungsfunktion (Qi-Stauung in Eingeweide). Viel Kummer und Depression führen nach Ansicht der TCM zu Störungen in Leber, MP, Magen und Lunge. Die Folge ist ein verlangsamter Transport (Peristaltik) im Dickdarm, der zur Obstipation führt.

3. Erkrankungen, welche „Mangel an Qi-Xue" verursachen, haben auch Obstipation im Krankheitsbild. Stress nach schwerer Krankheit und im Alter kann im Körper einen Mangel an Qi und Xue verursachen, auch hier wird der Trans-

port verlangsamt. Die Folge ist Obstipation. Der Mangel an Blut, wobei das Blut mit dem Wasserstoffwechsel eng verknüpft ist, hat ebenfalls Obstipation zur Folge.

4. Die sog. „innere Kälte-Symptomatik" hat Obstipation oft auch im Krankheitsbild zur Folge.

Im Alter oder bei Störungen mit Yang-Mangel-Symptomatik sehen wir eine Kältesymptomatik, dadurch entsteht eine Verlangsamung des Transportes im Dickdarm und Obstipation.

Klinisch sehen wir: Viele Tage lang kein Stuhlgang, sehr fester Stuhl, erschwerte Defäkation, Meteorismus, Kopfschmerzen, Schwindel, Appetitlosigkeit, Schlafstörung, anale Hämorrhoiden- oder Fissurbildung.

Behandlungsprogramm

1. Die punktuelle Massage mit dem „Yizhichan"- und Mo-Griff an KG 12, M 25, MP 15, KG 4. Zuerst schnell und nicht zu fest die Punkte KG 12, M 25, MP 15, je 1 Minute lang mit Yizhichan. Dann Mo-Griff im Uhrzeigersinn um KG 8, etwa 8 Minuten lang.

2. Mit „Yizhichan"-Griff und/oder Gun-, An-, Rou-Griffen die Punkte B 18, B 19, B 20, B 21, B 23, B 25, B 31, B 32, B 33, B 34, B 35 und LG 1 massieren. Zuerst zart und schnell 5 Minuten lang die Zone B 18 bis B 34 mit „Yizhichan"-Griff auf und ab massieren. Dann mit zarten An-Rou-Griffen die Zonen B 23, B 25, B 31–35 und LG 1 2–3-mal auf und ab massieren.

Zusätzliche Punkte

1. Beim Syndrom der „Überhitzung im Magen-Darm-Trakt": Querfriktion B 31–B 34 bis Hyperämie. An-Rou-Griffe M 36, B 25 bis Deqi-Gefühl.

2. Beim Syndrom der „Qi-Stauung": An-Rou-Griffe Lu 1, Lu 2, KG 17, Le 13, Le 14, B 13, B 18, B 17 bis Entstehung eines schwachen Deqi-Gefühls.

3. Beim Syndrom „Mangel an Qi-Xue": Querfriktion ventral am Thorax und dorsal am Thorax und dann die Zone B 31–B 34 mit Ca-Griffen bis zur Hyperämisierung.

Zum Schluss noch mit An-Rou-Griffen M 36, 3E 6 je 1 Minute lang massieren.

4. Beim Syndrom innere Kälte-Symptomatik": Querfriktion dorsal der Schulterregion, B 23, LG 4, B 31–B 34 bis zur Hyperämisierung. Dann die LG 1-Region auf und ab bis zur Hyperämisierung schieben.

Akupressur

Täglich vor dem Aufstehen oder 20 Minuten vor dem Stuhlgang mit einer Hand oder mit beiden Händen vom rechten Unterbauch aufwärts zum Rippenbogen dann quer zum linken Rippenbogen und von hier nach unten 10 Minuten lang streichen (Verlauf des Dickdarmes). Dann mit dem Finger an M 25 langsam fester bis zum Deqi-Gefühl (Muskelkater, leichter Schmerz) drücken. Nach etwa 3–5 Minuten verspürt der Patient die Zunahme der Darmperistaltik und das Eintreten des Stuhldranges. Wenn noch immer „Funkstille" herrscht, dann zusätzlich den 3E 6 (Zhigou), 4 Querfinger proximal der Mitte der dorsalen Handgelenksfurche 3–5 Minuten lang langsam fester drücken. Der Erfolg kann sofort bzw. nach mehreren Stunden ein-setzen.

25.4 Hemiparese nach zerebralem Insult

Ideal ist die Kombination mit der Kranken-gymnastik. Zuerst die Weichteilmassage mit der Zielsetzung, Schmerzlinderung zu erreichen, Muskeltonus und Durchblutung zu verbessern, dann die aktive und passive Mobilisierung. Diese Kombination hat sich gut in der Neurorehabilitation bewährt.

Behandlungsprogramm

1. Patient sitzt oder liegt auf dem Rücken. An, Rou G 20, 5 Minuten lang, dann Tui der Schläfenregion, 2 Minuten lang.
2. Na G 21 10-mal.
3. An, Rou M 36, M 40, Di 4, Di 11, je 1 Mi-nute lang.
4. Die beiden Äste des Blasenmeridians von B 11– B 34 10-mal klopfen.

Zusätzliche Punkte

1. Für die Extremitäten: Patient liegt auf dem Rücken. An (Drücken) B 13, B 20, B 21, B 22, B 23, B 25, je etwa 10 Sekun-den lang.
2. Mit dem Gun-Griff den Blasenmeridian von B 11 bis Ferse massieren. Schwer-punkt an den Zustimmungspunkten, Hüft-, Knie- und Sprunggelenke werden gleichzeitig passiv bewegt. Insgesamt 5 Minuten lang.
3. Patient liegt auf der Seite. Mit dem Gun-Griff lateral von Schulter über Oberarm bis Hand massieren. In der Nähe der Ge-lenke etwas intensiver, 5-mal.

4. Reibung an allen Gelenken 5-mal.
5. Mit den Gun-, Na-, Rou-Griffen ventral an Oberschenkel und lateral an Unter-schenkel massieren. Dann mit beiden Händen die Knieregion massieren.
   Mit den Tanbo-Griffen die Zone G 34, M 36, G 38 und MP 9 massieren.
6. Die Zehen- und die Fingerspitzen (an den Akren sind die Meridianendpunkte) 5-mal fest drücken.
7. Passive Mobilisierung des Beines, 5mal.

25.5 Singultus, Schluckauf

Schluckauf ist eine durch unwillkürliche schnelle Kontraktion des Zwerchfells ver-ursachte Einatmung mit anschließendem plötzlichem Verschluss der Stimmritze – meist vorübergehend ohne besondere Bedeutung.

Behandlungsprogramm

Zwei Programme für die Therapie mit Tuina-Massage:

1. M 12, KG 17, KG 12: Der Patient liegt auf dem Rücken. An-Rou M 12 und KG 17 je 30 Sekunden lang. Dann im Uhrzeiger-sinn um KG 8-Region 6–8 Minuten lang massieren. Der Schwerpunkt ist die Region KG 12.
2. B 17, B 21: Der Patient liegt auf dem Bauch. Mit dem Yizhican-Griff von B 11–B 22 massieren. Die Schwerpunk-te sind B 17, B 21; 6 Minuten lang.
   Dann mit dem Rou-Griff B 17, B 21 bis zur Entstehung des Deqi-Gefühls mas-sieren.
   Am Ende mit Mo-Griff den Rücken und die Flankenregion massieren.

Zusätzliche Punkte

1. Beim Syndrom „Kälte im Magen": KG 6 zusätzlich zum Programm 1. Dann Ca-Griff quer am Rücken bis zur Hyperämisierung.
2. Beim Syndrom „Hitze im Magen": Zum Programm 1 oder 2 noch Ca-Criff quer zu B 31–B 34 und An, Rou an den Punkten M 36, M 25 bis zur Entstehung eines leichten Deqi-Gefühls.
3. Bei depressiver Symptomatik: An, Rou Lu 1, Lu 2, KG 17, Le 13, Le 14, B 17, B 18, B 21 bis zu leichtem Deqi-Gefühl. Ca-Griff quer am Rücken und schräg an beiden Flankenregionen. An, Rou KS 6, M 36, M 40, 30 Sekunden lang, bis ein leichtes Deqi-Gefühl entsteht.
4. Wenn der Schluckauf schon viele Tage anhält, dann Ca-Griff quer am Rücken (in Höhe des Magens), und längs dem LG mit dem Ca-Griff. An, Rou M 36, KS 6, je 30 Sekunden lang.

25.6 Funktionelle Magen-Darm-Störungen

25.6.1 Funktionelle Magen-Darm-Störungen (mit organischem Substrat)

Das bedeutet, diese Erkrankung dauert schon lange, im Befund sind Veränderungen in der Schleimhaut zu sehen. Nach Ansicht der TCM führen Schlafstörungen, Kopfschmerzen, schwere Krankheiten und psychische Störungen zu Störungen in den Organsystemen Leber und MP/Magen. Die Funktion des Qi und Xue im Körper ist gestört. Klinisch sehen wir:

1. Magensymptomatik: Aufstoßen, Druck im Oberbauch, Übelkeit, Zungenkörper (ZK) ist zart rosa, Zungenbelag (ZB) ist dünn, weißlich, der Puls ist „sehnig".
2. Darmsymptomatik: Schmerzen im Epigastrium, Meteorismus, Obstipation oder Diarrhö. ZK zart rosa, ZB dünn, gelblich, Puls ist „sehnig".

Behandlungsprogramm

1. Oberbauch: Mo, An, Rou: KG 12, KG 6, M 25, M 36, je 2 Minuten lang. Ein Wärmegefühl entsteht.
2. Rücken: Yizhichan, An, Rou: B 11–B 22 auf und ab, 5-mal.
   An, Rou B 18– B 22.
3. Schulter-, Flankenregion. Na, Ca, An, Mo: G 21, Di 10, KS 6, Di 4 und dann die Flankenregion von oben nach unten 4-mal mit dem Ca- und Mo-Griff massieren.

Zusätzliche Punkte

1. Bei Kälte-Symptomatik am Oberbauch: Festes Drücken der Punkte B 20, B 21, je 2 Minuten lang.
   Dann mit dem Ca-Griff besonders die Region Th7-12 links massieren.
2. Beim Syndrom der trägen Verdauung: In Region M 25 und KG 12 im Uhrzeigersinn massieren. Dann mit An- und Rou-Griffen B 20, B 21, B 25, B 31–34 und M 36 massieren.
3. Bei Singultus und Obstipation: Zuerst zarte Yinzhichan an den Punkten KG 22 bis KG 12, dann zarte An- und Rou-Griffe Le 13, Le 14, je 3 Minuten lang massieren, am Ende noch fest mit An- und Rou-Griffen die Zonen B 18, B 19, B 17 massieren.

4. Bei anhaltenden, mäßigen Bauch-schmerzen, einhergehend mit kalten Händen und Füßen bei oft sehr dün-nem Stuhl, zusätzlich Rou-Griff an KG 6, M 36, je 2 Minuten lang, dann das LG mit Ca-Griff 4-mal, mit Ca-Griff quer am Rücken (Th7, TH12), An-, Rou-Griffe an B 23 und LG 4 bis zur Hyper-ämisierung.

25.6.2 Funktionelle Magen-Darm-Störungen (ohne organisches Substrat)

Im Befund sind keine fassbaren Organver-änderungen feststellbar. Psychosoziale Umstände können funktionelle Störungen des zentralen Nervensystems auslösen. Dieses kann wiederum somatische Störun-gen hervorrufen. Wenn dieser Zustand län-ger erhalten bleibt, kann es zur Chronifi-zierung führen. Oft ist die segmentale Blo-ckierung Th9 bis L4 ein Hinweis auf eine funktionelle Störung des Magen-Darm-Traktes. Die genaue klinische Untersu-chung muss einen organischen Befund ausschließen.

Klinisch kann 1. eine Magensymptoma-tik im Vordergrund stehen mit Erbrechen, Aufstoßen, Druck und Krämpfen im Ober-bauch, 2. eine Darmsymptomatik mit Me-teorismus, Diarrhö oder Obstipation, Koli-tis etc.

Behandlungsprogramm

1. Wirbelsäule

Besonders die Region Th9 bis L4. Wir kön-nen druckschmerzhafte Zonen finden. Auch die Abweichungen der Dornfortsätze geben Hinweis auf eine Störung. Die Kibler'sche Hautfalte, eine Verdickung des Subkutangewebes verrät eine mögliche Störung der zugehörigen Eingeweide. Als Griffe verwenden wir hier An, Rou, Gun und Ca. Der Patient sitzt.

Zuerst 6 Minuten lang mit dem Gun-Griff die LWS beidseits behandeln.

Dann 4–6-mal drücken, seitlich auf den Dornfortsätzen von Th9 bis S4.

Dann mit dem Ca-Griff diese Region auf und ab massieren.

Zum Schluss den Darmbeinkamm mit Querfriktion behandeln.

2. Abdomen

Besonders die Punkte KG 12, M 25, KG 4 und KG 6.

Im Liegen gegen den Uhrzeigersinn mit Mo-Griff um den Nabel massieren und in kleinen Kreisen gegen den Uhrzeigersinn massieren, besonders an den Punkten KG 12 und M 25.

Mit den Handwurzeln die Punkte KG 12, KG 4 und KG 6 friktionieren, insgesamt 10 Minuten lang.

Zusätzliche Punkte

1. Bei Übelkeit und Erbrechen:
   An, Rou LG 16, LG 15, LG 14, 5 Minuten lang.
   An, Rou B 20, B 21, B 18, B 22 mit zartem Deqi-Gefühl.
2. Bei Aufstoßen:
   An, Rou KG 17, B 18, B 17.
   Ca des Abdomens und Rou der Punkte Le 13, Le 14.
   Ca des Abdomens in Querrichtung.
   Ca des LG auf und ab.
   Ca des Thorax schräg von Schulter bis Rippenbogen unten.

3. Bei Magenschmerzen:

An, Rou der Schmerzpunkte zwischen Th7 und Th12; 2 Minuten lang.

Ca in Querrichtung des Rückens zwischen Th7 bis Th12 bis zur Hyperämisierung.

25.7 Bluthochdruck

Als Auslöser kommen folgende Aspekte in Frage:

1. Stress löst einen erhöhten Sympathikotonus aus. Der periphere Gefäßwiderstand erhöht sich. Die TCM sieht hier die Leber als das hauptbetroffene Organ.
2. Ernährungsfehler: Zu viel Fett, Süßigkeiten und Alkohol machen das Blut dick (Cholesterin) und der Blutdruck ist meist erhöht.
3. Übermüdung, chronische Erschöpfung und auch das Alter führen im Körper zu einem „Yin-Mangel in der Niere" und „Yang-Überschuss in der Leber".

Behandlungsprogramm

1. Kopf-, Gesichts- und Nackenregion:

Mit dem Yizhichan von PdM bis Haargrenze 4–5-mal auf und ab,

dann von PdM bis Taiyang 4–5-mal auf und ab,

dann von PdM bis B 14 5-mal auf und ab.

Mit dem Rou-Griff von Taiyang zu Taiyang hin und zurück, 4–5-mal,

dann mit dem Kamm-Griff seitlich am Kopf von vorn nach hinten, 20-mal,

dann mit dem Mo-Griff die Stirn- und Gesichtsregion massieren,

dann mit dem An-Griff 3E 20, B 1 und Taiyang massieren.

Mit dem Na-Griff (alle 5 Finger) den Scheitel, den Nacken 3-mal massieren, dann mit dem An- und dem Na-Griff LG 20, G 20 massieren.

Mit dem Yizhichan von LG 14–LG 16 auf und ab massieren,

dann B 10 und B 11 massieren,

mit dem Mo-Griff die Stirnregion bis Di 20 auf und ab massieren, 2–3-mal.

2. Abdomen:

Mit dem Mo-Griff die Bauchdecke massieren, im und gegen den Uhrzeigersinn.

Mit den An- und Rou-Griffen die Punkte KG 4, KG 6, KG 8, KG 12 und MP 14 10 Minuten lang massieren.

3. LWS und die Fußsohle:

Mit dem Ca-Griff quer die Region B 23 massieren bis zur Hyperämisierung.

Ca-Griff in der Längsrichtung, N 1-Region bis zur Hyperämisierung.

Zusätzliche Punkte

1. Na- und Rou-Griff an G 21, H 3, KS 6, H 7, Di 4, M 36, MP 6, B 54, B 57, N 7, Le 2.
2. Akupressur (nicht am gleichen Tag der Tuina-Massage):

Mo der Stirn- , Gesichts- und Schläfenregion,

An, Rou KS 6, H 7, Di 4, M 36, MP 6, Le 2,

Ca-Griff mit der Faust die LWS-Region, paravertebral,

Rou mit der Hand die Bauchdecke,

Rou und Klopfen mit den Händen an Oberschenkel und Unterschenkel.

25.8 Schwindel

Der Schwindel (Vertigo) ist ein Zeichen für eine Störung im Gleichgewichtsapparat. Drei Formen können wir grob unterscheiden: peripher vestibulärer Schwindel (Morbus Ménière, Herpes zoster oticus etc.); zentralvestibulärer Schwindel (Hirnstammsymptomatik, vertebrobasiläre Insuffizienz etc.); nichtvestibulärer Schwindel (Halswirbelsäule, psychogen, orthostatische Dysregulation etc.). Aber „Schwindel" wird auch für eine Reihe von vieldeutigen Empfindungen gebraucht. Eine genaue neurologische und/oder HNO-ärztliche Untersuchung ist angezeigt.

Die Tuina-Massage ist für die nichtvestibuläre Form des Schwindels indiziert.

Die TCM sieht im Schwindel Störungen in den Organen Leber, Herz und Niere, oft im Zusammenhang mit Blutmangel (Bild der Leere).

In der Zeitschrift „Chinese Manipulation & Qi Gong Therapy" (2/1996) empfehlen Luo et al. folgende Zonen zur Therapie:

Lenkergefäß, LG 20, LG 23, LG 24, PdM, Taiyang, M-Meridian, M 1, 3E-Meridian, G 20, B-Meridian, B 15, B 18, N-Meridian, N 1 und KS-Meridian, KS 6.

Behandlungsprogramm

1. Der Patient befindet sich in Rückenlage oder er sitzt. Zuerst die PdM-Zone 100-mal drücken, dann 10-mal mit dem Tui-Griff von PdM zu Taiyang, die Taiyang-Zone 1 Minute lang drücken.
2. Von PdM zur vorderen Haargrenze und dann entlang der Haargrenze zur Seite bis zu M 1 mit dem Tui-Griff 10-mal massieren. Die M 1-Zone 1 Minute lang drücken.
3. Von PdM zur vorderen Haargrenze, dann weiter nach dorsal bis zu LG 20 schieben. An den Zonen LG 24, LG 23 und LG 20 (hier nicht zu fest) je 1 Minute lang drücken.

4. Die Zone G 20 1 Minute lang drücken.
5. Mit dem Na- und Kamm-Griff die Kopfhaut 1 Minute lang behandeln.
   Die Zonen B 15, B 18, N 1, KS 6 sind als symptomatische Zone am Ende einer Behandlung zu verwenden.

25.9 Nierenkoliken

Eine klare fachärztliche Untersuchung ist immer erforderlich. Bei der symptomatischen Behandlung kann die Akupressur hilfreich und effektiv sein.

Luo (Urologische Abteilung des Eisenbahnspitals in Kantong) empfiehlt in der Zeitschrift „Chinese Manipulation & Qi Gong Therapy" (2/1996) zur symptomatischen Behandlung von Nierenkoliken folgendes Programm:

Der Patient sitzt auf einem Stuhl mit dem Bauch zur Lehne oder er liegt auf dem Bauch.

1. Zuerst mit dem Daumen fest die Zone B 23, MP 9 und B 53 der schmerzhaften Körperseite bis zum Deqi-Gefühl 1–2 Minuten lang mit An- und Rou-Griffen massieren.
2. Dann mit den Daumenballen zart die schmerzhafte Rückenpartie mit Rou- und Mo-Griffen 3–5 Minuten lang massieren.
3. Wenn keine Besserung eintritt, die Prozedur nochmals wiederholen.

25.10 Schlafstörungen

Chronische Ein- bzw. Durchschlafstörung wird in der TCM zu den Störungen an den Organen Herz, Niere, Milz/Pankreas, Leber und Gallenblase gezählt.

Die Syndrome sind:

Mangel an Herz-Yin (Xin-Yin kuisun), Disharmonie zwischen Herz und Niere (Xin Shen bujiao), Mangelzustand in Herz und Milz (Xin Pi liangxü) u.a.

Über eine interessante Form der Selbstmassage in Kombination mit den chinesischen Atem- und Konzentrationsübungen (Qi Gong) berichtet Zhu Fei in „Chinese Manipulation & Qi Gong Therapy" (2/1996).

Behandlungsprogramm

1. Aufrechter Sitz auf einem Stuhl, die Beine 90° abgewinkelt. Die Hände liegen mit der Handfläche nach oben auf dem Knie (bei Personen mit hohem Blutdruck liegen die Handflächen zum Knie). Das Kinn leicht zur Brust, das Rückgrat gerade, die Augenlider leicht geschlossen, die Nase zum Nabel gerichtet, ein leichtes Lächeln. Versuchen, ganz locker und entspannt etwa 5 Minuten lang zu sitzen. Natürlich atmen. In Gedanken die beruhigenden Worte sagen: „Ich bin müde, ich bin entspannt, ich werde bald einschlafen." Der Patient mit Bluthochdruck kann versuchen, zusätzlich seine Aufmerksamkeit an N 1 zu konzentrieren.
2. Die Hände warm reiben, mit einer Hand den Fuß halten und mit der anderen Hand die N 1-Zone bis zur Erwärmung reiben. Dann die andere Seite massieren.
3. Mit der Hand die H 7-Zone 100–200-mal reiben.
4. Dann die Zone zwischen Di 3 und Di 4 mit dem An- und Rou-Griff 1 Minute lang massieren.
5. Mit beiden Mittelfingern die Sedativzone (unter dem Warzenbein) mit dem An- und Rou-Griff 1 Minute lang massieren.

Zusätzliche Punkte

1. Beim Mangelsyndrom der Organe Herz und Milz (Xin Pi liangxü): B 15, KS 6, B 20.
2. Beim Mangelsyndrom an Herz-Yin (Xin-Yin kuisun): B 19, B 15, N 3.
3. Bei Bluthochdruck: B 18, Le 3, LG 20.
4. Bei Magen-Darm-Beschwerden: B 21, KG 12, M 36.

Alle Punkte werden etwa 1 Minute lang mit dem An- und Rou-Griff behandelt.

Mit der Technik der Entspannung einschlafen

Der Patient liegt entspannt im Bett auf dem Rücken. Die Augen sind geschlossen, die Atmung ist gleichmäßig. Er denkt an die Worte „Ruhe" bei der Einatmung und an „Entspannen" bei der Ausatmung. Er stellt sich vor, dass sein Körper ganz leicht ist, entspannt, als ob er auf einer Wasseroberfläche liegen würde. Er soll versuchen, an nichts Konkretes zu denken.

Mit der Technik des „inneren Sehens" einschlafen

Der Patient liegt entspannt auf dem Rücken auf dem Bett. Die Arme sind neben dem Körper. Die Augen geschlossen, die Atmung ist gleichmäßig. Er denkt bewusst, dass die Atmungsluft bis ins kleine Becken (Dantian, KG 6) gelangt. Nach einigen Minuten sieht er in das Innere seines Körpers, das Dantian, wie ein Luftballon, der bei

Einatmung größer wird und bei der Ausatmung sich verkleinert. Er kann auch mit einer Hand auf der Bauchdecke die Bewegung der Bauchdecke spüren. Die diffusen Gedanken verschwinden allmählich. Er schläft langsam ein. (Siehe hierzu auch das Buch „Chinesisch Heilen" von A. Meng und W. Exel, Kneipp Verlag, 1995 im Literaturverzeichnis.)

Akupressur

Die Punkte PdM (Yintang), Taiyang (Sonne), LG 20, G 20, „Vier kluge Götter" (Sishencong) je 30-mal drücken und kreisen, den knöchernen Augenrand von innen nach außen 8-mal schieben, dann die Punkte M 36, MP 6, N 6, B 62 langsam fester und lockerer drücken und friktionieren. Täglich eine halbe Stunde vor dem Schlafengehen etwa 20–30 Minuten selbst akupressieren oder vom Partner akupressieren lassen.

25.11 Herzleiden

Ein Herzleiden erfordert ganz sicher zuerst eine genaue interne kardiologische Abklärung. Die entsprechende medikamentöse Behandlung kann die Lebensqualität deutlich verbessern. Die TCM sieht hier eine Miterkrankung von allen 5 Yin-Organen, welche zu Stauungen von Vitalenergie (Qi), Blut (Xue) und Schleim (Tan) im Körper führt. Die endogenen Faktoren wie Angst, Kummer, Freude etc. und der Stress können die Funktion der Organe zusätzlich verschlechtern. Die regelmäßige Tuina-Massage kann die internistische Behandlung deutlich verbessern. Es gilt auch hier die Faustregel: Je schwerer die Schädi-

gung, desto weniger wirksam ist die Massage.

Das folgende Programm stammt von Dong Haokui und Li Enfu aus Hebei/China (1981). Es basiert auf einer Standardbehandlung des Bauchraumes und des Rückens. Dazu kommen noch zusätzliche symptomatische Punkte.

Standardbehandlung des Bauchraumes

Zarte bis mittelstarke Griffe, etwa 15 Minuten lang. Der Patient liegt entspannt auf dem Rücken.

Zuerst einige zarte Streichungen des Bauches. Dann die folgenden Punkte zuerst je 1–2 Minuten friktionieren (Rou).

1. Lanmen (ein Erfahrungspunkt, 1,5 Cun proximal vom Nabel, zum Vergleich, der KG 10 ist 2 Cun proximal des Nabels). Bei Friktion des Lanmen-Punktes mit dem rechten Zeige- und Mittelfinger erfolgt mit dem linken Daumen an dem Punkt KG 14 (6 Cun proximal des Nabels) Drücken (An). Mit diesem Punkt Lanmen wird die Verbindung zwischen oberem Erwärmer und mittlerem Erwärmer geöffnet.
2. Friktion des KG 11 – Jianli (3 Cun proximal des Nabels).
3. Friktion des KG 6 – Qihai (1,5 Cun distal des Nabels). Hier nicht zu lange und zu fest massieren.
4. Greifen (Na) des G 26 – Daimai (auf der Horizontallinie des Nabels und der senkrechten Linie des freien Endes der 11. Rippe). Mit dem Zeige- und Mittelfinger der linken und dem Daumen der rechten Hand gleichzeitig die Punkte KG 9 – Shuifen (1 Cun proximal des Nabels), Lanmen, mit dem Daumen der linken und Zeige,- Mittelfinger der rechten

Hand fest die Punkte G 26 fassen und zur Mitte drücken, leicht für etwa 1 Minute „hochheben", dann langsam lockerlassen. Die Finger dürfen beim „Hochheben" nicht verschieben. Der G 26 ist ein Punkt des Wundermeridians Daimai. Der Wundermeridian Daimai (gleicher Name wie der G 26) verbindet alle 14 Meridiane. Mit der Behandlung des Daimai wird die Bewegung der Vitalenergie (Qi) und des Blutes aktiviert.

5. Friktion des Le 13 – Zhangmen (das freie Ende der 11. Rippe). Der Le 13 ist der Alarmpunkt des Milz/Pankreas und der Meisterpunkt (Reunionspunkt) aller Yin-Organe. Die Auf- und Abbewegungen der Vitalenergie – Qi – (Qiji Shengjiang) werden von hier günstig beeinflusst.

6. Friktion des M 21 – Liangmen (2 Cun seitlich der Medianlinie neben KG 12). Mit beiden Daumen gleichzeitig behandeln. Die Funktion des Magens wird verbessert. Der Magen wird in der TCM als das „Meer der Nahrung" angesehen.

7. Friktion des M 25 – Tianshu (2 Cun seitlich des Nabels). Mit beiden Daumen gleichzeitig behandeln. Die Funktion des Dickdarms wird verbessert. Die TCM sagt: Eine Störung des Darmes verursacht ein Aufsteigen des „trüben Qi" und Störung der Funktion im Magen an der Lunge.

8. Greifen-Heben von Konzeptionsgefäß (Zhuati). Mit Daumen, Zeige-, Mittel- und Ringfinger der linken Hand die Zone KG 11 greifen und mit Daumen, Zeige-, Mittel- und Ringfinger die Zone KG 6 greifen (Zhua), 3-mal leicht nach oben heben (Ti) und langsam locker-

lassen. Der Patient verspürt eine Erleichterung der Atmung. Die TCM sagt: Das „trübe Qi" steigt ab, das „reine Qi" steigt auf.

Zusätzliche symptomatische Punkte

Sie werden nach dem Standardprogramm am Bauch verwendet.

Bei Stenokardie, Kurzatmigkeit und Schlafstörungen: Zuerst 1 Minute lang eher stark die Region N 12 (6 Cun über dem Nabel und 0,5 Cun seitlich der Mittellinie) links friktionieren. Zusätzlich Le 13 links und M 21 links je 1 Minute lang friktionieren (Rou).

Bei Beinödem (Wasser in den Beinen) und Miktionsstörungen (Harnlassen): KG 9 – Shuifen (1 Cun über dem Nabel), KG 4 – Guanyuan (3 Cun unterhalb des Nabels), KG 2 – Zhongji (knapp über dem Schambein) zart 1 Minute friktionieren (Rou).

Bei Scheitelkopfschmerzen: N 1 – Yongquan 1 Minute lang drücken (An).

Standardbehandlung des Rückens

In sitzender Position: Mit Zeige- und Mittelfingern die Region G 21 – Jianjing (die Mitte des Schulterrandes) drücken (An), dann mit den beiden Daumen die LG 14 – Daizhui (Vertebra prominens, 7. Halswirbeldorn) fest 1 Minute lang zusammendrücken.

In Bauchlage (etwa 5 Minuten): Der Therapeut steht am Kopfende.

1. Mit beiden Daumen von G 21 zuerst fest drücken, dann von G 21–B 23 schieben (Tui). 3–5 Durchgänge.

2. Mit den Daumen fest neben dem LG 14, mit den restlichen Fingern fest die Zwischenrippenräume fassen, die Daumen

schieben von der Mitte zur Seite, von LG 14 bis B 23. Etwa 5 Durchgänge.

3. Mit 4 Fingern und dem Daumen die Haut des Blasenmeridians in Längsrichtung fassen, heben, nach außen rollen (wie Nieji oder wie Kibler'scher Hautfaltentest) und segmentweise von LG 14 bis B 23 behandeln, die linke und rechte Seite; je 5 Durchgänge.

4. Mit den 4 Fingern und dem Daumen die Haut des Lenkergefäßes und des Blasenmeridians in Querrichtung fassen, heben und rollen (wie Nieji oder wie Kibler'scher Hautfaltentest) von C7 (LG 14) bis L2 (B 23); je 3 Durchgänge.

5. Mit beiden Daumen von LG 2 bis B 23 mit Druck (An) und Schieben (Tui); 5 Durchgänge behandeln.

Zusätzliche symptomatische Punkte

Sie werden nach dem Standardprogramm am Rücken verwendet.

1. Schwerpunkte beim Standardprogramm an B 15 – Xinshu (Höhe des 5. Brustwirbeldorns, Zustimmungspunkt für das Herz), B 17 – Geshu (Höhe des 7. Brustwirbeldorns, Zustimmungspunkt für das Zwerchfell).

2. Bei Husten und Atembeschwerden: Schwerpunkte beim Standardprogramm an B 13 – Feishu (Höhe des 3. Brustwirbeldorns, Zustimmungspunkt für die Lunge), B 12 – Fengmen (Höhe des 2. Brustwirbeldorns), B 39 – Gaohuang (Höhe des 4. Brustwirbeldorns, am Schulterrand).

3. Bei Kreuzschmerzen: Schwerpunkte beim Standardprogramm, der Abschnitt von B 18 – Ganshu (Höhe des 9. Brustwirbeldorns, Zustimmungspunkt für die Leber) bis B 23 – Shenshu (Höhe des 2. Lendenwirbeldorns, Zustimmungspunkt für die Niere).

Zarte ausgleichende Griffe am Rücken

Mit zarten klassischen Massagegriffen den Rücken zwischen den Schulterblättern etwa 5 Minuten lang behandeln.

Schmerztherapie

Schon im Lehrbuch der Inneren Medizin aus dem 3. vorchristlichen Jahrhundert, Neijing, wird der Schmerz als eine klinische Hauptsymptomatik behandelt. Hier steht, dass in allen Schmerzfällen das Organ Herz eine zentrale Rolle spielt. Nach der TCM beherrscht das Herz unsere Psyche und reguliert alle Organfunktionen. Außerdem kontrolliert das Herz in der TCM auch die Gefäße (Meridiansystem) und ist der Motor der Zirkulation von Vitalenergie und Blut im Meridiansystem. Jede Noxe, welche diese Vitalenergie und Blutzirkulation stört, bedeutet, dass Funktionsstörung, Stauung und Schmerz auftreten können.

Der Schmerz ist eine physiologische Reaktion des Organismus, er hat Signalfunktion für die Körperabwehr. Der Schmerz bedeutet, dass die Abwehrkraft (Zhengqi) im Körper vorhanden ist. Der Schmerz gibt dem TCM-Arzt die Lokalisation, Charakter und Tendenz einer Erkrankung an.

In den meisten Fällen ist die Störung dort, wo auch der Schmerz angegeben wird. Der wandernde Schmerz deutet auf eine Qi-Stagnation hin. Der fixierte Schmerz ist Zeichen für einen Blutstau. Die Zunahme des Schmerzes bedeutet eine Eskalierung der Krankheit, die Abnahme Rückbildung der Krankheit. Bei sehr rasch und intensiv eintretender Schmerzsymptomatik kann das „Herz" (= Psyche) so irritiert werden, dass der Patient bewusstlos wird und somit den Schmerz nicht empfinden kann.

26.1 Die Reflexpunkte

Die Meridianpunkte sind wirkungsvolle Zonen für die reflektorische Schmerztherapie der TCM. In der modernen Medizin kennen wir die Head'schen Zonen, die Mackenzie'schen Punkte, die McBurney'schen Punkte und die Meridianpunkte als für die Schmerztherapie relevante Reflexzonen.

1889 hat Head – und später Mackenzie und McBurney – die segmental schmerzhaften Reflexzonen mit der Organstörung in Zusammenhang gebracht.

Diese Reflexzonen zeigen eine reversible Hyperalgesie, lokale Störung der Mikrozirkulation und eine Verquellung der Unterhautgewebe. Man spricht hier auch von viszero-somatisch-kutaner Reflexbeziehung.

Die meisten Head'schen Zonen entsprechen den uns bekannten Meridianpunkten.

Die TCM teilt den Schmerz nach der Ätiologie in zwei Gruppen ein, exogen und endogen; nach der Eigenschaft der Körperreaktion (konditionsabhängig) in Fülle- und Leere-Typ; nach dem Schmerzcharakter in dumpf, muskelkaterartig, stechend, kolikartig, brennend, Kälte, Dehnung etc.; nach der Lokalisation: Schmerzen in Kopf, Hals, Brust, Rücken, Flanken, Oberbauch, Bauch, Lenden, Armen und Beinen.

Die moderne Medizin sieht im Schmerz eine subjektive Empfindung des Organismus auf nozizeptive Reize, verbunden meist mit einer komplizierten psychischen und Körperabwehrreaktion. Der Schmerz hat eine Schutzfunktion. Nozizeptoren sind die Sensoren des Schaden-Warnsystems unseres Körpers. Sie sind in fast allen Organen als freie Nervenendigungen reichlich vorhanden. Am Anfang steht das Auftreten einer Noxe (mechanische Gewalteinwirkung oder durch Auslösung von Zell- und Gewebsreaktionen, die die Freisetzung von körpereigenen chemischen Stoffen bewirken, die dann als Noxen wirken), also eines Reizes, der die normale Gewebsfunktion bedroht. Normalerweise sprechen Nozizeptoren erst auf starke mechanische oder thermische Reize an. Bei einer Sensibilisierung der Nozizeptoren führt ein leichter Reiz bereits zu starken Schmerzen.

Das Schmerzsystem steht unter anhaltender inhibitorischer Kontrolle und zwar vom Rückenmark bis zum Großhirn.

Hautempfindung: Nach einem nozizeptiven Reiz können zwei unterschiedliche Schmerzempfindungen entstehen:

„Rascher Schmerz": Er ist ein spitzer, heftiger Schmerz und von kurzer Dauer. Die Lokalisation ist präzise. Nach Entfernung des Reizes verschwindet der Schmerz rasch. A-delta-Fasern sind hier die afferenten Fasern.

„Langsamer Schmerz": Der anhaltende, unscharf lokalisierte, brennende Schmerz wird meist mit psychischer Reaktion, Herz-Kreislauf- und Atemreaktion verbunden.

Bei einem Trauma haben wir meist beide Schmerzcharakter kurz hintereinander, bei einer Dermatitis hingegen meist den sog. „langsamen Schmerz". C-Fasern sind hier die afferenten Fasern.

Die **Organschmerzen**: Langsame Entstehung, anhaltend und unklar in der Lokalisation, unscharf in der subjektiven Unterscheidung; reagiert empfindlich auf Zug, Hypoxie, Krampf, Entzündung und chemische Reizstoffe.

26.2 Schmerztheorie in der modernen Medizin

Viszerosomatischer Schmerz: Bei Störungen in den Eingeweiden können auch Schmerzen auf die Körperoberfläche geleitet werden. Bei Pankreas- und Magenerkrankungen haben wir meist Schmerzen im Bereich zwischen den Schulterblättern und linkem Oberbauch; bei Leber- und Gallenblasenerkrankungen ist meist die rechte Schulter schmerzhaft; bei Nierenkolik ist meist der Inguinalbereich empfindlich etc. Das Schmerzsystem steht unter anhaltender inhibitorischer Kontrolle, und zwar vom Rückenmark bis zum Großhirn. Im Bereich des Rückenmarks wird die Schmerzinformation einerseits durch segmentale Hemmung reguliert, zum anderen greifen auf spinaler Ebene auch supraspinale absteigende hemmende Einflüsse an. Die inhibitorischen Mechanismen können auch gezielt schmerztherapeutisch aktiviert werden, und zwar durch physiologische (z.B. Massage, Akupunktur, transkutane Nervenstimulation), medikamentöse und psychologische Reize bzw. Auslöser.

In der modernen Neurophysiologie werden zwei Theorien diskutiert. Die eine ist die Vorstellung, dass wir vom Schmerzrezeptor über die Schmerzleitung bis ZNS ein schmerzspezifisches System haben. Jeder Reiz an diesen freien Nervenendigungen kann auf dem Wege der A-delta- und C-Fasern afferent zu Rückenmark, Hirnstamm, Thalamus und bestimmten Regionen der Kortex geleitet werden und eine Schmerzempfindung auslösen. Die Wahrnehmungen und das Verhalten von Schmerz sind integrative Leistungen des ZNS. Im Rückenmark wird Information aus den Nozizeptoren (z.B. Hautsegment C3–C5) in die motorische und vegetative (viszerales Organ, z.B. die Gallenblase) Steuerung integriert.

Der schmerzmodulierende Regelkreis besteht aus Rückenmark, Hirnstamm, Thalamus und somatosensorischem Kortex, limbischem System, Hypothalamus, Hypophyse, Mittelhirn und Medulla oblongata.

Die zweite Theorie ist die Gate-control-Theorie.

Die im Rückenmark eintreffenden Impulse der dicken Fasern (niederschwelligen, markhaltigen Afferenzen, Gruppe II) können im selben Segment die Schmerzimpulse von den freien, nichtkorpuskulären Nervenendigungen (dünne, markhaltige Nervenfasern = Gruppe III oder A-delta-Fasern und marklose Nervenfasern = Gruppe IV oder C-Fasern) an der weiteren Leitung an das ZNS blockieren. Diese Theorie hilft uns, die analgetische Wirkung der segmentalen und lokalen Druckschmerzpunkte in der Akupunktur und der Tuina zu verstehen.

26.3 Schmerztheorie der TCM

26.3.1 Schmerzursachen

Oberflächlich lokalisierter Schmerz aufgrund bioklimatischer Schädigungen des Körpers

Hier ist meist der Kopf beteiligt, aber auch Gelenke und Muskulatur.

Die Wind-Kälte, Wind-Hitze und Wind-Feuchtigkeit können eine Störung der Meridianzirkulation (entspricht etwa dem Blutgefäßsystem der modernen Medizin) verursachen.

Solch oberflächlicher Schmerz ist relativ gut und leicht mit der Akupunktur zu behandeln. Hier haben wir noch keine Organbeteiligung, es spielt sich alles noch auf der Körperoberfläche (Haut, Muskulatur) ab.

Schmerzen aufgrund starker Kälte (innere oder bioklimatische)

Schädigt direkt das Organ Leber oder das Organ Magen. Frösteln, plötzliche Nabel- oder Oberbauchschmerzen; der Schmerz bessert sich auf Wärme, auf Kälte wird er schlimmer. Hier haben wir eine direkte Beteiligung der Organe Leber und Magen.

Schmerzen aufgrund einer Stagnation von Vitalenergie (Qi)

Die Aufgabe von Vitalenergie (Qi) ist die Aufrechterhaltung von Meridianzirkulation und Organfunktion. Depression, Erregungszustände, äußere bioklimatische Einflüsse, Verdauungsprobleme etc. können den Kreislauf von Vitalenergie (Qi) behindern, die Folge sind Schmerzen in der gestörten Region – von dumpfem Charakter oder plötzlich einschießend –, sie kommen und gehen ohne fixe Lokalisation.

Wir sehen solche Störungen im Rahmen einer Depression oder Agitiertheit, fieberhaften Atemwegserkrankung etc. Die TCM sieht hier eine Störung im Organ Leber und Milz/Pankreas.

Schmerzen aufgrund eines Blutstaus

Blut kreist im Meridiansystem und wird von Vitalenergie (Qi) angetrieben. Diese

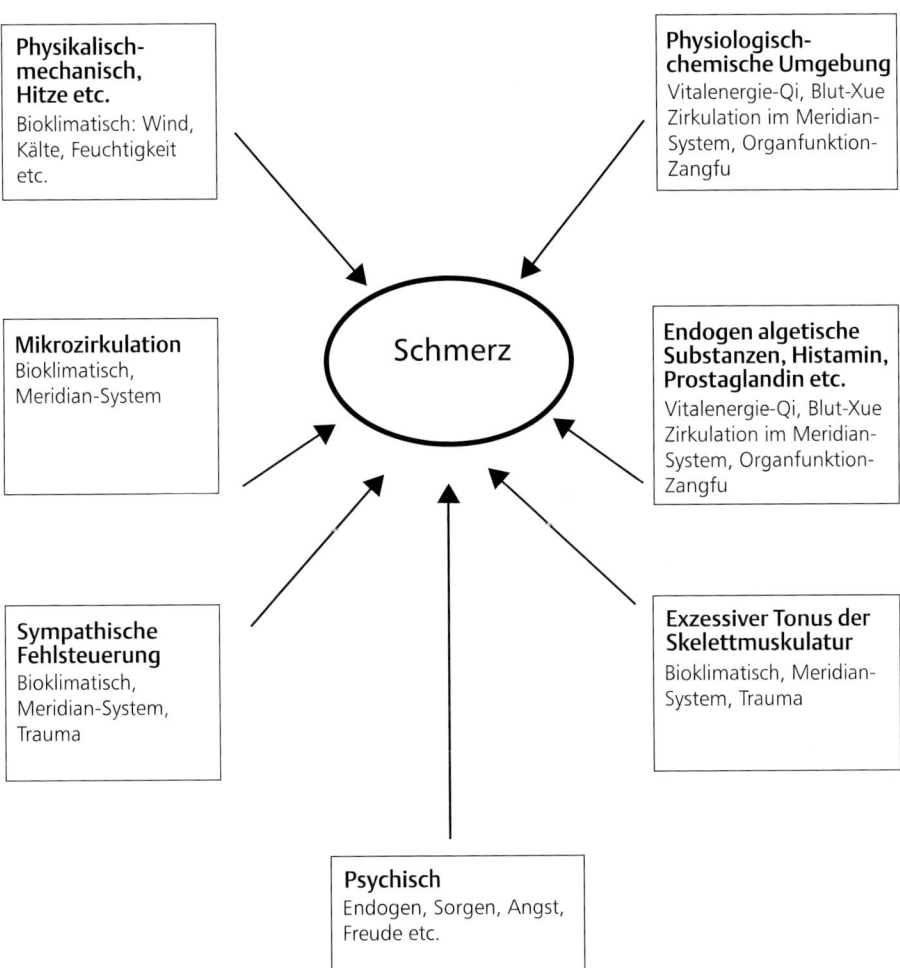

Abb. 176: Schmerztheorie der modernen Medizin und der Traditionellen Chinesischen Medizin

Nozizeptoren werden erregt
Schmerzauslöser MM und TCM*

Physikalisch-mechanisch, Hitze etc.
Bioklimatisch: Wind, Kälte, Feuchtigkeit etc.

Physiologisch-chemische Umgebung
Vitalenergie-Qi, Blut-Xue Zirkulation im Meridian-System, Organfunktion-Zangfu

Mikrozirkulation
Bioklimatisch, Meridian-System

Schmerz

Endogen algetische Substanzen, Histamin, Prostaglandin etc.
Vitalenergie-Qi, Blut-Xue Zirkulation im Meridian-System, Organfunktion-Zangfu

Sympathische Fehlsteuerung
Bioklimatisch, Meridian-System, Trauma

Exzessiver Tonus der Skelettmuskulatur
Bioklimatisch, Meridian-System, Trauma

Psychisch
Endogen, Sorgen, Angst, Freude etc.

Schmerzentstehung bedeutet in der TCM
1. Hinweise auf Qualität, Intensität der Noxen
2. Schweregrad der Zirkulationsstörung im Meridiansystem
3. Rasch einsetzender Schmerz in einem Organ bedeutet immer eine Beteiligung des Herzens. „Herz" steht für Kreislauf und Psyche. Das Herz ist wie ein König, es kontrolliert alle Eingeweide.

* Das Fettgedruckte entspricht der Version der modernen Medizin, das andere der der TCM.

Funktion des Meridiansystems ist ähnlich dem Blutgefäß- und Nervensystem der modernen Medizin.

Traumen, schwere und abbauende Erkrankungen, fieberhafte Erkrankungen, Blutverlust nach Operation oder Geburt etc. können eine Stauung der Blutzirkulation verursachen. Das gestaute Blut kann sogar aus dem Gefäß treten und zusätzlich die Zirkulation von Vitalenergie (Qi) und Blut im Meridiansystem stören.

Der Schmerz ist von bohrendem, stechendem Charakter, fixe Lokalisation, auf Druck verschlimmert er sich, Muskelhartspann, Hämatom, lokales posttraumatisches Hämatom, Zyklusschmerzen etc.

Schmerzen infolge von „innerer Hitze"

Die Temperatur der verschiedenen Organe im Körper wird konstant gehalten. Eine Änderung der Außentemperatur, Störungen der Organfunktion, können lokale oder allgemeine „Hitze" im Körper verursachen. Die TCM spricht hier von Hitze-Symptomatik.

Klinisch sehen wir eine lokale oder allgemeine Erhöhung der Temperatur. Die Kälteanwendung ist angenehm. Der Zungenkörper ist rötlich, der Zungenbelag gelblich.

Wir sehen diese Schmerzsymptomatik bei Entzündungen der Haut, Gelenke, Schleimhaut, Harnblase, Lunge und des Zahnfleisches etc.

Hier ist eine Akupunkturbehandlung zu wenig, es muss eine medikamentöse Behandlung dazukommen.

Schmerzen im Verdauungstrakt

Eine Passagestörung aufgrund unterschiedlicher Ursachen können Schmerzen im Magen-Darm-Trakt verursachen.

Die TCM spricht hier von einer Stagnation des „Verdauungstrakts".

Schmerzen im Rahmen einer Stauung von „zähem Sekret" im Körper

Diese Art vom Schmerzen im ganzen Körper und in den Gliedern mit Rötung, Schwellung und Hitze sieht die TCM meist bei Patienten mit sog. Yang-Überschuss bzw. Überschuss an Feuchtigkeit und Sekret im Körper. Wenn hier bioklimatische Noxen, wie Wind, Kälte, Feuchtigkeit etc., den Körper schädigen, kann die „Hitze-Entzündung" dem Körper schaden. Zirkulationsstörung im Meridiansystem, lokale Stauungen verursachen dann Schmerzen, Rötung, Hitze, zähes Sekret, Husten etc.

Hier ist eine medikamentöse antibiotische Therapie meist indiziert. Die Akupunktur ist nicht effizient genug.

Schmerzen bei Wurmkrankheiten

Die TCM hat schon sehr früh erkannt, dass Parasiten im Körper Erkrankungen verursachen.

Schmerzen bei „Leere-Symptomatik"

Wenn der Körper einen Mangelzustand von Vitalenergie (Qi) und Blut hat, liegen oft Schmerzen vor. Der Schmerz ist von dumpfem Charakter, nicht stark, nicht fixiert in der Lokalisation; auf Druck erfolgt meist eine Erleichterung, ebenso auf Wärme. Bei Belastung und Erschöpfung verstärkt sich der Schmerz.

Schmerzen nach Trauma

Ein Trauma verursacht eine lokale Zirkulationsstörung von Vitalenergie (Qi) und Blut, deshalb treten Schmerzen auf; fixe Lokalisation, Hämatom und Funktionsstörung.

Blutstillung, Förderung der Blutzirkulation und Schmerzlinderung werden wir je nach Stadien der Verletzung berücksichtigen.

26.3.2 TCM–Einteilung der Schmerzen nach der Lokalisation

Ein anderes Einteilungsprinzip der TCM bei Schmerzen ist die Einteilung nach der Lokalisation.

An sieben Stellen treten häufiger Schmerzen auf: Kopf, Brust, Magen, Flanken, Kreuz, Bauch und Gelenke.

Diese Schmerzen werden dann weiter nach der Regel der 8 Prinzipien, der 6 Meridianpaare, der Körperstoffe (Wei, Qi, Ying, Xue), der Ätiologie (exogen – bioklimatisch, endogen – empsychosomatisch) und nach der Organzugehörigkeit eingeteilt.

Wie bereits in Kapitel 26.1 (S. 238 f.) erwähnt, entsprechen die meisten Head'schen Zonen den uns in der Akupunktur bekannten Meridianpunkten. Head'sche Zone, Mackenzie'scher Punkt, McBurney'scher Punkt sind oft identisch mit einem Meridianpunkt.

1889 hat Head und später Mackenzie und McBurney die segmental schmerzhaften Reflexzonen mit der Organstörung in Zusammenhang gebracht.

Diese Reflexzonen zeigen eine reversible Hyperalgesie, lokale Störung der Mikrozirkulation und eine Verquellung der Unterhautgewebe. Man spricht hier auch von viszero-somatisch-kutaner Reflexbeziehung.

26.4 Besonderheiten der TCM und der schulmedizinischen Reflexzonen

26.4.1 So genannte Reflexumkehr

Die Head's chen Zonen zeigen hier Übereinstimmung mit den segmentalen Meridianpunkten. Aber die Head'schen Zonen geben nur für die Diagnose einen Hinweis. Die Möglichkeit, diese Reflexzonen auch für die Therapie der betreffenden Organstörung zu nutzen, wurde von Head nicht bedacht, aber in der TCM ist das eine Selbstverständlichkeit.

26.4.2 In der TCM sind auch nichtsegmentale Meridianpunkte wirksam

In der Akupunktur zeigt sich die Wirksamkeit der segmentalen Meridianpunkte für die Organstörung im gleichen Segment. Aber wir verwenden in der TCM oft auch von Organsegmenten weit entfernte Punkte.

Für die Beckenbodenschwäche (Prolapsus ani, Hämorrhoiden) zeigen sich LG 20, Lu 6 neben den Sakrallöchern (B 32–B 34) als sehr wirksam.

Eine Erklärung für solche suprasegmental wirksamen Meridianpunkte liegt möglicherweise letztlich in der Verschaltung und Modulation aller peripheren Impulse im ZNS.

26.4.3 Dem Meridianverlauf entsprechende Dermatome

Der Verlauf der Meridiane ist mit den Dermatomen, Myotomen und Sklerotomen in Übereinstimmung. Ischialgie entspricht dem Blasenmeridianverlauf.

Bei der Angina pectoris ist die Schmerzausbreitung mit dem Herzmeridian identisch. Diese klinische Erfahrung könnte das Modell für die Entdeckung des Meridianphänomens der TCM sein.

Die dabei klinisch festzustellenden druckschmerzhaften Punkte entsprechen haargenau den Meridianpunkten. Die Druckstimulation von solchen sensiblen Punkten löst oft eine Ausbreitung von Schmerzsensationen entlang Teilen eines Meridianverlaufes aus.

26.5 Die Praxis der Schmerztherapie

26.5.1 Beseitigung der schmerzauslösenden Noxen

Wenn die Ursache von Schmerzen eine „exogene Wind-Kälte" ist, welche die Blutzirkulation in der Haut und Muskulatur irritiert, dann bringt z.B. die Nadelung der Punkte Di 4, 11, G 20 rasche Besserung, evtl. noch die lokale Wärmeanwendung, falls eine Kälte-Symptomatik vorliegt. Wenn dem Oberbauchschmerz eine funktionelle Magen-Darm-Störung zugrunde liegt, kann die Akupunktur durch Verbesserung (Beseitigung) der Verdauungsstörung den chronischen Oberbauchschmerz beseitigen.

26.5.2 Symptomatische Schmerztherapie

Die TCM sieht im Schmerz das Zeichen einer Zirkulationsstörung. Die durch die Akupunktur und Tuina-Massage verbesserte Zirkulation bedeutet Schmerzlinderung.

Auch wenn die durch Akupunktur erreichte Schmerzlinderung oft nur von kurzen Dauer ist, bedeutet sie doch ein Zerschlagen des Circulus vitiosus und eine positive Bahnung. Der Patient sieht nämlich, dass sein chronischer Schmerz nicht „hoffnungslos unbeeinflussbar" ist.

26.5.3 Drei Prinzipien der TCM in der Schmerztherapie

1. In der Praxis beseitigen wir die Zirkulationsstörung im betroffenen Meridiansystem.
2. Wir können auch im gekoppelten Meridian (Quellpunkt, Luo-Punkt, Reunionspunkt etc.) eine Behandlung durchführen, dadurch verteilt sich der Schmerz.
3. Die organbezogene Behandlung (Zustimmungspunkte, Alarmpunkte und spezielle Punkte mit Tor- bzw. Meer im Punktnamen) stärkt die Vitalenergie (Qi) und das Blut.
Tor: Le 13, Le 14 etc.; Meer: KG 6, MP 10, H 3 etc.

26.6 Die 10 syndrombezogenen Zusatztherapien der TCM

1. *Wind*: G 20 (Teich des Windes), LG 16 (Hof des Windes), G 31 (Markt des Windes), 3E 17 (Schutz vor dem Wind), B 12 (Tor des Windes)
2. *Kälte*: LG 14, Dü 3, B 60
3. *Feuchtigkeit*: KG 12, M 36, MP 6
4. *Qi-Stagnation*: B 18, Le 14, G 34
5. *Blutstauung*: Lu 5, B 54, B 17. Die Massage ist nur bedingt effektiv. In der Akupunktur wird hier die Technik des Mikroaderlasses verwendet.
6. *Kälte im Bereich des mittleren 3E*: KG 12, KG 6, B 20. Moxibustion.
7. *Stauungen im Bereich des mittleren 3E*: KG 12, M 25, M 36
8. *Schmerzen nach größerem Blutverlust (z.B. Operation)*: B 18, B 20, G 34
9. *Schmerzen im Rahmen fieberhafter Erkrankungen*: hier ist die Tuina-Therapie kontraindiziert. In der Akupunktur wird die Technik des Mikroaderlasses an den 10 Fingerkuppen und die sedierende Nadelung von KS 7 und M 40 verwendet.
10. *Schmerzen im Rahmen „Syndrom der Nieren-Leere"*: B 18, B 23, N 3, B 11

Zusammenfassung

Die TCM kennt schon seit über 2000 Jahren die Bedeutung des Schmerzes und die Möglichkeit der Schmerzbehandlung.

Gerade für die Therapie von chronischen Schmerzen eröffnet die TCM durch ihre anders geartete Medizintheorie für Ärzte im Westen neue Möglichkeiten. Die Bedeutung der Akupunktur und die Tuina-Massage in der Schmerztherapie hat sich im Westen durch die Vertretung in vielen Schmerzambulanzen und -kliniken manifestiert.

26.7 Schmerztherapie bei Erkrankungen des Bewegungsapparates

Die Erkrankungen der Gelenke sind im Allgemeinen gesehen eine ausgezeichnete und dankbare Indikation für die traditionelle chinesische Massage. Um eine gewisse Systematik in diese Krankheitsgruppe zu bringen, haben wir sie aus didaktischen Gründen in zwei Gruppen eingeteilt.

Die erste umfasst den rheumatischen Formenkreis mit seinen vielen Untergruppen (z.B. chronische Polyarthritis, rheumatische Gelenkentzündungen). Hier wird die Massage nicht im akuten Stadium, sondern im subchronischen und chronischen Stadium angewendet, und zwar nur in vorsichtig steigender Dosierung! Der Anfänger soll hier überhaupt nur mit großer Zurückhaltung ans Werk gehen. Dieses Krankheitsbild wird trotzdem in China mit viel Massage (und auch Akupunktur) behandelt, wie die Ausführungen auf den Seiten 248 ff. zeigen.

Die zweite Gruppe von Gelenkerkrankungen, die nach der modernen westlichen Diagnose nicht zum rheumatischen Formenkreis gehört, ist für die traditionelle chinesische Massage sehr gut indiziert. Hier muss man während der Massagebehandlung sehr darauf achten, dass es bei den Patienten manchmal zu Psychosen oder psychischen Konfliktsituationen (z.B. Halswirbelsäulen-, Lendenwirbelsäulensyndrom) kommt und dass hier die Massage nicht ohne Kooperation mit einer psycho-psychiatrischen Behandlung durchgeführt werden darf.

Die Massage (auch die Akupunktur) kann bei strenger Indikation und richtiger Ausübung an Patienten mit ausgeprägten Verspannungszuständen der Muskulatur, mit Kopfschmerzen und Schwindel oder mit in die Arme ausstrahlenden radikulären Schmerzen und Sensibilitätsstörungen jeder medikamentösen Behandlung überlegen sein. Die Kombination der Behandlung mit anderen bestimmten physikalischen Reizen (z.B. Fangopackungen, Extensionen usw.) führt oft zu einer raschen Beschwerdefreiheit. Auf die Bedeutung der Störungen des Bewegungsapparates für innere und gynäkologische Erkrankungen usw. wird an anderer Stelle (s. S. 225 und 309 ff.) noch genau eingegangen.

Die Beschwerden werden nach der TCM als Bi-Zheng bezeichnet. So wird dieses Krankheitsbild nach den für diese Krankheit unangenehmen drei Klimafaktoren charakterisiert, nämlich Wind, Kälte und Feuchtigkeit.

Es sind drei Typen zu differenzieren:

- *Xing-Bi*: Wenn die Symptomatik und die Lokalisation des betroffenen Gelenks sich so rasch und unbestimmt wie der Wind ändert. Die Verschlechterungen der Symptome treten meist im Frühjahr auf. Der Patient reagiert empfindlich auf Zugluft. Der Schmerz im Gelenk wandert und ist hier oberflächlich lokalisiert. Das Xing-Bi-Bild bedeutet meist das Anfangsstadium dieser Krankheit. Die Prognose für die Behandlung ist jetzt günstig. Die Symptomatik entspricht etwa dem Weichteilrheumatismus.

- *Tong-Bi*: Wenn der Patient zu lange der Kälte ausgesetzt war, wodurch seine Abwehr vermindert wurde und wobei er intensive, meist monoartikuläre Schmerzen hat. „Die Zirkulation in diesem Meridian ist gestört." Der Patient spricht auf Wärme, besonders auf lokale Wärme (Moxa), gut an.

- *Zhou-Bi*: Hier hat die Feuchtigkeit als pathogener Faktor den Organismus geschädigt. Der Patient klagt über Schweregefühl und Parästhesien sowie über Schwellungen der Gelenke (z.B. Erguss).

Auf den Zungen- und Pulsbefund wurde verzichtet, da die traditionelle chinesische Massage und auch die Akupunktur für alles eine gleiche Therapie dieser Krankheiten darstellt. Die Unterscheidung in Xü und Shi (Leere und Fülle) ist aber selbstverständlich.

26.7.1 Die entzündlichen rheumatischen Beschwerden des Bewegungsapparates

Die Therapieanleitung gilt für die Anwendung der traditionellen chinesischen Massage zur Behandlung von chronischer

Polyarthritis (pcP), Arthritis psoriatica und Arthritis urica (Gicht).

26.7.2 Rheumatische Beschwerden der Extremitäten

Wenn irgendwie ein Verdacht besteht, dass das Gelenk einen Erguss oder eine leichte Entzündung hat, dann darf nicht mit Moxa und die regionalen, gelenknahen Punkte dürfen nicht mit Massage behandelt werden. Es ist besser, man ist tausendmal zu vorsichtig als einmal zu leichtsinnig! (Die Differenzialdiagnose der TCM wird auf S. 248, „Rheumatische Beschwerden der Wirbelsäule", behandelt.)

Die Meridianpunkte

Di 5, KS 7, Di 4, Di 10, Di 11, G 30, G 34, M 36, B 54, B 57

Behandlungsregionen

Die betroffenen Gelenke werden schwerpunktmäßig behandelt.

Durchführung der Massagebehandlung

1. Der Patient sitzt und der Masseur steht seitlich von ihm. Der Masseur hat ein Bein auf einem Hocker, damit er den Arm des Patienten darauf legen kann. Mit dem Gun-Griff behandelt er die mediale und laterale Seite des Armes vom Handgelenk bis zur Schulter, dann von der Schulter wieder bis zum Handgelenk. Während des Griffes sollten auch entsprechende passive Streckungen und Drehungen in den Gelenken durch-

geführt werden (siehe Abb. 84 und 85, S. 128).

2. Es werden anschließend mit dem Na-Griff die Punkte Di 11, Di 10 und Di 4 behandelt. Mit den Fingern soll man die kleinen Fingergelenke drehen (Nian-Griff) und passiv bewegen, dann den Oberarm streichen (auf und ab); beim Schultergelenk und Handgelenk 4 bis 5-mal kreisend massieren.

3. Der Patient liegt auf dem Rücken. Der Masseur sitzt seitlich vom Patienten und hält eine Hand oberhalb (proximal) des Knöchels des Patienten, und mit der anderen Hand übt er den Gun-Griff vorn innen und außen seitlich aus (ventral, medial, lateral), am Oberschenkel und dann nach unten zur äußeren Seite des Unterschenkels von M 36, G 34 nach unten. Gleichzeitig muß man im Sprunggelenk passiv Plantar-Dorsal-Flexion und Pronation durchführen.

Man kann noch mit An und Na (Drücken und Zwicken) die speziellen Meridianpunkte für erkrankte Hüft-, Knie- und Sprunggelenke anwenden.

4. Der Masseur steht seitlich vom auf dem Bauch liegenden Patienten. Mit dem Gun-Griff behandelt er vom Gesäß aus nach unten bis zur Wade, ganz besonders die dorsale Fläche der Hüft-, Knie- und Sprunggelenke, dazu noch mit An-Griff (Drücken) die Punkte G 30, G 29, B 54, B 57.

Die Gelenke werden dann noch mit hyperämisierenden Griffen und Packungen behandelt.

Nach einer solchen Behandlung muss man dem Patienten Zeit geben, sich etwa 15 Minuten lang auszuruhen.

Die Übungen der 4 Figuren sind für diese Patienten empfehlenswert

(s. S. 323 ff. – „Training für den Therapeuten").

Spezielle Punkte zur Behandlung von Gelenkbeschwerden

(Die **halbfett** hervorgehobenen Punkte sind besonders wichtig!)

Wirbelsäule: B 10, **LG 14** (13), **LG 12**, B 38 (39), B 20, B 23, **LG 4**

Schultergelenk: **Di 11**, Dü 9, Dü 11, **Di 15**, B 39 (38)

Ellbogengelenk: **Di 11**, Di 10, G 21, H 3 (in der Akupunktur ist das Stechen von Di 11 in Richtung H 3 besonders wirksam)

Handgelenk: **3E 5**, 3E 6, 3E 4

Hüftgelenk: **G 30**, G 34, G 31, G 29

Kniegelenk: **M 35**, **G 34**, M 34, Le 8, B 54

Sprunggelenk: G 39, G 40, Le 4, M 41

Wenn mehrere Gelenke befallen sind: G 20, LG 14 (13), B 38 (39), B 20, B 23 noch dazunehmen. Alle diese Punkte sind auch mit Moxa zu behandeln.

Spezielle Punkte zur Behandlung von Muskelrheumatismus

(Die Angaben stammen aus der Hochschule für TCM, Peking. Sie sind hauptsächlich für Moxa und Akupunktur gedacht.)

Nackenmuskulatur: B 10, **G 20**, Dü 3, **G 39**, B 60, **B 62**

Rückenmuskulatur: B 11, **LG 12**, **Dü 15**, Dü 14, B 13, B 15, B 17

Schultermuskulatur: **G 21**, Dü 9, Dü 12, **Dü 11**, Dü 3

Lendenmuskulatur: LG 4, B 23, B 47, G 30, **B 54**, Yaoyang (4 Querfinger seitlich des 3. LWD)

Musculus pectoralis: Lu 2, **Lu 1**, KS 1, 3E 6, H 1

Muskulatur der Extremitäten: lokale Meridianpunkte

26.7.3 Rheumatische Beschwerden der Wirbelsäule

Dieses Krankheitsbild ist in unseren Breiten relativ häufig anzutreffen. Es gehört unbedingt in die Behandlung eines Fachmannes. Wir können mit der Massage in Kombination mit einer Heilgymnastik den Leidenden entscheidend helfen. Die moderne westliche Medizin kennt hier eine recht exakte Differenzialdiagnose und medikamentöse Therapie, und auch die physikalische Medizin wird mit großem Erfolg angewendet.

Wenn wir nun die Traditionelle Chinesische Medizin hier zur Differenzialdiagnose anwenden, so teilt sich dieses Krankheitsbild in drei Formen:

1. Xing-Bi – infolge von Wind (z.B. Zugluft)
2. Tong-Bi – infolge von Kälte
3. Zhao-Bi – infolge von Feuchtigkeit

Als Krankheitsursache gilt, dass die *exogenen Noxen*, „der Wind, die Kälte und die Feuchtigkeit", in den geschwächten Organismus Zutritt gefunden haben. Auf die verschiedenen Symptomatiken will ich hier mit Absicht nicht eingehen, da die Behandlungen für alle Formen die gleichen sind.

Behandlungsplan

Für die Erstellung eines Therapieplanes beachten Sie die drei Fragen:

1. Welches Organ ist betroffen?

Häufig sind es hier Magen-Milz-Pankreas, in sehr chronischen Fällen auch Niere und Lunge. Da die subjektiven Beschwerden sehr vom psychischen Zustand abhängig sind, muss man auch an die zuständigen Organe, die psychisch ausgleichend sind (z.B. an das Herz), denken.

2. Welcher Meridian ist betroffen?

Alle jene Meridiane werden in das Programm einbezogen, welche das erkrankte Gebiet durchziehen (z.B. Schmerzen, Bewegungseinschränkungen in der oberen BWS, dann Lenkergefäß, Blasenmeridian, Gallenblasenmeridian).

3. Welche Ursache und Modalität ist verantwortlich?

Sie wissen schon, dass hier „Wind, Kälte und Feuchtigkeit" eine Rolle spielen. Daher wird der Patient solche klimatischen Faktoren vermeiden, und wir können ihm mit lokaler Wärme eine Erleichterung bringen. Bitte achten Sie immer auf die aktuelle Situation, denn wenn z.B. der Patient gerade einen entzündlichen Schub hat (bei lokalen Rötungen, Schwellungen mit Laborbefunden, welche ein akutes Entzündungszeichen beinhalten), ist die lokale Wärme *kontraindiziert.*

Die drei Fragen zum Therapieprogramm lauten:

1. Welche Zone will ich behandeln?

Zum Teil schon in den Fragen zur Diagnose beantwortet. Die Auswahl von Fernpunkten sind auf den Seiten 139 und 146 nachzulesen.

2. Reizart?

Milder Reiz bzw. neutraler Reiz.

3. Behandlungsstrategie?

Förderung der Meridianzirkulation, Erhöhung der Körperabwehr. Die Massage in Kombination mit Heilgymnastik anwenden, damit die Beweglichkeit der Gelenke sich bessert. Kein Absetzen aller anderen Behandlungen! Ein Behandlungszyklus dauert etwa 3–6 Monate.

Für den Anfänger der traditionellen chinesischen Massage ist es besser, dieses Krankheitsbild wegen der Kompliziertheit zunächst nicht zu behandeln.

Durchführung der Massagebehandlung

Der Patient soll in Bauchlage sein, der Körper durch Unterlegen eines Polsters richtig gelagert werden. Wenn der Patient aus irgendeinem Grund nicht so liegen kann, dann kann man ihn auch in sitzender Position behandeln.

Wenn der Patient mehr Beschwerden in der oberen BWS hat: Zuerst die Partie seitlich der Wirbelsäule mit dem Daumen schieben oder streichen, von oben nach unten, dann von unten wieder nach oben, etwa 10 Minuten lang.

Mit Fingerdruck schieben und mit Vibrationstechnik (An, Tui, Zhen) die folgenden Meridianpunkte behandeln: G 20, LG 16, G 21, LG 14, Hua-tuo-Punkte.

Bei Beschwerden in der oberen BWS und HWS, LWS und den Hüftgelenken: B 23, B 25, LG 4, LG 3, B 31, B 32, B 33, B 34, G 30, G 29 usw. Bei der Ausatmung auf den Meridianpunkt drücken und bei der Einatmung mit dem Druck nachlassen. Anwendung und Heilgymnastik, um die Mobilität der Gelenke wiederherzustellen (hierzu entsprechende Fachliteratur nachlesen!)

Die Behandlung der rheumatischen Wirbelsäulenbeschwerden verlangt vom Therapeuten eine sehr flexible Vorgehensweise. Während des akuten Stadiums, in welchem der Patient starke Schmerzen, Fieber und hohe Blutsenkungswerte hat, sollen nur die Rückenregion und die hier gelegenen Meridianpunkte mit Schieben und Streichen (Tui, Mo) behandelt werden.

Wenn aber die Bewegungseinschränkung der Gelenke (Steifheit) im Vordergrund steht, dann soll die passive Mobilisierung hauptsächlich angewendet werden. Die ersten Tage nach der Massage kann das zu einer leichten Zunahme der Beschwerden führen, diese verschwinden aber in den nächsten Tagen. In den meisten Fällen erreicht man eine Verbesserung der Gelenkbeweglichkeit und der Atemfunktion. Die Schmerzreduzierung geht mit der Lockerung der Gelenke parallel. Außerdem werden sich der Appetit und der allgemeine Zustand bessern. Zur Stabilisierung des Befindens muss man dem Patienten ein Trainingsprogramm für zu Hause mitgeben. Sehr günstig hat sich hier Baojian-Gong bewährt.

26.7.4 Die nichtrheumatischen Erkrankungen des Bewegungsapparates

Hierzu gehören alle Formen von Gelenkbeschwerden, welche nicht primär entzündlich sind, Arthrose der Hüftgelenke, der Kniegelenke, die degenerativ und statisch bedingten Wirbelsäulenerkrankungen, Myosen, Tendomyosen und Ligamentosen aus mechanischer und degenerativer Ursache. Auch Beschwerden des Bewegungsapparates, welche in den Bereich der Sportmedizin fallen, kommen hier zur Darstellung.

Mit der traditionellen chinesischen Massage haben wir vier therapeutische Angriffspunkte:

1. Schmerzlinderung, Krampflösung. Die neuere Forschung zeigt, dass der Reiz eines Akupunkturpunktes im Körper morphinähnliche Substanzen (Endorphine) freisetzt.
2. Förderung der Durchblutung. Es gibt eine Reihe von Arbeiten, die über dieses Thema referieren.
3. Stärkung der Körperabwehr, Stärkung des immunologischen Abwehrsystems im Körper, meist durch reflektorische, segmentale Organstimulation über die so genannten Zustimmungs- bzw. Alarmpunkte.
4. Psychischer Ausgleich. Auf die enge Beziehung der vegetativen Funktionen (die Funktionen der Eingeweideorgane) mit der Psyche wurde bereits im theoretischen Teil (s. S. 146) ausführlich hingewiesen.

Die ausgezeichnete Möglichkeit, mit der traditionellen chinesischen Massage den Schmerz (Anlauf-, Bewegungs-, Ruhe- und Nachtschmerz) zu lindern, bewirkt eine reflektorische Entkrampfung der Muskulatur, was wiederum zur Folge hat, dass die Durchblutung sich durch größere Beweglichkeit bessert. Der Patient verbraucht deutlich weniger Analgetika. Auch die geringer werdende Wetterempfindlichkeit des Patienten ist ein häufig zu beobachtender Effekt dieser Behandlung.

27 Akupressur zur Selbsthilfe

Akupressur ist eine einfache Form der Tuina-Massage. Sie kann vom Laien angewendet, aber auch vom Physiotherapeuten oder Masseur in eine klassische Massage eingebaut werden. Der Laie verwendet die Akupressur zur Stärkung der Gesundheit, Vorbeugung gegen Saison-Erkrankungen und zur Unterstützung und Behandlung von immer auftretenden Befindlichkeitsstörungen. Der in der Tuina-Massage ausgebildete Physiotherapeut bzw. Masseur kann (nach ärztlicher Rücksprache) den interessierten Laien so weit in der Akupressur unterrichten, dass dieser weiß, wo der entsprechende Punkt liegt, wie und wann man ihn massiert.

Die gezielt durchgeführte sanfte Form der Massage an der Kopfhaut kann eine positive Wirkung auf die Durchblutung, Psyche und zusätzlich auf das Wohlbefinden haben.

Die Akupressur ist im Fernen Osten sehr verbreitet.

In der „Medical Tribune" vom 21.1.1994 steht unter „MT-Kongreßbericht" folgendes unter der Überschrift „In Peking macht das der Frisör":

„Im Mittelalter war die ‚Knochensetzerei' die Domäne der Bader und Haarschneider. Die Leute bekamen den Kopf ‚gewaschen und zurechtgesetzt'. Kopfschmerzen verschwanden durch die mechanischen Impulse und die Leute wurden wieder ‚vernünftig'".

Im Fernen Osten gehören diese Praktiken auch heute noch zum selbstverständlichen Alltag. Das berichtete Dr. H.D. Wolff aus Homburg/Saar bei einem Kongress in Graz. Als er sich in Peking die Haare schneiden ließ, bekam er sogleich eine Massage und Manipulation angeboten.

„Ich habe es natürlich spaßeshalber mal machen lassen. Es war ausgesprochen elegant ... Hinterher fühlte ich mich sauwohl." schrieb Dr. Wolff. Hier müssen wir ganz unmissverständlich betonen, dass im Westen die Manipulation streng allein dem in dieser Methode ausgebildeten Arzt vorbehalten ist!

Geschichte

Diese Form der Akupressur wird in Fernost seit Jahrtausenden praktiziert und ist neben der Akupunktur und der Arzneimitteltherapie ein fester Bestandteil der Traditionellen Chinesischen Medizin. Die chinesische Massage, Tuina-Massage, auch Akupressur, wird in Österreich seit dem Jahr 1976 im Rahmen der Österreichischen Gesellschaft für Akupunktur und Aurikulotherapie (damaliger Präsident Prof. Dr. med. J. Bischko) für Fachpersonal unterrichtet.

Wann ist Akupressur nicht indiziert?

1. In allen Fällen, bei denen die Beschwerden nicht durch den Arzt abgeklärt wurden.
2. Wenn der Arzt oder Physiotherapeut oder diplomierte Masseur eine Akupressur in dieser Region ausdrücklich verbietet.
3. Wenn es bezüglich einer klassischen Massage Bedenken gibt, dann gilt das auch für die Akupressur.

**Was ist während der Akupressur
zu beachten?**

1. Immer behutsam, zart und gleichmäßig
   arbeiten.
2. Auf die Reaktion des Patienten achten,
   wenn Unangenehmes empfunden wird,
   dann sofort abbrechen.
3. An den erlernten Ablauf und an die er-
   lernte Region der Massage halten.
4. Auf den Kopfbereich beschränken.

**Die Bedeutung des Kopfes aus der Sicht
der TCM**

Yin und Yang

Der Kopf nimmt bei aufrechter Körperhal-
tung die höchste Position gegenüber den
Füßen ein. Deshalb ist der Kopf die höchste
Stelle des Körpers mit Yang-Charakter. Die
Füße haben im Vergleich zum Kopf Yin-
Charakter.

Yang bedeutet: Wärme, Sonne, Aktivität,
Männlichkeit, Positives, Sympathikus,
oben, außen etc.

Yin bedeutet: Kälte, Mond, Ruhe, Weib-
lichkeit, Negatives, Parasympathikus,
unten, innen etc.

Die Yin- und Yang-Regel besagt, dass sie
sich ergänzen, widersprechen und ein
dynamisches, bewegliches, rhythmisches
Gleichgewicht (Einheit) bilden. Der Rhythmus von Tag und Nacht, von Sympathikus
und Parasympathikus zeigt uns sehr schön
diese Yin-Yang-Regel der TCM.

Wir können verstehen, warum schon in
der TCM der Kopf die höchste Kontroll-
funktion hat. Der LG 20 ist wiederum die
allerhöchste Yang-Stelle des Kopfes. Wenn
jemand sehr unter Dauerstress steht, kann
er neben einer Verspannung der Nackenmuskulatur auch eine Verspannung der
Kopfschwarte (-muskulatur) haben. Oft

wird in diesem Zusammenhang von einem
Zervikalsyndrom bzw. von Spannungskopfschmerz gesprochen.

*Alle Yang-Meridiane beginnen
oder enden am Kopf*

Die drei Yang-Meridiane des Armes sind:
Dickdarm, 3E und Dünndarm. Diese drei
enden am Kopf.

Die drei Yang-Meridiane des Beines
sind: Harnblase, Gallenblase und Magen.
Diese drei beginnen am Kopf.

Mit jedem Yang-Meridian steht ein Yin-
Meridian in einer Partnerbeziehung. Die
Yin-Meridiane beginnen entweder am
Arm oder am Bein, aber alle enden bzw. beginnen am Rumpf. Somit können wir auch
sagen, dass auch die Yin-Meridiane indi-
rekt mit dem Kopf in Verbindung stehen.

Wir wissen, dass sich alle Meridiane an
der Körperoberfläche (Haut und Muskulatur) befinden, und ferner, dass alle reflex-
artige Beziehungen zu einem bestimmten
Organ unterhalten. Wir verstehen jetzt
auch Folgendes: Wenn eine Störung an einem Organ vorliegt, kann man an dem mit
diesem in Reflexbeziehung stehenden Meridian Signale finden. Diese Signale sind oft
Muskelverspannungen. In der Massage
sprechen wir auch von Gelose, Myogelose
usw.

Die Massage der Kopfregion kann, von
der Meridianregel her gesehen, alle Organe
unseres Körpers positiv und gezielt beeinflussen.

Die TCM kennt auch am Kopf eine Reflexzone

Am Kopf ist die Reflexzone ähnlich der
Fußreflexzone. Die Kopfreflexzone wird in
der Akupunktur als die Schädelakupunktur
bezeichnet. Das bedeutet, dass die Kopfreflexzone wie die Fußreflexzone zu ver-

wenden ist. Sie ist besonders in der Neurorehabilitation nach Schlaganfällen wichtig.

27.1 Die Griffe in der Akupressur

1. Drücken (An): Mit der Fingerkuppe, dem Fingerbauch oder der Handfläche behutsam drücken und den Druck langsam steigern. Von einigen Sekunden bis 30 Sekunden lang den Druck anhalten. Meist in einer Linie von der Haargrenze von vorn nach hinten und von der Mitte zur Seite.
2. Friktion (Rou): Wie oben, aber mit den Fingern Zirkel und Kreise, an der Hautoberfläche aber nicht reiben, d.h. nur die Unterhautgewebe, wie Muskeln, Sehnen friktionieren. Die Länge wie oben.
3. Streichen (Mo): Gleiten an der Hautoberfläche, aber nicht an den Haaren reißen. Meist von vorn nach hinten und von der Mitte zur Seite.
4. Greifen (Na): Mit 2 oder 5 Fingern die Kopfschwarte zusammendrücken, fassen. Einige Male, den Druck langsam zunehmend, etwa 5–6-mal zusammendrücken.
5. Klopfen (Pai): Mit der Fingerkuppe auf die Kopfhaut klopfen, rhythmisch und nicht zu fest. Auch von vorn nach hinten und von der Mitte zur Seite. Die 5 Finger in Form einer Pflaumenblüte zusammenlegen. Dieses Vorgehen wird auch Pflaumenblüten-Klopfen genannt.
6. Schieben (Tui): Mit den Fingern, fester als die Reibung, an der Kopfhaut gleiten. Meist in Streifen von vorn nach hinten.

27.2 Der Zeitfaktor in der Akupressur

Pro Punkt etwa einige Sekunden bis 30 Sekunden lang behandeln. Die wichtigen Zonen und Punkte werden länger als 30 Sekunden massiert, sonst meistens kürzer.

Insgesamt dauert eine solche Akupressur 15–30 Minuten lang. Der Laie soll täglich selbst diese Massage durchführen. Wenn er merkt, dass eine Stelle empfindlich geworden ist, dann diese für die nächsten Tage auslassen. Die beste Zeit ist etwa 30 Minuten vor dem Schlafengehen.

27.3 Akupressurpunkte am Kopf

PdM (Point de merveille, vorderes magisches Dreieck): Stirnmitte. Die Zone zwischen den Augenbrauen. Das vordere magische Dreieck wird gebildet von PdM und den beiden inneren Enden der Augenbrauen (B 1).
Stirnkopfschmerzen, Druck in den Augen, Störungen der Nasennebenhöhlen.

LG 16 (Residenz des Windes): Hinterhauptschuppe. Genau in der Mitte. Direkt unter dem knöchernen Hinterkopf.
Hinterkopf- und Nackenschmerzen.

G 14: Auf der G-Linie an der Stirn, 1 Fingerbreit über den Augenbrauen.
Stirnkopfschmerzen, Störungen der Nasennebenhöhlen.
In Bischkos Werk „Einführung in die Akupunktur" (siehe Literaturverzeichnis) steht, dass G 14 auch bei Gallenblasenschmerzen wirksam ist.

G 20 (der Windteich): Am Hinterhaupt, in der Nähe vom Warzenbein.
Nacken- und Hinterkopfschmerzen, Schlafstörung, Halsschmerzen u.a.

LG 20 (Zone des hundertfachen Könnens und Zusammentreffens): Die höchste Stelle des Scheitels.
Kopfschmerzen, Konzentrationsstörung, chronische Sinusitis u.a.

G 8: 2 Fingerbreit über der Ohrspitze.
Migräne, Beschwerden im Ohrbereich.

B 10 (die Himmelssäule): Auf der B-Linie am Hinterkopf, 1 Fingerbreit unterhalb der Hinterhauptschuppe.
Nacken- und Hinterkopfschmerzen, Rückenmuskelverspannung u.a.

Di 20 (Duftempfänger): Seitlich des Nasenflügels.
Verlegte Nasenatmung.

Taiyang (die Sonne): 1 Fingerbreit vom äußeren Knochenrand des Auges nach hinten und oben.
Migräne, Augenbeschwerden, u.a.

G 21 (der Schulterbrunnen; Wetterfühligkeitszone): Mitte vom Schulterrand. Hier ist der Trapezmuskelrand.
Verspannung der Nackenmuskulatur, der Schultermuskulatur, Atembeschwerden u.a.

Di 4 (Meisterpunkt des Kopfes): Am Handrücken, in der Mitte des 2. Mittelhandknochens, zwischen Daumen und Zeigefinger.
Alle Arten von Beschwerden am Kopf: Zahnschmerzen, Kopfschmerzen, verlegte Nasenatmung bei Schnupfen, Halsschmerzen u.a.

KS 6 (Innere Schranke): Am Unterarm, 3 Querfinger über der Handgelenksfalte, zwischen den Sehnen.
Übelkeit, Brechreiz, Blutdruckschwankungen, Herzbeschwerden, Druckgefühl in Brust und Bauch, u.a.

H 7 (Tor zur Seele): Am kleinfingerseitigen Ende der Handgelenksfalte.

Psychische Symptome, Prüfungsangst, Lampenfieber, Schlafstörung, Herzbeschwerden u.a.

KG 17 (Brustmitte): Auf dem Brustbein, zwischen den Brustwarzen beim Mann.
Beschwerden in der Brust, Husten, Atembeschwerden u.a.

B 13 (Zustimmungspunkt der Lunge): Seitlich des 3. Brustwirbeldorns (BWD), zwischen den Schulterblättern, auf dem Rückenstreckermuskel.
Störung der Atemfunktion.

B 21 (Zustimmungspunkt des Magens): Seitlich des 4. BWD, auf dem Muskel.
Störung des Magens.

B 23 (Zustimmungspunkt der Niere): Seitlich des 2. Lendenwirbeldorns, auf dem Muskel.
Kreuz- und Rückenschmerzen, allgemeine Müdigkeit, Potenzstörung, Verstopfung, Durchfall, Reizblase, u.a.

B 51: Mitte des Oberschenkels, hinten.
Bein- und Rückenschmerzen.

M 36 (die drei Meilen des Fußes, Punkt des göttlichen Gleichmutes): 1 Handbreite unter der Kniescheibe, 1 Fingerbreite von der Schienbeinkante nach außen.
Verdauungsstörung, Kräftigung, Blutdruck (hoch und niedrig), psychischer Ausgleich, Durchblutungsstörung des Beines, Schmerzen an der Vorderseite des Beines.

B 62: Unter dem Außenknöchel.
Muskelverspannung und -schmerzen am Bein und Rücken, Schlafstörung.

N 6: Unter dem Innenknöchel.
Muskelverspannung und -schmerzen am Bein und Rücken, Schlafstörung.

N 1 (die sprudelnde Quelle, auch Zwerchfell oder Plexus solaris der Fußreflexzone): Am vorderen Drittel der Fußsohle, zwischen den Groß- und Kleinzehenballen.

Blutdruck, Vitalisierung, Schlafstörung, Blasenstörung, u.a.

Bitong (freie Nasenatmung): Höher als Di 20, in einem Winkel.

Verlegte Nasenatmung.

27.4 Soforthilfe mittels Akupressur

Bevor die Akupressur als Soforthilfe oder als Vorbeugung eingesetzt wird, ist immer daran zu denken, dies vorher mit dem Arzt zu besprechen. Eine Diagnose steht vor jeder Behandlung. Teile der Angaben habe ich seit mehr als 20 Jahren in meinen Tuina-Kursen für Masseure, Physiotherapeuten und Ärzte gebracht, und die Erfahrungen in der Praxis sind sehr zufriedenstellend. Teile des Programms verdanken wir der chinesischen Fachliteratur (Akademie für TCM, Sun Shuchun, 1990).

Nasenbluten

Neben kalten Umschlägen an Stirn und Nacken kann auch die Massage an den Zonen LG 16, Di 4, G 20 oft eine rasche Erleichterung bringen. Natürlich muss wie immer, wenn möglich, zuerst der Arzt gefragt werden. Das gilt auch für alle anderen Programme.

Bluthochdruck

1. Augenbrauen von innen nach außen drücken und friktionieren, bis zum Deqi-Gefühl, etwa 1 Minute lang.
2. Mit den seitlichen Flächen der Zeigefinger den Knochenrand der Augen von innen nach außen schieben, 1–2 Minuten lang.

3. Mit dem Daumen G 20 drücken, 30 Sekunden lang, dann von B 10 bis Höhe von LG 14 die Nackenmuskulatur mehrmals drücken und friktionieren.
4. LG 20 und die „vier klugen Götter" (je 1 Fingerbreit vom LG 20 entfernt) drücken, friktionieren, 1 Minute lang.
5. Kopfhaut mit den Fingern kämmen und klopfen.
6. Mit beiden Fäusten die Muskulatur der Lendenregion von oben nach unten klatschen und klopfen.
7. Mit den Händen die Brust von der Mitte zur Seite schieben, 4–5 Minuten lang, zum Schluss einige Male auf die Brust klopfen.
8. M 36, KS 6, 3E 5 (3 Fingerbreit über die Handgelenksquerfalte, auf die Rückseite des Unterarmes, wird auch als die äußere Schranke bezeichnet), Di 11 (an der radialen Seite der Ellbogenfalte; auch als Tennisarmpunkt bekannt) je 30 Sekunden lang drücken und friktionieren.

Grippe

1. Di 20 (1-2 Minuten), Bitong, Nasenwurzel von innerem Augenwinkel nach unten zum Nasenflügel reiben, 30-mal.
   1–2 Minuten lang die Wange mit der Handfläche reiben.
   So auch die beiden Ohren massieren und die Ohrmuschel einige Male nach oben ziehen, 30–60 Sekunden lang.
2. Di 4 drücken und friktionieren bis das Deqi-Gefühl entsteht, dann 1 Minute lang das Deqi-Gefühl aufrechterhalten.
3. G 20-Zone schieben und friktionieren, 1 Minute lang (bis zum Deqi-Gefühl).

Geeignet für die Vorbeugung und auch Behandlung, wenn bereits eine Verkühlung vorhanden ist.

4. Zusätzlich bei Kopfschmerzen Taiyang, drücken, friktionieren, 2 Minuten lang, evtl. dazu noch LG 20 drücken, 1–2 Minuten lang und evtl. noch einige Griffe von Akupressur des Kopfes wie Schieben (Kopfhautkämmen) und Klopfen dazu verwenden.

5. Von PdM zu beiden Seiten schieben, von Augenbrauenhöhe beginnen, 2 Minuten lang, M 36 und MP 6 drücken und friktionieren, 3 Minuten lang (Deqi).

Mit diesem Programm können Sie auch eine chronische Sinusitis (chronische Nasennebenhöhlenentzündung) günstig beeinflussen.

Schlafstörung

1. Drücken LG 20, LG 24 (auf der Mittellinie, 1 Fingerbreit innerhalb der vorderen Haargrenze), M 1 (Schläfenwinkel), G 8 (2 Fingerbreit oberhalb der Ohrspitze), Taiyang, je 1 Minute lang.

2. Mit Daumen und Zeigefinger von den inneren Augenbrauen nach außen drücken, 20–30-mal bis zur örtlichen Erwärmung.

3. Mit beiden Händen unregelmäßig die Kopfhaut drücken, die Kopfhautfalten drücken, 2–3 Minuten lang.

4. Mit beiden Händen den Kopf unregelmäßig 1 Minute lang klopfen.

5. Die Kopfhaut mit den Fingern kämmen.

6. Die Kopfhaare 1–2 Minuten lang leicht heben und nachlassen.

7. Im Uhrzeigersinn und gegen den Uhrzeigersinn von der Mitte des Oberbauches (KG 12) bis zur Mitte des Unterbauches (KG 4) kreisen, etwa 200-mal.

8. N 1 reiben bis zur Wärmeentstehung.

9. H 7 je 1 Minute lang drücken.

Die Tuina-Massage in der allgemeinen Friseur- und Kosmetikpraxis

28.1 In der allgemeinen Friseurpraxis

Das Programm eignet sich auch für den Friseur als eine das Wohlbefinden steigernde Form der Haarwäsche. Der Friseur verlässt nicht die ihm zustehende Region und bewirkt durch die Kopfhautmassage eine deutliche Steigerung der Zufriedenheit seines Kunden. So manche nicht ausgesprochene Beschwerden wie nervöse Störungen, Kopfschmerzen, Nackenbeschwerden, Druckgefühl im Kopf, Schlafstörung, Sehstörungen und die Neigung zu Bluthochdruck etc. bessern sich.

1. Die Stirnmittellinie (von PdM über LG 20–LG 16) mit nebeneinander gelegten Daumen von vorn nach hinten mittelstark in 3–5 Durchgängen drücken. An den Punkten PdM, LG 20 und LG 16 fester drücken und gleichzeitig friktionieren.
   Dann die beiden Augenbrauenmittellinien von vorn nach hinten bis zur Hinterhauptschuppe mittelstark in 3–5 Durchgängen drücken. Auch an den Punkten Anfang, Mitte und Ende etwas stärker drücken und gleichzeitig friktionieren.
   Günstige Wirkung gegen Kopfschmerzen, Schwindel, verlegte Nasenatmung, Schlafstörung, Neigung zu Bluthochdruck.

2. Mit den 5 Fingern die Kopfschwarte greifen. Die Finger sollen fest an der Kopfhaut bleiben und nur auf der Haut gleiten, die Kopfschwarte von vorn (Haargrenze) nach hinten (Hinterhauptschuppe) greifen und fassen. Dann mit beiden Händen die Schläfenregion wie oben massieren.
   Man kann auch die Kopfschwarte in kleinen Abständen greifen oder fassen und jeweils 3-mal friktionieren und so von vorn nach hinten massieren.
   Günstige Wirkung gegen Kopfschmerzen, Druckgefühl im Kopf, Schlafstörung und bei Neigung zu Bluthochdruck.

3. Mit den 4 Fingern in den beiden Schläfenregionen von vorn nach hinten schieben. Die Frequenz soll etwa 200-mal in der Minute betragen. Die Reihenfolge soll immer von vorn nach hinten und von oben nach unten sein. Auch hier genügen 3–5 Durchgänge.
   Günstig bei Neigung zu Migräne, Bluthochdruck, nervösen Störungen; verbessert die Sehkraft.

4. Rasches Greifen der Kopfschwarte. Mit den 5 Fingern wird rasch, zart, rhythmisch die Kopfschwarte von vorn nach hinten gefasst und leicht gehoben. Auch hier 3–5 Durchgänge.
   Günstig gegen Kopfschmerzen, dumpfes Gefühl im Kopf, Schlafstörung, Vergesslichkeit, Konzentrationsstörung und Neigung zu Bluthochdruck.

5. Reibung der Kopfhaut. Mit dem Fingerbauch zuerst in der Schläfenregion in Form von kleinen Kreisen reiben, dann auf den ganzen Kopf übergehen. Es muss schnell und zart sein. 3–5 Durchgänge.

Günstig gegen Migräne, dumpfes Gefühl im Kopf, Druckgefühl im Kopf, Schlafstörung, Neigung zu Bluthochdruck und Palpation.

6. Klopfen der Kopfhaut. Mit dem Fingerbauch, der -kuppe oder dem -rücken die ganze Kopfhaut von vorn nach hinten 1 Minute lang klopfen.

Günstig gegen Kopfschmerzen, Druck im Kopf, Schlafstörung, verschwommenes Sehen, Schwindel und Neigung zu Bluthochdruck.

7. Drücken der Kopfhaut mit beiden Daumen.

Mit beiden Daumenkuppen die Kopfhaut von vorn nach hinten, von oben nach unten in kleinen Zonen zusammendrücken und auslassen. Das ist ein relativ starker Griff. Es kann anfangs als Schmerz empfunden werden, aber nach genauem Hinterfragen eher als angenehm.

Günstig gegen Kopfschmerzen, Druck im Kopf, Kopfhautjucken, Nackenverspannung und Schlafstörung.

8. Klopfen an LG 20. Die Zone des „Hundertfachen Könnens".

Mit einer Hand den Kopf an der Hinterhauptschuppe halten, der Kopf soll leicht nach vorn geneigt sein, mit der Handwurzel den LG 20 3-mal zart klopfen.

Günstig gegen Druck im Kopf, Kopfschmerzen, Schlafstörung, viel Träumen, Neigung zu Bluthochdruck.

9. Mit beiden Händen den Kopf drücken.

Mit beiden Händen die Schläfenregion etwa 30 Sekunden lang drücken und nochmals wiederholen.

Dann mit beiden Daumenballen die Taiyang-Region 30 Sekunden lang drücken und wiederholen.

Günstig bei Druck im Kopf, Schwindel, Migräne, nervösen Störungen, innerer Unruhe, Neigung zu Bluthochdruck und verschwommenem Sehen.

10. Friktionieren des G 20.

Mit den Zeige- bzw. Mittelfingern die beiden G 20 je 20–30-mal friktionieren.

Günstig gegen Nackenverspannung, Hinterkopfschmerzen, Schnupfen, verlegte Nasenatmung und bei Neigung zu Bluthochdruck und nervösen Störungen.

11. Nacken drücken.

Die Finger verkeilen und mit den beiden Handwurzeln die Nackenmuskulatur zusammendrücken und loslassen, von G 20 bis Schulterhöhe, 3–5 Durchgänge. Achtung, die Kraft soll nicht aus den Fingern, sondern aus dem Ellbogen kommen.

Günstig gegen Kopfschmerzen, dumpfes Gefühl im Kopf, Übelkeit, Nackenbeschwerden und nervöse Störungen.

12. Querfriktion des Nackens.

Mit den Daumenballen beider Hände von der Mitte nach außen schieben (= Querfriktion). Schnell und zart, 30–50-mal.

Günstig gegen Kopfschmerzen, dumpfes Gefühl im Kopf, Übelkeit, Nackenbeschwerden.

13. Der Na-Griff am Nacken.

Mit einer Hand den ganzen Nacken von oben nach unten greifen. Oder mit Daumen und den 4 Fingern beider Hände einen Rand des Nackens zuerst von oben nach unten greifen, dann den anderen Rand.

Die 20–30 Griffe sollen zart und weich sein.

Günstig gegen Kopfschmerzen, dumpfes Gefühl im Kopf, Übelkeit, Nackenbeschwerden.

14. G 21 mit dem Na-Griff.

Mit dem Daumen gegen die 4 Finger pressen, wobei der Daumen an G 21 liegt. Es wird langsam der Trapezmuskel zusammengedrückt. Etwa 30 Sekunden lang. Das kann beidseitig gleichzeitig erfolgen, auch durch die Kleidung. Dann einige zarte Friktionen zur Neutralisierung.

28.2 In der allgemeinen Kosmetikpraxis

Die chinesische Medizin ist der Meinung, dass der Kopf in engster Beziehung mit dem ganzen Körper steht. Er stellt die höchste Stelle des Körpers dar. Der Kopf wird mit dem Yang-Charakter beschrieben. Die Füße stellen den tiefsten Punkt des Körpers dar und werden mit dem Yin-Charakter verglichen.

An den beiden Stellen sind folgende Punkte wiederum das Zentrum: LG 20 am Kopf; N 1 an der Fußsohle. Das Gesicht verrät das Alter, den Gesundheitszustand und auch die psychische Verfassung. Die Gesundheitsmassage am Gesicht kann die Durchblutung und den Stoffwechsel verbessern. Die Regeneration der Haut, die Atmung der Haut, die Schweißdrüsen und die Talgdrüsen der Haut verbessern ihre Funktion. Die Spannung, der Glanz und die Farbe der Haut werden besser.

28.2.1 Die Nanking-Form der kosmetischen Massage des Gesichtes

(Eine modifizierte Empfehlung von Dr. Jinf Hongzhu von der TCM-Klinik Nanking)

Die Kopfhaut kämmen

In sitzender Position durchführen. Die 10 Finger spreizen, mit dem Fingerbauch die Kopfhaut fest anlegen; die Daumen, an Taiyang beginnend, bis G 8-Region hin und her reiben, die restlichen 8 Finger folgen. Es entsteht eine angenehme lokale Erwärmung.

Den G 20 drücken

Die Augen schließen. Mit den Daumen an die Punkte G 20 und mit den Kleinfingern an die Tayang-Zone, mit den restlichen Fingern seitlich am Kopf gleichzeitig 1 Minute lang drücken und friktionieren.

Nackenreiben

Mit der Handfläche am Nacken liegend, hin und her 30-mal reiben. Es fördert die Durchblutung der Halsregion und des Hinterkopfes.

Schieben der Stirnregion

Die Augen schließen. Mit den Kleinfingerballen von Yintang über die Augenbrauen zu Taiyang 30-mal schieben.

Die Augen schließen. Die Daumen an Taiyang drücken und mit der seitlichen Fläche des Zeigefingers von Yintang bis Taiyang schieben, die Lider werden leicht mitmassiert. Am seitlichen Augenwinkel angelangt, mit dem Zeigefinger und dem Daumen eine Hautfalte hochheben und drücken. Insgesamt 30-mal.

Kneifen der Augenbrauen

Mit den Daumen und Zeigefingern die Augenbrauen leicht heben und von medial nach lateral 30-mal leicht zusammendrücken.

Heben der Augenlider

Beide Augen nach oben richten. Mit beiden Zeigerfingern die beiden Augenlider langsam nach oben schieben und dann in die Ausgangsposition zurück. Insgesamt 10-mal.

Der Kunde kann selbst zu Hause neben der o.g. Massage noch üben: beide Augen schließen, dann versucht er, das eine Auge zu öffnen und nach oben zu schauen, dann schließen, dann das Gleiche mit dem anderen Auge üben.

Das Kinn heben

Mund in Kussstellung, dann das Kinn maximal nach oben heben. Die angespannte Halsregion wird mit der Handfläche auf und ab gerieben. Insgesamt 30-mal. Vermindert die Faltenbildung im Halsbereich.

Die Wangen aufblasen

Mund in Kussstellung, dann die linke Wange aufblasen, die Wangenmuskulatur rechts fest anspannen, mit der Handfläche die linke Wange 30-mal auf und ab reiben; dann das Gleiche für die rechte Wange. Vermindert die Faltenbildung im Wangenbereich.

Rollen der Augen

Diese Übung kann die Kundin zu Hause selbst machen. Sie sitzt aufrecht, schaut nach vorn, dann rollt sie 10-mal die Augen im Uhrzeigersinn, dann kurz geradeaus schauen, danach die Augen gegen den Uhrzeigersinn 10-mal rollen.

Die Wangen massieren

Die beiden Hände zuerst warm reiben, dann die Wangen auf und ab bis zur Erwärmung reiben. Mit entsprechender Gesichtscreme kann die Wirkung noch um vieles gesteigert werden.

Allgemeine kosmetische Massage des Gesichtes

28.2.2 Die Peking-Form der kosmetischen Massage des Gesichtes

(Eine modifizierte Empfehlung von Pu Yichang, Peking, 1990)

Das folgende Programm ist in der Version für die Selbstmassage beschrieben. Für die kosmetische Anwendung ist eine geringe Modifizierung der Griffpositionen erforderlich.

Kosmetische Meridianmassage am Kopf

1. Mit den Daumen die Punkte G 19 15-mal friktionieren. Dann mit den 4 Fingern von G 19 bis Taiyang spiralförmig schieben.
2. Mit dem Mittelfinger Taiyan und dem Daumen G 20 zart 15-mal friktionieren.
3. Mit dem Daumen, Zeigefinger, Mittelfinger und Ringfinger die Punkte G 19, G 17, G 16 und G 15 drücken und leicht

mit beiden Händen den Kopf zusammendrücken.

4. Mit dem einen Mittelfinger den LG 22, mit dem anderen Mittelfinger den LG 23 10 Sekunden lang drücken, dann im Rhythmus 5-mal festdrücken und lockerlassen.

5. Mit den 5 Fingern in Form einer Pflaumenblüte die Scheitelregion picken, etwa 2 Minuten lang.

Kosmetische Meridianmassage des Gesichtes

1. Mit den warmen Handflächen die Ohrmuschel vorn und hinten 20-mal massieren.
Dann mit Zeigefinger und Daumen das Ohrläppchen 5-mal nach unten ziehen. Nun mit den 4 Fingern gegen die Handfläche die Ohrmuschel 5-mal nach oben ziehen.
Dann mit den 4 Fingern gegen die Handfläche die Ohrmuschel nach hinten 15-mal drücken, schieben.

2. Mit den 10 Fingern der Reihe nach die Punkte B 1, B 2, Augenbrauenmitte, G 1 und Dü 19 10 Sekunden lang drücken. Dann die 10 Finger langsam nach hinten schieben.
Die Daumen kommen an G 20, hier wird 10-mal friktioniert.

3. Der „himmlische Paukenschlag". Diese Übung kann die Kundin zu Hause selbst machen. Mit den Handflächen die Ohren zudecken. Der Zeige- und der Mittelfinger sind übereinander und unterhalb der Hinterhauptschuppe. Durch das rasche Abgleiten des Zeigefingers auf der Haut entsteht ein Knall im Ohr. Es hört sich an wie der „himmlische Paukenschlag", 15-mal.

4. Mit den Handflächen von der Stirnmitte nach unten über die Flanken der Nase bis zur Ohrregion bogenförmig 25-mal schieben.

5. Mit den 4 Fingerkuppen von der Stirnmitte links und rechts bis zum Taiyang 3-mal drücken.
Mit den 4 Fingerkuppen von der G 1-Region links und rechts bis zum G 8 3-mal drücken.
Mit den 4 Fingerkuppen von der Di 20-Region links und rechts bis vor dem Dü 19 3-mal drücken.

6. Mit den Mittelfingern folgende Punkte drücken: B 2, Augenbrauenmitte, B 1, M 4, M 5, Di 20, 3E 23, G 1, M 2, M 3, M 7, LG 26, KG 24.

7. Mit den Daumen an M 5, Mittelfinger an G 14 gleichzeitig 100-mal im Uhrzeiger- und 100-mal gegen den Uhrzeigersinn friktionieren.

Für die Augenregion

1. B 1 20-mal friktionieren.
2. B 2 30-mal friktionieren.
3. M 4 30-mal friktionieren.
4. G 1 30-mal friktionieren.
5. Den knöchernen Augenrand 10-mal im Kreis schieben.
6. Tayang 10-mal friktionieren.
7. Die Stirn 10-mal von der Mitte zur Seite schieben.
8. Die Wange von unten nach oben 10-mal schieben.
9. G 20 und B 10 je 10-mal friktionieren.
10. LG 14 20-mal reiben.
11. G 21 20-mal greifen und lockerlassen.
12. Die beiden Ohrläppchen je 30-mal friktionieren und mit den Fingernägeln drücken.

Dieses Programm verbessert die Sehkraft nach Ermüdungen, beugt vielen Sehstörungen vor. Es darf nicht massiert werden, wenn das Auge entzündet ist. Die Griffe dürfen nicht zu stark sein. Am Beginn soll nicht zu lange und zu oft massiert werden. Man achtet darauf, die zarte Haut nicht zu verletzen. Die Verwendung einer Hautcreme verstärkt die Wirkung und schont die Haut. Man kann auch dem Kunden diese Technik beibringen. Er soll morgens und abends je 1-mal selbst massieren.

Folgende Punkte können noch dazukommen: Di 4, Le 3, G 37 und B 23. Jeder Punkt soll 20-mal friktioniert werden.

Für die Nasenregion

1. Yintan 10-mal friktionieren.
2. Taiyang 10-mal friktionieren.
3. Die Stirn 10-mal von der Mitte zur Seite schieben.
4. Di 20 20-mal friktionieren.
5. Die seitliche Region der Nase von unten nach oben 20-mal schieben.
6. G 20 20-mal drücken und friktionieren.
7. KS 6 und 3E 5 2 Minuten lang zusammendrücken und lockerlassen.
8. Di 4 mit dem Griff Nafa und Anfa 1 Minute lang behandeln.
9. KG 17 mit dem Roufa 1 Minute lang behandeln.
10. Die Brustregion in Querrichtung 20-mal hin und her reiben.

Mit diesem Programm wird die Körperabwehr gestärkt, insbesondere in der Grippezeit. Bei der Massage von Gesicht, Nacken und Brustregion ist die Anwendung von etwas kühlendem, aromatischem Öl oder von Creme sinnvoll. Man kann dem Kunden diese Technik auch beibringen. Er soll morgens und abends je 1-mal selbst massieren.

Für die Kopfregion

1. Yintan 10-mal friktionieren.
2. Taiyang 10-mal friktionieren.
3. Mit den Handflächen der Zeige-, Mittel- und Ringfinger die Schläfenregion etwas fester auf und ab reiben.
4. Die Stirn 10-mal von der Mitte zur Seite schieben.
5. G 20 20-mal drücken und friktionieren.
6. LG 14 20-mal drücken und friktionieren.
7. LG 20 20-mal drücken und friktionieren, evtl. noch mit der Handfläche 10-mal leicht klopfen.
8. KS 6 und 3E 5 2 Minuten lang zusammendrücken und lockerlassen.
9. Di 4 mit dem Griff Nafa und Anfa 1 Minute lang behandeln.
10. H 7 mit dem Fingernagel 20-mal drücken und mit dem Finger 20-mal friktionieren.
11. Klopfen der Kopfhaut. Mit den Fingerkuppen der leicht gebeugten 10 Finger die Kopfhaut von den vorderen Haargrenzen nach hinten zart klopfen, die Abstände dürfen nicht zu groß sein.

Der Spannungskopfschmerz, die Neigung zu Migräne, der von der Halswirbelsäule ausgehende Hinterkopfschmerz werden günstig beeinflusst. Der Kunde kann diese Technik auch leicht lernen, er soll morgens und abends je 1-mal selbst massieren.

Gegen den Spannungskopfschmerz können noch die Punkte LG 16 und M 36 dazukommen.

Gegen die frontalen Kopfschmerzen können noch die Punkte B 21, Di 10, Di 11 dazukommen.

Gegen die Kopfschmerzen bei Neigung zu hohem Blutdruck kann L 3, N 1, N 3, MP 6 dazukommen. Gegen die regelabhängigen Kopfschmerzen kann noch Di 11, MP 6, MP 10, Le 3 dazukommen. Jeder Punkt soll 20-mal friktioniert werden.

Für die Gesichtsregion

Besonders wenn das Gesicht zu ticartigen Unruhebewegungen neigt, kann die folgende Gesichtsmassage günstig wirken. Diese Kunden sind meist unruhig, ungeduldig, werden leicht müde, sind depressiv.

1. Yintan, 20-mal drücken und friktionieren.
2. B 1 20-mal drücken und friktionieren.
3. Knochenrand des Auges 20-mal drücken und friktionieren.
4. Tayang 20-mal drücken und friktionieren.
5. M 5 mit dem Fingerbauch zuerst 1 Minute lang bis zum leichten Kribbeln (nicht zu stark) drücken, dann je 10-mal im Uhrzeigersinn, dann gegen den Uhrzeigersinn friktionieren.
6. LG 26 20-mal drücken und friktionieren.
7. KG 24 20-mal drücken und friktionieren.
8. Di 20 20-mal drücken und friktionieren.
9. G 20 20-mal drücken und friktionieren.
10. Di 4 20-mal drücken und friktionieren.
11. H 7 20-mal drücken und friktionieren.

Diese Technik eignet sich auch für die Selbstmassage und kann den Kunden beigebracht werden. Morgens und abends je 1-mal Selbstmassage.

Für die Ohrenregion

Das Ohr steht nach Ansicht der chinesischen Medizin mit „Niere" (hormonelles System, Knochen, Gelenke, Bewegungsapparat, Gehör, Vitalität, sexuelle Potenz und Wasserhaushalt) in enger Wechselbeziehung. Gut hören im Alter ist ein Zeichen für den guten Gesundheitszustand. Im Kapitel über die 5-Elemente-Lehre (S. 156) wird dieses Entsprechungssystem ausführlicher dargestellt. Daher kann die Massage der Ohrmuschel die Funktion der „Niere" günstig anregen. Ferner hat die chinesische Medizin und auch die westliche Medizin, insbesondere die Akupunkturärzte aus Frankreich, erkannt, dass die Ohrmuschel eine interessante Reflexzone für die Akupunktur und Massage darstellt. Reflexzone bedeutet, dass eine Störung im Körper an bestimmter Ohrregion ein Zeichen hinterlässt. Die Massage dieser Ohrstelle kann das gestörte Organ im Körper günstig beeinflussen. Die allgemeine Reibung der Ohrzone bringt einen allgemeinen positiven Impuls für den Organismus. Im Kapitel über Ohrreflexzonen (S. 290) haben wir diese Zone am Ohr genau beschrieben. Aus dem Ohrbefund kann ein geübter Akupunkturarzt und Tuina-Masseur viele wertvolle Informationen über den Patienten gewinnen. Das Tragen von Ohrschmuck hat neben der Funktion als Schmuck manchmal auch die Funktion der Gesundheitspflege. Zum Beispiel verbessert der Ohrring am sog. Augenpunkt am

Ohrläppchen die Sehkraft. Das sehr lange und große Ohrläppchen, bis zur Schulter reichend, wie bei den Buddha-Statuen, symbolisiert ein langes und gesundes Leben. Das große Ohrläppchen ist angeboren.

Mit den beiden Handflächen die Ohrmuschel fest drücken, dann je 10-mal im Uhrzeigersinn, dann gegen den Uhrzeigersinn friktionieren. Kraft und Tempo müssen gleichmäßig sein.

1. Den Daumen hinter dem Ohr, den Zeigefinger vor dem Ohr, von oben nach unten die Ohrmuschel 10-mal reiben. Nicht zu schnell und zu fest.
2. „Donner im Ohr". Diese Übung kann der Kunde zu Hause selbst machen. Mit den Handflächen die Ohren zudecken, dann entsteht beim plötzlichen Weglassen ein leichtes Knallen im Ohr, 5-mal. Diese Übung verbessert das Gehör und den Gleichgewichtssinn.
3. „Der himmlische Paukenschlag". Diese Übung kann der Kunde zu Hause selbst machen. Mit den Handflächen die Ohren zudecken. Der Zeige- und der Mittelfinger sind übereinander und unterhalb der Hinterhauptschuppe gelegt. Durch das rasche Abgleiten des Zeigefingers auf der Haut entsteht ein Knall im Ohr. Es hört sich an wie „der himmlische Paukenschlag"; 5-mal.
4. Mit den Fingern die Ohrmuschel vorn und hinten je 10-mal reiben.

Für die Nackenregion

Die Verspannung der Nackenmuskulatur, die Fehlhaltung der Halswirbelsäule beeinflusst direkt das Gemüt, die Mimik und das Wohlbefinden. Weil auch die Nerven für die Arme von der Halswirbelsäule kommen, ist verständlich, wenn durch eine vorbeugende kosmetische Massage am Hals manche Beschwerden an den Armen sich bessern. Da die wichtigen und sensiblen Gebilde vorn am Hals liegen, beschränken wir uns für die kosmetische Massage auf die Nacken- und Schulterregion.

1. Mit den Zeige-, Mittel- und Ringfingern die Mittellinie (Lenkergefäß) und die 2 Finger breite seitliche Linie (Blasenmeridian) von der Hinterhauptschuppe (B 10, C 1) bis Schulterrand (LG 14, C7) je 10-mal friktionieren.
2. Mit den Zeige-, Mittel- und Ringfingern die Nackenmuskulatur von der Hinterhauptschuppe bis Schulterrand 3-mal zusammendrücken und lockerlassen (Nafa). Versuchen, jeweils ein Halswirbelgelenk zu bewegen.
3. Mit der Handfläche die Nackenregion in Querrichtung hin und her reiben.
4. Die Mitte des Schulterrandes (G 21) mit dem Nafa 1 Minute lang behandeln.
5. Die Vertebra prominens (LG 14) 1 Minute lang drücken und friktionieren.
6. Mit der Handfläche den Schulterrand von C1 bis Schulterende 5-mal klopfen.
7. Der Kunde kann zu Hause auch die Halswirbelsäule aktiv bewegen. Den Himmel anschauen und mit der Nase einatmen, die Erde anschauen und mit der Nase ausatmen, 5-mal. Dann links und rechts die Schulter anschauen, auch 5-mal.

28.2.3 Kosmetische Massage zur Gewichtsreduktion

Die Adipositas (Fettleibigkeit) ist in vielen Ländern und vielen Fällen ein beachtliches kosmetisches Problem. Die kosmetische

Massage kann einen positiven Beitrag dabei leisten.

Die folgende modifizierte Empfehlung stammt von Li Xuewu (Peking, 1990).

Kopf- und Gesichtsbad

1. Beide Handflächen an die Stirn legen, einige Male zum Kinn hin und her massieren, dann hinter den Ohren nach oben zum Scheitel und zur Stirn bis zur leichten Erwärmung im Gesicht.
2. Mit den 10 Fingern die behaarte Partie des Kopfes von vorn nach hinten 20-mal friktionieren.
3. Mit den Fingern von Taiyang zum Scheitel, dann nach hinten bis zum Nacken 50-mal zart streichen.

„Bad zum Fettabbau am Bauch"

Diesen Griff kann der Kunde selbst zu Hause durchführen. Er liegt auf dem Rücken.

1. Mit der Handfläche (im Uhrzeiger- und Gegenuhrzeigersinn) im Kreis 5 Minuten lang massieren.
2. Mit dem Na-Griff (Greifen) folgende Zone je 30 Sekunden lang drücken: KG 12, M 21, M 25, KG 4.
3. Die gerade Bauchmuskulatur (etwa 3 Querfinger seitlich der Mittellinie) vom Oberbauch nach unten zum Schambein 2 Minuten lang schieben.
4. Die gerade Bauchmuskulatur 1 Minute lang leicht klatschen.

„Bad zum Fettabbau am Bein"

Der Kunde sitzt oder liegt auf dem Rücken. An den Armen mit Nafa, Cafa und Mofa insgesamt 15 Minuten lang behandeln. Schwerpunkte an M 36, M 37, M 39 und dem inneren Fußrand (MP 2, 3, 4, 5).

28.2.4 Gesichtsmassage für Frauen in den Wechseljahren

Das folgende Programm sollten Frauen ab dem 40. Lebensjahr regelmäßig durchführen. Viele Hautprobleme und psychovegetative Probleme werden dann weniger massiv auftreten. Eine spezifische Hormonbehandlung wird besser vertragen.

1. Yintang
2. Taiyang
3. Stirnregion
4. G 20
5. Di 4
6. B 20
7. B 23
8. Kreuzbeingegend 5 Minuten lang fest massieren
9. KG 4
10. Le 13
11. M 36
12. Le 3

Die entsprechenden Punkte und Regionen sind der Kundin zu zeigen, damit sie zu Hause die Selbstmassage durchführen kann.

29 Chinesische Massage in der Kinderheilkunde

Bereits um 400 v. Chr. ist in der TCM eine Spezialisierung in der Kinderheilkunde bekannt.

Der berühmte Arzt Zhang Zhongjing, er lebte in der Periode der Ost-Han (25–200 n. Chr.), beschreibt in seinen Werken bereits folgende Erkrankungen der Kinder: Lungenentzündung, Asthma, Husten, Ödem, Durchfallsleiden u.a. Er führte auch die Differenzialdiagnose nach den 6 Meridianpaaren, den 8 Prinzipien und nach der Zangfu-Lehre ein.

Qian Yi, ein Arzt in der Nord-Song-Dynastie (960–1127 n. Chr.), hat sich mehr als 40 Jahre lang mit Kinderkrankheiten beschäftigt. Er betonte die Wichtigkeit der Zangfu-Lehre für die Kinderheilkunde. Er sagte: „Das Zang-Fu der Kinder ist zart und zerbrechlich, neigt zu Leere- und zu Fülle-Syndromen, zu Kälte- und zu Hitze-Syndromen". In China wird Qian Yi wie ein Heiliger der Kinderheilkunde verehrt.

In den Dynastien Sui und Tang (581–907 n. Chr.) gab es am kaiserlichen Hof (Taiyishu) Doktoren der Medizin (Yiboshi), welche die Kinderheilkunde unterrichteten; das Studium dauerte 5 Jahre.

Neben vielen noch heute aktuellen Rezepturen, Akupunktur und Kindermassage ist die Erwähnung einer Tatsache interessant. Bereits am Ende des 16. Jahrhunderts wurden in China mehrere Formen einer Pockenimpfung mit Erfolg praktiziert: Das noch nicht an Pocken erkrankte Kind bekam ein Kleid angezogen, welches in eine Flüssigkeit zermahlener Pockenpusteln eingetaucht worden war. Oder es wurde die Pockenkruste der Nase pulverisiert und dem Impfling in die Nase geblasen. Dieser Impfstoff wurde immer weiter verwendet und dadurch immer weniger toxisch.

29.1 Die physiologischen Besonderheiten des Kleinkindes

1. Die Eingeweide (Zang-Fu) sind zart, sie haben ihre endgültige Form noch nicht bekommen. Ganz besonders die Lunge, die Milz und die Niere. Die TCM spricht auch von „unreifem Yang und unvollkommenem Yin".
2. Die Physiologie und die Entwicklung eines Kindes sind stürmisch – wie die aufgehende Sonne. Der Körper eines Kindes ist wie aus purem Yang. Das bedeutet nicht, dass das Kind nur aus Yang besteht, ohne Yin, oder das Yang im Fülle-Zustand und das Yin im Mangel-Zustand stünde.

29.1.1 Fingerdiagnose

Die Fingerdiagnose des Kleinkindes ist interessant, aber ihre Bedeutung für die Praxis wird von den meisten Gelehrten Chinas als mäßig eingestuft. Auch ihre Bedeutung für die Schulmedizin ist wenig reproduzierbar.

(Zeng Tietao und Guo Zhenqiu in „TCM-Diagnostik", Seite 152, Volksgesundheitsverlag, China 1987).

Bis zum 3. Lebensjahr kann die Gefäßzeichnung (Luomai – Sekundärgefäße, hier ein Sekundärgefäß des Lungenmeridians, es handelt sich meist um oberflächliche Venen) des Zeigefingers wichtige Hinweise für die Modalitäten geben. Die Veränderungen der Mikrozirkulation hängen von den Funktionen des Nervensystems, des Blutkreislaufsystems, des Blutbildungssystems und des Ernährungszustandes ab. Bei Kindern mit Herzinsuffizienz, Lungenentzündung etc. sehen wir eine Ausdehnung der oberflächlichen Gefäßzeichnung bis zur „Schranke des Lebens", der Grund ist ein erhöhter Venendruck. In gewisser Hinsicht gibt die Farbveränderung Auskunft über den Zustand der Sauerstoffsättigung im Körper.

Das Grundglied wird als die Schranke des Windes, das Mittelglied als Schranke der Vitalenergie (Qi) und das Endglied als Schranke des Lebens bezeichnet.

- Schranke des Windes – Fengguan
- Schranke der Vitalenergie (Qi) – Qiguan
- Schranke des Lebens – Mingguan

Bei der Untersuchung zuerst leicht die volare Haut des Zeigefingers vom Endglied in Richtung Handfläche schieben, dadurch kommt das Relief für 1 Sekunde gut zum Vorschein. Eine verzögerte Rückbildung der Gefäßzeichnung von mehr als 2 Sekunden bedeutet „Stagnation – Xie" in der Meridianzirkulation.

Ferner beurteilt man die Farbe, den Glanz und die Ausdehnung der Gefäßzeichnung.

Die Veränderung an der Oberfläche oder in der Tiefe deutet auf die betroffene Schicht (oberflächlich oder tief) einer Erkrankung und auf die Reaktionsweise des Organismus (Fülle oder Leere) hin.

Die Farbveränderungen geben auch Hinweise auf die Modalitäten einer Erkrankung.

Blassrot spricht für Kälte-(Han-)Symptomatik, Lila für Hitze-(Rei-)Symptomatik, Blau für Trockenheit-(Zhao-)Symptomatik und Schwarz für Stagnation-(Yu-) Symptomatik. Die helle Farbe spricht allgemein für Leere-Symptomatik.

Wenn die Farbveränderung im Bereich der „Windschranke" steht, so ist die Erkrankung leicht und die Prognose sehr gut; wenn aber die Veränderungen im Bereich der „Vitalenergie-(Qi-)Schranke" zu sehen ist, dann handelt es sich um eine ernsthaftere Erkrankung und meist um eine Symptomatik der Tiefe. Wenn dann die Veränderung am Endglied bis zum Nagelbett zu sehen ist, ist die Prognose schlecht.

Die Nicht-Verschieblichkeit einer Farbveränderung spricht für Fülle-Symptomatik.

In der TCM spielt die Fingerdiagnose bei den Kleinkindern eine untergeordnete Rolle.

29.1.2 Behandlungsrichtlinien

Folgende Richtlinien müssen bei der Behandlung der Kleinkinder vom Arzt stets beachtet werden:

In der Therapie muss man immer daran denken, dass man rasch, exakt und vorsichtig vorgehen muss. Das Kind hat ein sehr zartes Yang und sehr zartes Yin. Der Verlauf einer Erkrankung muss engmaschig kontrolliert werden. Die Tuina-Therapie bei den Kleinkindern ist besonders geeignet zur Behandlung von Zirkulationsstörungen des Blutes und der Vitalenergie – Qi – im Meridiansystem, des psychischen Ausgleiches und der Behandlung von Störungen der Eingeweide. Die Griffe müssen zart, schnell und mild sein. Besonders oft wird die Nieji-Technik (wie die Kibler'sche Hautfalte) verwendet. Bei hoch fieberhaften Erkrankungen die Nieji-Technik nicht anwenden.

Die folgende Tabelle 48 der Zangfu-Differenzialdiagnose dient uns zur Orientierung. Viele der genannten Störungen sind nicht geeignet, nur mit der Massage behandelt zu werden.

Tab. 48: Die TCM-Differenzialdiagnose nach der Zangfu-Lehre

Zang	Hinweis	Klinik	Farbe	Puls	Differenzialdiagnose nach Fülle-, Leere- oder Hitze-Symptomatik	Besonderheit
Leber	Wind	lautes Schreien, gerader Blick, Gähnen, Nackensteife, tonisch, klonische Krämpfe an den Extremitäten	blau	sehnig – Xuan	**Fülle-S.:** Blick gerade, lautes Schreien, Nackensteife, kräftige tonisch-klonische Zuckungen **Leere-S.:** Zahnschluss, viel Gähnen **Hitze-S.:** Fieber, viel trinken, Dyspnoe, heiße Atemluft, blau unterlaufene innere Augenwinkel, gerader Blick, Opisthotonus, unruhige Hände und Füße	meist mit viel Reserve in der Abwehr
Herz	Hitze	schreckhaft, hohes Fieber, Weinen, viel Durst, unruhige Hände und Füße, Verwirrtheit	rot	schnell – Shu	**Fülle-S.:** Fieber, viel Durst, Weinen, liegt gern auf dem Rücken, Krämpfe **Leere-S.:** unruhig im Liegen **Hitze-S.:** Fieber, Brustgegend sehr warm, warme Atemluft Blick nach oben, innerer Augenwinkel gerötet, will reden, kann nicht	Zeichen von Hitze- und Zeichen von Feuer – Symptomatik
Milz	Schläfrigkeit	schläfrig, müde, schläft viel, kein Appetit, Diarrhö,	gelb	Bradykardie – Zhi	**Fülle-S** Müde, schläft viel, der Körper fühlt sich warm an, trinkt viel, Diarrhö, der Stuhl ist gelblich und rötlich **Leere-S.:** Erbrechen, Diarrhö, der Stuhl ist hell, im Schlaf ist der Lidschluss inkomplett **Hitze-S.:** innerer Augenwinkel gelblich, der Urin auch gelblich	oft im insuffizienten Zustand
Lunge	Dyspnoe	Niesen, Nasenrinnen, verlegte Nasenatmung, Husten, Kurzatmigkeit	weiß	oberflächlich – Fu	**Fülle-S** mit zusätzlich Kälte- und Wind-S.: Dyspnoe, Husten, ist durstig, trinkt aber nicht gern, verlegte Nasenatmung und mit viel Sekret, Niesen **Leere-S.:** langes Expirium, Dyspnoe, trockene Haut und Körperhaare, weißliche Lippen **Hitze-S.:** Dyspnoe, trockene Nasenschleimhaut oder neigt zur Nasenblutung **Hitze-Symptomatik infolge Leere- S.:** rötliche Farbe an den Lippen	sehr zart und empfindlich
Niere	Leere und Kälte	Augen glanzlos, lichtempfindlich, kalte Füße und Beine	schwarz	tief – Chen	**Leere-S.:** (von einer Fülle-Symptomatik der Niere wird in der TCM nicht gesprochen) die Gesichtsfarbe ist grau, matt, der Urin ist klar, oft Inkontinenz	oft in Leere-Symptomatik

29.2 Die 8 Grundgriffe in der Kindermassage

Schieben – Tui

Fester Griff, fest an der Haut bleiben, die darunterliegenden Strukturen werden bewegt. Etwa 200-mal/Minute in Längsrichtung, in Querrichtung (auseinander oder zueinander), in Kreisform.

Friktion – Rou

Wie Drücken, nur zusätzlich kreisen. Etwa 180–200-mal/Minute. Mit dem Mittelfinger, mit dem Daumen, mit dem Thenar, mit der Handwurzel.

Drücken – An

Mit dem Finger, mit der Handfläche. Meist in Kombination mit dem Rou-Griff.

Streichen – Mo

Es ist ein milder Griff. Mit der Handfläche, mit dem Fingerbauch.

Druck mit dem Fingernagel – Qia

ZB am LG 26. Die Mitte des Philtrums wird mit dem Fingernagel fest gedrückt.

Drücken einer Hautfalte – Nie

Auch als Nieji, wie die Kibler'sche Hautfalte in der BGM. Es wird mit 2 oder 3 Fingern die paravertebrale Hautfalte (Blasenmeridian) gehoben und zusammengedrückt.

Yunfa

Etwas festeres, aber langsames Streichen mit den Fingern an der Handwurzel.

Daufa

Das Stochern; mit der Fingerkuppe die Handwurzel kurz, schnell (160-mal/Minute) picken (stochern).

29.3 Die oft verwendeten Zonen

Kopfregion

- Tianmen (K 1) Himmelstor: Stirnmitte
- Kangong (K 2): Augenbrauen
- Taiyang (K 3) Sonne
- Baihui (K 34) LG 20
- Tianzhu (K 19) Himmelssäule: Okzipitalrand bis zu C7

Brustregion

- Tiantu KG 22
- Tanzhong KG 17, quer nach lateral oder gerade nach distal
- Nabel, KG 8
- Oberbauch

Wirbelsäulenregion

- Qijie (K 24), Linie zwischen L2 und Steißbeinende
- Guiwei (K 36) LG 1
- Jizhu, Blasenmeridian am Rücken

Armregion

- Endglied der Finger: Daumen – Pitu – Milz – K 11, Zeigefinger – Leber – K 42,

Mittelfinger – Herz – K 41, Ringfinger – Lunge – K 9, Kleinfinger – Niere – K 39

- K 21, „Wei, Magen", radiale Seite des Daumens, Grundglied (zum Körper tonisierend, anders sedierend)
- K 12, „Dachang, Dickdarm" radiale Seite des Zeigefingers (wie oben)
- K 22, „Xiaochang, Dünndarm", ulnare Seite des Kleinfingers (wie oben)
- Banmen, K 20, Tür, Thenar
- Laogong, KS 8
- Wei Laogong (dorsale Laogong), K 25, gegenüber von KS 8 auf dem Handrücken
- Xiaotianxin, K 16, „Kleines Himmelsherz", im Winkel zwischen Thenar und Hypothenar
- Sanguan, K 15, die 3 Schranken, zwischen Di 11 und Di 5, zum Ellbogen tonisierend, weg vom Ellbogen sediered
- Tianheshui, K 4 (Wasser des himmlischen Flusses), Medianusbereich des Unterarmes, zum Ellbogen ist neutral (Qingfa)
- Liufu, K 5 (die 6 Hohlorgane), Ulnarisbereich des Unterarmes zum Ellbogen ist neutral (Qingfa)

Beinregion

- Zusanli, M 36, K 27
- Yinlingquan, MP 9
- Sanyinjiao, MP 6, K 40

29.4 Beispiele für die Anwendung

Husten

Tianmen – K 1, Kangong – K 2, Taiyang – Sonne, Tiantu – KG 22, Tanzhong – KG 17, Feishu – B13 – K 13

Bronchitis: Tiantu – KG 22, Tanzhong – KG 17, Feijing – K 9, Fenglung – M 40, Feishu – B 13– K 13

Erbrechen

Mit *Kälte-Symptomatik*: Tianzhu – K 19, Tianzu – KG 22, Zhongwan – KG 12, Pitu – K 11 (in Richtung Körper), Banmen – K 20
Unpassendes gegessen: Tianzhu – K 19, Tianzu – KG 22, Zhongwan – KG 12, Pitu – K 11 (in Richtung weg vom Körper, Qingfa), Banmen – K 20, Tianheshui – K 4 (von Handgelenk in Richtung Ellbogen, bedeutet neutraler Reiz, Qingfa)

Obstipation

Fülle-Typ: Reibung des Oberbauches, Pitu – K 11 (in Richtung weg vom Körper, Qingfa), „Dachang, Dickdarm" – K 12 (weg vom Körper, Qingfa), Liufu – K 5 (die 6 Hohlorgane), Ulnarisbereich des Unterarmes zum Ellbogen ist neutral (Qingfa), Steißbeinende – K 36, Guiwei – K 36 – LG 1 (nach distal schieben)
Leere-Typ: Pitu – K 11 (in Richtung Körper), „Dachang, Dickdarm" – K 12 (in Richtung Körper), Sanguan – K 15 (vom Handgelenk zum Ellbogen schieben, Tonisierung), Nieji (paravertebrale Hautfalten drücken)

Anorexie

KG 12, Pitu – K 11, M 36, Nieji (paravertebrale Hautfalten drücken)

Enuresis

Baihui – LG 20, Dantian – KG 6, MP 6, MP 9, Guiwei, Qijie

Diarrhö

K 11 (Milz-Erde) 500-mal schieben, K 12 (Dickdarm) 200-mal schieben, Bauch 5 Minuten lang streichen, den Nabel (K 23) 3 Minuten lang friktionieren, K 24 (Steißbeinende) 500-mal friktionieren. Wenn das Kind öfters Milch erbricht, zusätzlich K 20 (Tür) 50-mal friktionieren.

Ein Akupressur-Programm für Kinder bis zu 2 Jahren

Mit der Friktion (Rou) die Punkte M 25 und M 36 täglich je 100-mal behandeln, dann noch 5 Minuten lang mit dem Streichen (Mo) die Bauchdecke massieren, am Ende noch LG 1 100-mal Friktion (Rou). Wenn das Kind ein Symptom der „Milz-Leere" hat, dann B 20 100-mal Friktion (Rou); wenn man das Symptom der „Kälte-Feuchtigkeit" vorfindet, dann noch den Extrapunkt Wailaogong (wie KS 8, nur am Handrücken) 100-mal Friktion (Rou); wenn der Stuhl säuerlich riecht, übler Mundgeruch besteht, unverdaute Nahrungsreste im Stuhl sind, der Zungenbelag dick ist, dann Lu 10 100-mal Friktion (Rou).

(Empfohlen von Dr. Zhang in Shanghai Zhenjiu Zazhi 6/96.)

Dyspepsie

K 11 (Milz-Erde) 500-mal schieben, K 12 (Dickdarm) 200-mal schieben, K 15 400-mal schieben, Bauch 5 Minuten lang streichen, Nieji 5-mal (Kibler'sche Hautfalte des Blasenmeridians am Rücken von kaudal nach kranial.

Fieber infolge exogener Noxe

K 4 (Wasser des himmlischen Flusses) schieben, 300-mal, K 5 300-mal schieben, das Lenkergefäß von kranial nach kaudal 500-mal schieben, den K 35 (G 21) und den K 6 (G 20) mehrmals mit dem Na-Griff (Greifen) behandeln. Bei Fieber (aber ohne Schwitzen), dann noch K 15 (die drei Schranken) 400-mal schieben.

Prolapsus ani

5 Minuten lang den K 37 (Purpurfeld) friktionieren, Bauch 3 Minuten lang streichen, K 36 (Steißbeinende) 500-mal friktionieren, K 24 (die sieben Segmente) 300-mal schieben.

Tab. 49

Kindermassage – Punkt	Lokalisation	Hauptindikation	Massagetechnik
K 11, Milz-Erde, Pitu	volare Seite des Daumenendgliedes, auch die radiale Fläche des Daumens wird dazu gezählt	Durchfall, Erbrechen	Tui-Technik, Schieben 300–500-mal
K 12, Dickdarm, Dachang	radiale Fläche des Zeigefingers	Diarrhö, Obstipation, Dyspepsie	Tui-Technik, Schieben 200–400-mal
K 20, Tür, Banmen	proximale Hälfte des Thenars	verdauungsfördernd: gegen Brechreiz, schlechten Appetit, Diarrhö, Obstipation	Rou- und Tui-Technik, Friktion und Schieben 100–200-mal

Fortsetzung Tab. 49

Kindermassage – Punkt	Lokalisation	Hauptindikation	Massagetechnik
K 15, die drei Schranken, Sanguan	an der radialen Seite des Unterarmes, eine Linie vom Handgelenk bis zum Ellbogengelenk	Grippe, Fieber, Hitzegefühl im Körper, besonders bei jeder Leere-Kälte-Symptomatik (Xuhanzheng)	vom Handgelenk in Richtung des Ellbogens schieben (200–500-mal)
K 5, die 6 Hohlorgane, Liufu	am volaren Unterarm die ulnare Fläche vom Handgelenk bis Ellbogengelenk	Fieber, viel Schwitzen. Nicht bei Leere-Symptomatik verwenden.	vom Ellbogen in Richtung des Handgelenks schieben (200–600-mal)
K 4, Wasser des himmlischen Flusses, Tianheshui	in der Mitte der volaren Seite des Unterarmes eine Linie von Handgelenk bis Ellbogengelenk	bei allen fieberhaften Erkrankungen zur Fiebersenkung, besonders infolge exogener Noxe	vom Handgelenk in Richtung des Ellbogens schieben (200–500-mal)
K 24, die sieben Segmente, Qijie	die Linie zwischen L 2 bis Steißbeinende	Diarrhö, Dyspepsie, Obstipation	mit Tui-Technik, Schieben von kranial nach kaudal oder umgekehrt, 200–400-mal
K 36, Steißbeinende, Guiwei	am Ende des Steißbeins	Diarrhö, Obstipation, Prolapsus ani	mit Rou-Technik, Friktion, 200–500-mal
K 37, Purpurfeld, Dantian	2 Cun unter dem Nabel	Unterleibsschmerzen, Enuresis, Prolapsus ani	mit Mo- oder Rou-Technik, Streichen oder Friktion 3–5 Min. lang

29.5 Kleinkindermassage

In den Abbildungen 177 a–c sehen Sie einige wichtige Punkte bzw. Zonen für die Kindermassage.

In der Kinderheilkunde werden natürlich auch Meridiane und Meridianpunkte der Erwachsenen verwendet, aber als Sonderform kommen *nur* bei Kleinkindern (vom Säugling bis etwa zum 4. Lebensjahr) spezielle, für die Therapie sehr wirksame Zonen vor.

In der Massage der Kleinkinder liegen die Zonen hauptsächlich im Bereich distal vom Ellbogengelenk. Viele Zonen entsprechen den uns bekannten Meridianpunkten, sie haben aber hier einen anderen Namen.

Wir folgen hier der Bezeichnung der Zonen nach dem Lehrbuch für Tuina-Therapie der Hochschule für Traditionelle Chinesische Medizin, Shanghai (1974), und haben insgesamt 80 Punkte.

Die Heranziehung der angeführten Zonen bedarf der gleichen Überlegung wie bei Erwachsenen.

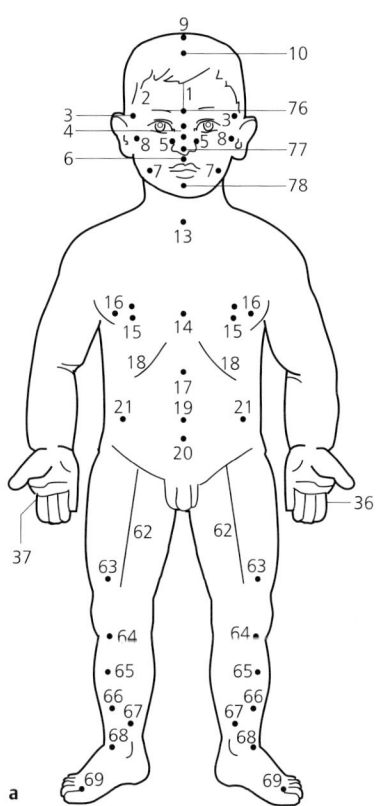

Abb. 177 a: Zonen für die Kindermassage – Dorsalansicht

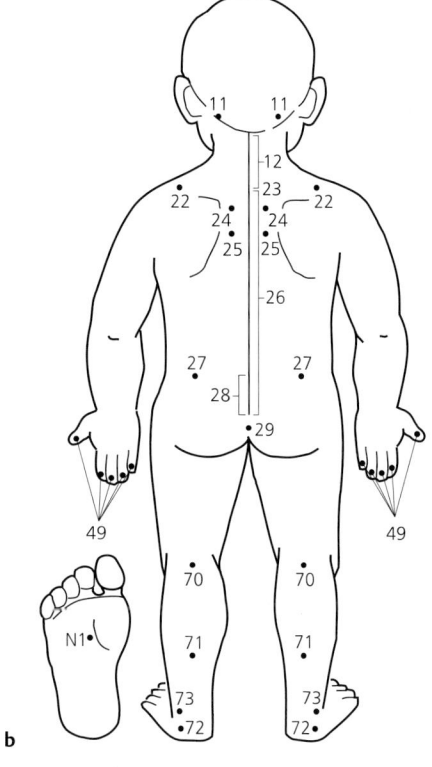

Abb. 177 b: Zonen für die Kindermassage – Ventralansicht

Erklärung der Punkte in Abb. 177 a–c

1. Tianmen: Himmelstor
2. Kangon: Palast der Schwelle
3. Taiyang: Sonne
4. Shangen: Bergbasis
5. Yingxiang: Duftempfänger, entspricht dem Di 20
6. Renzhong: Philtrumsmitte, entspricht dem LG 26
7. Yaguan: Zahnsperre
8. Ermen: Tor zum Ohr, entspricht dem Dü 19
9. Baihui: Hundertfaches Können, entspricht dem LG 20
10. Xinmen: Fontanelle
11. Gaogu: Hoher Knochen, entspricht dem LG 20
12. Tianzhu: Himmelssäule, entspricht der Strecke zwischen B 10 und LG 14
13. Tiantu: Himmelsvorsprung, entspricht dem KG 22
14. Shanzhong: Brustmitte, entspricht dem KG 17
15. Rugen: Brustbasis, entspricht dem M 18
16. Rupang: seitlich der Brust
17. Zhongwan: Oberbauchmitte, entspricht dem KG 12
18. Fu: Bauch, entspricht den Rippenbögen
19. Ji: Nabel, entspricht dem KG 8
20. Dantian: Jadefeld, entspricht dem KG 6
21. Dujiao: Bauchwinkel
22. Jianjing: Schulter, entspricht dem G 21
23. Dazhui: großer Dorn, entspricht dem LG 14
24. Fengmen: Windtor, entspricht dem B 12
25. Feishu: Zustimmungspunkt der Lunge, entspricht dem B 13
26. Jizhu: Wirbelsäule, entspricht der Strecke zwischen LG 14 und LG 2
27. Yaoshu: Zustimmungszone für das Kreuz
28. Oijie: sieben Segmente, entspricht der Strecke zwischen LG 4 und LG 2
29. Guiwei: Schildkrötenschwanz
30. Pijing: Milz-Pankreas-Meridian
31. Gangjing: Leber-Meridian
32. Xinjing: Herz-Meridian
33. Feijing: Lungen-Meridian
34. Shenjing: Nieren-Meridian
35. Wujing: wenn alle 5 oben genannten Meridiane (30–34) zugleich behandelt werden
36. Sihengwen: vier Querfurchen

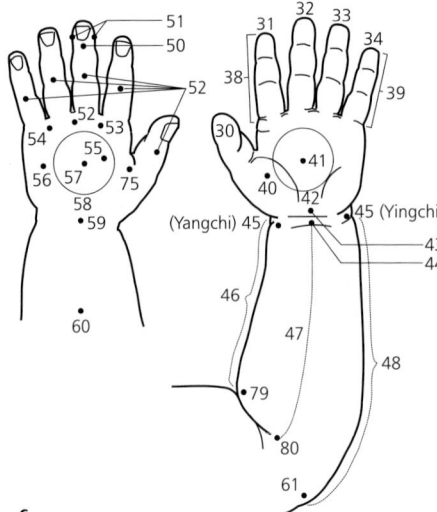

Abb. 177 c: Zonen für die Kindermassage an Unterarm und Hand

37. Xiaohengwen: kleine Querfurche
38. Dachang: Dickdarm
39. Xiaochang: Dünndarm
40. Banmen: Holztür
41. Neilaogong: innerer Arbeitspalast, entspricht dem KS 8
42. Neibagua: innere acht Trigramme
43. Xia-tianxin: kleines Himmelsherz
44. Zongjin: Sehnenbündel, entspricht dem KS 7
45. Dahengwen: große Querfurche, die Verbindungsstrecke zwischen Di 5 (Yang chi) und Dü 5 (Yinchi als Meridianpunkt = Yanggu)
46. Sanguan: drei Schranken, Verbindungsstrecke zwischen Di 5 (Yang-chi) und Di 11 (Qüchi)
47. Tianheshui: himmlischer Fluss, die Verbindungsstrecke zwischen 44 (= KS 7) und 80 (= KS 3)
48. Liufu: sechs Hohlorgane, Verbindungsstrecke zwischen Dü 8 (Yinchi) und 3E 10 (Zhou = 61)
49. Shiwang: Zhen-Könige

50. Laolong: alter Drachen
51. Duanzheng: Nagelfalzwinkel, der radiale Punkt entspricht dem KS 9
52. Wuzhijie: die fünf Fingergelenke
53. Ershanmen: zwei Türflügel
54. Shangma: auf dem Pferd
55. Weiling: Kollapspunkt
56. Jingning: Dyspnoepunkt
57. Wailaogong: äußerer Arbeitspalast
58. Waibagua: äußere acht Trigramme
59. Yiwofeng: Darmwinde
60. Boyangchi: Sonnenteich am Unterarm, entspricht dem 3E 5
61. Dozhou: Ellbogenspitze, entspricht dem 3E 10
62. Jimen: Siebtor, entspricht dem Abschnitt des Milz-Pankreas-Meridians im Bereich vom MP 11
63. Baichong: hundert Tiere, entspricht den Punkten M 33 bis M 34
64. Xiyan: Knieauge, entspricht dem M 35
65. Zusanli: drei Meilen des Fußes, entspricht dem M 36
66. Qianchengshan: vordere Bergstütze
67. Sanyinjiao: Kreuzungsstelle der drei Yin-Meridiane, entspricht dem MP 6
68. Jiexi: Tibiamulde, entspricht dem M 41
69. Dadun: große Aufrichtigkeit, entspricht dem Le 1
70. Weizhong: mittlere Speicherung, entspricht dem B 54
71. Houchengshan: hintere Bergstütze, entspricht dem B 57
72. Pucan: Hilfe der Hausangestellten, entspricht dem B 61
73. Kunlun: Kunlun-Gebirge (im Tibet), entspricht dem B 60
74. Yongquan: sprudelnde Quelle, entspricht dem N 1
75. Hegu: Talbegegnung, entspricht dem Di 4
76. Meixin: Augenbrauenmitte, entspricht dem P.d.M.
77. Zhunto: Nasenspitze, entspricht dem LG 25
78. Chengjiang: Flüssigkeitsaufnahme, entspricht dem KG 24
79. Qüchi: gewundener Teich, entspricht dem Di 11
80. Hongchi: überschwemmter Teich, entspricht dem KS 3

Die Schaolin-Punktmassage

Die weltberühmten kämpfenden Schaolin-Mönche haben ebenfalls eine spezielle Massageform entwickelt: Die Dianxue-Therapie (Punktdruck-Therapie).

Wang Bipuvon vom Orthopädisch-traumatologischen Institut der Chinesischen Akademie für TCM hat 1988 zusammen mit dem Arzt Lü Zhufeng seine klinischen Erfahrungen mit dieser Methode publiziert. Die Schaolin-Massage (Dianxue-Therapie) wird zur Behandlung von Sportverletzungen und im Kampf (Wushu) verwendet. Dr. Jia Lihui aus Schandong hat seine Studienergebnisse mit dieser Methode zur Behandlung von peripartalen Hirnschäden bei 300 Kindern veröffentlicht. Das internationale Echo war sehr positiv. Nun wird im folgenden Kapitel die Technik näher erläutert.

Die Indikation, die Kontraindikation und der Wirkungsmechanismus nach der TCM sind gleich wie in der Tuina-Therapie.

30.1 Die 5 Hauptgriffe der Schaolin-Massage

Dianfa

Druck mit der Fingerkuppe, mit einem, mit 3 oder mit allen 5 Fingern.

Anyafa

Druck mit dem Daumenbauch. Oft wird dieser Griff mit Friktion kombiniert angewendet.

Qiafa

Drücken mit dem Fingernagel. Dies wird nur an den Fingern und Füßen verwendet. Das Gewebe darf nicht verletzt werden.

Paidafa

Klatschen, Klopfen mit der palmaren Fläche der Finger bzw. mit der Fläche der Hohlhand. In der Region der Brust und des Bauches ist es günstig, bei der Einatmung zu klatschen.

Koudafa

Klopfen mit dem Fingerbauch, alle 5 Finger als zarter Reiz, oder mit den Fingerkuppen aller 5 Finger als starker Reiz.

30.2 Die Mobilisierungstechnik

Schultergelenk

1. Schulter heben.
2. Mit dem Oberarm den Schweiß von der Stirn abreiben.
3. Die Ohrmuschel der anderen Seite von hinten greifen.
4. Mit dem Daumen die Dornfortsätze berühren. – Dann mit dem Arm zum Rücken.
(Abb. 178–182)

Ellbogengelenk

Den Arm 90 Grad beugen, das Ellbogengelenk wird gehalten, die Hand wird 20–30-mal supiniert.

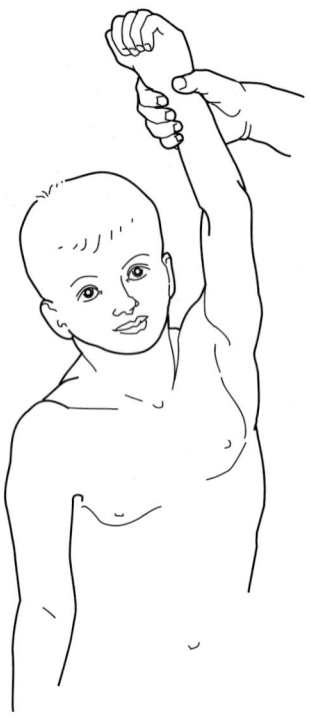

Abb. 178

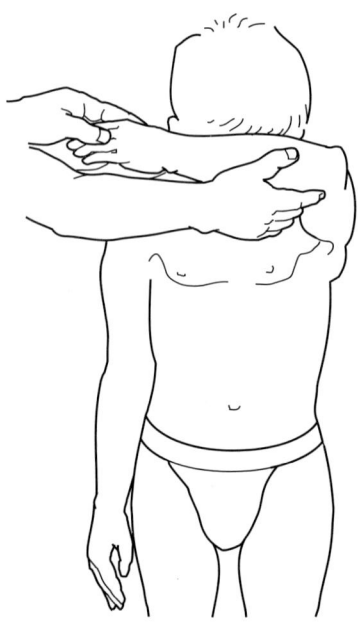

Abb. 179

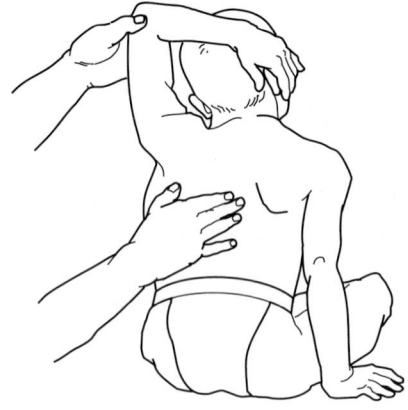

Abb. 180

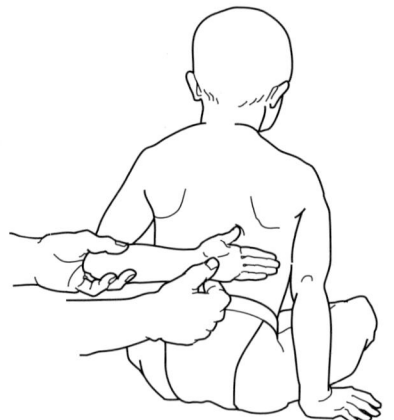

Abb. 181

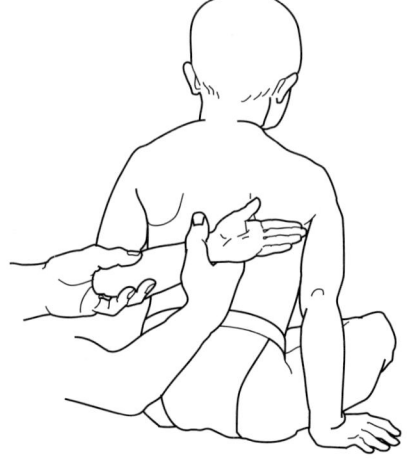

Abb. 182

Handgelenk

Mit beiden Daumen die Handfläche von der Handwurzel zu Thenar und Hypothenar massieren. Dann die 5 Finger von der Kuppe bis zur Handfläche massieren. Nun die Finger des Patienten halten und die Hand nach dorsal 20–30-mal strecken.

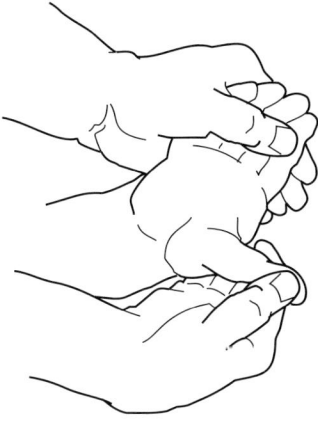

Abb. 183

Hüftgelenk

1. Die Beine in die sog. „Froschposition" (Abb. 184) bringen und die Oberschenkel nach unten drücken. Gleich darauf die verspannten spastischen Adduktoren von proximal nach distal 20–30-mal massieren.

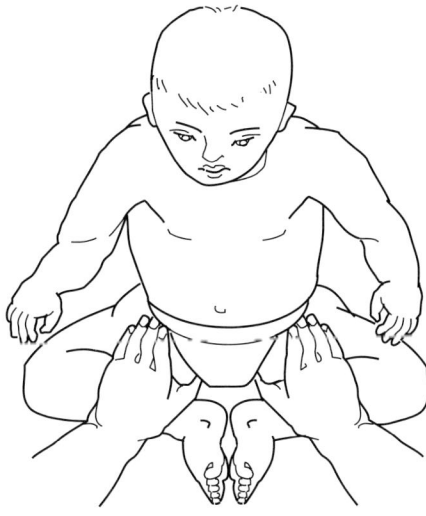

Abb. 184

2. Innenrotation des Hüftgelenkes, 20–30-mal (Abb. 185).

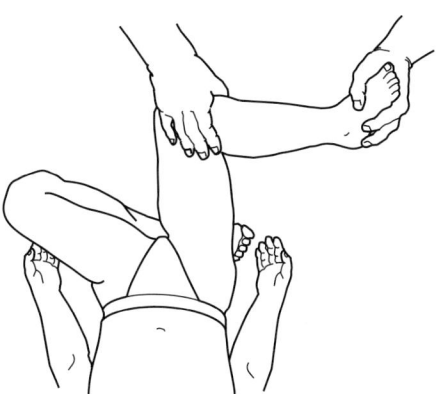

Abb. 185

3. Außenrotation im Hüftgelenk, 20–30-mal (Abb. 186).

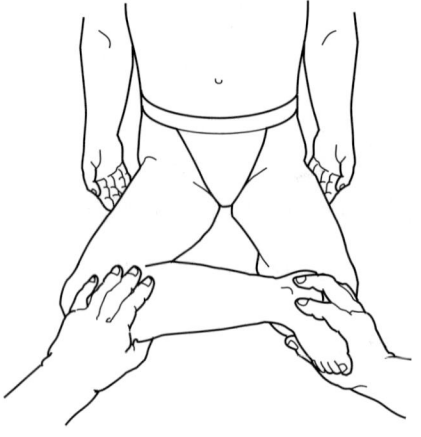

Abb. 186

4. Der Patient befindet sich in der Bauchlage. Das Bein in die „4-Position" bringen, das andere Bein liegt gestreckt darüber. Mit einer Hand das Gesäß nach unten drücken, mit der anderen Hand den M. rectus femoris bis zum Knie massieren. Der Spasmus im M. rectus femoris und iliopsoas wird vermindert, 20–30-mal (Abb. 187).

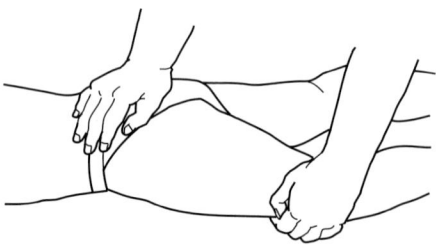

Abb. 187

5. Der Patient (geeignet für Kinder unter 10 Jahren) ist in der Seitenlage. Das eine Bein ist gestreckt, das andere im Hüft- und Kniegelenk im rechten Winkel gebeugt. Der Therapeut fixiert mit einer Hand das ISG, massiert mit der anderen Hand den iliotibialen Strang, 20–30-mal (Abb. 188).

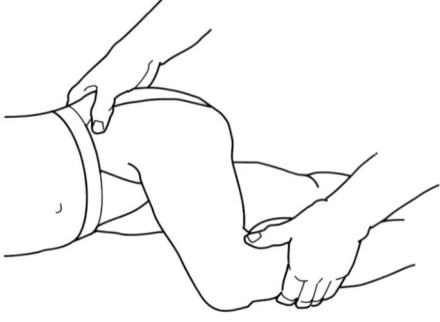

Abb. 188

Sprunggelenk und Fuß

1. Der Patient befindet sich in der Rückenlage, das eine Bein ist gestreckt, das andere zu 90 Grad angewinkelt. Der Therapeut drückt mit einer Hand proximal am Knie nach unten, die andere Hand drückt und schiebt das Sprunggelenk nach hinten, 20–30-mal (Abb. 189).

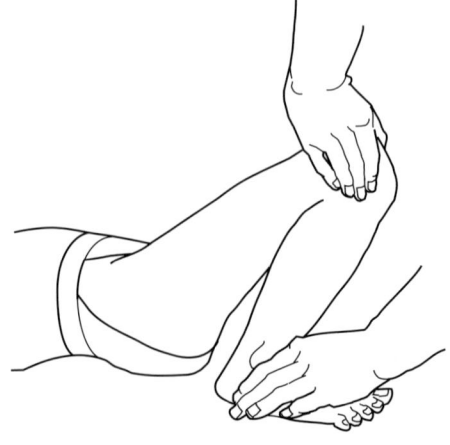

Abb. 189

2. Der Patient ist in der Bauchlage, das eine Bein gestreckt, das andere zu 90 Grad angewinkelt. Der Therapeut drückt den Fuß nach unten, mit der anderen Hand massiert er den Wadenmuskel bis zur Ferse, 20–30-mal (Abb. 190).

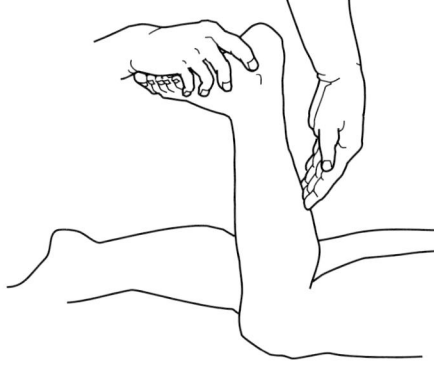

Abb. 190

3. Der Patient befindet sich in der Rückenlage. Der Therapeut fixiert mit einer Hand das Sprunggelenk von dorsal, mit der anderen Hand hält er den Vorfuß fest und proniert ihn, wenn dieser in Supinationsstellung ist. Wenn der Fuß in Pronationsstellung ist, muss er supiniert werden, 20–30-mal (Abb. 191).

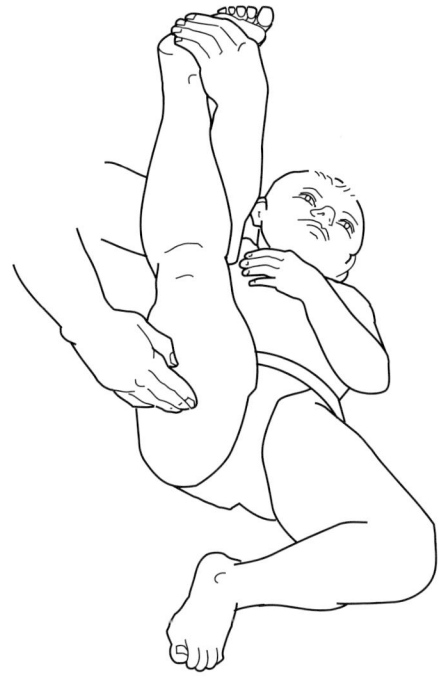

Abb. 191

4. Der Patient ist in der Rückenlage, das eine Bein gestreckt, das andere zu 90 Grad angewinkelt. Der Fuß soll auf dem Bett liegen, der Therapeut drückt den Fuß nach unten, 1–2-mal (Abb. 191).

30.3 Die Behandlungspunkte der Schaolin-Massage

Es sind 101 Punkte, davon werden 60 häufig verwendet. Zum Großteil sind es Meridianpunkte. Dabei sind einige Extrapunkte zu beachten.

Interessant sind hier die 16 therapeutischen Linien. Diese befinden sich meist im Meridianverlauf.

Kopfregion

1. LG 20 (Baihui)
2. G 8 (Shuaigu)
3. G 12 (Wangu)
4. Chuigen, Wurzel des Ohrläppchens, knapp unter dem Ohrläppchen. Das ist ein Punkt aus Wushu (WP), der chinesischen Kampfkunst.
5. G 2 (Tinghui)
6. Dü 19 (Tinggong)
7. 3E 17 (Yifeng)
8. 3E 23 (Sizhukong)
9. M 4 (Chengqi)
10. M 5 (Sibai)
11. Di 20 (Yingxiang)
12. M 6 (Dicang)
13. KG 24 (Chengjiang)
14. EP 5 (Jia Chengjiang), in Höhe wie KG 24, unterhalb vom Mundwinkel. Es sind 2 Punkte. EP: Extrapunkt (siehe „An Outline of Chinese Acupuncture", Foreign Languages Press, Peking 1975, und „Die neuen Extrapunke in der chinesischen Akupunktur", von G. Kubiena und A. Meng, siehe Literaturverzeichnis)
15. EP 15 (Shang Lianquan), knapp am Rand des Unterkiefers, proximal vom KG 23
16. KG 23 (Zengyin)
17. M 9 (Renzhong)
18. EP 11 (Zengyin), lateraler Rand des Adamsapfels
19. LG 25 (Suliao)
20. Bige, Knapp distal vom Nasenseptum und seitlich davon. Es sind insgesamt 3 Punkte. Bige ist ein Punkt der Schaolin-Massage.
21. B 1 (Jingming)
22. B 2 (Zangzhu)
23. EP 3 (Yuyao), Mitte der Augenbrauen
24. B 10 (Tianzhu)
25. G 20 (Fengchi)
26. LG 15 (Yamen)
27. LG 14 (Dazhui)
28. EP 2 (Taiyang), die Sonne
29. EP 1 (Yintang), PdM

Thorax und Abdomen

1. KG 22 (Tiantu)
2. M 12 (Quepen)
3. KG 15 (Jiuwei)
4. KG 14 (Jujiu)
5. KG 8 (Shenjue)
6. M 25 (Tianshu)
7. KG 6 (Qihai)
8. KG 4 (Guanyuan)
9. KG 3 (Zhongji)
10. KG 2 (Qugu)
11. MP 12 (Chongmen)
12. KG 1 (Huiyin)

Rücken

1. G 21 (Jianjing)
2. Dü 12 (Bingfeng)
3. Dü 11 (Tianzong)
4. Dü 10 (Naoshu)
5. Dü 9 (Jianzhen)
6. B 36 (Fufen)
7. B 12 (Fengmen)
8. B 17 (Geshu)
9. B 23 (Shenshu)
10. EP 37 (Yaoyan), knapp ein Fingerbreit lateral von 2. LWD
11. B 26 (Guanyuanshu)
12. B 28 (Pangguangshu)

Arm

1. Di 15 (Jianyu)
2. Di 14 (Binao)

3. Dü 13 (Naohui)
4. Dü 14 (Jianliao)
5. Zhima, etwas distal vom H 1. Das ist ein Punkt aus Wushu (WP), der chinesischen Kampfkunst.
6. Lu 4 (Xiabai)
7. H 3 (Shaohai)
8. Di 11 (Quchi)
9. Jihui, 2 Fen distal vom Di 11, dann 3 Fen medial. Das ist ein Punkt aus Wushu (WP), der chinesischen Kampfkunst.
10. Di 10 (Shosanli)
11. KS 4 (Ximen)
12. KS 7 (Daling)
13. KS 6 (Neiguan)
14. 3E 9 (Sidu)
15. 3E 5 (Waiguan)
16. 3E 4 (Yangchi)
17. Dü 5 (Yangxi)
18. Di 4 (Hegu)
19. Zhangjian, am Handrücken, knapp proximal der Grundgelenke, zwischen den Mittelhandknochen, je 3 Punkte pro Hand. Das ist ein Punkt aus Wushu (WP), der chinesischen Kampfkunst.
20. Zhijiagen, Nagelfalzwinkel. Das ist ein Punkt aus Wushu (WP), der chinesischen Kampfkunst.
21. Zhiguanjie, die Fingergelenke. Das ist ein Punkt aus Wushu (WP), der chinesischen Kampfkunst.

Bein

1. G 30
2. B 50
3. Le 12
4. M 31
5. M 32
6. MP 11
7. B 51

8. B 52
9. B 54
10. EP 31 (Kranichdach)
11. G 31
12. G 34
13. MP 9
14. M 36
15. M 40
16. B 57
17. Achillessehne, ein Punkt der Schaolin-Massage
18. MP 7
19. G 35
20. M 41
21. Le 3
22. G 41
23. Zijiagen, Nagelfalzwinkel. Das ist ein Punkt aus Wushu (WP), der chinesischen Kampfkunst.
24. Zhiguanjie, Zehengelenke. Das ist ein Punkt aus Wushu (WP), der chinesischen Kampfkunst.
25. N 1
26. MP 6

30.4 Die 16 therapeutischen (Behandlungs-)Linien

Die 6 Therapielinien am Arm (A1–A6)

1. Von Lu 9 bis Lu 5, entspricht Teilen des Lu-Meridians.
2. Von KS 7 bis KS 3, entspricht Teilen des KS-Meridians.
3. Von H 7 bis H 1 (2 Querfinger über der vorderen Achselfalte), entspricht Teilen des H-Meridians.
4. Von Dü 5 bis Dü 9, entspricht Teilen des Dü-Meridians.
5. Von den 4 Fingergrundgelenken bis 3E 4, dann bis 3E 10, entspricht Teilen des 3E-Meridians.

6. Von den 4 Fingergrundgelenken bis 3E 4, dann bis 3E 14, entspricht Teilen des Di-Meridians.

Die 8 Therapielinien am Bein (B1–B8)

1. Von M 41 entlang der lateralen Kante der Tibia bis Spina iliaca anterior superior, entspricht Teilen des M-Meridians.
2. Vom Fußrücken entlang dem lateralen Muskelrand des Tibialis anteriors bis dorsal der Spina iliaca anterior superior, entspricht Teilen des G-Meridians.
3. Von medialer Seite der Ferse, entlang der medialen Seite des M. gastrocnemius bis zur medialen Fläche des Kniegelenkes, vom Ursprung des M. gracilis bis Ansatz, entspricht Teilen des N-Meridians.
4. Beginnt dorsal des Innenknöchels, entlang einem Spalt von Tibia und M. gastrocnemius bis zur medialen Fläche des Kniegelenkes. Der eine Ast, vom Ursprung des M. sartorius bis distal vom Spina iliaca anterior superior; der zweite Ast vom Ursprung des M. adductor femoris bis zum Leistenband. Sie entsprechen Teilen des Le- und des MP-Meridians.
5. Beginnt dorsal der Ferse, entlang der medialen Seite des M. gastrocnemius, über das mediale Ende der Kniekehle, zwischen den Sehnen des M. semimembranosus und des M. biceps femoris bis zum Sitzbeinhöcker. Sie entspricht Teilen des B-Meridians.
6. Beginnt dorsal der Ferse, entlang der Mittellinie des M. gastrocnemius, zwischen M. semitendinosus, M. semimembranosus und M. biceps femoris in der Kniekehle bis zum Sitzbeinhöcker. Sie entspricht Teilen des B-Meridians.

7. Vom lateralen Knöchel der lateralen Seite des M. gastrocnemius über das laterale Ende der Kniekehle, über den Ursprung des M. biceps femoris und des Epicondylus lateralis, endet an Spina iliaca posterior superior.
8. Vom lateralen Knöchel, entlang der lateralen Seite des M. peroneus longus bis distal und ventral des Caput fibulae, über den lateralen Rand von Patella und Tractus iliotibialis, endet in der Mitte der Iliosacral-Region. Sie ist ein Teil des G-Meridians.

Die 2 Therapielinien am Rücken (R1 und R2)

1. Die erste Linie beginnt am Hinterkopf, 2 Querfinger seitlich der hinteren Mittellinie und endet in Steißbeinhöhe. Diese entspricht dem 1. Blasenmeridianverlauf.
2. Die erste Linie beginnt am Hinterkopf, 4 Querfinger seitlich der hinteren Mittellinie und endet in Steißbeinhöhe. Diese entspricht dem 2. Blasenmeridianverlauf.

30.5 Die Tuina-Therapie nach Schaolin bei Kindern mit Zerebrallähmung nach erschwerter Geburt und bei Erwachsenen nach zerebralem Insult bzw. Schädel-Hirn-Trauma

Zuerst die Schaolin-Punktmassage, dann die Massage der therapeutischen Linien, am Ende die Heil- und Krankengymnastik.

Punkte am Kopf

LG 20, G 8, B 10, G 20, G 12, LG 15, LG 14
Bei Aphasie, Speichelfluss: D 20, EP 5, M 9, KG 23, EP 12, Chuigen (WP)

Punkte am Arm

Di 15, Di 4, 3E 13, Zhima (WP), Jihui (WP), KS 4, 3E 4, Di 5, Zhnagjian (WP), Di 4, Zhiji-agen (WP), Zhiguanjie (WP)

Punkte am Bein

G 30, M 32, G 31, MP 11, B 52, B 54, B 57, MP 17, G 35, Genjian (WP), Le 3, G 41, Zhi-jiangung (WP), Zhiguanjie (WP)

Lendenregion

EP 37 (Yaoyan), B 26

Therapeutische Linien

Am Arm: A 2, A 3, A 5, A 6
Am Bein: B 1, B 2, B 4, B 5, B 7
Am Rücken: R 1, R 2 und Abschnitt des LG zwischen LG 14 bis LG 5

Mobilisierung

(siehe dazu die Abbildungen 178–191, S. 276 ff.)

1. Schulterrotation
2. Lösung des Spasmus der Finger
3. Hüftmobilisierung
4. Das Bein heben und die dorsalen Oberschenkelmuskeln mit 3 Fingern massieren.
5. Die dorsalen Unterschenkelmuskeln mit 3 Fingern massieren.
6. Drücken des Fußgewölbes

Sport-Tuina-Massage

Die Sport-Tuina-Massage kann in drei Formen eingeteilt werden:

1. Tuina vor dem Wettkampf und Training.
2. Tuina nach dem Wettkampf und Training.
3. Tuina nach einer Sportverletzung.

Der Wirkungsmechanismus ist derselbe wie in der allgemeinen Einleitung (s. S. 27) beschrieben. Die Indikation muss immer der Arzt stellen. Eine Kombination der klassischen Massage mit der Tuina ist erstrebenswert. Alle Griffe sollen in geeigneter Stärke und geeignetem Tempo durchgeführt werden. Die Programme zur Massage verdanken wir Dr. Zhao Xiang und Dr. Xu Wuquan, Universitätsklinik Anhui (Medizinlexikon China s. Shanghai: Verlag für Technik und Wissenschaft; 1992).
Folgende Griffe kommen infrage:

1. Tuifa (Schieben) – Fa bedeutet die Technik, z.B. Tuifa die Technik des Schiebens.
2. Gunfa (Rollen) – die Technik des Rollens.
3. Nafa (Greifen).
4. Shunjinfa: Entlang dem Verlauf der Sehnen die Muskeln fassen und entlang abgesetzt fassen und fortfahren.
5. Tanjinfa: Die Muskelgruppe oder die Sehne fassen und hochheben, dann plötzlich abgleiten lassen. Es ist ein Griff, der ein sehr starkes Gefühl von Muskelkater auslöst. Dieser Griff hat Ähnlichkeit mit dem Tanbofa, Sehnen im Querverlauf zupfen.

6. Chuifa (Klopfen) oder Painfa (Klatschen).
7. Guafa (Schaben): mit der Seitenfläche des Daumens in der Tiefe in Querrichtung schaben und Lösen von Gelosen und Gewebsverhärtungen. Es löst eine Schmerzreaktion aus. Die Beschwerden bessern sich deutlich.
8. Qiefa (Schneiden), mit dem Fingernagel des Daumens das Gewebe gleichzeitig „schneiden" und nach vorn verdrängen. Es ist geeignet bei akuter, posttraumatischer Weichteilschwellung, Blutstauung und Schmerzen.
9. Yaofa (Mobilisierung).
10. Yinshenfa (Traktion). An den Extremitäten Dehnungen mit sehr kurzen, aber zarten Impulsen.

31.1 Tuina-Massage vor dem Wettkampf und vor dem Training

In der Regel soll jeder Sportler vorher massiert werden, der Funktionszustand der Muskulatur und der Sehnen wird so besser vorbereitet. Besonders bei Sportarten mit hohem Schwierigkeitsgrad ist eine solche Vorbereitung empfehlenswert. Die zu massierende Region soll der Sportart angepasst sein. Es darf nur mit schwachem Reiz massiert werden. Die Massage dauert etwa 10–30 Minuten. Im Zeitraum zwischen 3 und 9 Minuten nach der Massage ist der Effekt optimal, dann lässt die Wirkung der Aktivierung nach.

31.1.1 Standardprogramm

Bauchlage

1. Den Blasenmeridian 10–20-mal mit Mofa (Streichen) und Tuifa (Schieben) behandeln.
2. Die Punkte LG 14, B 23 und LG 4 mit Roufa (Friktion) und Anfa (Drücken) behandeln.
3. Mit den Griffen Tuifa (Schieben), Mofa (Streichen), Anfa (Drücken) und Roufa (Friktion) die Punkte G 30, B 51, B 54, B 56 je $1/2$ Minute lang massieren.

Rückenlage

4. Mit Tuifa (Schieben), Mofa (Streichen), Nafa (Greifen) die Punkte Lu 1, Lu 2, M. deltoideus, Di 10, Di 4, KS 6 massieren.
5. Mit Tuifa (Schieben), Mofa (Streichen), Nafa (Greifen) die Punkte M 31, MP 10, M 36, G 39 je $1/2$ Minute lang massieren.

In sitzender Position

6. Mit Tuifa (Schieben), Mofa (Streichen), Nafa (Greifen) die Punkte G 20, LG 16, G 21, M. trapezius, M. deltoideus, M. biceps, M. triceps je $1/2$ Minute lang massieren.

31.1.2 Einige spezielle Punkte für kurz vor dem Wettkampf

1. LG 20, LG 14 zuerst mit dem Qiafa, 30-mal, dann mit dem Mofa, 30-mal
2. Di 4 mit Tuifa, Anfa, Nafa und Mofa, 30-mal
3. Di 11 mit Anfa, Nafa, 30-mal.

4. Di 10 mit Anfa, 10-mal
5. B 54 mit Anfa, 30-mal
6. B 62, B 60 mit Anfa, Nafa, 10-mal

Bei geistiger Abgeschlagenheit mit Tuifa (Daumenkuppe) die Punkte Taiyang (Sonne), M 36 und G 34, dann sehr schnell mit Klopfen die Region Lenden, Rücken, Arme und Beine behandeln; je $1/2$ Minute lang massieren. Hier dauert die Behandlung etwa 20 Minuten.

Bei innerer Unruhe, Angst, Überreizung mit Tuifa (Daumenbauch) langsam, zart und im Rhythmus den Scheitel, dann mit Gunfa (Rollen) zart Lenden und Rücken massieren, am Ende noch MP 9 und MP 6 mit Anfa und Roufa zart behandeln. Hier dauert die Behandlung etwa 20 Minuten.

31.1.3 Punkte für die speziellen Sportarten

Kopf und Augenregion

B 1; B 2, 3E 23, Mitte der Augenbraue, G 14, G 1, M 4, PdM, LG 20, LG 22, G 15. Verbessert die Sehkraft, psychisch aktivierend, Ermüdungsabbau fördernd.

Kopf und Ohrregion

Dü 19, G 2, 3E 21, G 7, 3E 22, 3E 20, 3E 19, 3E 17, M 1, M 2.
Leichte Massage (Qiafa, Cafa) vor dem Wettkampf verbessert das Gehör und stärkere Massage (Qiafa, Cafa) nach dem Kampf fördert die geistige Erholung.

Schulterregion

Di 15, 3E 14, Dü 11, 3E 15, Di 16, Dü 14, Dü 12, Dü 13, B 39.

Die leichte Massage vorher verstärkt die Kraft des Armes, nach dem Kampf erholt sich der Körper rascher, und die Schmerzen im Schulter-Arm-Bereich verschwinden schneller.

Rücken- und Lendenregion

LG 14, LG 12, LG 11, LG 2, B 23, B 31, B 32, B 33, B 34, LG 4, LG 3.

Vor dem Wettkampf leichte Massage (Roufa, Niefa, Qifa, Cafa), verbessert die Muskelkraft des Rückens. Durch starke Massage (Tuifa, Anfa, Nafa) nach dem Wettkampf erholt sich der Körper rascher.

Thoraxregion

KG 21, KG 20, KG 19, KG 18, KG 17, KG 16, N 27, N 26, N 25, N 24.

Mit der leichten Massage (Mofa, Cafa, Roufa) vor dem Wettkampf kann die Vitalkapazität vergrößert werden. Die kräftige Massage kann die Erholung beschleunigen, Brustschmerzen verhindern, Atemnot beseitigen.

Bauchregion

KG 13, KG 12, KG 10, N 21, M 21, M 25, G 26, KG 6, KG 4.

Mit zarter Massage (Dianfa, Cafa, Roufa) vor dem Wettkampf kann die Bauchmuskulatur gestärkt werden, die feste Massage danach verbessert die Magen-Darm-Funktion.

Armregion

H 6, H 5, KS 6, 3E 5, Dü 4, Dü 5, Di 5, KS 5, Di 10, Di 11, Dü 3, Dü 6, KS 3, H 3, Di 14. Vor dem Wettkampf zart und im Meridian-

verlauf (z.B. von Di 5 zu Di 11 oder von M 41 zu M 36) massieren, verbessert die Kraft und die Wendigkeit des Armes. Nach dem Wettkampf bringt die kräftige Massage eine rasche Erholung und Schmerzlinderung sowie Durchblutungsverbesserung.

Region des Beckengürtels

Vor dem Wettkampf zart massieren, verbessert die Kraft und reduziert die Gefahr einer Verletzung.

Hüftregion

G 29, B 31, B 32, B 33, B 34, G 30, B 50

Oberschenkel

G 31, M 33, M 31, M 32, MP 11, MP 10, Le 10, Le 9, Le 8, Le 1, B 51, B 53

Knie

G 34, MP 9, Kranichdach, B 54, Le 7, N 10, M 36, M 35, Knieaugen

Unterschenkel

G 39, G 38, G 37, M 40, M 37, M 39, MP 8, N 7, MP 6, B 55, B 56, B 57, B 58

Fuß

B 67, B 66, B 65, B 64, B 63, B 62, B 60

31.2 Tuina-Massage nach Wettkampf und Training

Nach einem Wettkampf oder Training kann die Tuina-Massage die Regeneration beschleunigen.

Radfahrer, Schwimmer, Langstreckenläufer etc. sollen eine Standardmassage bekommen.

31.2.1 Standardmassage

1. Mit Anfa, Roufa die Schmerzpunkte und die Punkte B 23, LG 4 behandeln. Dann die Punkte G 30, B 51, B 54, B 56, die Region M. glutaeus max., M. biceps fem., M. triceps surae mit Tuifa, Roufa und Mofa behandeln.
2. Der Sportler ist in Rückenlage. Die Punkte Di 10, Di 11, 3E 5, KS 6, H 7, Di 4 und die M. biceps und triceps werden mit Tuifa, Nafa und Mofa 5-mal behandelt. Dabei wird nochmals mit Tuifa und Nafa 5-mal behandelt.
3. Bei nervösen Sportlern 30 Minuten vor dem Schlafengehen. Die ganze Behandlung soll 10–15 Minuten dauern. Nicht zu stark massieren.
   - Taiyang (Sonne) mit Anfa, Roufa, je 50-mal.
   - LG 20 mit dem Daumenbauch Tuifa, 20-mal
   - G 20 mit Anfa, Roufa, je 20-mal
   - PdM (Yintang) zu Taiyang mit Tuifa, 5-mal
   - Die Nackenmuskulatur mit Tuifa und Mofa, 5-mal

Mit der Handfläche von der Peripherie zum Rumpf hin schieben (Tuifa), dann mit Tuifa (Daumenkuppe) die Punkte B 57 und 54 bzw. mit Tanjinfa die verspannten Muskeln behandeln. Am Ende noch mit dem Gunfa die Lendenregion den Rücken behandeln.

Beim Gewichtheber, Turner etc. sollen mit Tuifa, leichtem Roufa und Gunfa die Arme in der Kampfpause behandelt werden.

Herr Li Zirang von der Lehrerakademie Taian Shandong hat eine interessante Studie an gesunden, nicht trainierten, nicht sportlichen Jugendlichen durchgeführt (Chinese Manipulation & Qi Gong Therapy, 3/96). Die erste Gruppe ist die Vergleichsgruppe, die zweite und die dritte Gruppe wurde mittels Pointpress-Technik massiert. Die Probanden müssen innerhalb von 5 Stunden den Berg Taishan hinauf und wieder herunter gehen, sonst werden sie von der Studie ausgeschlossen.

Die erste Gruppe bekommt nach 10 Minuten Ruhe in der Bauchlage eine Knierolle. Die Mittelpunkte des M. rectus fem., des M. adductor fem. und des M. abductor fem. werden mit den Daumen oder mit übereinander gelegten Mittelfingern bis zur Toleranzgrenze 2–3 Sekunden lang fest gedrückt, dann etwas gelockert, wobei der Proband noch immer einen leichten Muskelkater für etwa 7–8 Sekunden verspürt. Dann erneut bis zur Toleranzgrenze fest drücken und locker bis zum Entstehen eines leichten Muskelkaters, etwa 12 Minuten lang so weiter. Dann das andere Bein ebenso massieren. Insgesamt dauert die Massage pro Proband 25 Minuten.

Die zweite Gruppe bekommt die Punkte lateral von der Mitte des M. rectus fem. und dann je 7 cm proximal und distal gedrückt. Die Massagetechnik wird wie bei der ersten Gruppe durchgeführt.

Die dritte Gruppe bekommt keine Massagebehandlung.

Mittels Fragebogen werden die Sofortergebnisse und Ergebnisse nach Tagen registriert. Am wievielten Tag nach dem Bergauf- und -abstieg war der Schmerz im M. quadriceps am stärksten? Kann er ohne

Hilfe die Stiege steigen; kann er ohne Hilfe, aber mit starken Schmerzen die Stiege steigen; hat er Schmerzen beim Treppensteigen, aber der Schmerz ist mäßig stark? – Völlige Erholung bedeutet: kein Schmerz, keine subjektiven Beschwerden, die Belastbarkeit ist wie vor dem Test.

Ergebnis: Alle drei Gruppen haben am 2. Tag die stärksten Schmerzen. In der Vergleichsgruppe (ohne Massage) beträgt die völlige Erholungszeit 116 Stunden, bei den beiden massierten Gruppen 85 Stunden.

Der Berg Taishan, einer von den 5 Heiligen Bergen Chinas, ist 1545 Meter hoch. Vom Tal bis zur Spitze ist er 8 Kilometer hoch, die Höhendifferenz beträgt 650 Meter. Es führen fast ausschließlich Stiegen hinauf, die längste Stiege hat mehr als 1600 Stufen. Der Untrainierte bekommt regelmäßig am 2. bis 3. Tag nach dem Aufstieg Schmerzen im Quadrizeps. Für die völlige Erholung sind 5–6 Tage notwendig.

Diese Studie zeigt eine raschere Erholung bei den Massierten gegenüber der Vergleichsgruppe ohne Massage. Ideal wären weitere Massageanwendungen an den nächsten Tagen. Da die Punkte der ersten und zweiten Gruppe nahe beieinander liegen und alle gleichsam vom N. femoralis versorgt werden, kann das der Grund für die ähnlichen Ergebnisse sein.

Diese Studie zeigt uns, dass es sich lohnt, zur Regeneration nach Wettkampf und Training die Punktmassage Dianxuefa anzuwenden.

31.3 Tuina-Massage nach einer Sportverletzung

Nach ärztlicher Indikation kann Tuina schon 1–2 Tage nach der Verletzung eingesetzt werden. Es kommen Tuifa mit Daumenbauch und Qiefa mit dem Daumennagel zur Anwendung. Hiermit wird eine rasche Rückresorption von Ödem und Hämatom erzielt, auch der Schmerz wird viel geringer.

Tab. 50: Wichtige Punkte in der Tuina-Sport-Massage
(Modifiziert nach Prof. Dr. med. Cao Xizhen: TCM-Massage. China: Verlag für Volkssport; 1979)

Augen	B 1, B 2, 3E 23, Yuyao (Mitte der Augenbraue), G 14, G 1, M 4, M 5, PdM, LG 20, LG 22, G 15
Ohr	Dü 19, G 2, 3E 21, 3E 22, 3E 20, 3E 19, 3E 17, G 7, M 1, G 3
Schulter	Di 15, 3E 14, Dü 9, Dü 11, B 38
Lenden und Rücken	LG 14, LG 12, LG 11, B 23, B 31, B 32, B 33, B 34 , LG 3, LG 4
Thorax	KG 21, KG 20, KG 19, KG 18, KG 17, KG 16, N 27, N 26, N 25, N 24
Abdomen	KG 13, KG 12, KG 10, N 21, M 21, M 25, G 26, KG 6, KG 4
Arm	H 6, H 5, KS 6, 3E 5, Dü 4, Dü 5, Di 5, KS 5, Di 10, Di 11, Dü 3, Dü 6, KS 3, H 3, Di 14
Bein	Hüftregion: G 29, B 31, B 32, B 33, B 34, G 30, B 50 Oberschenkel: G 31, M 33, M 31, M 32, MP 11, MP 10, Le 10, Le 9, Le 8, Le 1, B 51, B 53 Knie: G 34, MP 9, Kranichdach, B 54, Le 7, N 10, M 36, M 35, Knieaugen Unterschenkel: G 39, G 38, G 37, M 40, M 37, M 39, MP 8, N 7, MP 6, B 55, B 56, B 57, B 58 Fuß: B 67, B 66, B 65, B 64, B 63, B 62, B 60

Bei einer chronifizierten Weichteilverletzung kann die Tuina-Sport-Massage auch viel Positives bewirken.

Mit den oben angeführten Punkten ist sowohl vorbeugend als auch nach einem Wettkampf die entsprechend belastete Region zu behandeln. Im Wurfsport: die Armpunkte und der Rücken; beim Schießsport die Augen und die Schulter.

Eine Kombination mit Sportphysiotherapie ist im Akutfall und auch in chronischen Fällen unverzichtbar.

Die Ohrreflexzonen für die Massage

32.1 Geschichte der Ohrreflexzonen

In der Akupunkturexperten-Konferenz 1987 in Seoul wurde unter dem Patronat der WHO unter Beteiligung von Vertretern aus China, Australien, Japan, den Philippinen, Frankreich, Südkorea und Vietnam ein Konsens der Ohrzonen-Nomenklatur gefunden. Der Autor selbst nahm an der Folgesitzung in Genf (1989) teil. Es bestehen noch zahlreiche Differenzen zwischen den einzelnen Vertretern, sodass die Experten bezüglich der Ohrakupunktur noch keine abschließende Empfehlung abgeben können.

43 Punkte wurden im Konsens aller Experten festgelegt. Diese Punkte erhielten Namen in Pinyin und Englisch sowie eine internationale Nummerierung. Die restlichen 60 Punkte werden in China mit gutem Erfolg verwendet.

Im vorliegenden Text habe ich einfachheitshalber die 103 Punkte fortlaufend mit **OM 1** bis **OM 103** beschrieben. OM steht hier für Ohrmassage.

Ein ausgezeichnetes Buch ist das „Lehrbuch der Ohrakupunktur" (Karl F. Haug Verlag, Heidelberg) von Prof. Rudolf Bucek, einem HNO-Arzt aus der Wiener Schule für Akupunktur nach Bischko. Bucek hat auf der Grundlage von Dr. Helmut Kropej („Systematik der Ohrakupunktur", Karl F. Haug Verlag, 1. Auflage 1976, 5. Auflage 1986) und Dr. P.F.M. Nogier („Traité d'Auriculotherapie", Ed. Maisonneuve, Sainte-Ruffine 1969) sein oben genanntes Werk aufgebaut. Schon in der 1. Auflage von „Die

traditionelle chinesische Massage – Tuina-Therapie" von Dr. A. Meng (Karl F. Haug Verlag, Heidelberg 1981) ist ein Kapitel über die Ohrreflexzonen mit Abbildung zu sehen.

Nun ist in der Zwischenzeit viel Neues dazugekommen. Das wollen wir hier berücksichtigen.

32.2 Holographie in der Ohrreflexzone

Die Ohrreflexzone ist auf der Basis der Holographie aufgebaut. Das bedeutet, wir haben hier eine Verkleinerung des ganzen Körpers. In diesen Ohrzonen können wir Informationen über körperliche Störungen finden und auch therapeutische Impulse (z.B. Akupressur) setzen.

Normalerweise ist die Projektion des Körpers am Ohr nicht sichtbar und subjektiv unauffällig. Im Falle einer Erkrankung kann eine bestimmte Stelle am Ohr positive Zeichen tragen. Als positives Zeichen bezeichnen wir Rötung, Schwellung, Schuppung, Erhabenheit der Haut, Zunahme der Schmerzempfindlichkeit auf Druck und Verminderung des elektrischen Hautwiderstands usw.

Die Reizung der Ohrreflexzone bewirkt eine allgemeine Änderung der Regulation in Bezug auf die Durchblutung, die Schmerzschwelle, den Muskeltonus, die vegetative Funktion usw. Zusätzlich wird die entsprechende Zone positiv beeinflusst. So reagieren die Schulterschmerzen positiv, wenn der Schulterpunkt am Ohr massiert wird.

32.3 Die internationale Standardisierung der Ohrakupunktur

Wie bereits erwähnt, können die Experten bezüglich der Ohrakupunktur noch keine abschließende Empfehlung abgeben.

Die hier vorliegende Arbeit berichtet von übereinstimmenden Erfahrungen beider großen Schulen – China und Frankreich (Nogier) – immerhin in 43 Punkten. Die weiteren 60 Punkte in den chinesischen Tafeln sind wirksam in der Praxis. Sie präsentieren die Erfahrungen der Ohrakupunktur in China, wo sie seit Mitte der 50er-Jahre bis heute praktiziert wird.

Die systematischen Forschungen und die praktischen Erfahrungen mit wissenschaftlichen Arbeiten in China sind in Anzahl und Qualität denen im Westen ganz klar überlegen.

Wir können sagen, das grobe Gerüst der Somatotopien und der Organprojektionen in beiden Schulen stimmt überein. In China liegt die Integration der Ohrzone in der TCM, besonders die Organprojektion entspricht meist der Organlehre der TCM, und nicht, wie wir das von der modernen Medizin her kennen.

Ferner ist die chinesische Ohrakupunktur durch ihre Einfachheit in Lokalisation und Praxis gekennzeichnet.

Wir können die Regeln, welche wir von der Körperakupunktur her kennen, ohne große Mühe in die chinesische Ohrakupunktur übertragen.

Die nunmehr vorliegende Übersetzung ist eine Fassung, welche seit Januar 1991 für ganz China per Gesetzeskraft bindend ist.

Die Namen in Englisch, Chinesisch und die Kurzformel sind auf den folgenden Seiten nachzulesen.

China hat 90 Ohrzonen zur Standardisierung vorgelegt, davon wurden 43 akzeptiert und nummeriert.

Weitere Ohrzonen, welche in China und insbesondere in der neuen Literatur verwendet werden, haben wir ebenfalls bearbeitet, weil sie ja für die praktische klinische Prüfung erforderlich sind.

Tab. 51: Die 43 international anerkannten Ohrpunkte
(aus: Atlas of Standardization of Zhenjiu Points. China: Qingdao; 1990)

Anatomie	Internationale Abkürzung	Chinesische Lautschrift Pinyin	Chinesische Zeichen	Bezeichnung auf Englisch
Helix	MA-H1	Ěrzhōng	耳中	Ear Centre
	MA-H2	Zhícháng	直肠	Rectum
	MA-H3	Niàodào	尿道	Urethra
	MA-H4	Wàishēngzhíqì	外生殖器	External Genitals
	MA-H5	Gāngmén	肛门	Anus
	MA-H6	Ěrjiān	耳尖	Ear Apex

Fortsetzung Tab. 51

Anatomie	Internationale Abkürzung	Chinesische Lautschrift Pinyin	Chinesische Zeichen	Bezeichnung auf Englisch
Scaphoid Fossa	MA-SF1	Zhǐ	指	Fingers
	MA-SF2	Wàn	腕	Wrist
	MA-SF3	Zhǒu	肘	Elbow
	MA-SF4	Jiān	肩	Shoulder
	MA-SF5	Suǒgǔ	锁骨	Clavicle
Anthelix	MA-AH1	Gēn	跟	Heel
	MA-AH2	Huái	踝	Ankle
	MA-AH3	Xī	膝	Knee
	MA-AH4	Kuān	髋	Hip
	MA-AH5	Tún	臀	Gluteus
	MA-AH6	Zuògǔ shénjīng	坐骨神经	Sciatic Nerve
	MA-AH7	Jiāogǎn	交感	Sympathesis
	MA-AH8	Jǐngzhuī	颈椎	Cervical Vertebrae
	MA-AH9	Xiōngzhuī	胸椎	Thoracic Vertebrae
	MA-AH10	Jǐng	颈	Neck
	MA-AH11	Xiōng	胸	Chest
Triangle Fossa	MA-TF1	Ěrshénmén	耳神门	Ear Shenmen
Tragus	MA-T1	Wàibí	外鼻	External Nose
	MA-T2	Píngjiān	屏尖	Apex of Tragus
	MA-T3	Yānhóu	咽喉	Pharynx and Larynx
Antitragus	MA-AT1	Pízhìxià	皮质下	Subkortex
Inferior Concha	MA-IC1	Fèi	肺	Lung

Fortsetzung Tab. 51

Anatomie	Internationale Abkürzung	Chinesische Lautschrift Pinyin	Chinesische Zeichen	Bezeichnung auf Englisch
	MA-IC2	Qìguǎn	气管	Trachea
	MA-IC3	Nèifēnmì	内分泌	Endocrine
	MA-IC4	Sānjiāo	三焦	Triple Energy
	MA-IC5	Kǒu	口	Mouth
	MA-IC6	Shídào	食道	Esophagus
	MA-IC7	Bēnmén	贲门	Cardia
Superior Concha	MA-SC1	Shièrzhǐcháng	十二指肠	Duodenum
	MA-SC2	Xiǎocháng	小肠	S-mall Intestine
	MA-SC3	Lánwěi	阑尾	Appendix
	MA-SC4	Dàcháng	大肠	Large Intestine
	MA-SC5	Gān	肝	Liver
	MA-SC6	Yídǎn	胰胆	Pancreas-Gallbladder
	MA-SC7	Shūniàoguǎn	输尿管	Ureter
	MA-SC8	Pángguāng	膀胱	Bladder
Lobe	MA-L1	Mu	目	Eye

Tab. 52: Die 36 nur in China anerkannten Ohrpunkte

Chinesische Lautschrift	Chinesisch	Englisch
Fēngxī	风溪	Wind Stream
Zúzhǐ	足趾	Toe
Yāodǐzhuī	腰骶椎	Lumbosacral Vertebrae
Fù	腹	Abdomen
Pénqiāng	盆腔	Pelvis

Fortsetzung Tab. 52

Chinesische Lautschrift	Chinesisch	Englisch
Jiǎowōzhōng	角窝上	Middle Triangular Fossa
Nèishēngzhíqì	内生殖器	Internal Genitals
Jiǎowōshǎng	角窝上	Superior Triangular Fossa
Shènshàngxiàn	肾上腺	Adrenal Gland
Duìpíngjiān	对屏尖	Apex of Antitragic
Yuánzhōng	缘中	Central Rim
Zhěn	枕	Occiput
Niè	颞	Temple
É	额	Forehead
Xīn	心	Heart
Pí	脾	Spleen
Wèi	胃	Stomach
Shèn	肾	Kidney
Tǐngjiǎo	艇角	Angle of Superior Concha
Yá	牙	Tooth
Shé	舌	Tongue
Hé	颌	Jaw
Chuíqián	垂前	Anterior Ear Lobe
Yǎn	眼	Eye
Nei'er	内耳	Internal Ear
Miànjiá	面颊	Cheek
Biǎntáotǐ	扁桃体	Tonsil
Shàngěrgēn	上耳根	Upper Ear Root

Fortsetzung Tab. 52

Chinesische Lautschrift	Chinesisch	Englisch
Ěrmígēn	耳迷根	Root of Ear Vagus
Xiàěrgēn	下耳根	Lower Ear Root
Ěrbèigōu	耳背沟	Groove of Posterior Surface
Ěrbèixīn	耳背心	Heart of Posterior Surface
Ěrbèipí	耳背脾	Spleen of Posterior Surface
Ěrbèigān	耳背肝	Liver of Posterior Surface
Ěrbèifèi	耳背肺	Lung of Posterior Surface
Ěrbèishèn	耳背肾	Kidney of Posterior Surface

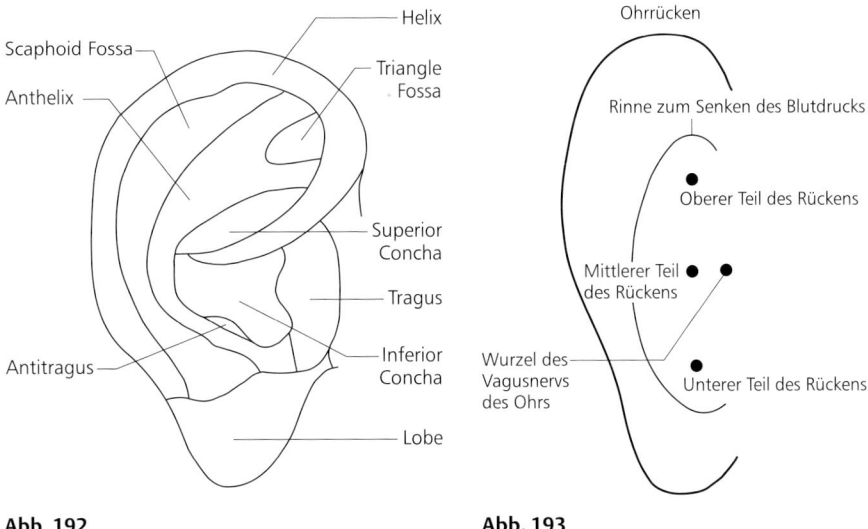

Abb. 192　　　　　**Abb. 193**

32.3.1 Die drei WHO-Kriterien für die Wahl der 43 Ohrpunkte

1. International verbreitet angewandt,
2. nachgewiesen in der Praxis wirksam,
3. Lokalisationen an der Ohrmuschel exakt und leicht anwendbar.

Drei Übereinstimmungen: Wenn eine Ohrzone allen oben genannten drei WHO-Kriterien entspricht, dann wurde sie nummeriert und in einer Formel in Englisch und Chinesisch angegeben. Es sind 43 Punkte.

Zwei Übereinstimmungen: Wenn aber eine Ohrzone nur zwei WHO-Bedingungen entspricht, dann erhält sie keine Nummerierung und wird nur in Englisch und Chinesisch wiedergegeben. Die Nummerierung entspricht einer tatsächlichen anatomischen Position an der Ohrmuschel.

Mit weniger als einer Übereinstimmung: Obwohl einige Ohrzonen international gleichlautende Namen haben, unterscheiden sie sich in der Lokalisation; das sind insgesamt 36 Punkte.

Eine einheitliche anatomische Ohrtafel und eine Ohrtafel mit 43 internationalen Konsenszonen dienen zur Information und zum Studium.

32.3.2 Die 103 chinesischen Ohrpunkte

In China sind derzeit 103 Ohrpunkte in Anwendung, davon decken sich 43 mit den WHO-Punkten, 36 Ohrpunkte haben in Chinesisch und Französisch den gleichen Namen, aber ihre Lokalisationen unterscheiden sich erheblich.

Diese 36 Punkte werden in der chinesischen Ohrtafel seit Januar 1991 ohne Nummer angegeben, und die 103 Ohrpunkte sind für ganz China vom Institut für Akupunktur und Moxibustion der Chinesischen Akademie für TCM als Standard empfohlen (siehe Abb. 195, S. 298).

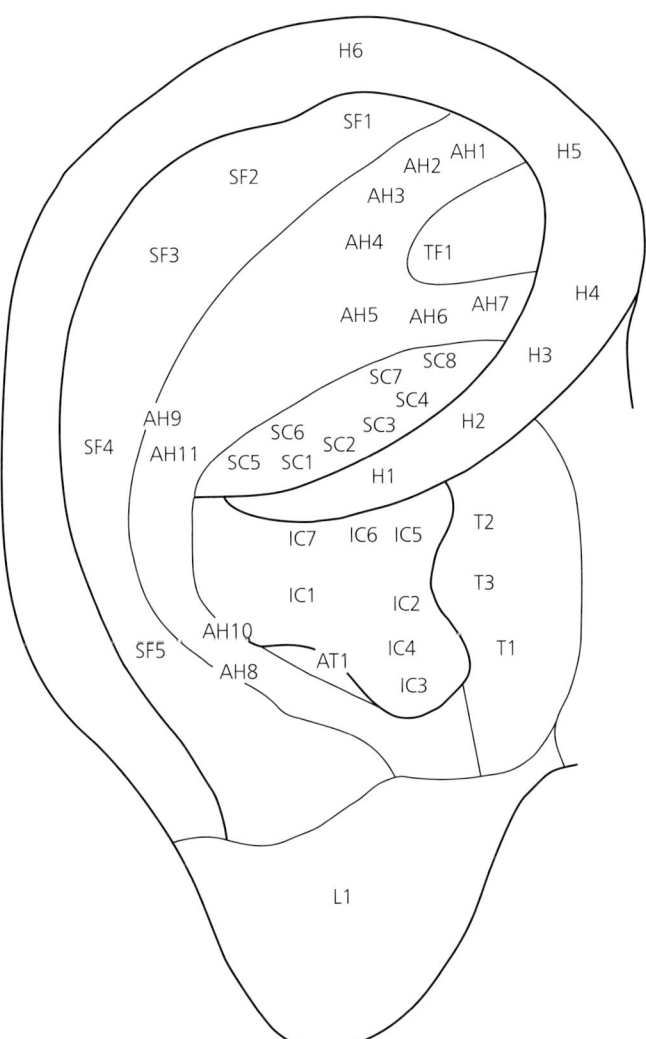

Abb. 194

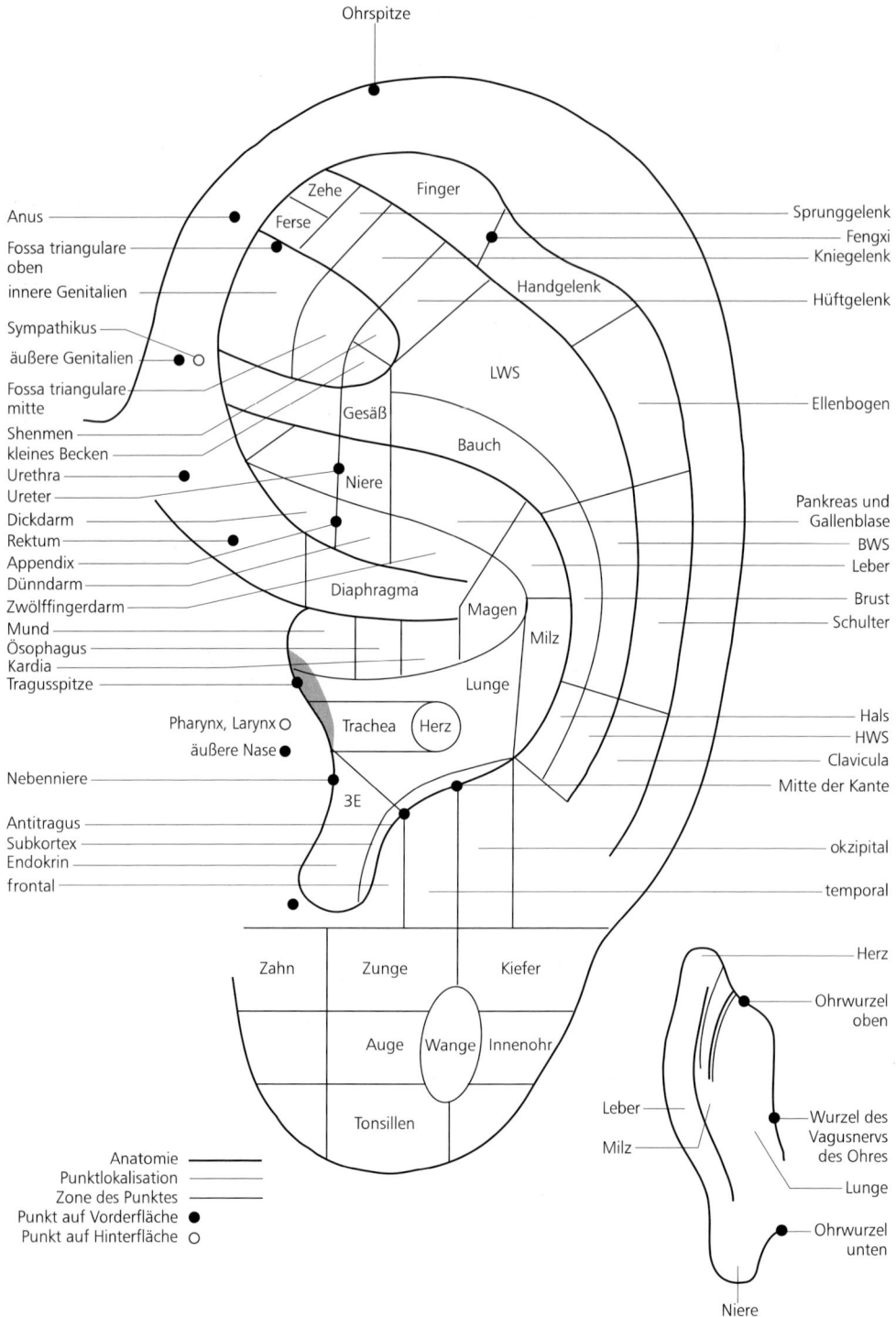

Abb. 195: Die 103 in China meist verwendeten Ohrpunkte – vorn

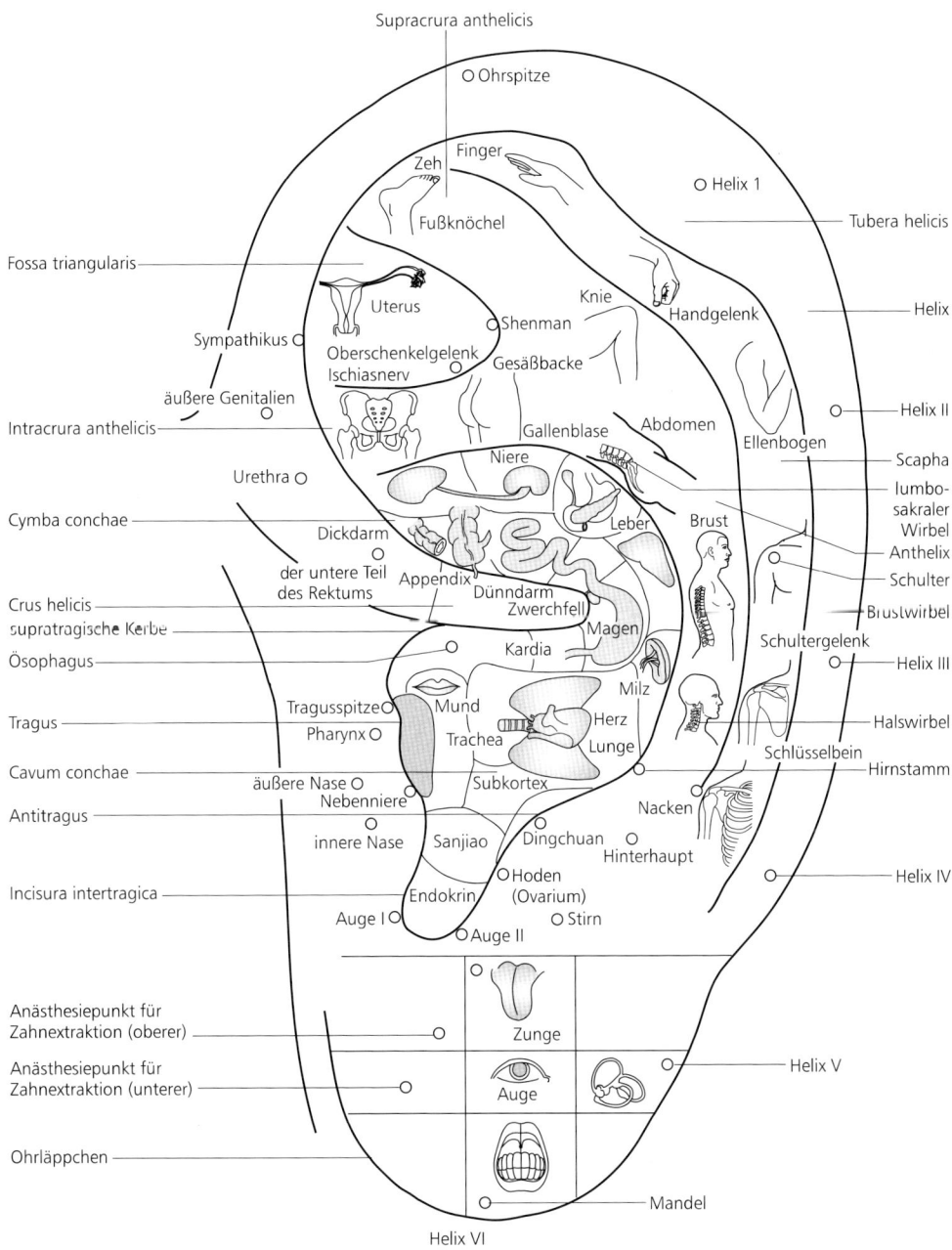

Supracrura anthelicis
Ohrspitze
Finger
Zeh
Fußknöchel
Helix 1
Tubera helicis
Fossa triangularis
Uterus
Knie
Handgelenk
Helix
Sympathikus
Oberschenkelgelenk
Shenman
Gesäßbacke
Ischiasnerv
äußere Genitalien
Helix II
Intracrura anthelicis
Gallenblase
Abdomen
Scapha
Ellenbogen
lumbo-sakraler Wirbel
Niere
Urethra
Leber
Brust
Anthelix
Cymba conchae
Dickdarm
Schulter
der untere Teil des Rektums
Appendix
Dünndarm
Brustwirbel
Crus helicis
Zwerchfell
Magen
supratragische Kerbe
Schultergelenk
Ösophagus
Kardia
Helix III
Milz
Tragusspitze
Mund
Herz
Halswirbel
Tragus
Pharynx
Trachea
Lunge
Cavum conchae
Schlüsselbein
äußere Nase
Subkortex
Hirnstamm
Antitragus
Nebenniere
Nacken
innere Nase
Sanjiao
Dingchuan
Incisura intertragica
Hinterhaupt
Endokrin
Hoden (Ovarium)
Helix IV
Auge I
Stirn
Auge II

Anästhesiepunkt für Zahnextraktion (oberer)
Zunge
Anästhesiepunkt für Zahnextraktion (unterer)
Auge
Helix V
Ohrläppchen
Mandel
Helix VI

Abb. 196: Die 103 in China meist verwendeten Ohrpunkte – vorn

Fortlaufende Nummerierung der Ohrmassage-Punkte (OM) 1 bis 103

Helix

OM 1 – ERZHONG, MA-H1, Ohrmitte, OP* 86

(Lingdian = O-Punkt, Ge = Diaphragma, Shenjingguannengdian = Neurasthenie-Punkt)

Lokalisation: am Helixfuß

Indikation: Singultus, Urtikaria, Pruritus, Enuresis nocturna des Kindes, Hämoptoe

OM 2 – ZHICHANG, MA-H2, Rektum, OP 81

(Zhichangxiaduan = unteres Kolon)

Lokalisation: auf der Helix, knapp oberhalb von Incisura tragica superior, ist mit dem Dickdarmpunkt auf gleichem Niveau

Indikation: Obstipation, Diarrhö, Prolapsus ani, Analhämorrhoiden

OM 3 – NIAODAO, MA-H3, Ureter, Harnleiter, OP 80

Lokalisation: oberhalb vom Rektum, in gleichem Niveau wie die Blase, auf der Helix

Indikation: Pollakisurie, Dysurie, Harnretention

OM 4 – WAISHENGZHIQI, MA-H4, Äußeres Genitale, OP 79

Lokalisation: oberhalb von Harnleiter, in gleicher Höhe wie das „Sympathikus = Jiaogan" auf der Helix

Indikation: Orchitis, Paradidymitis, Pruritus um die äußeren Genitalorgane

OM 5 – GANGMEN, MA-H5, Anus

Lokalisation: auf Helix über die Projektion der Crura superior

Indikation: Analhämorrhoiden, Analfissur

OM 6 – ERJIAN, MA-H6, Ohrspitze, OP 78

(Tonsillen 1)

Lokalisation: an der höchsten Stelle der Ohrmuschel, entspricht dem dorsalen Rand der Crura superor, Projektion an der Helix

Indikation: Fieber, arterielle Hypertonie, akute Konjuktivitis, Gerstenkorn

OM 7 – GANYANG, Leber-Yang, OP 76, OP 77

(GANYANG 1 und GANYANG 2)

Lokalisation: auf Darwin'sche Knoten

Indikation: Kopfschwindel, Kopfschmerz, arterielle Hypertonie

OM 8 – LUN 1, 2, 3, 4, 5, 6, Helix 1, Helix 2, Helix 3, Helix 4, Helix 5, Helix 6, OP 72

(Tonsillen, 2, 3)

Lokalisation: An der Helix wird vom Darwin-Punkt bis zum unterem Rand des Ohrläppchens in 5 gleiche Teile geteilt und fortlaufend nummeriert (1–6)

Indikation: Tonsillitis, Infektion der oberen Atemwege, Fieber

OM 9 – ZHIHEDIAN, Hämorrhoiden

Lokalisation: oberhalb der Helix, auf gleichem Niveau wie die Projektion des Unterrandes von Crura superior auf der Helix

Indikation: innere und äußere Hämorrhoiden, gemischte Hämorrhoiden, Prolapsus ani

OM 10 – GAMAODIAN, Grippepunkt

Lokalisation: oberhalb der Helix, auf der Projektionsstelle des Oberrandes der Crura superior auf der Helix

Indikation: Grippe

OM 11 – ZHONGLIUTEYIQU 1, Spezialzone 1 für Tumoren

Lokalisation: unterhalb der Helix, an den unteren $^2/_3$ der Verbindungsstrecke von Schnittstelle Magen mit LUN 6.

Indikation: wichtige Zone für die Vermutungsdiagnose von bösartigen Tumoren

OM 12 – ZHONGLIU, Tumor

---

* OP = Ohrpunkte; die seit der Übersetzung von Dr. A. Meng 1974 gebräuchlichen Ohrpunkte; s.a. S. 309 ff.

Lokalisation: unterhalb der Helix, Mitte von oberer Hälfte der Verbindungsstrecke LUN 4 mit LUN 5

Indikation: Hinweise auf Tumordiagnose

OM 13 – ZHONGLIUTEYIQU 2, Spezialzone 2 für Tumoren

Lokalisation: Mitte der Helix, an den oberen $^2/_3$ der Verbindungsstrecke von LUN 1 und LUN 3

Indikation: diagnostischer Hinweis für bösartige Tumoren der Verdauungswege

OM 14 – ZHENXIAOSHENJING, Nervus occipitale minor

Lokalisation: oberhalb der Helix, etwa 0,2 cm medial des Darwin-Knotens

Indikation: Cephalea, Kopfschwindel, Hypästhesie der Kopfhaut

Scapha

OM 15 – ZHI, MA-SF1, Finger, OP 62 (Appendix)

Lokalisation: Wenn die Scapha in 6 gleiche Teile geteilt wird, dann ist die Fingerzone ganz oben.

Indikation: Panaritium, Fingerschmerzen und Gefühlsstörungen

OM 16 – FENGXI, Windbach, OP 71 (Urtikariazone, Allergiezone, medial des Darwin-Knotens)

Lokalisation: an Scapha, zwischen Finger und Handgelenkszone

Indikation: Urtikaria, Pruritus, allergische Rhinitis

OM 17 – WAN, MA-SF2, Handgelenk, OP 67 (Schlafinduktionspunkt)

Lokalisation: in der 2. Scaphazone

Indikation: Schmerzen am Handgelenk

OM 18 – ZHOU, MA-SF3, Ellbogen, OP 66

Lokalisation: in der 3. Scaphazone

Indikation: Epicondylitis lateralis, Ellbogenschmerzen

OM 19 – JIAN, MA-SF4, Schulter, OP 65 (Appendix 2)

Lokalisation: in der 4., 5. Scaphazone

Indikation: Periarthritis humeroscapularis, regionaler Schmerz

OM 20 – SUOGU, MA-SF5, Clavicula, OP 63 (Appendix 3)

Lokalisation: in der 6. Scaphazone

Indikation: Periarthritis humeroscapularis

OM 21 – JIANGUANJIE, Schultergelenk, OP 64

Lokalisation: in der Scapha, zwischen Schulter und Clavicula

Indikation: Periarthritis humeroscapularis

Anthelix

OM 22 – ZHI, MA, Zehe, OP 46

Lokalisation: dorsokranial von Crura superior, in der Nähe der Ohrspitze

Indikation: Panaritium, Schmerzen der Zehen

OM 23 – GEN, MA-AH1, Ferse, OP 47

Lokalisation: ventrokranial von Crura superior, in der Nähe von Trigonum

Indikation: Fersenschmerz

OM 24 – HUAI, MA-AH2, Knöchel, OP 48

Lokalisation: zwischen Knie und Ferse

Indikation: Zerrung des Sprunggelenkes

OM 25 – XI, MA-AH3, Knie, OP 49

Lokalisation: im mittleren Drittel der Crura superior

Indikation: schmerzhafte Schwellung des Kniegelenkes

OM 26 – KUAN, MA-HA 4, Hüftgelenk, OP 50

Lokalisation: unteres Drittel der Crus sup.

Indikation: Hüftgelenksschmerzen, Ischialgic

OM 27 – TUN, MA-AH5, Gesäß, Glutea, OP 53

Lokalisation: dorsales Drittel von Crura inferior

Indikation: Ischialgie, Gesäßschmerzen

OM 28 – ZOUGUSHENJING, MA-AH 6, Ischias, OP 52

Lokalisation: ventrale zwei Drittel von Crura inferior

Indikation: Ischialgie

OM 29 – JIAOGAN, MA-AH 7, Parasympathikus, OP 51

Lokalisation: am Ende der Crura inferior, wo diese an Helix anstößt

Indikation: Krämpfe im Magen-Darm-Trakt, Stenokardie, Gallenkoliken, Nierenkoliken, vegetative Dysregulation

OM 30 – JINGZHUI, MA-AH 8, Halswirbelsäule, OP 37

Lokalisation: Auf dem Corpus der Anthelix. Die Strecke von Anthelix zu Crura sup. und inf. und Incisura antitragica und Anthelix in 5 gleiche Teile aufteilen, das kaudale untere Fünftel ist die Zone für die HWS.

Indikation: akuter Nackenschmerz, Zervikalsyndrom

OM 31 – XIONGZHUI, MA-AH 9, Brustwirbelsäule, OP 39

Lokalisation: auf den mittleren zwei Fünfteln der Anthelix

Indikation: Thoraxschmerzen, prämenstruelle Mastodynie, Mastitis, postpartaler Laktationsmangelzustand

OM 32 – YAODIZHUI, MA, Lenden- und Kreuzwirbelsäule, OP 40

Lokalisation: auf der Anthelix am kranialen zweiten Fünftel

Indikation: Lenden- und Kreuzschmerzen

OM 33 – JING, MA-AH 10, Hals, OP 41

Lokalisation: distaler Abschnitt der Anthelix, ventral von Halswirbelsäule, an der Kante der Concha inferior

Indikation: akuter Nackenschmerz, schmerzhafte Schwellung am Hals und Nacken

OM 34 – XIONG, MA, AH-11, Thorax, OP 42

Lokalisation: in der Mitte der Anthelix, ventral der Brustwirbelsäule, an der Kante von Concha inferior

Indikation: Thorax- und Flankenschmerzen, Druckgefühl in der Brust, Mastitis

OM 35 – FU, MA, Abdomen, OP 43

Lokalisation: kranial der Anthelix, ventral von Lenden- und Kreuzwirbelsäule, an der Kante von Concha inferior

Indikation: Bauchschmerzen, Meteorismus, Diarrhö, akutes Lumbago

Trigonum

OM 36 – SHENMEN, MA-TF 1, Tor der Götter, Göttliches Tor, OP 55

Lokalisation: im Trigonum, etwas näher dem Crura superior, an der Aufteilungsstelle

Indikation: Insomnie, viel Träumen, Schmerzsyndrome, Entzugssyndrome

OM 37 – PENQIANG, MA, Cavum pelvis, OP 56

(Yaotongdian = Kreuzschmerzpunkt, OP 54)

Lokalisation: im Trigonum, näher der Crura inferior, an der Aufteilungsstelle der beiden Crura

Indikation: Pelvitis

OM 38 – JIAOWOZHONG, MA, im Zentrum vom Trigonum

(Chuandian = Dyspnoepunkt, OP 60)

Lokalisation: im mittleren Drittel vom Trigonum

Indikation: Asthma bronchiale

OM 39 – NEISHENGZHIQI, MA, innere Fortpflanzungsorgane, OP 58

(ZIGONG = Uterus = Kindespalast = OP 58, JINGGONG = Samenpalast, TIANGUI)

Lokalisation: am vorderen Drittel des Trigonums

Indikation: Dysmenorrhö, Regelstörung, Fluor albus, funktionelle Uterusblutung, Ejaculatio praecox

OM 40 – JIAOWOSHANG, MA, kranial vom Trigonum, OP 59

(Jiangyadian = der blutdrucksenkende Punkt = OP 59)

Lokalisation: ventrokranial vom Trigonum

Indikation: arterielle Hypertonie

OM 41 – GANYANDIAN, Hepatitispunkt, OP 61

Lokalisation: im Zentrum vom Trigonum, an der Grenze vom oberen Drittel zum unteren Drittel der Verbindungslinie von Becken (37) und blutdrucksenkendem Punkt (40)

Indikation: Leber- und Gallenblasenerkrankungen, Leberfunktionsstörungen

OM 42 – BIANBIDIAN, Obstipationspunkt

Lokalisation: im Trigonum, genau über der Mitte der Crura inf., distal davon ist der Ischiaspunkt (28)

Indikation: Obstipation

Tragus

OM 43 – WAIER, äußeres Ohr, OP 20

(Er = Ohr)

Lokalisation: ventral von Incisura trag. sup. in der Nähe der Helix

Indikation: Otitis externa, Otitis media, Tinnitus

OM 44 – WAIBI, MA-T 1, die äußere Nase, OP 14

(BIYANJING = saubere Nase und sauberes Auge)

Lokalisation: laterale Fläche vom Tragus, in der Mitte etwas ventral

Indikation: Entzündung der Nasenschleimhaut, Rhinitis

OM 45 – PINGJIAN, MA-T 2, Tragusspitze, OP 12

Lokalisation: an der Spitze des Tragus

Indikation: Fieber, Zahnweh

OM 46 – SHENSHANGXIAN, MA, Nebenniere, OP 13

Lokalisation: an der Erhöhung am unteren Tragusabschnitt

Indikation: arterielle Hypotonie, rheumatische Arthropathie, Parotitis, Malaria tertiana, Vertigo

OM 47 – YANHOU, MA-T 3, Larynx-Pharynx, OP 15

Lokalisation: mediale Fläche vom Tragus, an der oberen Hälfte

Indikation: Heiserkeit, Larynx-Pharynxentzündung, Tonsillitis

OM 48 – NEIBI, innere Nase, OP 16

Lokalisation: mediale Fläche vom Tragus, an der unteren Hälfte

Indikation: Rhinitis, Sinusitis, Nasenbluten

OM 49 – XINZANGDIAN, Herzpunkt, OP 21

Lokalisation: kranial der Tragusspitze (45) in einer Vertiefung, entspricht der Mitte vom Durstpunkt (50) und äußerem Ohrpunkt (43)

Indikation: Auf Vorhofflimmern und paroxysmale Tachykardie hat dieser Punkt eine gewisse Wirksamkeit.

OM 50 – KEDIAN, Durstpunkt, OP 17

Lokalisation: in der Mitte der Verbindungslinie von äußerer Nase (44) und Tragusspitze (45)

Indikation: Diabetes mellitus, Diabetes insipitus, psychogene Polydipsie, durststillend

OM 51 – JIDIAN, Hungerpunkt, OP 18

Lokalisation: auf der Mitte der Verbindungslinie von äußerer Nase (44) und Nebenniere (46)
Indikation: Adipositas, Hyperthyreoidismus, Diarrhö

Antitragus

OM 52 – DUIPINGJIAN, MA, Spitze des Antitragus
Pingchuan = Antiasthma = OP 31, Saixian = Parotis= OP 30
Lokalisation: an der Spitze des Antitragus
Indikation: Asthma bronchiale, Parotitis, Pruritus, Orchitis, Epididymitis

OM 53 – YUANZHONG, MA, Mitte der Kante
(Naodian = Hirnpunkt = OP 28, Naogan = Hirnstamm = OP 25, Yiniaodian = Harninkontinenzpunkt)
Lokalisation: zwischen Antitragusspitze (52) und Incisura antitrag. et anthelix
Indikation: Incontinentia urinae, otogenes Vertigo

OM 54 – ZHEN, MA, Okziput, Polster, OP 29
(Yundian = Vertigopunkt)
Lokalisation: an der lateralen Fläche des Antitragus, dorsokranial
Indikation: Kopfschwindel, Kopfschmerz, Asthma bronchiale, Epilepsie, Neurasthenie

OM 55 – NIE, MA, Schläfe, OP 35
(Taiyang = Sonne = OP 35)
Lokalisation: in der Mitte der lateralen Fläche des Antitragus
Indikation: Hemikranie

OM 56 – E, MA, Stirn, OP 33
Lokalisation: laterale Fläche des Antitragus, ventrokaudal
Indikation: Kopfschwindel, Kopfschmerz, Insomnia, viel Träumen

OM 57 – PIZHXIA, MA-AT 1, Subkortex, graue Substanz, OP 34
Lokalisation: mediale Fläche des Antitragus
Indikation: Schmerzen, Malaria tertiana, Neurasthenie

OM 58 – NAOGAN, Hirnstamm, OP 25
Lokalisation: genau in der Incisura antitrag. et anthelix
Indikation: Kopfschmerzen, allergische Dermatitis

OM 59 – GAOWAN, Testis, Hoden, OP 32
Lokalisation: lateral der Linie zwischen Antitragusspitze und Mittelpunkt der Antitragusbasis, in der Nähe der Lungenzone
Indikation: Epididymitis, Regelstörungen, Potenzstörungen

OM 60 – XINGFEN, anregender Punkt
Lokalisation: am unteren Ende der Verbindungslinie zwischen Antitragusspitze und Antitragusbasis, in der Nähe der Lungenzone
Indikation: Schlafsucht, Adipositas, Nykturie, Potenzstörungen

OM 61 – LUANCHAO, Ovar, OP 23
Lokalisation: medial der Verbindungslinie zwischen Antitragusspitze und Antitragusbasis, in der Nähe der Endokrinum-Zone
Indikation: Zyklusstörung, Potenzstörung

Hemiconcha inferior

OM 62 – XIN, MA, Herzzone, OP 100
Lokalisation: im Zentrum von Hemiconcha inf.
Indikation: Tachykardie, Herzrhythmusstörungen, Stenokardie, Neurasthenie, Hysterie, Aphthose

OM 63 – FE, MA-IC 1, Lunge, OP 101
Lokalisation: rund um die Herzzone

Indikation: Husten und Dyspnoe, Heiserkeit, Akne, Pruritus, Urtikaria, Obstipation, Entzugssyndrome

OM 64 – QIGUAN, MA-IC 2, Bronchien, OP 102
Lokalisation: in der Hemiconcha inf. zwischen Meatus acusticus ext. und der Herzzone (62)
Indikation: Asthma bronchiale

OM 65 – PI, MA, Milz, OP 98
Lokalisation: dorsokranial von Hemiconcha inf.
Indikation: Meteorismus, Obstipation, Diarrhö, Inappetenz, funktionelle Uterusblutung, Fluor albus, otogenes Vertigo

OM 66 – NEIFENMI, MA-IC 3, Endokrinum, OP 22
Lokalisation: an der Hemiconcha inf. medial von Incisura intertragica
Indikation: Dysmenorrhö, Zyklusstörung, Menopausesyndrom, Akne

OM 67 – SANJIAO, MA-IC 4, die drei Erwärmer, OP 104
Lokalisation: an der Basis von Hemiconcha inf., kranial der Endokrinum-Zone (66)
Indikation: Obstipation, Meteorismus, Schmerzen an der Streckseite der oberen Extremität

OM 68 – KOU, MA- Ic 5, Mund, OP 84
Lokalisation: am ventralen Drittel vom Helixfuß
Indikation: Fazialisparese, Aphthose, Cholezystitis, Cholelithiasis, Entzugssymptomatik

OM 69 – SHIDAO, MA-IC 6, Ösophagus, OP 85
Lokalisation: mittleres Drittel vom Helixfuß
Indikation: Ösophagitis, Ösophagusspasmus, Hysterie

OM 70 – BENMEN, MA-IC 7, Cardia, OP 86
Lokalisation: dorsales Drittel vom Helixfuß
Indikation: Kardiospasmus, psychogenes Erbrechen

OM 71 – WEI, MA, Magen, OP 87
(Yomen = Pylorus, Xiachuidian = Ptosepunkt)
Lokalisation: wo der Helixfuß in Concha abflacht
Indikation: Magenkrampf, Gastritis, Ulcus ventriculi, Insomnie, Dentalgie, Dyspepsie

Hemiconcha superior

OM 72 – SHIERZHICHANG, MA-SC 1, Duodenum, OP 88
Lokalisation: in der Concha sup., kraniodorsal vom Helixfuß
Indikation: Ulcus duodeni, Cholezystitis, Cholelithiasis, Pylorusspasmus

OM 73 – XIAOCHANG, MA-SC 2, Dünndarm, OP 89
Lokalisation: in der Concha sup., kranial und in der Mitte vom Helixfuß
Indikation: Dyspepsie, Bauchschmerzen, Tachykardie, Herzrhythmusstörungen

OM 74 – LANWEI, MA-SC 3, Appendix, OP 90
Lokalisation: in der Concha sup., zwischen den Punkten für Dickdarm (75) und Dünndarm (73)
Indikation: unkomplizierte Appendizitis, Diarrhö

OM 75 – DACHANG, MA-SC 4, Dickdarm, OP 91
Lokalisation: in der Concha sup., ventral vom Helixfuß
Indikation: Diarrhö, Obstipation, Husten, Akne

OM 76 – GAN, MA-SC 5, Leber, OP 97
Lokalisation: dorsokaudal von Hemiconcha sup.
Indikation: Flankenschmerzen, Vertigo, prämenstruelles Syndrom, Zyklusstörung,

Menopausesyndrom, arterielle Hypertonie, Glaucoma simplex

OM 77 – YIDAN, MA-SC 6, Milz/Pankreas, OP 96
Lokalisation: in der Concha sup., zwischen den Punkten Leber (76) und Niere (78)
Indikation: Cholezystitis, Cholelithiasis, Hemikranie, Herpes-zoster-Neuralgie, Otitis media, Tinnitus, Hörkraftverminderung, akute Pankreatitis

OM 78 – SHEN, MA, Niere, OP 95
Lokalisation: in der Concha sup., kaudal von der Aufteilungsstelle der Anthelix (in Crura superior und inferior)
Indikation: Lumbago, Tinnitus, Neurasthenie, Nierenbeckenentzündung, Asthma bronchiale, Incontinentia urine, Zyklusstörung, Ejaculatio praecox

OM 79 – SHUNIAOGUAN, MA-SC 7, Harnleiter, OP 94
Lokalisation: in der Concha sup., zwischen Nierenpunkt (78) und Blasenpunkt (80)
Indikation: Nierenkoliken

OM 80 – PANGGUANG, MA-SC 8, Harnblase, OP 92
Lokalisation: in der Concha sup., zwischen Nierenpunkt (78) und Winkel von Concha sup. (81)
Indikation: Zystitis, Incontinentia urine, Harnverhaltung, Lumbago, Ischialgie, okzipitaler Kopfschmerz

OM 81 – TINGJIAO, Winkel von Concha sup., OP 93
(QIANLIEXIAN = Prostata = OP 93)
Lokalisation: im kranialen Winkel der Concha sup.
Indikation: Prostatitis,Urethritis

OM 82 – TINGZHON, Mitte von Concha sup.
(Jizhon = Nabelmitte, Fushui = Aszites, Zuidian = Rauschpunkt, Qianfumou = vorderes Peritoneum, Houfumou = hinteres Peritoneum)
Lokalisation: in der Mitte von Concha sup.
Indikation: Bauchschmerzen, Meteorismus, Parotitis

OM 83 – YIXIANYANDIAN, Pankreatitispunkt
Lokalisation: zwischen Pankreas-/Milzpunkt (77) und Duodenum (72)
Indikation: Pankreatitis, Diabetes mellitus

Lobulus

Ventral von Lobulus, distal von Incisura tragica bis Helixrand, wird sagittal und horizontal in 9 gleiche Felder eingeteilt und von ventral nach dorsal und von kranial, danach kaudal mit Zone 1 bis Zone 9 nummeriert.

OM 84 – MU 1, MU 1, Aug 1, OP 24
(QINGGUANG = Glaukom)
Lokalisation: ventral an Lobulus, kaudal von Incisura tragica
Indikation: Pseudomyopie

OM 85 – Mu 2, Mu 2, Aug 2, OP 24
(Sanguang = Alterssichtigkeit)
Lokalisation: dorsal an Lubulus, kaudal von Incisura tragica
Indikation: Pseudomyopie

OM 86 – YA, MA, Zahn
(Bayamazuidian = Analgesiepunkt für Zahnextraktion = OP 1, Yatongdian = Zahnschmerzpunkt = OP 26)
Lokalisation: Zone 1
Indikation: Zahnschmerzen, Parodontose, arterielle Hypotonie

OM 87 – SHE, MA, Zunge, OP 4
(Shange = Gaumen = OP 2, Xiae = Mundboden = OP 3)
Lokalisation: Zone 2
Indikation: Glossitis, Aphthose

OM 88 – HE, MA, Kiefer

(Shanghe = Oberkiefer = OP 5, Xiahe = Unterkiefer = OP 6)
Lokalisation: Zone 3
Indikation: Zahnschmerzen, funktionelle Störung des Kiefergelenkes

OM 89 – CHUIQIAN, MA, ventral des Lobulus
(Bayamazuidian = Analgesiepunkt für Zahnextraktion = Op 7, Shenjingsuairoudian = Neurastheniepunkt)
Lokalisation: Zone 4
Indikation: Neurasthenie, Zahnschmerzen

OM 90 – YAN, MA-L 1, Auge, OP 8
Lokalisation: Zone 5
Indikation: akute Konjunktivitis, Schneeblindheit, Gerstenkorn, Pseudomyopie

OM 91 – NEER, MA, Innenohr, OP 9
Lokalisation: Zone 6
Indikation: otogenes Vertigo, Tinnitus, Hörkraftverminderung

OM 92 – MIANJIA, MA, Wange, OP 11
Lokalisation: das Grenzgebiet um die Schnittlinie von Zone 5 und 6
Indikation: periphere Fazialisperese, Trigeminusneuralgie, Akne

OM 93 – BIANTAOTI, MA, Tonsillen, OP 10
(BIANTAOTI 1 = Tonsillen 1)
Lokalisation: Zone 8
Indikation: Laryngitis, Tonsillitis

OM 94 – SHENGYADIAN, blutdrucksteigernder Punkt
Lokalisation: ventral an Lobulus, kaudal von Incisura tragica
Indikation: Hypotonie

Dorsum auriculae

OM 95 – SHANERGEN, MA, kraniale Ohrwurzel, OP 106
(Yuzhong = „traurige Mitte", Jisui 1 = Rückenmark 1)
Lokalisation: kranial an der Ohrwurzel

Indikation: Nasenbluten

OM 96 – ERMIGEN, MA, Mitte der Ohrwurzel, OP 108
Lokalisation: an der Übergangsstelle von Ohrmuschel zu Processus mastoideus, entspricht der Projektionsstelle vom Helixfuß
Indikation: Cholezystitis, Cholelithiasis, verlegte Nasenatmung, Tachykardie, Bauchschmerzen, Diarrhö

OM 97 – XIANERGEN, MA, kaudale Ohrwurzel, OP 107
Lokalisation: kaudaler Abschnitt der Ohrwurzel
Indikation: arterielle Hypotonie

OM 98 – ERBEGOU, MA, Furche an der Ohrrückseite, OP 105
(Jiangyagou = blutdrucksenkende Furche)
Lokalisation: „Y"-förmige Furche an der Ohrrückseite, gebildet von den Anhelixfüßen und der Helix
Indikation: arterielle Hypertonie, Pruritus

OM 99 – ERBEIXIN, MA; Herzpunkt an der Ohrrückseite
Lokalisation: kranieller Abschnitt der Ohrrückseite
Indikation: Palpitationen, Insomnia, viel Träumen

OM 100 – ERBEIPI, MA, Milzpunkt an der Ohrrückseite
Lokalisation: Abflachungsstelle des Helixfußes an der Ohrrückseite
Indikation: Magenschmerzen, Dyspepsie, Inappetenz

OM 101 – ERBEIGAN, MA, Leberpunkt an der Ohrrückseite
Lokalisation: lateral von Punkt 100 (Milzpunkt an der Ohrrückseite)
Indikation: Cholezystitis, Cholelithiasis, Flankenschmerzen

OM 102 – ERBEIFEI, MA, Lungenpunkt an der Ohrrückseite

307

Lokalisation: medial von Punkt 100 (Milz an der Ohrrückseite)

Indikation: Asthma bronchiale, Pruritus

OM 103 – ERBEISHEN, MA, Nierenpunkt an der Ohrrückseite

Lokalisation: kaudal an der Ohrrückseite

Indikation: Vertigo, Cephalea, Neurasthenie

32.4 Indikationen der Ohrreflexzonentherapie in der Tuina-Massage

Indikationen und Kontraindikationen wie für die Tuina-Therapie. Wegen der günstigen Zugänglichkeit wird sie öfters zur Behandlung von akuten Schmerzen und zur Linderung von chronischen Beschwerden verwendet. Sie dient auch zur Unterstützung der Befunderhebung und der Behandlung von akuter Symptomatik und in bestimmten Fällen auch zur Selbsthilfe.

Wegen der leichten Verletzbarkeit und der geringen Größe der Ohrmuschel sollte den Ohrreflexzonen in der Tuina-Therapie bei der Anwendung größte Sorgfalt zugedacht werden.

32.4.1 Die Durchführung der Tuina-Massage am Ohr

Diagnose an der Ohrmuschel

Mechanische und elektrische Suche nach empfindlichen Hautarealen.

Sichtbare Veränderung an der Ohrmuschel: Farbe, Hautschuppung, Knotenbildung etc.

Die klassische Untersuchungstechnik der TCM und ihre Zuordnung nach der Dreier-Regel ist hier bestens geeignet.

Punktauswahl in der Praxis

Nach der Regel der Organ- und Meridianzuordnung, z.B. bei Knochenschmerzen die Zone der Niere am Ohr verwenden.

Verwendung von entsprechender Zone am Ohr. Bei Lumbago die LWS in den Ohrreflexzonen verwenden.

Bei Herzbeschwerden das „Herz" in den Ohrreflexzonen verwenden.

Nach Erfahrungen die Ohrzone, z.B. die Zone „Ohrmitte-OM 1" für Schluckauf, Juckreiz etc. verwenden.

Weitere Beispiele siehe Behandlungsprogramm, Tabelle 53, Seite 309.

32.4.2 Die Erste Hilfe durch die Ohrpunktmassage

Bei akut auftretenden Schmerzen und Beschwerden immer zunächst Diagnose, dann erst Indikation für eventuelle Reflextherapie stellen!

1. Bei akut auftretenden Schmerzen an Gelenken und Weichteilverletzungen. Zuerst das Aufsuchen der schmerzhaften Reflexzone am linken bzw. rechten Ohr. Diese Zone dann mit der Zone für „Leber" und „Shenmen" behandeln. Die entsprechenden schmerzhaft blockierten Gelenke bewegen.

2. Bei akut auftretenden Schmerzen im Magen und im Bauchraum: Zuerst das Aufsuchen von schmerzhafter Reflexzone am linken bzw. rechten Ohr. Diese Zone dann mit der Zone für „Sympathikus", „Lunge", „Subkortex" und „Shenmen" behandeln.

3. Beim Schluckauf: Massieren der entsprechenden Zone am Ohr, dann „Magen" und „Shenmen".

Pro Behandlung nur etwa 5 Punkte verwenden. Die Punkte etwa 1–2 Minuten lang behandeln.

Die Auswahl der Punkte erfolgt 1. nach Empfindlichkeit der entsprechenden Ohrzone, 2. nach der Organzugehörigkeit am Ohr, 3. nach der Physiologie des Organs im Körper, 4. nach der Regel der TCM, z.B. bei Hauterkrankungen die „Lunge", da die „Lunge die Haut regiert". Es soll bei der Massage auf keinen Fall die Haut der Ohrmuschel verletzt werden. Die Anwendung der Nadel ist nur dem Arzt vorbehalten. Die Infektionsgefahr ist sehr groß. Für chronische Fälle ist die Fixierung eines Rapskernes an der Reflexzone für 1 Woche empfehlenswert.

Der Rapskern soll vorher mit 75%igem Alkohol behandelt oder gekocht, dann getrocknet werden.

32.5 Behandlungsprogramm für die Massage an den Ohrreflexzonen

Zu beachten ist, dass die Ohrreflexzonen oft mehrere Bezeichnungen haben. Wichtig für die Praxis ist die Lokalisation des Punktes nach der „OM"-Bezeichnung. Vor der Massage oder der Fixierung eines Rapskernes werden zuerst die drucksensiblen Punkte am Ohr gesucht. Pro Behandlung insgesamt etwa 5–8 Punkte verwenden. Beide Ohren abwechselnd behandeln.

Die angeführten Beispiele sind gute Indikationen für die Druckmassage mit einem Stäbchen bzw. auch mit Rapskernen als Dauerreizbehandlung. Der Arzt kann hier auch mit der Akupunkturnadel behandeln.

Tab. 53: Behandlungsprogramm für die Massage an den Ohrreflexzonen

Krankheitsbild	Hauptpunkte	zusätzliche Punkte, evtl. Körperpunkte
Adipositas	Lunge-OM 63, 3E-OM 67, Dickdarm-OM 75, Milz-OM 65, Magen-OM 71, Endokrinum-OM 66	Subkortex-OM 57, Hungerpunkt-OM 51
Falten im Gesicht	Lunge-OM 63, Stirn-OM 56, Herz-OM 62, Milz-OM 65, Magen-OM 71, Dünndarm-OM 73, Endokrinum-OM 66	Taiyang, G 14, 3E 23, B 1, Di 20, M 36, MP 6, Le 3, KG 4
Acne vulgaris	Ohrspitze-OM 6, entsprechende Zone, Lunge-OM 63, Magen-OM 71, Dickdarm-OM 75, Endokrinum-OM 66	Shenmen-OM 36, Milz-OM 65
Nikotinentzug	Mund-OM 68, Lunge-OM 63, Shenmen-OM 36	Magen-OM 71, Trachea-OM 64
Seekrankheit	Shenmen, Halswirbelsäule (30–60 Min. vor der Reise)	Magen-OM 71, Subkortex-OM 71
Lampenfieber, Prüfungsangst	Shenmen-OM 36, Herz-OM 62, Subkortex-OM 57, Vegetativum-OM 29, Milz-OM 65	An Ohrrückseite: Niere-OM 103, Leber-OM 101, Lunge-OM 102, Herz-OM 99, Milz-OM 100
Allergische Rhinitis	Innere Nase-OM 48, Lunge-OM 63, Winddach-OM 16, Nebenniere-OM 46, Endokrinum-OM 66	Stirn-OM 56, äußere Nase-OM 44

Fortsetzung Tab. 53

Krankheitsbild	Hauptpunkte	zusätzliche Punkte, evtl. Körperpunkte
Zahnschmerzen	Zahn-OM 86, Wange-OM 92, Shenmen-OM 36, Mund-OM 68	Ohrspitze-OM 6, Magen-OM 71, Niere-OM 78
Heiserkeit	Herz-OM 62, Lunge-OM 63, Larynx-Pharynx-OM 47, Niere-OM 78	Nebenniere-OM 46, Shenmen-OM 36, Ohrspitze-OM 6
Menopausesyndrom	Uterus-OM 39, Ovar-OM 61, Endokrinum-OM 66, Niere-OM 78	Herz-OM 62, Shenmen-OM 36, Vegetativum-OM 29, Leber-OM 76, Ohrspitze-OM 6
Dysmenorrhö	Uterus-OM 39, Endokrinum-OM 66, Leber-OM 76, Niere-OM 78, Shenmen-OM 36, Vegetativum-OM 29	Milz-OM-65, Ohrmitte-OM 1
Zyklusstörung	Ovar-OM 61, Mitte der Kante-OM 53, Endokrinum-OM 66, Leber-OM 76, Niere-OM 78, Milz-OM 65	Cavum pelvis-OM 37
Fersenschmerzen	Ferse-OM 23, Niere-OM 78, Leber-OM 76	Shenmen-OM 36, Blase-OM 80
Periarthritis humeroscapularis	Schulter-OM 19, Schultergelenk-OM 20, Clavicula-OM 21, Shenmen-OM 36, Nebenniere-OM 46	Leber-OM 76, Milz-OM 65
akute Zerrungs-, Prellungsschmerzen	entsprechende Zone am Ohr, Subkortex-OM 57, Shenmen-OM 36	Lumbago: Blase-OM 80, Niere-OM 78 Extremitäten: Milz-PM 65
Nackenschmerzen	Hals-OM 33, Halswirbelsäule-OM 30 (die empfindliche Stelle), Shenmen-OM 36	seitlich am Kopf: Leber-OM 76, Gallenblase-OM 77, am Hinterkopf: Blase-OM 80, Dünndarm-OM 73
Ischialgie	Ischias-OM 28	Shenmen-OM 36, Gallenblase-OM 77, Blase-OM 80
Migräne	entsprechende Zone am Ohr, Subkortex-OM 57, Shenmen-OM 36	Frontal: Magen-OM 71, Dickdarm-OM 75, Parietal: Gallenblase-OM 77 Okzipital: Blase-OM 80 Scheitel: Leber-OM 76 Nervosität: Niere-OM 78, Vegetativum-OM 29 Erschöpfungszustand: Milz-OM 65, Niere-OM 78
Neurasthenie	Herz-OM 62, Subkortex-OM 57, Shenmen-OM 36, Mitte der Kante-OM 53	Milz-OM 65, Niere-OM 78, Leber-OM 76, Magen-OM 71, Neurasthenie-OM 89
Impotenz	Niere-OM 78, Leber-OM 76, Subkortex-OM 57, Mitte der Kante-OM 53, innere Genitalorgane-OM 39, äußere Genitalorgane-OM 4	Winkel von Concha sup.-OM 81 (Prostata), Endokrinum-OM 66, Vegetativum-OM 29
Vertigo, Schwindel	Okziput-OM 54, Shenmen-OM 36, Hirnstamm-OM 58, Niere-OM 78	Innenohr: Milz-OM 65, Innenohr-OM 9 Arteriosklerose, posttraumatisch: N.occ.minor-OM 14, Subkortex-OM 57

Fortsetzung Tab. 53

Krankheitsbild	Hauptpunkte	zusätzliche Punkte, evtl. Körperpunkte
Obstipation	Dickdarm-OM 75, Rektum-OM 2, Lunge-OM 63, Vegetativum-OM 29	Milz-OM 65 , Niere-OM 78
Gastritis	Magen-OM 71, Shenmen-OM 36, Vegetativum-OM 29	Subkortex-OM 57, Milz-OM 65, Leber-OM 76, Mund- OM 68
Bettnässen	Subkortex-OM 57, Niere-OM 78, Blase-OM 80	Endokrinum-OM 66, Leber-OM 76, Ureter-OM 3
Asthma bronchiale	Lunge-OM 63, Antitragus-OM 52, Bronchien-OM 64, Fengxi-OM 16	Milz-OM 65, Niere-OM 78, Dickdarm-OM 75, Shenmen-OM 36, Ohrspitze-OM 6

32.6 Kleine Geschichte der Ohrakupunktur in Österreich

In den meisten Fällen decken sich die chinesischen Namen und Lokalisationen sowie die angeführten Ohrpunkte mit der ersten Übersetzung von Dr. A. Meng aus dem Jahre 1974 (in: König/Wancura, s.u.). Diese 110 Ohrpunkte (OP) haben Eingang besonders in der westlichen Literatur gefunden. Viele Ohrmassage-Punkte (OM) entsprechen diesen inzwischen gebräuchlichen 110 Ohrpunkten.

Beispiel: In der Version aus dem Jahr 1974 (siehe König/Wancura, Einführung in die chinesische Ohrakupunktur, Karl F. Haug Verlag): OP 50. In der Version aus dem Jahr 1991: OM 36. – Shenmen, MA-TF1, Göttliches Tor.

Das von Dr. H. Kropej verfasste Werk „Systematik der Ohrakupunktur" (Karl F. Haug Verlag) erschien 1987 in der 5. Auflage. 1989 gaben die Autoren G. König und I. Wancura „Praxis und Theorie der neuen Chinesischen Akupunktur", Bd. 3, Ohrakupunktur, im Verlag Maudrich heraus. Prof. R. Bucek, ein langjähriger Referent der Wiener Schule für Akupunktur nach Prof. Bischko, gab 1994 ein sehr schönes „Lehrbuch der Ohrakupunktur" im Karl F. Haug Verlag heraus.

Behandlungsprogramm für die Tuina-Therapie

(Modifiziert und erweitert vom Autor nach einer Vorlage von
Pan Xinping, Provinz Hubei, China, 1986)

Tab. 54

Krankheit	Symptom	Griffe	Punkte
Grippe bei Kleinkind Wind-Kälte-Typ	leichtes Fieber, wenig Schweiß, Niesen, Husten etc.	Tuifa, Nafa, Roufa, Qiafa	Di 4, G 20, 3E 4, Taiyang, B 2, **Sanguan**
Grippe bei Kleinkind Wind-Hitze-Typ	Fieber, Schweiß, dickes gelbliches Nasensekret, Rachen gerötet	Roufa, Cafa, Mofa, Gunfa, Anfa, Tuifa	B 10, G 20, 3E 4 , Taiyang. B 2, Liufu
Erbrechen bei Kleinkind	oftmaliges Aufstoßen, Blähung, säuerlicher Mundgeruch, müde, kalte Hände und Füße etc.	Tuifa, Roufa, Mofa, Anfa, Nieji, Yunfa (Kreisen in der Kleinkind-Massage)	B 21, B 20, M 36, B 25, KS 8, B 2, **Kangong, Pitu**
Sonnenstich bei Kleinkind	Fieber, viel Durst, viel trinken, viel Schweiß, meist bei Kindern unter 2 Jahren	Tuifa, Roufa, Gunfa, Mofa	B 13, N 1, Di 20, KG 12, KS 8, KS 6, Lu 10
Husten bei Kleinkind	Husten mit oder ohne Fieber, Kopfschmerzen, wenig Appetit, Zunahme in der Nacht etc.	Tuifa, Nafa, Roufa, Anfa, Nieji, Mo	KG 22, KG 17, KG 22, M 18, Taiyang, Di 4, G 20, B 13, B 20, B 23, Huatou - Punkte
Bauchschmerzen bei Kleinkind	oft mit leichtem Fieber, der Stuhl ist weich oder fest, Bauchdecke heiß, Blähung, die Hände und Füße kälter	Roufa, Tuifa, Nafa, Mofa, Anfa, Gunfa	**Wailaogong**, B 18, B 20, B 19, B 21, B 23, KG 12, M 36, KS 6, B 25, **Bauchdecke, Sanguan, Dickdarm, Dünndarm**
Durchfälle bei Kleinkind	Feuchtigkeits-Hitze-Typ oder Feuchtigkeits-Kälte-Typ	Tuifa, Anfa, Roufa, Mofa, Nieji	M 25, **Wailaogong**, B 20, B 21, M 36, KG 12, B 23, **Sanguan, Liufu, Dickdarm, Dünndarm**
Verstopfung bei Kleinkind	Leere-Typ	Tuifa, Anfa, Gunfa, Roufa, Gunfa, Niefa, Mofa	B 20, B 21, M 36, B 22, B 25, M 25, KG 12, **Guiwei**, Huatou-Punkte
Anusvorfall bei Kleinkind	in nicht ausgeprägtem Fall	Roufa, Anfa, Tuifa, Mofa	LG 20, KG 6, KG 4, M 25, **Guiwei**, G 21
Verdauungsstörung bei Kleinkind	Blähung, wenig Appetit, Schlafstörung, Stuhl übelriechend, trophische Störung	Roufa, Tuifa, Niefa, Anfa, Gunfa	KG 12, B 21, B 20, M 25, M 36, **Huatuo**
Enuresis nocturna	Harnverlust im Schlaf, müde, kraftlos	Tuifa, Roufa, Niefa, Anfa, Cafa	KG 6, KG 4, Guiwei, MP 6, B 23, B 27, B 31-34, LG 20, **Pijing**
Nächtliches Weinen	viel Weinen, ängstlich	Tuifa, Roufa, Mofa, Qiafa	KG 12, Wailaogong, M 36, B 20, B 15, B 18, B 23

Fortsetzung Tab. 54

Krankheit	Symptom	Griffe	Punkte
Neurasthenie, vegetative Dystonie	müde, Schlafstörung, Konzentrationsstörung, Depression, Sexualstörung	Roufa, Anfa, Mofa, Gunfa, Chuifa,	Taiyang, G 20, PdM, 3E 23, G 1, LU 7, Dü 6, KS 8, M 36, N 1, LG 20, LG 14, B 18, B 23, B 19, B 15, B 20, Le 3, MP 6, KG 3
Zustand nach Schädel-Hirn-Trauma	Kopfschmerzen, Vergesslichkeit, Konzentrationsstörung, etc.	Roufa, Anfa, Mofa, Gunfa, Chuifa	G 20, PdM, Taiyang, 3E 3, Dü 6, KS 8, M 36, N 1, LG 20, LG 14, Lu 7, LG 15, LG 23, KS 7, M 1, B 15
Fazialisparese	zentrale oder periphere Form	Roufa, Anfa, Mofa, Nafa, Gunfa	B 1, B 2, B 12, B 13, G 2, G 1, M 4, M 5, M 6, M 7, M 3, M 2, M 1, M 9, Di 4, Lu 7, Di 20, KS 6, Taiyang, LG 26, 3E 10, KG 17, Le 3, MP 10, MP 6, B 23, B 15, B 18, B 20
Asthma bronchiale	Dyspnoe, kraftlos, unruhig etc.	Roufa, Anfa, Mofa, Nafa, Gunfa	Di 4, LU 7, Lu 10, Di 10, Lu 1, LU 2, KS 8, Di 11, LG 14, B 12, G 21, KG 17, KG 22, KG 3
Chronische Diarrhö	bei Kolitis und anderen Erkrankungen	Roufa, Anfa, Tuifa, Nafa, Mofa, Gunfa, Cafa	M 36, M 40, M 37, M 39, KS 6, LG 14, KG 12, KG 10, KG 11, KG 6, KG 4, KG 3, B 20, B 19, B 18
Obstipation	meist chronisch	Roufa, Anfa, Tuifa, Nafa, Mofa, Gunfa, Cafa	B 20, B 19, B 25, B 27, KG 12, KG 5, M 22, M 23, M 36, MP 6
Nervöser Magen	psychisch, vegetativ anhängige Magenbeschwerden wie Schmerzen, Völlegefühl	Roufa, Anfa, Nafa, Tuifa, Mofa	B 20, B 18, B 19, B 23, B 17, M36, G 20, MP 6, Le 3, LU 1, N 1, M 37, MP 10
Verdauungsstörung	Blähung, Druck im Oberbauch, Übelkeit etc.	Roufa, Anfa, Nafa, Tuifa, Mofa	KG 12, KG 13, KG 10, M 36, Di 4, KS 6, B 18, B 19, B 15, B 17, KG 17, Le 13, Le 14
Magen-Darm-Störung bei Chemotherapie	Übelkeit, Brechreiz, wenig Appetit	Anfa und Roufa, Mofa, Nafa	2–3-mal von B 11 bis B 22; 2–3 Min. B 18, B 19, B 20, B 21, B 22; je 1 Min. KG 12, KG 6, M 25; 10 Min. Epigastrium mit Reibung, dann 5–6-mal den Rectus abdominis rasch von oben nach unten zart reiben; je 1 Min. zart mit Anroufa Di 10, KS 6 und M 36 massieren; dann mit Nafa Di 4, G 21 und B 54 behandeln.

313

Fortsetzung Tab. 54

Krankheit	Symptom	Griffe	Punkte
Trigeminusneuralgie	kurze, blitzartige Schmerzen in Teilen des Gesichtes	Dianroufa (Friktion mit der Fingerkuppe), Tuifa, Anfa, Cafa, Mofa	Di 20, KG 26, Taiyang, G 1, M 9, Dü 19, M 4, M 5, M 7, PdM, Lu 7, Di 4, KS 6, Le 3, MP 10
Migräne	meist halbseitige Kopfschmerzen, oft mit Übelkeit, Licht- und Lärmempfindlichkeit	Tuifa, Roufa, Anfa, Cafa, Nafa	Le 3, Le 2, MP 1, MP 4, MP 6, MP 9, N 1, MP 10, G 20, Taiyang, B 2, G 1, B 18, M 5, LG 25, Di 4, Lu 7, PdM, G 2
Schlafstörung	Ein- oder Durchschlafstörung	Tuifa, Roufa, Anfa, Cafa, Nafa	G 20, PdM, 3E 23, LG 23, MP 10, MP 6, KS 8, M 36, Taiyang, LG 15, H 7, Dü 6, H 5, Di 5
Hemiparese nach zerebralem Insult	halbseitige Lähmung nach Schlaganfall, gutes Ansprechen, wenn das Geschehen nicht länger als 1 Jahr zurückliegt	Roufa, Anfa, Tuifa, Nafa, Mofa, Gunfa, Cafa	KG 3, KG 4, KG 5, KG 6, KG 17, LG 3, LG 14, LG 15, G 20, Taiyang, PdM, LG 20, LG 26, Lu 10, LU 7, LU 5, KS 3, KS 5, KS 6, KS 8, Di 4, Di 5, Di 10, Di 11, Di 15, Di 20, 3E 10, 3E 14, 3E 23, M 36, M 41, Le 3, B 13, B 18, B 23, B 54, B 53, B 60
Menstruationsstörung	zu viel, zu wenig Monatsblutung, mit Schmerzen oder psychischen Beschwerden	Tuifa, Roufa, Anfa, Cafa, Nafa	B 18, B 19, B 23, B 13, B 19, G 24, KG 17, KG 12, KG 4, KG 3, M 36, MP 10, LG 4, MP 6, LG 20, M 18, G 26, B 47
Dysmenorrhö	Menstruation mit Schmerzen	Tuifa, Roufa, Anfa, Cafa, Nafa	M 36, G 34, KS 6, Di 4, Le 3, Lu 1, KG 12, G 24, LE 14, Le 13, LG 20, LG 4, KG 6, B 18, B 23, B 17, MP 6, MP 10, M 34
Amenorrhö	keine Monatsblutung	Tuifa, Roufa, Anfa, Cafa, Nafa	Le13, G 24, M 18, M 23, KG 12, M 36, MP 6, B 18, B 23, B 20, Le 3, Di 4, LG 4, KS 6, G 34
Pelvitis	chronische Entzündung im kleinen Becken der Frau	Tuifa, Roufa, Anfa, Cafa, Nafa	B 25, B 23, B 18, KG 6, G 30, LG 4, LG 3, B 54, B 57, KG 3, MP 6, M 36, M 37, Le 3, B 60

Fortsetzung Tab. 54

Krankheit	Symptom	Griffe	Punkte
Wechseljahrbeschwerden des Mannes	**Yin-Mangel der Leber und Niere**: unruhig, nervös, Vertigo, Schlafstörung, Hitzegefühl der Hände, Füße, ZK rot, wenig Belag **Yang-Mangel der Milz und Niere**: müde, depressiv, frösteln, wenig Appetit, Libidomangel, Impotenz, weicher Stuhl, ZK plump, wenig Belag **Disharmonie von Herz und Niere**: Unruhe, Schlafstörung, Palpitation, Vergesslichkeit, Mundtrockenheit, schwitzt leicht, ZK rot, wenig Belag	**Yin-Mangel der Leber und Niere**: N 3, MP 6, B 18, B 23 tonisierend **Yang-Mangel der Milz und Niere**: KG 4, KG 2, B 23, B 20, M 36, MP 6 tonisierend und Moxa **Disharmonie von Herz und Niere**: H 7, KS 6, LG 20, M 36, MP 6, B 23, N 3, neutrale Stimulation	**Yin-Mangel der Leber und Niere**: Le 2, H 7, KS 6 sedierend, Ohrpunkte - Hoden, Leber, Niere, Shenmen, Vegetativum, Endokrinum; **Yang-Mangel der Milz und Niere**: KG 12, M 25 tonisierend und Moxa; Ohrpunkte - Hoden, Milz, Niere, Shenmen, Vegetativum, Endokrinum **Disharmonie von Herz und Niere**: Ohrpunkte-Hoden, Herz, Niere, Shenmen und Vegetativum. Die Ohrpunkte können allein (max. 8 Punkte) oder zu den Körperpunkten dazu verwendet werden. Wenn dazu, dann nur 2–3 mit Pflaster für 1 Woche.
Zervikalsyndrom	degenerative Veränderung der Halswirbelsäule, meist mit radikulärer Schmerzsymptomatik	Tuifa, Nafa, Cafa, Gunfa, Roufa, Anfa, Yaofa	G 20, G 21, M 12, Di 15, Dü 11, LG 14, B 12, B 13, B 23, B 18, B 20, Lu 7, Di 4
Schulter-Arm-Syndrom	Schmerzen in der Nacken- und Schulterregion	Tuifa, Nafa, Cafa, Gunfa, Roufa, Anfa, Yaofa	Di 4, Lu 7, Lu 8, Lu 10, Dü 9, Di 15, Dü 11, G 21, Lu 5, LG 14, M 12, KG 17, B 18, B 13, B 20, KS 8
akute Schmerzen in Weichteilen der Nackenregion	deutliche lokale Druckschmerzen, meist mit Muskelverhärtung	Tuifa, Nafa, Cafa, Gunfa, Roufa, Anfa, Yaofa	G 21, Di 4, Di 11, G 20, Dü 11, LG 14, LG 13, B 13, B 12, Lu 7
Hexenschuss im Nacken		Roufa, Cafa, Tuifa, Anfa, Nafa, Gunfa	G 21, G 20, Di 4, Lu 7, Di 10, Di 11, KS 8, LG 14, Dü 11, Dü 9, B 13, B 12
Omarthrosis humeroscapularis	meist nächtliche Schmerzen, Bewegungseinschränkung im Schultergelenk, Kontraktur	Tuifa, Roufa, Nafa, Anfa, Gunfa, Tanbofa, Mofa	Di 15, Dü 9, Dü 11, M 12, LU 7, Di 4, G 21, Di 10, Di 13, Lu 9, Lu 10, KS 8, 3E 5
Posttraumatische Schulterschmerzen	Weichteilschmerzen	Nafa, Tuifa, Anfa, Roufa, Mofa, Gunfa	Di 15, Lu 7, Di 4, Weilaogong, Lu 5, M 12
Schmerzen im Ellbogenbereich	Bewegungsschmerz, wetterfühlig, besonders kaltes und feuchtes Wetter, kraftlos	Tuifa, Nafa, Anfa, Roufa etc.	Di 4, KS 8, Di 10, Di 11, Lu 5, KS 3, Lu 7
Schmerzen am Handgelenk infolge Sehnenreizung	schmerzhafte lokale Schwellung, kraftlos, Zunahme bei Kälte und in Bewegung	Anfa, Mofa, Roufa, Tuifa	Di 4, Di 6, Di 5, Dü 6, Dü 5

315

Fortsetzung Tab. 54

Krankheit	Symptom	Griffe	Punkte
Schmerzen am Brustkorb nach Prellungen	Druckgefühl in der Brust, atmungsabhängiger Thoraxschmerz, subjektiv Atemnot, kann nicht auf der Seite liegen, Zunahme der Schmerzen bei kaltem feuchtem Wetter, wenig Appetit, innere Unruhe, neigt zur Obstipation	Tuifa, Mofa, Nafa, Roufa, Anfa	Di 4, Lu 1, Lu 2, KG 17, H 5, Dü 11, M 12, B 13
Schmerzen an den Flanken des Thorax nach Weichteiltraumen	Flankenschmerzen, Zunahme der ziehenden Schmerzen beim Husten und bei der Atmung, Kurzatmigkeit, wenig Appetit, Gereiztheit, Schlafstörung	Roufa, Nafa, Anfa, Mofa	B 18, B 13, G 24, Le 13, Le 14, KG 17, Di 4
chronische Schmerzen der Schulter und des Rückens	lokale Kälte- und Windempfindlichkeit, angenehm auf lokalen Druck, Gereiztheit, viel Durst, Nackensteifigkeit	Nafa, Anfa, Tuifa, Roufa, Gunfa, Tanbofa	G 21, Dü 11, LG 14, Dü 14, Dü 13, Dü 12, Dü 9, Dü 15, Di 4, Di 12
Lumbago nach Weichteiltraumen	bewegungsabhängige Muskelschmerzen im Lumbalbereich	Nafa, Tuifa, Anfa, Roufa, Gunfa	Locus dolendi, B 23
Ischialgie, Reizung der Nervenwurzel	radikuläre Schmerzsymptomatik, mit vegetativen Zeichen	Tuifa, Anfa, Roufa, Anfa, Gunfa	B 30, G 30, B 50, B 51, B 53, B 54, B 60, 59, M 36, M 37, M 38, M 41, Le 3, B 23, B 18
Schmerzen im Bereich des M. quadriceps femoris	lokale bewegungsabhänge Schmerzen mit druckschmerzhaften Punkten	Roufa, Tuifa, Anfa, Gunfa, Extension	Locus dolendi, M 32, MP 10, M 34, G 34, M 38, M 40, B 50, B 51, B 54, B 56
Schmerzen nach Läsion des Meniskus	Schmerzen lokal, kann das Kniegelenk nicht ganz beugen und strecken	Anfa, Roufa, Tuifa, Nafa, Gunfa	M 36, M 40, M 41, M 35, M 31, M 32, MP 10, das innere Knieauge, B 54
Schmerzen nach Läsion des Sprunggelenkes	Schmerzen lokal, kann das Sprunggelenk nicht ganz beugen, strecken, kreisen	Tuifa, Roufa, Anfa, Cafa	M 41, M 42, M 44, M 45, M 40, Le 3, Le 2, B 60, B 62, MP 6, B 57, M 36, MP 10
Schmerzen am Fußrücken nach Zerrung, Prellung	lokale Schwellung, Schmerzen, Zunahme beim Gehen	Tuifa, Roufa, Anfa, Cafa	M 36, MP 10, M 39, M 40, M 41, M 42, M 44, Le 2, Le 3, B 60, N 1
Rheumatoide Arthritis	nicht im Schub lokal behandeln	Anfa, Roufa, Tuifa, Nafa, Gunfa	Di 4, 3E 5, Di 11, Di 15, Lu 7, KS 8, Di 10, 3E 14, Di 16, Dü 9, G 21, Dü 11, B 18, B 23, B 20, B 21, B 13, G 30, G 34, M 36, G 39, B 60, M 40, M 42, Le 3, MP 6

Die Schröpfbehandlung

Mittels Vakuum wird eine Negativdruckmassage an den Meridianpunkten, Meridianen und bestimmten Körperregionen ausgeübt. Es entsteht ein oberflächlicher Blutstau, welcher die lokale Blutzirkulation, Stoffwechselvorgänge und Nervenrezeptoren anregt.

34.1 Indikationen

Die Methode eignet sich für akute und chronische Störungen, bei Schmerzen an den Gelenken, Muskeln, bei Schnupfen, Verkühlungen, Husten, Magen und Darmbeschwerden.

34.2 Kontraindikationen

Alle Erkrankungen sind kontraindiziert, wenn eine klassische Massage auch nicht erlaubt ist.

Herzpatienten, Bluter, besonders abgemagerte, kachektische Personen, Schwangere in den ersten 4 Monaten. Bei Vorschulkindern und Personen, die über 70 Jahre alt sind, nur wenige und kleine Schröpfgläser setzen und zwar besonders vorsichtig. Nicht bei hochfiebernden Patienten und krampfenden Personen anwenden.

Nicht über stark behaarte Körperareale, nicht über Ödeme, Ulzera, Varizen, offene Wunden, nicht über schlaffe Körperteile, nicht über die obere Halswirbelsäule, nicht den Bauch oder die Kreuzregion einer Schwangeren schröpfen.

34.3 Schröpfzubehör

Es gibt verschiedenen Arten: 6–10 cm lange, 4–8 cm im Durchmesser messende Zylinder aus Bambusrohr.

Schröpfköpfe aus Glas (1–8 cm im Durchmesser) werden hauptsächlich verwendet. Die Ränder sollen breit und glatt sein. Von der Industrie werden auch Saugglocken, welche durch eine Pumpe das Vakuum erzeugen, angeboten.

34.4 Schröpftechnik

Der mit Alkohol getränkte Wattebausch wird entzündet und mit einer schnellen Bewegung in den Schröpfkopf geführt, danach sofort entfernt. Mit einer schnellen Handbewegung wird der Schröpfkopf nun auf die zu behandelnde Hautstelle gesetzt. Richtig geschröpft wurde dann, wenn eine sichtbare Rötung auftritt, ohne später in einen Bluterguss überzugehen. Die Verweildauer der Flamme im Glas bestimmt die Stärke des Vakuums.

34.5 Schröpfmethoden

Man bringt einige Schröpfköpfe über bestimmte Hautareale. Der Schöpfkopf verbleibt etwa 5–10 Minuten dort.

Er kann auch sofort nach dem Setzen wieder entfernt werden, und dieser Vorgang kann mehrmals am selben Areal bis zu einer lokalen Rötung wiederholt werden.

Man bringt die Schröpfköpfe in einer Reihe an. Das entsprechende Hautareal und die Ränder der Schröpfköpfe werden mit Hautcreme eingefettet. Der aufgesetzte Schröpfkopf wird drehend über ein Areal geradlinig 3–5-mal bewegt. Dies eignet sich für große Flächen und muskelreiche Körperstellen, wie z.B. am Rücken und an der Brustregion. Wie mit einem Negativdruck wird die Hautzone massiert.

Das Entfernen eines gesetzten Schröpfkopfes gelingt durch ein leichtes Drücken der Haut am Rand des Schröpfkopfes und gleichzeitiges Kippen des Glases.

Zu beachten sind:

Die liegende Körperposition wird wegen der Stabilität beim Schröpfen bevorzugt. Nach dem Schröpfen Vermeidung von Zugluft und Verkühlung.

34.6 Beispiele für die Anwendung

Verkühlung: LG 14, Di 4

Kopfschmerzen: LG 14, G 21

Asthma bronchiale: B 11, B 13, LG 12, KG 12, KG 6

Dysmenorrhö: KG 6; KG 4, M 25, B 23

Magenschmerzen: KG 12, M 36, KS 6, B 20, B 21

Schluckauf: B 11, B 13, KG 12

Kreuzschmerzen: B 23, LG 2

Rückenschmerzen: LG 14, LG 12, B 11, B 13, lokale Schmerzpunkte

Hüft- und Beinschmerzen: B 23, G 30, MP 10

Beinschmerzen: G 30, B 54, B 23, M 36

Schulter-Arm-Schmerzen: B 11, Di 15, Di 11

Die Moxibustion

In China wird die Akupunktur mit der Moxibustion immer im Zusammenhang genannt.

Für die Massage hat die Moxibustion dieselbe Bedeutung wie für die Akupunktur, dehalb wollen wir uns hier etwas ausführlicher damit beschäftigen.

Moxibustion, auf chinesisch Jiu, heißt wörtlich „Moxa verbrennen" und ist eine gezielte, lokale Wärmebehandlung. Moxa ist getrocknetes Wermutkraut, Artemisia vulgaris. In China ist dieses als „Moxawolle", „Moxazigarre", „Moxakegel" oder raucharmer „Moxastift" im Handel.

Einmal gezündet, glüht Moxa regelmäßig weiter, ähnlich einer Zigarette. Dem Moxa werden oft aromatische Stoffe beigemengt, welche bei der Verbrennung im Rauch enthaltene ätherische Öle an die Haut abgeben.

35.1 Die Wirkung und die Indikationen für die Moxabehandlung

Sie wirkt ähnlich wie die Akupunktur und die Tuina-Therapie über die Meridianpunkte und das Meridiansystem, um die Funktionsstörung zu regulieren.

1. Erwärmt Meridiane und vertreibt die Kälte, belebt die Durchblutung und beseitigt den rheumatischen Schmerz. Krankheiten mit Blutzirkulationsstörung (Xue-Xie) und Kältesymptomatik (Han-Zheng) wie Rheuma mit Wind-Kälte- und Feuchtigkeitssymptomatik, Dysmenorrhö etc.

2. Beseitigt die durch äußeren Wind- und Kälteeinfluss entstandene Symptomatik und erwärmt den mittleren Erwärmer. Grippe, Verkühlungen, Erbrechen, Bauchschmerzen, Durchfälle mit Kältesymptomatik im mittleren Erwärmer.

3. Das Yang erwärmend (Wenyang), das Mangelsyndrom ergänzend (Buxu), z.B. Yang-Leere der Niere und der Milz, chronische Durchfälle, Harninkontinenz, Impotenz, Kollaps und Schock.

4. Stärkt den mittleren Erwärmer, beseitigt die Organptose. Gastroptose, Wanderniere, Uterusprolaps, Analprolaps, Menorrhagie.

5. Zur Kräftigung oft die Punkte KG 4, KG 6, LG 4, M 36 und KG 12 behandeln; kann Krankheiten vorbeugen, wirkt lebensverlängernd.

35.2 Kontraindikationen

1. Bestimmte Punkte, z.B. über großen Gefäßen, im Gesicht oder in der Nähe von Sinnesorganen und lebenswichtigen Organen, dürfen nicht mit Moxa behandelt werden. Auch am Bauch und im Lendenbereich einer Schwangeren ist die Moxibustion kontraindiziert.

2. Fieberhafte Erkrankungen, Hitzesymptomatik, Füllesymptomatik mit Hitze.

3. Wie bei einer Massage nicht behandeln bei starker Ermüdung, Erschöpfung, psychischer Erregung, alkoholisiertem Zustand.

4. Wenn der Patient allergisch ist auf Rauch. Wenn aufgrund der Krankheit, der bisherigen physikalischen Therapie

oder infolge bestimmter Medikamente sehr empfindliche Haut besteht, dann die Moxa auch nicht anwenden.

5. Am Kopf nur sehr sorgsam lokal erwärmen.

Zur Beachtung bei der Anwendung

Der Patient muss während der Behandlung eine stabile, ihm angenehme Körperhaltung einnehmen.

Die Reaktion der Haut genau beachten. Es soll nicht mehr als eine Rötung der Haut entstehen. Darauf achten, dass es nicht durch herunterfallende Moxaasche zu einer Hautverbrennung oder Beschädigung von Kleidungsstücken kommt.

Die Moxazigarre muss nach dem Gebrauch richtig gelagert werden.

35.3 Durchführung

Erwärmung des gewünschten Hautareals durch wiederholte Annäherung (Kreisen, Picken oder in konstanter Höhe bleiben) der Zigarre, ca. 5–10 Minuten, ingesamt etwa 20 Minuten lang.

Die Moxakegel auf eine etwa 0,5 cm dicke, 2 cm im Durchmesser messende, aus einer Ingwer- oder Knoblauchscheibe bestehende Isolierschicht legen. Auch hier darauf achten, dass nur eine angenehme Erwärmung und Rötung der Haut entsteht. In China werden als Isolierschicht auch Kräuter und andere Materialien verwendet.

Für die Moxibustion gibt es Geräte wie Moxabox oder Moxakammer. Die Wärme und der Rauch kommen aus diesen Geräten. – Elektromoxa, Lichtmoxa können nur teilweise die Moxibustion mit Wermutkraut ersetzen. Die physiotherapeutische Wirkung der ätherischen Öle fehlt hier.

Die direkte Moxibustion, d.h. ohne Isolierschicht, wobei der Moxakegel auf die Haut gelegt wird, ist wegen der Gefahr der Bläschenbildung, Narbenbildung im Westen obsolet (und kontraindiziert!).

35.4 Einige klinische Beispiele für die Anwendung

Moxibustion im Alter als Geriatrikum

Eine Studie aus der Uniklinik Nanking 1994 von Wang et al. hat gezeigt, dass folgende Symptome im Alter durch regelmäßige Moxibustion gebessert werden können:

Niedergeschlagenheit, Müdigkeit, kalte Hände und Füße, häufiges Schwitzen, Nachtschweiß, Vertigo, Haarausfall, Veruca senilis, Tinnitus, Altersschwerhörigkeit, Trockenheit im Mund und Rachenraum, Zahnlockerung, Kurzatmigkeit, Palpitation, Vergesslichkeit, viel Träumen im Schlaf, wenig Appetit, Obstipation, Diarrhö, Nykturie, Kraftlosigkeit im Kreuz und in den Beinen.

Es wird jeden 2. Tag die Region M 36 beiderseits und KG 8 mit Moxastab je 10 Minuten lang behandelt. Die Schwäche in Niere (Shenqixu), Milz (Pixu) und Blutstau (Xueyu) werden beeinflusst.

Hemiparese nach einem Schlaganfall

Punkte des Magen- und Dickdarm-Meridians, zusätzlich Punkte des Gallenblasen-, 3E- , Dünndarm- und Blasen-Meridians: G 21, Di 15, Di 11, Di 10, 3E 5, Di 4, G 30,

G 31, G 34, M 36, B 54, MP 6, G 39. Pro Sitzung 3–5 Punkte, pro Punkt 1–3 Minuten. Anfangs täglich, später 2–3-mal pro Woche.

Vertigo

Typ des Qi-Xue-Mangels: LG 20, G 20, KG 4 und M 36. Täglich 1–2-mal, 2–3 Punkte, pro Punkt 1 Minute.

Typ des starken Leber-Yang „Ganyang Shangkang", G 20, B 18, Le 2, Le 3. Täglich 1–2-mal, 2–3 Punkte, pro Punkt 2 Minuten.

Typ des Mangels an Nieren-Yin: B 23, MP 6, N 3. Täglich 1–2-mal, 2–3 Punkte, pro Punkt 1 Minute.

Typ der starken Verschleimung: KS 6, KG 12, M 40. Täglich 1 2 mal, 2 3 Punkte, pro Punkt 2 Minuten.

Kopfschmerzen

LG 20, Taiyang, M 1, LG 23, Di 4, Di 4, lokaler Schmerzpunkt. Je nach Symptomatik noch weitere Punkte.

Wind-Symptomatik: G 20, LG 16.

Kälte-Symptomatik: B 13, Dü 3.

Symptomatik der starken Verschleimung: KS 6, G 34, B 20, M 36, M 40.

Symptomatik des Qi-Xue Mangels: KG 6, M 36, MP 6, B 18, B 20.

Symptomatik der Niere-Leere: B 23, N 3.

Symptomatik des Blutstaus: MP 10. Täglich 1–2-mal, 3–5 Punkte, pro Punkt 2 Minuten.

Asthma bronchiale

Typ der Leere: B 39, KG 17, B 13, B 23, M 36, Antiasthmazone (1–2 QF lateral vom LG 14). Jeden 2. Tag, dann 1-mal pro Woche, 5–10 Punkte, pro Punkt 2–5 Minuten.

Typ der Fülle: LG 14, B 12, B 13, KG 12, KG 17, KS 6. Jeden 2. Tag, dann 1-mal pro Woche, 5–10 Punkte, pro Punkt 2–5 Minuten.

Oberbauchbeschwerden

Typ der Leere: KG 12, B 21, B 20, M 36, KS 6. Täglich 1-mal, dann 5-mal, dann 1-mal pro Woche, 2–3 Punkte, pro Punkt 2 Minuten.

Typ der Fülle: KG 12, M 21, M 36. Täglich 1-mal, dann 5-mal, dann 1-mal pro Woche, 2–3 Punkte, pro Punkt 2 Minuten.

Schlafstörung

H 7, B 15, M 36, N 3, LG 20, B 23. Je nach Symptomatik noch zusätzliche Punkte.

Depression: G 34, Le 3.

Schwäche an Nieren-Yang: LG 4, KG 6, KG 4. Täglich 1-mal, dann 5-mal, dann 1-mal pro Woche, 2–3 Punkte, pro Punkt 2 Minuten. Vor dem Schlafengehen ist die ideale Zeit für eine Behandlung.

Impotenz

B 23, LG 4, KG 4, MP 6. Je nach Symptomatik noch zusätzliche Punkte.

Depression: G 34, Le 3. Täglich 1-mal, danach 5-mal, dann 1-mal pro Woche, 2–3 Punkte, pro Punkt 2 Minuten. Der Patient kann selbst täglich vor dem Schlafengehen die KG 4-Zone 30 Minuten lang mit Moxa behandeln.

Durchfälle

Typ der Fülle: M 25, M 36, MP 9. Zusätzlich bei Hitzesymptomatik Di 4 und Di 11; bei Oberbauchschmerzen KG 12 und KS 6; bei Tenesmus M 37 und M 39. Täglich 1–2-mal, 2–3 Punkte, pro Punkt 2 Minuten.

Typ der Leere: M 25, KG 12, M 36, B 21. Evtl. noch symptomatische Punkte. Täglich 1–2-mal, 2–3 Punkte, pro Punkt 2 Minuten.

Obstipation

Typ der Leere: M 25, B 25, B 20, M 36. Täglich 1–2-mal, 2–3 Punkte, pro Punkt 2 Minuten. KG 6 und B 21 bei Symptom der Qi- und Xue-Leere; N 3 und N 7 beim Symptom des Flüssigkeitsmangels.

Typ der Fülle: B 25, M 25, M 37, 3E 6. Täglich 1–2-mal, 2–3 Punkte, pro Punkt 2 Minuten. KS 6 wenn Oberbauchschmerzen; Le 2, G 34 bei Depression; Di 11 und Di 4 beim Symptom der Hitze im Magen und Darm.

Kreuzschmerzen

B 23, B 54, B 47, KG 3 und lokaler Schmerzpunkt. Beim Typ der Feuchtigkeit und Kälte MP 9 und MP 6 dazu. Beim Typ der Nieren-Yang-Schwäche LG 4, KG 4 dazu; beim Typ der Nieren-Yin-Schwäche N 3 dazu. Täglich 1-mal, 5–8 Punkte, pro Punkt 2–10 Minuten.

Nichtentzündliche Gelenkschmerzen

Schultergelenk: Di 15, 3E 14, Dü 9.
Schulter-Arm-Syndrom: Di 11, Di 15, 3E 5, Di 4, Dü 3.
Ellbogengelenk: Di 11, H 3, Di 10, Di 4.
Kniegelenk: G 34, G 30, G 39, M 36.
Hüftgelenk: B 50, G 30.
Kniegelenk: Knieaugen, G 34, M 34, Le 8.
Sprunggelenk: G 40, B 60, N 3.

Fersenschmerzen: B 10, Dü 3, KS 7, N 6, B 60, N 4.
Schmerzen am Metatarsophalangealgelenk: Le 3, MP 4, M 44, G 42.
Schmerzen an allen Gelenken: Di 11, M 36, 3E 5, G 34, G 39.
Wirbelsäulenschmerzen: LG 14, B 23, LG 12, LG 8, LG 6.
Täglich 1-mal, 5–8 Punkte, pro Punkt 2–10 Minuten.

Zervikalsyndrom

B 10, LG 14, G 20, B 11, Di 15, G 21, Dü 3. Täglich 1-mal, 5–8 Punkte, pro Punkt 2–10 Minuten.

Omarthritis humeroscapularis

Di 15, 3E 14, Dü 9, Di 11

Ischialgie

Lokale Schmerzpunkte, paravertebrale Punkte nach Huatuo, B 47, G 30, LG 3, B 54, G 34, B 57, G 39. Zusätzliche Punkte B 23 und KG 4 bei Kreuzschmerzen; Gesäßschmerzen B 32; dorsale Oberschenkelschmerzen B 50, B 51; Knieschmerzen M 36; Fersenschmerzen B 60. Täglich 1-mal, 5–8 Punkte, pro Punkt 2–10 Minuten.

Ekzem und Urtikaria

Di 11, Di 4, MP 10, G 31, MP 6, LG 14, G 34. Täglich 1–2-mal, 2–3 Punkte, pro Punkt 2 Minuten.

Training für den Therapeuten

Um die Massagebehandlung optimal durchführen zu können, muss jeder Masseur seine eigenen Gelenke trainieren, damit er die Behandlung mit Leichtigkeit und Ausdauer durchführen kann. Außerdem eignen sich die folgenden Übungen auch für jeden Gesunden zur körperlichen und seelischen Ertüchtigung, und für den Kranken sind sie eine Unterstützung der von Ärzten eingeleiteten Behandlungen. Diese Übungen können in Kombination mit Bao-jian-Gong geübt werden.

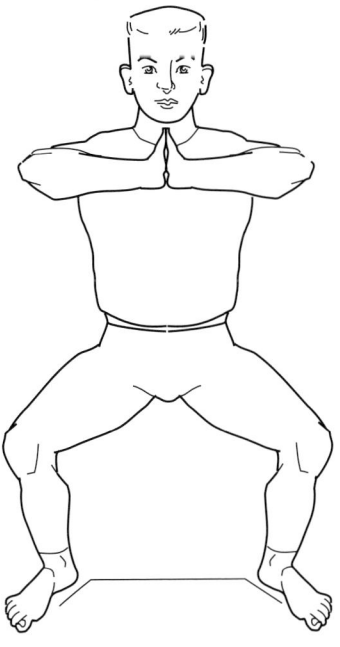

Abb. 197: „Sitz im Sattel"

Übungen zur Kräftigung des ganzen Körpers

1. Die beiden Beine in Schulterbreite spreizen, der Oberkörper bleibt aufrecht, der Kopf wird leicht nach unten geneigt, mit den Augen gerade nach vorn schauen; die Zunge berührt den harten Gaumen, die beiden Arme nach vorn in Schulterhöhe gerade ausstrecken, die Handfläche nach unten. Einige Atemzüge tief ein- und ausatmen, dann die beiden Handflächen vor der Brust zusammenlegen und die Hände so drehen, dass die Finger nach innen zur Brust gerichtet sind; die Ellbogen werden bis zur Schulterhöhe gehoben. Gleichzeitig leicht in den Kniegelenken biegen, wie der Reiter im Sattel. Der Schwerpunkt des Körpers liegt in der Körpermitte. Es wird etwa 1–3 Minuten tief und ungezwungen geatmet.
Im Laufe der Zeit kann die Dauer dieser Figur verlängert werden.

2. Nach Beendigung der Figur „Sitz im Sattel" kommt der Körper wieder in freie Körperhaltung. Für die nächste Übung (Abb. 198) wird mit dem rechten Fuß ein halber Schritt nach vorn gemacht, das linke Kniegelenk verbleibt in halber Hockstellung, die rechte Fußspitze auf dem Boden, nur die Ferse wird gehoben, der Schwerpunkt des Körpers liegt auf dem linken Bein. Gleichzeitig kommt die linke Hand mit der offenen Faust zu den Lenden, die Handfläche ist nach hinten gerichtet. Die 5 Finger der rechten Hand werden fest geschlossen, maximale Palmarflexion und Supination der rechten Hand. Der rechte Ellbogen wird 90° abgewinkelt, und der Oberarm kommt in Schulterhöhe.

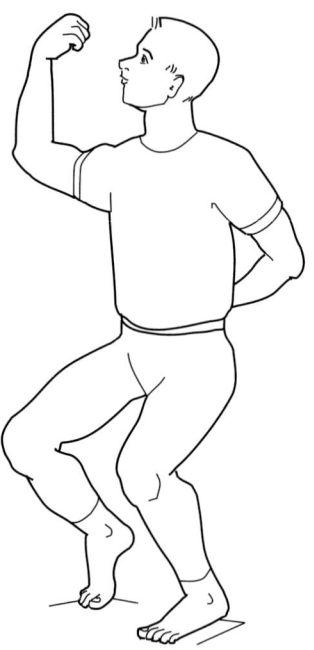

Abb. 198

Der Blick ist zur rechten Hand gerichtet, in geistiger Entspannung wird tief ein- und ausgeatmet. Diese Figur wird ebenfalls für 1–3 Minuten geübt, links und rechts abwechselnd. Im Laufe der Zeit langsam die Dauer der Übung verlängern.

3. „Kuhziehen". Nach Beendigung der vorhergehenden Übung soll man sich etwas entspannen, dann erst mit der nächsten Übung (Abb. 199) beginnen. Mit dem rechten Fuß einen Schritt nach rechts vorn machen (sog. Bogenschritt), die Fußspitze schaut nach vorn, das linke Bein bleibt gestreckt. Beide Fersen müssen den Boden berühren und fest stehen. Der Körper bleibt aufrecht, der Schwerpunkt ist in der Mitte. Die rechte Hand zur Faust bilden, im Handgelenk palmar flektieren und maximal supinieren. Der Ellbogen bildet einen stumpfen Winkel, der Oberarm ist in Schulterhöhe. Die linke Hand zur Faust bilden, im Handgelenk palmar flektieren, der Ellbogen ist etwas gebeugt, der rechte Arm befindet sich hinter dem Körper. Der Kopf ist etwas nach rechts gedreht und schaut die rechte Hand an. Die rechte Hand so anspannen, als wenn man eine Kuh an einer Leine ziehen würde. 1–3 Minuten tiefe, ungezwungene Atmung. Die Übung ist links und rechts abwechselnd durchzuführen.

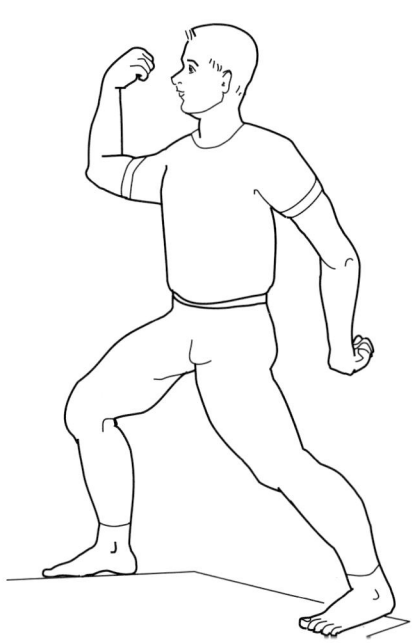

Abb. 199: „Kuhziehen"

4. Nach Beendigung der Übung „Kuhziehen" etwas ausruhen, dann erst mit der nächsten Übung (Abb. 200) beginnen. Die beiden Beine in Schulterbreite seitlich spreizen, in Hockstellung gehen, etwa 90° im Kniegelenk beugen. Die beiden Hände fassen den Oberschenkel oberhalb vom Kniegelenk, beide Daumen sind lateral (an der Außenseite) des Oberschenkels; mit beiden Armen einen Kreis bilden. Der Oberkörper bleibt gerade, der Schwerpunkt ist in der Mitte. Mit den Augen nach vorn schauen, tief und entspannt atmen. Je länger Sie diese Figur üben, umso besser ist es.

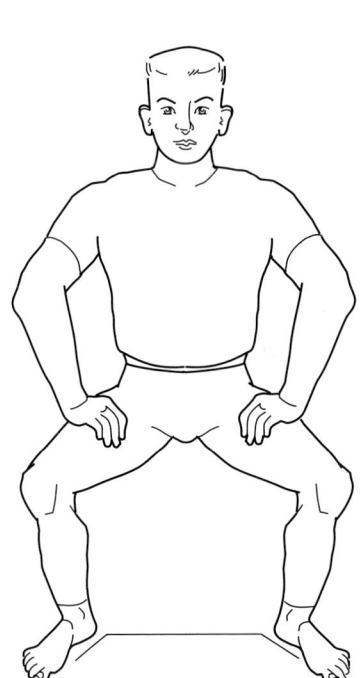

Abb. 200

Standard-Akupunkturnomenklatur

Eine WHO-Arbeitsgruppe hat sich 1984 nach eingehender Überlegung darauf geeinigt, dass die englischen Bezeichnungen der 14 Meridiane und deren alphabetische Codes wie folgt lauten sollen:

1.	Lung Meridian	L	(Lungen-Meridian)
2.	Lage Intestine Meridian	LI	(Dickdarm-Meridian)
3.	Stomach Meridian	S	(Magen-Meridian)
4.	Spleen Meridian	Sp	(Milz-Pankreas-Meridian)
5.	Heart Meridian	H	(Herz-Meridian)
6.	S-mall Intestine Meridian	SI	(Dünndarm-Meridian)
7.	Bladder Meridian	B	(Blasen-Meridian)
8.	Kidney Meridian	K	(Nieren-Meridian)
9.	Pericardium Meridian	P	(Kreislauf-Sexual.-Meridian)
10.	Triple Energizer Meridian	TE	(M. d. dreif. Erwärm.)
11.	Gallbladder Meridian	G	(Gallenblasen-Meridian)
12.	Liver Meridian	Liv	(Leber-Meridian)
13.	Governor Vessel Meridian	GV	(Lenkergefäß)

In der nachfolgend aufgestellten Nomenklatur ist der alpha-numerische Code in der linken Spalte und die Bezeichnung im chinesischen Alphabet (Pinyin) in der Mitte aufgeführt, während die ursprüngliche Form des Han-Buchstabens des jeweiligen Akupunkturpunktes in der rechten Spalte steht, wobei die vereinfachte Form des Buchstabens in Klammern gesetzt wurde. Auf S. 333 sind die entsprechenden Codes der zuvor verwendeten Meridiannamen aufgeführt. Obwohl einige der dort genannten alphabetischen Codes nicht mehr verwendet werden, kann es vorkommen, dass sie immer noch in älteren Dokumenten und Büchern zu finden sind. Aus diesem Grund wurden sie hier mit aufgenommen.

1. Lung Meridian, L.
Shǒutàiyin Fèijing xué

手太陰(阴)肺經(経, 经)

L 1	Zhōngfǔ	中府	L 7	Lièquē	列缺
L 2	Yúnmén	雲(云)門(门)	L 8	Jingqú	經(経, 经)渠
L 3	Tiānfǔ	天府	L 9	Tàiyuān	太淵(渊)
L 4	Xiábái	俠(侠)白	L 10	Yúji	魚(鱼)際(际)
L 5	Chǐzé	尺澤(沢, 泽)	L 11	Shàoshāng	少商
L 6	Kǒngzui	孔最			

2. Large Intestine Meridian, LI.
Shŏuyángming Dàcháng-Jing xué

手陽(阳)明大陽(肠)經(経,经)

LI 1	Shāngyáng	商陽(阳)		LI 11	Qūchí	曲池
LI 2	Èrjiān	二間(间)		LI 12	Zhŏuliáo	肘髎
LI 3	Sānjiān	三間(间)		LI 13	Shŏuwŭlĭ	手五里
LI 4	Hégŭ	合谷		LI 14	Bìnào	臂臑
LI 5	Yángxī	陽(阳)谿(溪)		LI 15	Jiānyú	肩髃
LI 6	Piānlì	偏歷(歷,历)		LI 16	Jùgŭ	巨骨(骨)
LI 7	Wēnliū	溫(温)溜		LI 17	Tiāndĭng	天鼎
LI 8	Xiàlián	下廉		LI 18	Fútū	扶突
LI 9	Shànglián	上廉		LI 19	Kŏuhéliáo	禾髎
LI 10	Shŏusānlĭ	手三里		LI 20	Yíngxiāng	迎(迎)香

3. Stomach Meridian, S.
Zúyángming Wèijing xué

足陽(阳)明胃經(経,经)

S 1 (4)^	Chéngqì	承泣		S 4 (7)	Dìcāng	地倉(仓)
S 2 (5)	Sìbái	四白		S 5 (8)	Dàyíng	大迎
S 3 (6)	Jùliáo	巨髎		S 6 (3)	Jiáchē	頰(颊)車(车)
S 7 (2)	Xiàguān	下關(関,关)		S 27	Dàjù	大巨
S 8 (1)	Tóuwéi	頭(头)維(维)		S 28	Shuĭdào	水道(道)
S 9	Rényíng	人迎		S 29	Gūilái	歸(婦,归)來(来)
S 10	Shuĭtū	水突		S 30	Qìchōng	氣(気,气)衝(冲)
S 11	Qìshè	氣(気,气)舍(舍)		S 31	Bìguān	髀(髀)關(関,关)
S 12	Quēpén	缺盆		S 31	Fútù	伏兔(兔)
S 13	Qìhù	氣(気,气)戶		S 33	Yīnshì	陰(阴)市
S 14	Kùfáng	庫(庫,库)房		S 34	Liángqiū	梁丘
S 15	Wūyì	屋翳		S 35	Dúbí	犢(犊)鼻
S 16	Yīngchuāng	膺窓(窗)		S 36	Zúsānlĭ	足三里
S 17	Rŭzhōng	乳中		S 37	Shàngjùxū	上巨虛(虚)
S 18	Rŭgēn	乳根		S 38	Tiáokŏu	條(条)口
S 19	Bùróng	不容		S 39	Viàjùxū	下巨虛(虚)
S 20	Chéngǎn	承滿(满,满)		S 40	Fēnglóng	豐(丰)隆
S 21	Liángmén	梁門(门)		S 41	Jièxī	解谿(溪)
S 22	Guānmén	關(関,关)門(门)		S 42	Chōngyáng	衝(冲)陽(阳)
S 23	Tàiyĭ	太乙		S 43	Xiàngŭ	陷(陷)谷
S 24	Huáròumén	滑(滑)肉門(门)		S 44	Nèitíng	內庭
S 25	Tiānshū	天樞(枢)		S 45	Lìduì	厲(历)兌(兑)
S 26	Wàilíng	外陵				

4. Spleen Meridian, Sp.
Zútàiying Píjing xué

足太陰(阴)脾經(経,经)

Sp 1	Yǐnbái	隐(隐)白	Sp 12	Chōngmén	衝(冲)門(门)
Sp 2	Dàdū	大都	Sp 13	Fǔshè	府舍(舍)
Sp 3	Tàibái	太白	Sp 14	Fùjié	腹結(结)
Sp 4	Gōngsūn	公孫(孙)	Sp 15	Dàhéng	大橫
Sp 5	Shāngqiū	商丘	Sp 16	Fù'āi	腹哀
Sp 6	Sānyinjiāo	三陰(阴)交	Sp 17	Shídòu	食竇(窦)
Sp 7	Lòugǔ	漏谷	Sp 18	Tiānxī	天谿(溪)
Sp 8	Dìjī	地機(机)	Sp 19	Xiōngxiāng	胸鄉(乡)
Sp 9	Yinlíngquán	陰(阴)陵泉	Sp 20	Zhōuróng	周榮(荣,荣)
Sp 10	Xuèhǎi	血海(海)	Sp 21	Dàbāo	大包(包)
Sp 11	Jìmén	箕門(门)			

5. Heart Meridian, H.
Shǒushàoyin Xinjing xué

手少陰(阴)心經(経,经)

H 1	Jíquán	極(极)泉	H 6	Yīnxì	陰(阴)郄
H 2	Qinglíng	青(青)靈(靈,灵)	H 7	Shénmén	神(神)門(门)
H 3	Shàohǎi	少海(海)	H 8	Shàofǔ	少府
H 4	Língdào	靈(靈,灵)道(道)	H 9	Shàochōng	少衝(冲)
H 5	Tōnglǐ	通(通)里			

6. Small Intestine Meridian, SI.
Shǒutàiyán Xiǎochángjing xué

手太陽(阳)小腸(肠)經(経,经)

SI 1	Shàozé	少澤(沢,泽)	SI 11	Tiānzōng	天宗
SI 2	Qiángǔ	前谷	SI 12	Bǐngfēng	秉風(风)
SI 3	Hòuxī	後(后)谿(溪)	SI 13	Qūyuán	曲垣
SI 4	Wàngǔ	腕骨(骨)	SI 14	Jiānwàishū	肩外俞
SI 5	Yánggǔ	陽(阳)谷	SI 15	Jiānzhōngshū	肩中俞
SI 6	Yǎnglǎo	養(养)老	SI 16	Tiānchuāng	天窗(窗)
SI 7	Zhīzhèng	支正	SI 17	Tiānróng	天容
SI 8	Xiǎohǎi	小海(海)	SI 18	Quánliáo	顴(颧)髎
SI 9	Jiānzhēn	肩貞(贞)	SI 19	Tinggōng	聽(聽,听)宮(宫)
SI 10	Nàoshū	臑俞			

7. Bladder Meridian, B.
Zuitàiyáng Pángguǎngjing xué

足太陽(阳)膀胱經(経,经)

B 1	Jīngmíng	睛(睛)明		B 8	Luòquè	絡(络)郤(却)
B 2	Cuánzhú (Zǎnzhú)	攢(攒)竹		B 9	Yùzhěn	玉枕
B 3	Méichōng	眉衝(冲)		B 10	Tiānzhù	天柱
B 4	Qūchā (Qūchāi)	曲差		B 11	Dàzhù	大杼
B 15	Xīnshū	心俞		B 42 (37)	Pòhù	魄戶
B 16	Dūshū	督俞		B 43 (38)	Gāohuāng	膏肓
B 17	Géshū	膈俞		B 44 (39)	Shéntáng	神(神)堂
B 18	Gānshū	肝俞		B 45 (40)	Yìxǐ	譩(譩)譆(譆)
B 19	Dǎnshū	膽(胆)俞		B 46 (41)	Géguān	膈關(関,关)
B 20	Píshū	脾俞		B 47 (42)	Húnmén	魂門(门)
B 21	Wèishū	胃俞		B 48 (43)	Yánggāng	陽(阳)綱(纲)
B 22	Sānjiāoshū	三焦俞		B 49 (44)	Yìshè	意舍(舍)
B 23	Shènshū	腎(肾)俞		B 50 (45)	Wèicāng	胃倉(仓)
B 24	Qìhǎishū	氣(气,气)海(海)俞		B 51 (46)	Huāngmén	肓門(门)
B 25	Dàchàngshū	大腸(肠)俞		B 52 (47)	Zhìshì	志室
B 26	Guānyuánshū	關(関,关)元俞		B 53 (48)	Bāohuāng	胞(胞)肓
B 27	Xiǎochángshū	小腸(肠)俞		B 54 (49)	Zhìbiān	秩邊(边)
B 28	Pángguāngshū	膀胱俞		B 55	Héyáng	合陽(阳)
B 29	Zhōnglǚshū	中膂俞		B 56	Chéngjīn	承筋
B 30	Báihuánshū	白環(环)俞		B 57	Chéngshān	承山
B 31	Shàngliáo	上髎(髎)		B 58	Fēiyáng	飛(飞)揚(扬)
B 32	Cìliáo	次髎(髎)		B 59	Fūyáng	跗陽(阳)
B 33	Zhōngliáo	中髎(髎)		B 60	Kūnlún	崑(昆)崙(仑,仑)
B 34	Xiàliáo	下髎(髎)		B 61	Púsān (Púshēn)	僕(仆)參(参)
B 35	Huìyáng	會(会)陽(阳)		B 62	Shēnmài	申脈(脉)
B 36 (50)	Chéngfú	承扶		B 63	Jīnén	金門(门)
B 37 (51)	Yīnmén	殷門(门)		B 64	Jīnggǔ	京骨(骨)
B 38 (52)	Fúxì	浮郄		B 65	Shùgǔ	束骨(骨)
B 39 (53)	Wěiyáng	委陽(阳)		B 66	Zútōnggǔ	足通(通)谷
B 40 (54)	Wěizhōng	委中		B 67	Zhìyīn	至陰(阴)
B 41 (36)	Fùfēn	附分				

8. Kidney Meridian, K.
Zúshàoying Shènjing xué

足少陰(阴)腎(肾)經(経,经)

K 1	Yǒngquán	湧(涌)泉	K 8	Jiāoxin	交信
K 2	Rángǔ	然谷	K 9	Zhùbin	築(筑)賓(宾)
K 3	Tàixi	太谿(溪)	K 10	Yingǔ	陰(阴)谷
K 4	Dàzhōng	大鍾(钟)	K 11	Hénggǔ	橫骨(骨)
K 5	Shuǐquán	水泉	K 12	Dàhè	大赫
K 6	Zhàohǎi	照海(海)	K 13	Qixué	氣(気,气)穴
K 7	Fùliū	復(复)溜	K 14	Sìmǎn	四滿(満,满)
K 15	Zhōngzhù	中注	K 22	Bùláng	步廊
K 16	Huāngshū	肓俞	K 23	Shénfēng	神(神)封
K 17	Shānqū	商曲	K 24	Língxū	靈(霊,灵)墟
K 18	Shíguān	石關(関,关)	K 25	Shéncáng	神(神)藏(蔵)
K 19	Yindū	陰(阴)都	K 26	Yùzhōng	彧中
K 20	Fùtōnggǔ	腹通(通)谷	K 27	Shūfǔ	俞府
K 21	Yōumén	幽門(门)			

9. Pericardium Meridian, L.
Shǒujuéyin Xinbāojing xué

手厥陰(阴)心包經(経,经)

P 1	Tiānchí	天池	P 6	Nèiguān	內關(関,关)
P 2	Tiānquán	天泉	P 7	Dàlíng	大陵
P 3	Qūzé	曲澤(沢,泽)	P 8	Láogōng	勞(労,劳)宮(宫)
P 4	Ximén	郄門(门)	P 9	Zhōngchōng	中衝(冲)
P 5	Jiānshǐ	間(间)使			

10. Triple Energizer Meridian, TE.
Shǒushàoyáng Sānjiāojing xué

手少陽(阳)三焦經(経,经)

TE 1	Guānchōng	關(関,关)衝(冲)	TE 13	Nàohuì	臑會(会)
TE 2	Yèmén	液門(门)	TE 14	Jiānliáo	肩髎
TE 3	Zhōngzhǔ	中渚(渚)	TE 15	Tiānliáo	天髎
TE 4	Yángchí	陽(阳)池	TE 16	Tiānyǒu	天牖
TE 5	Wàiguān	外關(関,关)	TE 17	Yìfēng	翳風(风)
TE 6	Zhigōu	支溝(沟)	TE 18	Chìmài (Qìmài)	瘛脈(脉)
TE 7	Huìzōng	會(会)宗	TE 19	Lúxi	顱(颅)息
TE 8	Sānyángluò	三陽(阳)絡(络)	TE 20	Jiǎosūn	角孫(孙)
TE 9	Sìdú	四瀆(渎)	TE 21(23) Ěrmén		耳門(门)
TE 10	Tiānjǐng	天井	TE 22 Ěrhéliáo		和髎
TE 11	Qinglěngyuān	清(清)冷(令)淵(渊)	TE 23(21)Sizhúkōng		絲(丝)竹空
TE 12	Xiāoluò	消濼(泺)			

11. Gallbladder Meridian, G.
Zúshàoyáng Dǎnjing xué

足少陽(阳)胆經(経, 经)

G 1	Tóngzǐliáo	瞳子髎		G 23	Zhéjin	輒(辄)筋
G 2	Tinghui	聽(聴, 听)會(会)		G 24	Rìyuè	日月
G 3	Shàngguān	上關(関, 关)		G 25	Jingmén	京門(门)
G 4	Hànyàn	頷(頜)厭(厌)		G 26	Dàimài	帶(带, 帯)脈(脉)
G 5	Xuánlú	懸(悬)顱(颅)		G 27	Wǔshū	五樞(枢)
G 6	Xuánlí	懸(悬)釐(厘)		G 28	Wéidào	維(维)道(道)
G 7	Qūbin	曲鬢(鬓)		G 29	Jūliáo	居髎(髎)
G 8	Shuàigǔ	率谷		G 30	Huántiào	環(环)跳
G 9	Tiānchōng	天衝(冲)		G 31	Fēngshì	風(风)市
G 10	Fúbái	浮白		G 32	Zhōngdú	中瀆(渎)
G 11	Tóuqiàoyin	頭(头)竅(窍)陰(阴)		G 33	Xìyángguān	足(膝)陽(阳)關(関, 关)
G 12	Wángǔ	完骨(骨)		G 34	Yánglíngquán	陽(阳)陵泉
G 13	Běnshén	本神(神)		G 35	Yángjiáo	陽(阳)交
G 14	Yángbái	陽(阳)白		G 36	Wàiqiū	外丘(邱)
G 15	Tóulínqì	頭(头)臨(临)泣		G 37	Guāngmíng	光明
G 16	Mùchuāng	目窗(窗)		G 38	Yángfǔ	陽(阳)輔(辅)
G 17	Zhèngyíng	正營(营, 营)		G 39	Xuánzhōng	懸(悬)鍾(钟)
G 18	Chénglíng	承靈(霊, 灵)		G 40	Qiūxū	丘(坵)墟(墟)
G 19	Nǎokōng	腦(脳, 脑)空		G 41	Zúlínqì	足臨(临)泣
G 20	Fēngchí	風(风)池		G 42	Dìwǔhuì	地五會(会)
G 21	Jiānjǐng	肩井		G 43	Xiáxī	俠(侠)谿(溪)
G 22	Yuānyè	淵(渊)腋		G 44	Zúqiàoyin	足竅(窍)陰(阴)

12. Liver Meridian, Liv.
Zújuéyin Gānjing xué

足厥陰(阴)肝經(経, 经)

Liv 1	Dàdūn	大敦		Liv 8	Qūquán	曲泉
Liv 2	Xíngjiān	行間(间)		Liv 9	Yìnbāo	陰(阴)包(包)
Liv 3	Tàichōng	太衝(冲)		Liv 10	Zúwǔlǐ	足五里
Liv 4	Zhōngfēng	中封		Liv 11	Yìnlián	陰(阴)廉
Liv 5	Lígōu	蠡溝(沟)		Liv 12	Jímài	急脈(脉)
Liv 6	Zhōngdū	中都		Liv 13	Zhāngmén	章門(门)
Liv 7	Xiguān	膝關(関, 关)		Liv 14	Qimén	期門(门)

13. Governor Vessel Meridian, GV.
Dūmài xué

督脈(脉)經(経，经)

GV 1	Chángqiáng	长(长)強	GV 15	Yǎmén	瘂(哑)門(门)
GV 2	Yāoshū	腰俞	GV 16	Fēngfǔ	風(风)府
GV 3	Yāoyángguān	腰陽(阳)關(関，关)	GV 17	Nǎohù	腦(脑，胁)戶
GV 4	Mìngmén	命門(门)	GV 18	Qiángjiān	強間(间)
GV 5	Xuánshū	懸(悬)樞(枢)	GV 19	Hòudǐng	後(后)頂(顶)
GV 6	Jǐzhōng	脊中	GV 20	Bǎihuì	百會(会)
GV 7*	Zhōngshū	中樞(枢)	GV 21	Qiándǐng	前頂(顶)
GV 8	Jīnsuō	筋縮(缩)	GV 22	Xìnhuì	顖(囟)會(会)
GV 9	Zhìyáng	至陽(阳)	GV 23	Shàngxīng	上星
GV 10	Língtái	靈(靈，灵)臺(台)	GV 24	Shéntíng	神(神)庭
GV 11	Shéndào	神(神)道(道)	GV 25	Sùliáo	素髎
GV 12	Shēnzhù	身柱	GV 26	Sguǐgōu	水溝(沟)
GV 13	Táodào	陶道(道)	GV 27	Duìduān	兌端
GV 14	Dàzhuī	大椎	GV 28	Yínjiāo	齦(龈)交

14. Conception Vessel Meridian, CV.
Rénmài xué

任脈(脉)經(経，经)

CV 1	Huìyīn	會(会)陰(阴)	CV 14	Jùquè	巨闕(阙)
CV 2	Qūgǔ	曲骨(骨)	CV 15	Jiūwěi	鳩(鸠)尾
CV 3	Zhōngjí	中極	CV 16	Zhōngtíng	中庭
CV 4	Guānyuán	關(関，关)元	CV 17	Zánzhōng	膻中
CV 5	Shímén	石門(门)		(Shāozhōng)	
CV 6	Qìhǎi	氣(气，气)海(海)	CV 18	Yùtáng	玉堂
CV 7	Yīnjiāo	陰(阴)交	CV 19	Zǐgōng	紫宮(宫)
CV 8	Shénquè	神(神)闕(阙)	CV 20	Huágài	華(华)蓋(盖)
CV 9	Shuǐfēn	水分	CV 21	Xuánjī	璇璣(玑)
CV 10	Xiàwǎn	下脘	CV 22	Tiāntū	天突
CV 11	Jiànlǐ	建里	CV 23	Liánquán	廉泉
CV 12	Zhōngwǎn	中脘	CV 24	Chéngjiāng	承漿(浆)
CV 13	Shàngwǎn	上脘			

Tab. 55: Liste der entsprechenden alphabetischen Codes der Meridiannamen

Meridian	Standard-Code*		Andere benutzte alphabetische Codes**
1. Lung Meridian	L	I	F LU Lu P
2. Large Intestine Meridian	LI	II	CO Co Dch DI Di GI IC IG Li
3. Stomach Meridian	S	III	E Est M Ma ST St V W
4. Spleen Meridian	Sp	IV	B BP LP MP P RP RT Rt SP
5. Heart Meridian	H	V	C HE He HT Ht X
6. S-mall Intestine Meridian	SI	VI	Dii ID IG IT Si Xch
7. Bladder Meridian	B	VII	BL B1 PG UB V VU
8. Kidney Meridian	K	VIII	KI Ki N NI Ni R RN Rn Sh
9. Pericardium Meridian	P	IX	CS CX ECs EH HC Hc KS MC MdH PC Pe XB
10. Triple Energizer Meridian	TE	X	DE T TB TH TR TW SC SJ 3E 3H
11. Gallbladder-Meridian	G	XI	D GB Go VB VF
12. Liver Meridian	Liv	XII	F G H LE Le LIV LV Lv
13. Governor Vessel Meridian	GV	XIII	DM DU Du GG Go Gv LG Lg T TM VG Vg
14. Conception Vessel Meridian	CV	XIV	Co Cv J JM KG Kg REN Ren RM VC Vc

* Hierbei handelt es sich um einen Teil des alphanumerischen Codeelements der Standard-Akupunkturnomenklatur, die von der WHO-Regionalarbeitsgruppe für die Standardisierung der Akupunkturnomenklatur vorgeschlagen wurde.

** Einige der hier aufgeführten alphabetischen Codes werden nicht mehr verwendet; es kann jedoch vorkommen, dass sie immer noch in älteren Dokumenten zu finden sind. Aus diesem Grunde wurden sie in diese Liste mit aufgenommen.

Literatur

Bergsmann O, Bergsmann R: Projektionssymptome. Wien: Facultas; 1988.

Bergsmann O, Meng A: Akupunktur und Bewegungsapparat – Versuch einer Synthese. Heidelberg: Karl F. Haug Verlag; 1982.

Biedermann H: Medicina Magica. 3. Aufl. Graz: Akademische Druck u. Verlagsanstalt; 1986.

Bischko J: Einführung in die Akupunktur. 16. Aufl. Heidelberg: Karl F. Haug Verlag; 1997.

Bischko J, Meng A: Akupunktur für mäßig Fortgeschrittene. Text- und Bildband. 6. Aufl. Heidelberg: Karl F. Haug Verlag; 1994.

Bock KD: Wissenschaftliche und alternative Medizin. Heidelberg: Springer Verlag, Berlin; 1993.

Bucek R: Lehrbuch der Ohrakupunktur. Heidelberg: Karl F. Haug Verlag; 1994.

Dittel R: Schmerzphysiotherapie. Stuttgart: Gustav Fischer Verlag; 1992.

Garten H: Akupunktur bei inneren Erkrankungen. Stuttgart: Hippokrates Verlag; 1994.

Garten K: Handbuch der Massage. Wien: Orac Verlag; 1986.

Jin Hongzhu: Die Familienmassage (Chinesisch). Peking: Jinduen Verlag; 1990.

Kaptchuk TJ: Das große Buch der chinesischen Medizin. München: Otto Wilhelm Barth Verlag; 1988.

König G, Wancura I: Einführung in die chinesische Ohrakupunktur. Heidelberg: Karl F. Haug Verlag; 1974.

König G, Wancura I: Praxis und Theorie der neuen chinesischen Akupunktur. Wien: Verlag W. Maudrich; 1979.

Kubiena G: Kleine Klassik für Akupunktur. Heidelberg: Karl F. Haug Verlag; 1989.

Kubiena G: Chinesische Syndrome verstehen und verwenden. Wien: Maudrich; 1996.

Kubiena G, Meng A: Akupunktur – Arbeitsbuch für Fortgeschrittene. Wien: Verlag W. Maudrich; 1996.

Kubiena G, Meng A: Die neuen Extrapunkte in der chinesischen Akupunktur. Wien: Verlag W. Maudrich; 1994.

Kubiena G, Meng A: Referentenskriptum der Österreichischen Gesellschaft für Akupunktur und Aurikulotherapie; 1996.

Kubiena G, Meng A, Petricek E u. U: Handbuch der Akupunktur. Wien: Orac-Verlag; 1991.

Kubiena G, Meng A: Die Kardinalpunkte in der chinesischen Akupunktur. Wien: Maudrich; 1998.

Li Xuewu: Akupunktur und Massage zur Gesundheitspflege (Chinesisch). Peking: Verlag für Literatur der Technik und Wissenschaft; 1990.

Macciocia G: Die Grundlage der Chinesischen Medizin. Kötzting: Verlag für Traditionelle Chinesische Medizin Dr. Erich Wühr; 1994.

Meng A: Die Akupunktur und chinesische Massage. Erfahrungsheilkunde 3/1986.

Meng A: Die Basistheorie der Akupunktur und der TCM. Wien: Verlag W. Maudrich; 1997.

Meng A: Lehrbuch der Traditionellen chinesischen Massage – Tuina-Therapie. 3. Aufl. Heidelberg: Karl F. Haug Verlag; 1991.

Meng A: Meridiantafel für die Chinesische Massage – Tuina-Therapie – Akupressur. Wien: Verlag W. Maudrich; 1996.

Meng A, Exel W: Chinesisch Heilen. Kneipp Verlag Österreich; 1995.

Nell W: Triggerpunkte in der Akupunktur. Heidelberg: Karl F. Haug Verlag; 1994.

Nissel H, Schiner E: Akupunktur – eine Regulationstherapie. Wien: Facultas Verlag; 1989.

Popper KR: Auf der Suche nach einer besseren Welt. 8. Aufl. München: Serie Piper; 1995.

Porkert M: Lehrbuch der chinesischen Diagnostik. Heidelberg: Verlag f. Medizin Dr. E. Fischer; 1976.

Porkert M, Hempen CH: Systematische Akupunktur. München: Urban & Schwarzenberg; 1985.

Pothmann R, Meng A: Akupunktur in der Kinderheilkunde. Stuttgart: Hippokrates Verlag; 1996.

Pu Yichang in Luo Qinfang: Eine Sammlung der Selbstmassage. Peking: Verlag für Volkssport; 1990.

Ross J: Zang Fu. Uelzen: Medizinisch Literarische Verlagsgesellschaft; 1992.

Schnorrenberger CC: Lehrbuch der chinesischen Medizin für westliche Ärzte. 2. Aufl. Stuttgart: Hippokrates Verlag; 1983.

Schönberger M: Verborgener Schlüssel zum Leben, Weltformel I-Ging im genetischen Code. Frankfurt: Fischer TB-Verlag; 1977.

Sturm A, Birkmayer W: Klinische Pathologie des vegetativen Nervensystems. Stuttgart: Gustav Fischer Verlag; 1976.

Tenk H: Punktmassage. Wien: Verlag W. Maudrich; 1993.

Thomalske (Hrsg): Nicht-medikamentöse Therapie bei Schmerz. Band 1. *A. Meng*: Akupunktur. Stuttgart: Gustav Fischer Verlag; 1991.

Unschuld PU: Die Praxis des traditionellen chinesischen Heilsystems. Wiesbaden: Franz Steiner Verlag; 1973.

Unschuld PU: Medizin in China. München: Verlag C.H. Beck; 1980.

Veith I: The Yellow Emperor's Classic of Internal Medicine. New edition, University of California Press; 1949 und 1972.

Waldeyer A, Mayet A: Anatomie des Menschen. 16. Aufl. Berlin, New York: Walter de Gruyter; 1993.

Sachverzeichnis

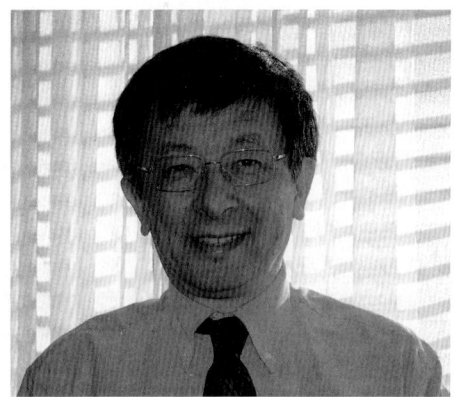

Prof. Dr. med. Alexander Meng ist Facharzt für Neurologie und Psychiatrie, ehemals Oberarzt und Leiter der Schmerz-Akupunktur-Ambulanz an der Neurologischen Abteilung im Krankenhaus Lainz sowie langjähriges Mitglied des Ludwig-Boltzmann-Institutes für Akupunktur in Wien. Außerdem ist er Vizepräsident der Österreichischen Gesellschaft für Akupunktur, Leiter des Österreichischen Arbeitskreises für Tuina, Landesvorsitzender Wien des Österreichischen Kneippbundes und Autor zahlreicher Veröffentlichungen zur TCM.